CB003502

Prematuridade

Prevenção, diagnóstico e
tratamento de suas repercussões

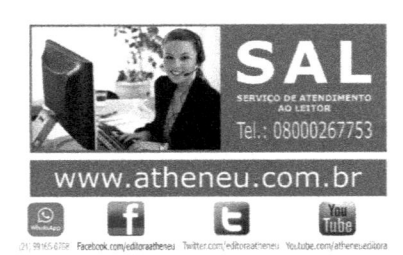

Benjamin Israel Kopelman
Ana Lucia Goulart

Prematuridade

Prevenção, diagnóstico e tratamento de suas repercussões

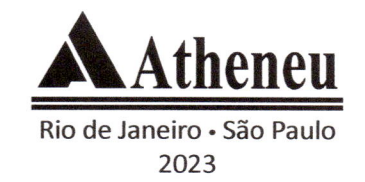

Atheneu

Rio de Janeiro • São Paulo

2023

EDITORA ATHENEU

São Paulo —	*Rua Maria Paula, 123 – 18° andar*
	Tel.: (11) 2858-8750
	E-mail: atheneu@atheneu.com.br
Rio de Janeiro —	*Rua Bambina, 74*
	Tel.: (21) 3094-1295
	E-mail: atheneu@atheneu.com.br

CAPA: Equipe Atheneu
PRODUÇÃO EDITORIAL: Villa

CIP-BRASIL. CATALOGAÇÃO NA PUBLICAÇÃO
SINDICATO NACIONAL DOS EDITORES DE LIVROS, RJ

K86p

    Kopelman, Benjamin Israel
        Prematuridade : prevenção, diagnóstico e tratamento de suas repercussões /
Benjamin Israel Kopelman, Ana Lucia Goulart. - 1. ed. - Rio de Janeiro : Atheneu, 2023.
       ; 24 cm.

        Inclui bibliografia e índice.
        ISBN 978-65-5586-655-1

        1. Neonatologia. 2. Prematuros - Cuidado e tratamento. 3. Prematuros - Doenças -
Diagnóstico. I. Goulart, Ana Lucia. II. Título.

22-81512   CDD: 618.9201
                              CDU: 616-083-053.31

Meri Gleice Rodrigues de Souza - Bibliotecária - CRB-7/6439
   07/12/2022   12/12/2022

Editores

Benjamin Israel Kopelman

Professor Titular aposentado da Disciplina de Pediatria Neonatal do Departamento de Pediatria da Escola Paulista de Medicina da Universidade Federal de São Paulo (EPM/Unifesp). Professor Emérito da EPM/Unifesp. Livre-Docente em Pediatria pela EPM/Unifesp. Orientador do Programa de Pós-Graduação em Pediatria e Ciências Aplicadas à Pediatria da EPM/Unifesp. Fundador do Ambulatório de Prematuros da EPM/Unifesp e do Instituto do Prematuro.

Ana Lucia Goulart

Professora Associada do Departamento de Pediatria da Escola Paulista de Medicina da Universidade Federal de São Paulo (EPM/Unifesp). Doutora em Ciências pela Unifesp. Coordenadora do Ambulatório de Prematuros da EPM/Unifesp. Fundadora e Presidente do Conselho Técnico do Instituto do Prematuro.

Colaboradores

Adriana Martins de Lima
Nutricionista do Ambulatório de Prematuros da Escola Paulista de Medicina da Universidade Federal de São Paulo (EPM/Unifesp). Mestre em Ciências Aplicadas à Pediatria pela EPM/Unifesp. Especialista em Adolescência pela EPM/Unifesp. Tutora pelo Ministério da Saúde para Implantação do Método Canguru. Tutora e Preceptora do Programa de Residência em Saúde da Criança e do Adolescente da EPM/Unifesp.

Alan Roberto Hatanaka
Professor Afiliado, Doutor, do Departamento de Obstetrícia da Escola Paulista de Medicina da Universidade Federal de São Paulo (EPM/Unifesp).

Allan Chiaratti de Oliveira
Professor Adjunto da Disciplina de Pediatria Neonatal da Escola Paulista de Medicina da Universidade Federal de São Paulo (EPM/Unifesp).

Alexandre Francisco de Lourenço
Professor Afiliado da Disciplina de Ortopedia Pediátrica do Departamento de Ortopedia e Traumatologia da Escola Paulista de Medicina da Universidade Federal de São Paulo (EPM/Unifesp).

Ana Claudia Yoshikumi Prestes
Mestre e Doutora em Ciências pela Escola Paulista de Medicina da Universidade Federal de São Paulo (EPM/Unifesp).

Ana Paula Brecheret
Mestre em Pediatria pelo Programa de Pós-Graduação em Pediatria e Ciências Aplicadas à Pediatria da Universidade Federal de São Paulo (Unifesp).

Anna Luiza Pires Vieira
Doutora em Ciências pelo Programa de Pós-Graduação em Pediatria e Ciências Aplicadas à Pediatria da Universidade Federal de São Paulo (Unifesp).

Anelise Del Vecchio Gessullo
Doutora em Ciências pelo Programa de Pós-Graduação em Pediatria e Ciências Aplicadas à Pediatria da Universidade Federal de São Paulo (Unifesp).

Arthur Pinto dos Santos Junior
Graduação em Fisioterapia pela Pontifícia Universidade Católica de Campinas (PUC--Campinas). Especialização em Piscina Terapêutica da Universidade Cidade de São Paulo (UNICID). Mestrado em Saúde Materno-Infantil pela Universidade de Santo Amaro (UNISA).

Beatriz Neuhaus Barbisan
Mestre em Ciências pela Escola Paulista de Medicina da Universidade Federal de São Paulo (EPM/Unifesp). Pediatra, Especialista em Pneumologia. Pediátrica e em Medicina do Sono, Médica do Setor de Pneumologia Pediátrica da EPM/Unifesp. Coordenadora do Ambulatório de Pneumopatias Crônicas na Infância da Unifesp EPM/Unifesp.

Catherine Marx
Doutora em Neurociência pelo Departamento de Neurologia e Neurocirurgia da Escola Paulista de Medicina da Universidade Federal de São Paulo (EPM/Unifesp). Médica Assistente responsável pelo Setor de Neurologia Neonatal da EPM/Unifesp. Título de Neurologia pela Academia Brasileira de Neurologia e Neurofisiologia Clínica pela Sociedade Brasileira de Neurofisiologia Clínica (SBNC).

Cecília Maria Draque
Professora Afiliada da Disciplina de Pediatria Neonatal da Escola Paulista de Medicina da Universidade Federal de São Paulo (EPM/Unifesp). Doutora em Ciências pela EPM/Unifesp.

Claudia Berlim de Mello
Psicóloga, Especialista em Neuropsicologia. Mestre em Psicologia do Desenvolvimento no contexto Sócio-Cultural pela Universidade de Brasília (UnB). Doutora em Psicologia, Neurociências e Comportamento pela Universidade de São Paulo (USP). Professora Adjunta do Departamento de Psicobiologia da Escola Paulista de Medicina da Universidade Federal de São Paulo (EPM/Unifesp). Orientadora dos Programas de Pós-Graduação em Psicobiologia e em Educação e Saúde na Infância e Adolescência pela EPM/Unifesp.

Cláudia R. M. Alcântara de Torre
Fisioterapeuta. Mestre em Fisioterapia pela Universidade Federal de São Carlos (UFSCar). Instrutora Sênior do Tratamento Neuroevolutivo – Conceito Bobath. Diretora Clínica do Centro de Apoio Terapêutico – Santos. Diretora de Metodologia e Capacitação da Associação de Professores de Paralisia Cerebral de Santos (APPC).

Claudia Rossi

Mestre em Pediatria pelo Departamento de Pediatria da Escola Paulista de Medicina da Universidade Federal de São Paulo (EPM/Unifesp). Médica-Assistente da Disciplina de Pediatria Neonatal do Departamento de Pediatria da EPM/Unifesp. Médica Coordenadora da Unidade Neonatal do Hospital e Maternidade Santa Maria do Grupo Santa Joana. Título de Especialista em Pediatria e Neonatologia pela Sociedade Brasileira de Pediatria (SBP).

Cyntia Barbosa Laureano Luiz

Doutora em Ciências pelo Programa de Distúrbios da Comunicação Humana da Universidade Federal de São Paulo (Unifesp).

Deyse Helena Fernandes da Cunha

Especialização em Residência Médica. Especialização em Neonatologia. Especialização em Terapia Intensiva Neonatal. Mestre e Doutora em Pediatria e Ciências Aplicadas à Pediatria.

Eduardo de Souza

Professor Associado, Livre-Docente do Departamento de Obstetrícia da Escola Paulista de Medicina da Universidade Federal de São Paulo (EPM/Unifesp).

Eduardo Rahme Amaro

Médico Pediatra. Diretor Clínico do Hospital e Maternidade Santa Joana.

Elaine Colombo Sousa

Doutora em Ciências pelo Programa de Distúrbios da Comunicação Humana da Universidade Federal de São Paulo (Unifesp).

Elaine Girão Sinnes

Psicóloga, Especialista em Saúde Mental, Neuropsicologia e Terapia Cognitivo-Comportamental.

Emília Aparecida Calixto Afrange

Psicoterapeuta, Psicóloga Clínica. Presidente da Federação Latino-Americana de Psicoterapia (FLAPSI). Presidente da Associação Brasileira de Psicoterapia (ABRAP). Coordenadora Brasileira dos Pesquisadores em Psicoterapia no Capítulo Latino-Americano na SPR-LA – Sociedade de Pesquisa em Psicoterapia. Professora e Supervisora do Instituto Sede Sapientiae. Coordenadora do Serviço de Psicologia no Ambulatório de Prematuros na Escola Paulista de Medicina da Universidade Federal de São Paulo (EPM/Unifesp). Diretora do Instituto de Prematuros Viver e Sorrir. Membro afiliado do Instituto Durval Marcondes da Sociedade Brasileira de Psicanálise de São Paulo (SBPSP). Membro Afiliado da Sociedade Brasileira de Psicanálise (SBP).

Ethel Cukierkorn Battikha

Psicóloga pela Pontifícia Universidade Católica de São Paulo (PUC-SP). Doutora em Ciências pela Escola Paulista de Medicina da Universidade Federal de São Paulo (EPM/Unifesp). Membro do Departamento de Formação em Psicanálise do Instituto Sedes Sapientae e Professora Convidada do Curso de Pós-Graduação em Psicanálise na Perinatalidade e Parentalidade no Instituto Gerar.

Fabíola Isabel Suano de Souza
Professora Adjunta do Departamento de Pediatria da Escola Paulista de Medicina da Universidade Federal de São Paulo (EPM/Unifesp). Professora Auxiliar do Departamento de Pediatria Centro Universitário Faculdade de Medicina do ABC (FMABC). Coordenadora da Terapia Nutricional do Hospital Municipal Universitário de São Bernardo do Campo (HMU).

Fabrícia Signorelli Galeti
Graduação em Medicina pela Faculdade de Medicina de Jundiaí (FMJ). Residência Médica em Psiquiatria pela Faculdade de Medicina de Marília (FAMEMA). Estágio em Psiquiatria da Infância e Adolescência na Universidade Estadual de Campinas (Unicamp). Estágio em Ambulatório de Crianças Pequenas na Unicamp.

Fernanda Luísa Ceragioli Oliveira
Doutora em Medicina pela Pós-Graduação de Pediatria da Escola Paulista de Medicina da Universidade Federal de São Paulo (EPM/Unifesp). Pediatra com Área de Atuação em Nutrologia Pediátrica e Nutrição Enteral e Parenteral em Pediatria. Pediatra da Disciplina de Nutrologia Pediátrica do Departamento de Pediatria da EPM/Unifesp. Especialista em Terapia Nutricional pela Sociedade Brasileira de Nutrição Enteral e Parenteral (BRASPEN). Pesquisadora da Pós-Graduação de Nutrição da EPM/Unifesp. Participante do Departamento de Nutrologia da Sociedade Brasileira Pediatria (SBP) e da Sociedade de Pediatria de São Paulo (SPSP). Participante e Vice-Presidente do Departamento de Suporte da SPSP. Participante e Vice-Presidente do Comitê da Criança e Adolescente da BRASPEN.

Filomena Bernardes de Mello
Médica Pediatra. Neonatologista do Hospital e Maternidade Santa Joana.

Flávia Simphronio Balbino
Enfermeira do Departamento de Enfermagem Pediátrica da Escola Paulista de Medicina da Universidade Federal de São Paulo (EPM/Unifesp). Doutora e Mestre em Ciências pela EPM/Unifesp. Especialista em Enfermagem Neonatológica pela EPM/Unifesp. Especialista em Enfermagem Pediátrica pela Faculdade de Medicina da Universidade de São Paulo (FMUSP). Instituto da Criança e do Adolescente do Hospital das Clínicas da Faculdade de Medicina da Universidade de São Paulo (ICr-HCFMUSP). Pesquisadora do Grupo de Pesquisa Núcleo de Estudos da Criança, Adolescente e Família da Universidade Federal de São Paulo NECAD/Unifesp. Tutora do Método Canguru pelo Ministério da Saúde (MS).

Glaura César Pedroso
Pediatra da Disciplina de Pediatria Geral e Comunitária do Departamento de Pediatria pela Escola Paulista de Medicina da Universidade Federal de São Paulo (EPM/Unifesp). Doutora em Pediatria e Ciências Aplicadas à Pediatria pela EPM/Unifesp.

Jacy Perissinoto

Fonoaudióloga. Professora Doutora Associada do Departamento de Fonoaudiologia da Escola Paulista de Medicina da Universidade Federal de São Paulo (EPM/Unifesp). Mestrado em Linguística Aplicada pela Pontifícia Universidade Católica de São Paulo (PUC-SP). Doutorado em Distúrbios da Comunicação Humana pela EPM/Unifesp. Pós-Doutorado em Psicolinguística pela Université Rene Descartes – Paris V – Sorbonne. Coordenadora do Núcleo de Investigação Fonoaudiológica em Linguagem da Criança e Adolescente (NIFLINC) do Departamento de Fonoaudiologia da EPM/Unifesp.

Joice Fabíola Meneguel Ogata

Professora Afiliada da Disciplina de Pediatria Neonatal da Escola Paulista de Medicina da Universidade Federal de São Paulo (EPM/Unifesp).

José Salomão Schwartzman

Doutorado em Neurologia Clínica pela Escola Paulista de Medicina da Universidade Federal de São Paulo (EPM/Unifesp). Professor Titular do Curso de Pós-Graduação em Distúrbios do Desenvolvimento da Universidade Presbiteriana Mackenzie (UPM).

Laura Martins Feitosa

Pediatra pela Escola Paulista de Medicina da Universidade Federal de São Paulo (EPM/Unifesp). Psiquiatra da Infância e Adolescência pela EPM/Unifesp. Pós-Graduanda da EPM/Unifesp.

Liliana Aparecida Mendonça Vespoli Takaoka

Mestre e Doutora em Ciências Aplicadas à Pediatria pela Escola Paulista de Medicina da Universidade Federal de São Paulo (EPM/Unifesp). Coordenadora do Grupo de Atenção Transdisciplinar Materno-Infantil (ATRAMI). Coordenadora da Odontopediatria do Ambulatório de Atendimento ao Prematuro da EPM/Unifesp. Vice-Presidente do Viver e Sorrir: Grupo de Apoio ao Prematuro.

Lily Yin Weckx

Professora Associada da Disciplina de Infectologia Pediátrica. Departamento de Pediatria da Escola Paulista de Medicina da Universidade Federal de São Paulo (EPM/Unifesp).

Mandira Daripa Kawakami

Doutora em Pediatria e Ciências Aplicadas à Pediatria pela Escola Paulista de Medicina da Universidade Federal de São Paulo (EPM/Unifesp). Médica Neonatologista do Hospital São Paulo da EPM/Unifesp. Coordenadora Estadual do Programa de Reanimação Neonatal da Sociedade Brasileira de Pediatria em São Paulo. Membro do International Liaison Committee on Resuscitation (ILCOR) – Neonatal Life Support Task Force.

Marcela Montenegro Braga Barroso Gondim

Mestre em Pediatria e Ciências Aplicadas à Pediatria pela Escola Paulista de Medicina da Universidade Federal de São Paulo (EPM/Unifesp). Residência em Gastroenterologia Pediátrica pela EPM/Unifesp. Residência em Pediatria pela Faculdade de Medicina da Universidade de São Paulo (FMUSP). Especialista em Pediatria pela Sociedade Brasileira de Pediatria (SBP).

Maria Cristina de Andrade

Professora Adjunta do Departamento de Pediatria da Escola Paulista de Medicina da Universidade Federal de São Paulo (EPM/Unifesp). Chefe do Setor de Nefrologia Pediátrica pela EPM/Unifesp. Mestrado, Doutorado e Pós-Doutorado pela EPM/Unifesp.

Maria Fernanda Branco de Almeida

Professora Associada da Disciplina de Pediatria Neonatal do Departamento de Pediatria da Escola Paulista de Medicina da Universidade Federal de São Paulo (EPM/Unifesp). Coordenadora do Programa de Reanimação Neonatal da Sociedade Brasileira de Pediatria (SBP). Membro do International Liaison Committee on Resuscitation (ILCOR) – Neonatal Life Support Task Force.

Maria Isabel de Moraes-Pinto

Professora Associada da Disciplina de Infectologia Pediátrica. Chefe do Laboratório de Pesquisas da Disciplina de Infectologia Pediátrica. Departamento de Pediatria da Escola Paulista de Medicina da Universidade Federal de São Paulo (EPM/Unifesp).

Maria Wany Louzada Strufaldi

Professora Associada do Departamento de Pediatria da Escola Paulista de Medicina da Universidade Federal de São Paulo (EPM/Unifesp).

Marina Carvalho de Moraes Barros

Doutora em Medicina pela Escola Paulista de Medicina da Universidade Federal de São Paulo (EPM/Unifesp). Professora Afiliada da Disciplina de Pediatria Neonatal da EPM/Unifesp.

Marisa Frasson de Azevedo

Professora Associada do Departamento de Fonoaudiologia da Escola Paulista de Medicina da Universidade Federal de São Paulo (EPM/Unifesp). Mestre e Doutora em Distúrbios da Comunicação Humana pela EPM/Unifesp.

Mauro Batista de Morais

Professor Titular e Livre-Docente da Disciplina de Gastroenterologia Pediátrica da Escola Paulista de Medicina da Universidade Federal de São Paulo (EPM/Unifesp) Orientador dos Programas de Pós-Graduação em Pediatria e Ciências Aplicadas à Pediatria e de Pós-Graduação em Nutrição da EPM/Unifesp. Pós-Doutorado no Baylor College of Medicine, Houston, Texas, EUA, com apoio do Conselho Nacional de Desenvolvimento Científico e Tecnológico (CNPq). Membro dos Departamentos de Gastroenterologia da Sociedade Brasileira de Pediatria (SBP) e da Sociedade de Pediatria de São Paulo (SPSP).

Mauro Muszkat

Doutor em Neurologia pela Escola Paulista de Medicina da Universidade Federal de São Paulo (EPM/Unifesp). Coordenador do Nani pela EPM/Unifesp do Departamento de Psicobiologia. Professor de Pós-Graduação do Curso de Educação e Saúde da Infância e Adolescência. Professor Afiliado do Departamento de Psicobiologia da EPM/Unifesp.

Milton Harumi Miyoshi
Professor Assistente da Disciplina de Pediatria Neonatal do Departamento de Pediatria da Escola Paulista de Medicina da Universidade Federal de São Paulo (EPM/Unifesp).

Nilva Simeren Bueno de Moraes
Mestre e Doutora em Oftalmologia pela Escola Paulista de Medicina da Universidade Federal de São Paulo (EPM/Unifesp). Professora Afiliada do Departamento de Oftalmologia da EPM/Unifesp.

Péssia Meyerhof
Doutora, Mestre e Terapeuta Ocupacional pela Universidade de São Paulo (USP). Professora convidada em cursos de Pós-Graduação e de Especialização em várias Universidades no Brasil. Permissão para utilização da Avaliação Comportamental Neonatal de Brazelton (Boston, 1982), da "General Motor Assessment" de Prechtl (Graz, 2002) e outras. Instrutora Sênior de Terapia Ocupacional nos Cursos Básicos e Cursos de Bebês do Tratamento Neurofuncional/Conceito Bobath.

Regina Donnamaria Morais
Fonoaudióloga. Doutora em Ciências Aplicadas à Pediatria pela Escola Paulista de Medicina da Universidade Federal de São Paulo (EPM/Unifesp). Instrutora Sênior do Curso Básico de Especialização no Conceito Neuroevolutivo Bobath. Especializada no Conceito de Regulação Orofacial Castillo-Morales e General Movements GMs – Prechtl HRF. Fonoaudióloga do Ambulatório de Atendimento ao Prematuro da EPM/Unifesp. Mestra em Distúrbios do Desenvolvimento pela Universidade Presbiteriana Mackenzie (UPM).

Reginaldo R. Fujita
Professor Adjunto do Departamento de Otorrinolaringologia e Cirurgia de Cabeça e Pescoço da Escola Paulista de Medicina da Universidade Federal de São Paulo (EPM/Unifesp). Chefe da Disciplina de Otorrinolaringologia Pediátrica da EPM/Unifesp.

Renata Borrozzino
Faculdade de Medicina do Centro Universitário Faculdade de Medicina do ABC (FMABC). Mestre em Pediatria pela Escola Paulista de Medicina da Universidade Federal de São Paulo (EPM/Unifesp). Médica Assistente da Pediatria Neonatal.

Renato de Ávila Kfouri
Pediatra Infectologista e Neonatologista. Mestre um Pediatria pela Universidade Federal de São Paulo (Unifesp). Presidente do Departamento de Imunizações da Sociedade Brasileira de Pediatria (SBP). Vice-Presidente da Sociedade Brasileira de Imunizações (SBIm). Membro da Câmara Técnica Assessora do Programa Nacional de Imunizações (PNI).

Rosiane Mattar
Professora Titular Departamento de Obstetrícia da Escola Paulista de Medicina da Universidade Federal de São Paulo (EPM/Unifesp). Presidente da CNE de Gestação de Alto Risco da Federação Brasileira das Associações de Ginecologia e Obstetrícia (Febrasgo). Coordenadora Científica da Associação de Obstetrícia e Ginecologia do Estado de São Paulo (Sogesp).

Rozane Lapolli Sanz Casseb

Psicóloga, Coordenadora da Equipe de Psicologia do Ambulatório de Prematuros pela Escola Paulista de Medicina da Universidade Federal de São Paulo (EPM/Unifesp). Membro Associado da Sociedade Brasileira de Psicanálise (ABP). Mestre pela EPM/Unifesp na área de Saúde Materno-Infantil.

Ruth Guinsburg

Professora Titular da Disciplina de Pediatria Neonatal do departamento de Pediatria da Escola Paulista de Medicina da Universidade Federal de São Paulo (EPM/Unifesp). Coordenadora da UTI Neonatal do Hospital São Paulo. Hospital Universitário da EPM/Unifesp. Coordenadora Científica da Rede Brasileira de Pesquisas Neonatais (RBPN). Coordenadora Geral do Programa de Reanimação Neonatal da Sociedade Brasileira de Pediatria (SBP). Editora--Chefe da *Revista Paulista de Pediatria*. Membro do International Liaison Committee on Resuscitation (ILCOR) – Neonatal Life Support Task Force.

Selma Mie Isotani

Fonoaudióloga. Doutora em Ciências pelo Programa de Pós-Graduação em Distúrbios da Comunicação Humana (PPGDCH) pelo Departamento de Fonoaudiologia da Escola Paulista de Medicina da Universidade Federal de São Paulo (EPM/Unifesp). Pós-Doutorado pelo Programa de Pós-Graduação Interdisciplinar em Ciências da Saúde pela EPM/Unifesp.

Sheila C. Caetano

Professora Adjunta do Departamento de Psiquiatria da Escola Paulista de Medicina da Universidade Federal de São Paulo (EPM/Unifesp). Doutorado e Pós-Doutorado pelo Departamento de Psiquiatria do Hospital das Clínicas da Faculdade de Medicina da Universidade de São Paulo (HCFMUSP). Coordenadora da Residência de Psiquiatria da Infância e Adolescência do Departamento de Psiquiatria EPM/Unifesp.

Sonia Gusman (*in memoriam*)

Foi uma das fundadoras da Associação Brasileira de Fisioterapia em Neurologia para o Desenvolvimento (ABRADIMENE). Foi coordenadora e instrutora do Conceito Bobath no Brasil e representante brasileira na World Confederation for Physical Therapy (WCPT).

Soraia Tahan

Professora Adjunta da Disciplina de Gastroenterologia Pediátrica da Universidade Federal de São Paulo (EPM/Unifesp). Chefe do Departamento de Pediatria da EPM/Unifesp. Membro do Departamento de Gastroenterologia Pediátrica da Sociedade de Pediatria de São Paulo (SPSP). Médica Assessora em Gastroenterologia do Grupo Fleury.

Stella Maria Coda Pinto Alves Campos Vieira

Doutora em Ciências pelo Programa de Pós-Graduação em Pediatria e Ciências Aplicadas à Pediatria da Universidade Federal de São Paulo (Unifesp). Mestre em Distúrbios do Desenvolvimento pela Universidade Presbiteriana Mackenzie (UPM). Especialista em Odontopediatria pela Faculdade de Odontologia da Universidade de São Paulo (USP). Especialista em Odontologia para Pacientes com Necessidades Especiais pelo Conselho Federal de Odontologia (CFO). Dentista do Ambulatório de Prematuros da Escola Paulista de Medicina da Universidade Federal de São Paulo (EPM/Unifesp).

Suely Dornellas do Nascimento

Médica Assistente da Disciplina de Pediatria Neonatal do Departamento de Pediatria da Escola Paulista de Medicina da Universidade Federal de São Paulo (EPM/Unifesp). Mestre em Pediatria pela EPM/Unifesp. Coordenadora da Unidade de Tratamento Intensivo (UTI) Neonatal do Hospital e Maternidade Santa Joana e Santa Maria – Grupo Santa Joana.

Vera Lucia Sdepanian

Professora Adjunta e Chefe da Disciplina de Gastroenterologia Pediátrica da Escola Paulista de Medicina da Universidade Federal de São Paulo (EPM/Unifesp). Pós-Doutorado no Departamento de Gastroenterologia Pediátrica da Universidade de Maryland, Baltimore, EUA. Doutora e Mestre em Medicina pela EPM/Unifesp. Mestre em Gastroenterologia Pediátrica e Nutrição pela Universidad Internacional de Andalucía, Espanha.

Vinicius Campos Bergamo

Doutorando em Oftalmologia pela Escola Paulista de Medicina da Universidade Federal de São Paulo (EPM/Unifesp). *Fellowship* em Retina e Vítreo pela EPM/Unifesp. Residência Médica em Oftalmologia e Ciências Visuais pela EPM/Unifesp.

Vitor Guo Chen

Preceptor-Chefe do Programa de Residência Médica em Otorrinolaringologia da Escola Paulista de Medicina da Universidade Federal de São Paulo (EPM/Unifesp). Chefe de Clínica da Disciplina de Otorrinolaringologia Pediátrica da EPM/Unifesp. Mestre em Otorrinolaringologia pela EPM/Unifesp.

Vivian R. G. Lederman

Doutora em Distúrbios do Desenvolvimento pela Universidade Presbiteriana Mackenzie (UPM). Mestre pelo Instituto de Biociências da Universidade de São Paulo (USP). Bacharel em Ciências Biológicas pelo Instituto de Biociências (IB) da USP.

Prefácio

Quando a professora Ana Lucia Goulart me convidou em nome dela e do professor Benjamim Kopelman para escrever o prefácio do livro *Prematuridade – Prevenção, Diagnóstico e Tratamento de suas Repercussões*, eu me senti muito honrado e orgulhoso, ao mesmo tempo um pouco temeroso, pois não pertenço ao mundo acadêmico e nem à especialidade.

Embora nunca tenha sido aluno de nenhum dos dois, certamente assisti às aulas deles, mas o que nos une são laços de outra ordem. Entre as muitas realizações do professor Benjamim, está a criação do Hospital Sabará, em 1962, com outros nove colegas, dos quais o adquiri para transformá-lo em uma fundação dedicada à saúde na infância e na adolescência. Por causa dessa fundação, meu caminho acabou cruzando com o da professora Ana Lucia, pois temos alguns projetos em parceria com a Pediatria da Escola Paulista de Medicina da Universidade Federal de São Paulo (Unifesp). Também por isso acabei conhecendo o magnífico trabalho do Instituto do Prematuro, que acredito seja a base deste livro.

Lendo a Introdução da presente obra, vi que o Ambulatório de Prematuros da Unifesp se iniciou em 1981, coincidentemente o ano em que me formei. Nessa época, quando comecei minha residência em Pediatria, a sobrevivência de um recém-nascido de menos de 1,5 kg era rara e cansei de dizer para pais, que vinham ao meu consultório, não usarem como desculpa, para os problemas de saúde do filho, o fato de este ser prematuro porque, naqueles tempos, todos que nasciam com menos de 37 semanas eram ditos prematuros, mas sem as consequências de uma prematuridade extrema como as da atualidade, já que era muito raro que prematuros tão extremos sobrevivessem.

O mundo evoluiu, a Pediatria mudou muito nesses 40 anos e, sobretudo, a medicina intensiva e seus aparelhos se sofisticaram e foram adaptados para uso de crianças muito pequenas. Novas drogas e outros tipos de materiais e de equipamentos foram desenvolvidos, o que possibilitou a sobrevida de crianças cada vez menores, fato muito auspicioso; porém, traz a preocupação com o cuidado dessas crianças. Daí a importância de um livro como este com uma visão e uma abordagem multidisciplinares.

O livro traduz o trabalho que, desde 1981, vem sendo feito pelo Ambulatório de Prematuros que deu origem ao Instituto do Prematuro que, por sua vez, desde 2004, complementa o trabalho da assistência médica e científica com o apoio social às famílias das crianças prematuras. Quem conhece os professores Benjamin Kopelman e Ana Lucia Goulart e suas figuras inspiradoras pode imaginar o carinho e o esmero com que foram construídas essas duas instituições e escrito este livro.

As principais causas das mortes nas crianças menores de 6 anos, no Brasil, segundo estudo da Sociedade Brasileira de Pediatria (SBP), são as complicações perinatais ou as doenças respiratórias, infecciosas e parasitárias, ou seja, que poderiam ser evitadas com atendimento médico apropriado na primeira infância. As cinco principais causas de mortes infantis no Brasil, em 2019, foram:

1. Septicemia (infecção generalizada) bacteriana do recém-nascido;
2. Feto e recém-nascido afetados por problemas maternais;
3. Desconforto respiratório em recém-nascido;
4. Feto e recém-nascido afetado por complicações na gravidez;
5. Feto ou recém-nascido prematuro ou com gravidez alongada.

Como se pode ver, a prematuridade se encontra em 5º lugar como causa direta de mortes de crianças no Brasil. Daí a sua importância como um problema real a ser enfrentado e também a importância de iniciativas como a do Instituto do Prematuro.

Acredito que ter um livro que aborda a prematuridade desde o parto até os principais problemas do atendimento perinatal e, depois, no acompanhamento dessas crianças, com a abordagem das dez categorias profissionais que atuam há mais de 40 anos no atendimento de crianças nascidas com menos de 34 semanas, é de uma importância muito grande para todos que queiram atuar na área e necessitam de informação confiável.

Outros temas muito importantes abordados no livro são o funcionamento da gestão da unidade, os cuidados com a equipe e outros aspectos pertinentes para a montagem deum serviço equivalente.

Com o desenvolvimento da neurociência nas últimas décadas e a importância que se passou a dar para aos primeiros mil dias das crianças, aí incluídos a gestação e os dois primeiros anos, no caso das crianças prematuras, o olhar multiprofissional e o cuidado com a saúde mental têm de ser muito mais amplos e o acompanhamento dos marcos do desenvolvimento deve ser feito com muito mais cuidado.

Transmitindo as quatro décadas de experiência do Ambulatório de Prematuros e as duas do Instituto do Prematuro, esta obra, organizada pelos Professores Dr. Benjamin Israel Kopelman e Dra. Ana Lucia Goulart com autores das duas instituições e contemplando as dez atividades profissionais, torna-se obrigatória para todos aqueles que buscam uma visão completa da prematuridade, contemplando a prevenção, o diagnóstico e o tratamento de suas repercussões.

Dr. José Luiz Setúbal

Médico com Especialização em Pediatria, com Pós-Graduação em Economia e Gestão de Saúde pela Universidade Federal de São Paulo (UNIFESP). Presidente do Conselho da Fundação José Luiz Egydio Setúbal e do Fundo Areguá. Integra o Conselho de outras cinco fundações, entre elas, o Fundo Patrimonial da Universidade de São Paulo (USP) e a Sociedade Brasileira de Pediatria (SBP). Membro da Academia Brasileira de Pediatra (ABP). Recebeu Menção Honrosa do Prêmio Catalyst 2030, em 2021, como filantropo.

Apresentação

No Brasil e no mundo, as taxas de prematuridade permanecem elevadas ao longo dos anos, representando um desafio para obstetras e neonatologistas prestar assistência de alta qualidade para gestantes, parturientes e recém-nascidos no sentido de prevenir a prematuridade e, na impossibilidade de evitá-la, reduzir as suas repercussões – mortalidade infantil e sequelas. Para tanto, o cuidado no pré-natal, no parto e nas unidades neonatais deve ser conduzido por profissionais com conhecimentos atualizados para prestar assistência da melhor maneira possível.

A sobrevida de prematuros, incluindo aqueles com idades gestacionais muito baixas, tem aumentado nas últimas décadas e o conhecimento das repercussões da prematuridade no decorrer da vida é crescente. Assim, os profissionais de saúde das mais diversas áreas estarão cada vez mais diante de crianças, adolescentes e adultos nascidos prematuros, que podem ter demandas específicas e necessitar de atenção especial para prevenir ou diagnosticar e tratar precocemente as possíveis sequelas da prematuridade. A melhora da sobrevida dos prematuros ocorreu, sobretudo, a partir das décadas de 1980/1990 e o conhecimento das repercussões no crescimento, no desenvolvimento e na saúde geral de indivíduos nascidos prematuros, até a idade adulta, tem sido atualizado continuamente. Sendo assim, é fundamental que os profissionais tenham acesso a essas informações e possam contribuir para a promoção da saúde e da qualidade de vida de pacientes nascidos prematuros, que pode ser realizada por meio da assistência de qualidade e também pela educação em saúde.

Nesta publicação, reunimos profissionais de diversas áreas da saúde altamente especializados com grande experiência em temas relacionados à prematuridade, que contribuíram com a elaboração cuidadosa dos respectivos capítulos. O livro está organizado em quatro seções que contemplam os aspectos obstétricos e neonatais da prematuridade e as repercussões somáticas e no desenvolvimento. Esperamos que ele contribua para o melhor conhecimento de tema extremamente relevante na saúde pública.

Benjamin Israel Kopelman
Ana Lucia Goulart

Sumário

Introdução

Prematuridade – Passado, Presente e Futuro

Benjamin Israel Kopelman
Ana Lucia Goulart

A inspiração para editar este livro surgiu do trabalho desenvolvido no Ambulatório de Prematuros da Escola Paulista de Medicina da Universidade Federal de São Paulo (EPM/Unifesp). O Ambulatório de Prematuros foi criado em 1981 por professores da Disciplina de Pediatria Neonatal e desde seu início foi constituído por uma equipe multiprofissional que se ampliou ao longo dos anos. Esse crescimento fundamentou-se no conhecimento científico crescente sobre as repercussões em longo prazo da prematuridade e na observação cotidiana das demandas de apoio dos vários profissionais para prestar assistência de alta qualidade aos prematuros. Atualmente o ambulatório conta com dez categorias profissionais – Neonatologia, Neurologia, Oftalmologia, Fisioterapia, Fonoaudiologia (audiologia, linguagem, oromotricidade), Odontologia, Psicologia, Nutrição, Neuropsicologia e Serviço Social. Esses profissionais atuam de forma integrada e acompanham rotineiramente crianças e adolescentes nascidos prematuros com idade gestacional inferior a 34 semanas, até os 20 anos de idade. Além disso, como instituição acadêmica, o Ambulatório de Prematuros tem o apoio de várias especialidades da Pediatria e de outras áreas clínicas e cirúrgicas, sempre com o objetivo de aprimorar a assistência, o ensino e a pesquisa. Em 2004, docentes da Pediatria Neonatal criaram o Instituto do Prematuro, que presta apoio social às crianças e aos adolescentes acompanhados no ambulatório, contribuindo de forma que tenham melhores condições para um tratamento adequado. Esse modelo acadêmico e assistencial tem como objetivo prevenir ou diagnosticar e tratar precocemente as diversas repercussões do nascimento prematuro, promovendo a saúde e a qualidade de vida dos prematuros, além de contribuir para a formação de profissionais e o conhecimento científico na área.

No curso dessas quatro décadas, pudemos acompanhar o aumento da sobrevida de prematuros com idades gestacionais cada vez menores. A morbidade e a mortalidade de prematuros se reduziram substancialmente com o aprimoramento dos cuidados perinatais, destacando-se o uso de corticosteroide antenatal e de surfactante, novas técnicas de ventilação mecânica e aprimoramento do cuidado nutricional e do controle de infecção.

Na Inglaterra, a sobrevida de prematuros extremos nascidos em 2006 foi 2% para aqueles com 22 semanas de gestação, 19% com 23 semanas, 40% com 24 semanas, 66% com 25 semanas e 77% com 26 semanas. Na alta hospitalar, 68% dos sobreviventes tinham displasia broncopulmonar (dependência de O_2 com 36 semanas de idade corrigida); 13%, alterações graves na ultrassonografia cerebral; e 16% haviam recebido tratamento com *laser* para retinopatia da prematuridade. Comparado com o ano de 1995, a sobrevida geral aumentou de 40% para 53%, sendo os incrementos de 9,5% com 23 semanas, 12% com 24 semanas e 16% com 25 semanas; porém, a proporção de sobreviventes com morbidades não se alterou.[1] Estudo que avaliou a evolução de recém-nascidos (RN) com peso entre 501 g e 1.500 g nascidos entre 2000 e 2009, incluídos na rede Vermont Oxford (355.806 RN), mostrou que, nesse período, a mortalidade na hospitalização inicial diminuiu de 14,3% para 12,4% e a morbidade maior (sepse precoce e tardia, doença pulmonar crônica, enterocolite necrosante, retinopatia da prematuridade grave, hemorragia intraventricular grave e leucomalácia periventricular) nos sobreviventes se reduziu de 46,4% para 41,4%. Em 2009, a mortalidade e a morbidade foram, respectivamente, de 36,6% e 82,7% para RN com peso de 501 g a 750 g e 3,5% e 18,7% para aqueles de 1.251 g a 1.500 g. Apesar da melhora expressiva, a mortalidade ou sobrevida com morbidades maiores permaneciam elevadas em 2009.[2] Estudo prospectivo realizado em 19 instituições acadêmicas dos Estados Unidos incluiu 10.877 RN com idade gestacional de 22 a 28 semanas, nascidos entre 2013 e 2018, cujas evoluções foram comparadas com coorte semelhante de prematuros nascidos entre 2008 e 2012. A sobrevida até a alta hospitalar dos RN dos períodos de 2013 a 2018 e 2008 a 2012 foi, respectivamente, de 78,3% e 76% e, de acordo com a idade gestacional, foi 10,9% e 6,6% com 22 semanas, 49,4% e 32,3% com 23 semanas e 94,0% com 28 semanas. Comparada com a coorte de 2008 a 2012, a incidência de enterocolite necrosante na coorte de 2013 a 2018 foi menor (8,9% vs. 10,3%), bem como as incidências de sepse tardia e/ou meningite (19,9% vs. 24,4%), hemorragia intracraniana grave (14,3% vs.14,6%) e retinopatia da prematuridade (54,9% vs. 56,3%), enquanto a incidência de displasia broncopulmonar (dependência de O_2 com 36 semanas de idade pós-conceptual) foi maior (49,8% vs. 44,7%).[3]

No Brasil, a taxa de mortalidade neonatal diminuiu de 25,3/1.000 nascidos vivos (NV), em 1990, para 8,5/1.000 NV, em 2019. A pesquisa nacional Nascer no Brasil, realizada entre 2011 e 2012, identificou que os óbitos neonatais estavam, em sua maioria, associados com prematuridade, baixo peso ao nascer, fatores de risco maternos, malformações congênitas e asfixia perinatal. Estudo sobre a tendência da mortalidade neonatal no país entre 2007 e 2017 contabilizou 303.260 óbitos neonatais, com taxa média de mortalidade de 9,46/1.000 NV e tendência decrescente no período. A maioria dos óbitos neonatais ocorreu em prematuros (63,9%), com maior proporção de óbitos entre os RN de extremo baixo peso (34,1%) e muito baixo peso ao nascer (14,0%).[4] No Estado de São Paulo, estudo com base populacional sobre a tendência anual da mortalidade neonatal entre 2004 e 2013 contabilizou 6.056.883 nascidos vivos com idade gestacional superior a 22 semanas e peso ao nascer maior do que 400 g; destes, 48.309 foram a óbito no período neonatal, resultando em uma taxa de mortalidade neonatal de 8/1.000 NV. Entre 2004 e 2013, a taxa de mortalidade neonatal teve uma redução de 18% e de acordo com as faixas de idade gestacional de 22 a 27, 28 a 31, 32 a 36, 37 a 41 e ≥ 42 semanas, as reduções no período de 10 anos foram, respectivamente, 15%, 38%, 52%, 31% e 58%. Apesar das reduções expressivas, as taxas de mortalidade neonatal por 1.000 NV permaneciam elevadas em 2013, sendo de 517 para prematuros entre 22 e 27 semanas de gestação, 128 entre 28 e 31 semanas e 13,4 entre 32 e 36 semanas.[5] Informações obtidas no Datasus, referentes ao ano de 2020, mostraram a ocorrência de 2.693.574 nascidos vivos com idade gestacional conhecida e superior a 22 semanas no Brasil. Destes, 13.646 (0,51%) tinham idade gestacional entre 22 e 27 semanas; 27.837 (1,03%), entre 28 e 31 semanas; e 265.987 (9,87%), entre 32 e 36 semanas, totalizando 307.470 nascimentos prematuros que representaram 11,4% dos nascidos vivos. As frequências de óbitos entre os prematuros no período neonatal e no 1º ano de vida foram, respectivamente, 50,5% e 55,7% para aqueles com idade gestacional entre 22 e 27 semanas, 12,5% e 15,4% entre 28 e 31 semanas e 1,46% e 2,0% entre 32 e 36 semanas.[6] As altas taxas de mortalidade em prematuros no país nos alertam para a elevada probabilidade de morbidades graves no período neonatal entre os sobreviventes e, consequentemente, de sequelas futuras.

Em países desenvolvidos, o aumento da sobrevida foi acompanhado de redução de morbidade hospitalar e de repercussões tardias, mesmo em prematuros extremos, mas os riscos de sequelas futuras permanecem. Em decorrência do menor período de desenvolvimento intraútero dos vários órgãos e, consequentemente, da exposição a terapias necessárias para sua sobrevivência, prematuros têm risco de desenvolver doença respiratória crônica, cardíaca, renal e endócrina até a idade adulta. O nascimento prematuro pode se associar com comprometimento do desenvolvimento vascular pulmonar, que é fator de risco para doença vascular pulmonar na infância. O desenvolvimento pulmonar vascular anormal pode comprometer o miocárdio, com disfunção ventricular direita e hipertensão pulmonar mais tardia, especialmente quando há exposição a outros fatores que comprometem a função cardíaca. Crianças e adultos jovens nascidos prematuros apresentam maior frequência de sintomas respiratórios, padrão obstrutivo na avaliação da função pulmonar e alteração da imagem pulmonar, quando comparados a indivíduos nascidos a termo; também apresentam menor volume alveolar, declínio mais rápido da função pulmonar no decorrer da vida e maior risco de asma. O nascimento prematuro é associado a comprometimento da função pulmonar com padrão obstrutivo na idade adulta, com maior associação entre aqueles nascidos com menor idade gestacional. A nefrogênese em prematuros também é alterada, com menor quantidade de néfrons e mais glomérulos anormais, resultando em sobrecarga para os néfrons existentes. Adultos nascidos prematuros têm maior risco de glomeruloesclerose segmentar e focal, de hipertensão arterial sistêmica e de doença renal crônica. Os estudos sobre função cardíaca são poucos, mas alguns mostram resposta cardíaca limitada aos exercícios em adultos saudáveis nascidos prematuros, sugerindo disfunção cardíaca. O risco de hipertensão arterial sistêmica é bem estabelecido, tendo sido observada diferença de 3,8 mmHg em adultos jovens nascidos prematuros comparados a indivíduos nascidos a termo, aumento que é significante para elevar o risco de doença coronariana e de acidente vascular cerebral (AVC). Adultos nascidos prematuros também têm maior risco de cardiopatia isquêmica e insuficiência cardíaca. O nascimento prematuro aumenta o risco de desenvolvimento de diabetes tipo 1, diabetes tipo 2 e resistência à insulina e também de preencher critérios para síndrome metabólica. Esse conhecimento é fundamental para promoção da saúde; os profissionais que cuidam de indivíduos nascidos prematuros devem ter, entre suas orientações e capacitações, conhecimento dessas repercussões, incluir essas informações no histórico de seus pacientes; ter atenção especial com imunização, prevenção de fumo; evitar o uso de drogas nefrotóxicas; incentivar a nutrição saudável; prevenir a obesidade; e estimular atividades físicas.[7]

A idade gestacional exerce a maior influência na evolução dos prematuros com os maiores riscos naqueles de menor idade gestacional. Prematuros extremos constituem um pequeno percentual dos nascimentos, mas representam um grande desafio para o aperfeiçoamento da assistência neonatal e dos serviços de saúde, educação e social, no sentido de dar suporte adequado ao longo da vida desses indivíduos, muitos deles com necessidades especiais. Na infância e na adolescência, os prematuros extremos têm risco de déficit cognitivo, que é significantemente associado à idade gestacional; a relação linear direta entre idade gestacional e quociente de inteligência não é tão clara para outras idades gestacionais. Deve-se destacar que a deficiência cognitiva é produto da vulnerabilidade social, de fatores genéticos e de prematuridade, com os efeitos dos fatores ambientais exercendo maiores influências ao longo do tempo. Prematuros extremos também apresentam maior risco de transtorno do espectro autista (TEA) e maior frequência de sintomas de transtorno de déficit de atenção hiperatividade (TDAH), problemas de relacionamento com os pares, menor competência social e sintomas psiquiátricos como ansiedade. Além disso, têm dificuldade escolar e de aprendizagem, alcançando menores níveis acadêmicos do que prematuros mais maduros ou indivíduos nascidos a termo. Na idade adulta, permanecem os mesmo riscos – paralisia cerebral, déficits neurossensoriais, cognitivos e educacionais, além de TEA, TDAH e alterações de humor.[8] Em prematuros com idade gestacional inferior a 27 semanas nascidos entre 2013 e 2016 e avaliados aos 2 anos de idade corrigida, 8,4% tinham paralisia cerebral moderada a grave; 1,5%, cegueira bilateral; 2,5% necessitaram de prótese auditiva ou de implante coclear; 49,9% foram re-hospitalizados; e 15,4% necessitavam de auxílio para a mobilidade ou de outro suporte. A alteração de neurodesenvolvimento foi leve ou ausente em 48,7%, moderada em 29,3% e grave em 21,2%. Além disso, 14,9% das crianças utilizavam monitor de apneia, suporte ventilatório, alimentação por sonda, traqueostomia e/ou oxímetro de pulso, mostrando que, mesmo em anos mais recentes, as sequelas graves continuam presentes.[3]

No entanto, apesar de mais frequentes nos prematuros extremos, a mortalidade e a morbidade são consideravelmente maiores nos prematuros de qualquer idade gestacional quando estes são comparados a crianças nascidas a termo. A frequência de paralisia cerebral (PC) é inversamente relacionada à idade gestacional, estudo desenvolvido na Suécia mostrou prevalência de PC por 1.000 NV entre 1991 e 1994 de 85,5 naqueles com idade gestacional inferior a 28 semanas; 60,4, entre 28 e 31 semanas; e 6,2 entre 32 e 36 semanas. Crianças nascidas muito prematuras (idade gestacional inferior a 31 semanas) têm maior frequência de déficit de atenção, alteração do processamento visual, menor desempenho acadêmico e em funções executivas. O risco de problemas comportamentais como TDAH nos muito prematuros é aumentado em 2,6 a 4 vezes na infância; além disso, essas crianças tendem a apresentar traços de timidez, ansiedade, depressão, falta de assertividade e má adaptação social. Muitas das dificuldades podem persistir até as fases de adolescência e de adulto jovem. Adultos jovens nascidos com muito baixo peso tiveram menores taxas de aquisição acadêmica, emprego e vida independente, comparados aos controles com peso normal, mas apresentaram capacidade de recuperação e de adaptação à vida adulta com melhor desempenho do que o previsto.[9]

No período neonatal, prematuros tardios têm maior risco de hipotermia, síndrome de desconforto respiratório, taquipneia transitória, apneia, hipoglicemia, convulsão, icterícia, dificuldade alimentar e leucomalácia periventricular. Na infância, apresentam risco 3 vezes maior de PC comparados a crianças a termo; também têm atraso do neurodesenvolvimento, com a cognição sendo a mais comprometida e por mais tempo.[10] Na idade escolar, foi relatada maior frequência de dificuldades nas habilidades motora, de leitura, de escrita e matemática; no comportamento e na educação física em prematuros nascidos com idade gestacional entre 32 e 35 semanas.[9] Prematuros tardios representam o maior percentual de nascimentos prematuros e, dessa forma, qualquer evolução adversa nesse grupo pode se traduzir em grandes demandas para os serviços públicos de saúde e de educação.[10]

Deve-se ainda ressaltar o impacto de fatores culturais, econômicos e sociais na saúde de indivíduos nascidos prematuros. Uma revisão sobre o tema aponta que racismo, segregação e desigualdade social contribuem para as disparidades na evolução de prematuros, existindo três eixos principais que a afetam adversamente: risco aumentado; baixa qualidade do cuidado; e desvantagem socioeconômica. O racismo estrutural engloba formas de discriminação como de privação no bairro, desigualdade econômica, disparidade educacional e acesso desigual à saúde com sequelas como deficiências nutricionais e exposição a um ambiente nocivo. Esses fatores representam os chamados "determinantes sociais de saúde", definidos como condições em que os indivíduos nascem crescem, trabalham, vivem e envelhecem. Esses determinantes aumentam o risco de nascimento prematuro e de mortalidade infantil. Nos Estados Unidos, RN negros têm maior risco de óbito do que os brancos não hispânicos, e RN negros e hispânicos têm maior risco de morbidades neonatais graves, que são associadas a comprometimentos do neurodesenvolvimento, do comportamento e físicos nos muito prematuros e perpetuam as disparidades de saúde e socioeconômicas. Esses RN podem ser assistidos em unidades de terapia intensiva neonatal (UTIN) de menor qualidade em sua estrutura física ou a diferença do cuidado pode estar relacionada a fatores organizacionais ou de processos clínicos. A maior parte dos estudos sobre evolução dos prematuros tem analisado a associação entre prematuridade, peso ao nascer, complicações neonatais e medidas do neurodesenvolvimento; raramente incluem fatores após a alta como influenciadores da saúde e desenvolvimento das crianças, ou seja, não analisam os estressores sociais após a alta como fatores de risco para evolução adversa do desenvolvimento. Embora estudos mais recentes tenham evoluído nas variáveis analisadas (saúde física, social e emocional, desenvolvimento cognitivo) e incluídos outros fatores de risco, eles continuam falhando em considerar o efeito de fatores sociodemográficos, doenças crônicas da criança e saúde física e mental materna. Fatores relacionados à UTIN podem influenciar significantemente a saúde do prematuro, mas eles continuam vulneráveis ao longo da vida a fatores que pioram sua saúde, como a pobreza e eventos adversos. O reconhecimento desses fatores é uma etapa importante para planejar e implantar medidas para promoção da saúde dos prematuros.[11]

Nesse sentido, existe a proposta de substituir o termo *follow-up* por *follow-through*, representando uma abordagem mais abrangente que começa antes do nascimento e continua na infância, envolvendo profissionais de saúde, famílias e parceiros nas comunidades para atender às necessidades sociais das crianças e famílias. Nesse novo conceito, a responsabilidade das equipes de saúde vai além das questões técnicas e dos cuidados na unidade neonatal ou nas clínicas, tendo também a responsabilidade de abordar os determinantes sociais de saúde.[12]

Em 2012, a Organização Mundial da Saúde (OMS) apresentou um texto sobre o cenário mundial da prematuridade, ressaltando sua importância como um problema crescente de saúde pública. Destacava que a cada ano cerca de 15 milhões de crianças nasciam prematuras, representando mais de 10% do total de nascimentos, e mais de 1 milhão de crianças morriam ao ano em decorrência da prematuridade. Os óbitos neonatais representavam 40% dos óbitos de crianças abaixo de 5 anos e muitos dos sobreviventes apresentavam sequelas relacionadas à prematuridade. Também mostrava que o Brasil ocupava o 10º lugar entre os dez países responsáveis por 60% dos nascimentos prematuros no mundo.[13]

A frequência de nascimentos prematuros no Brasil não mudou nessa última década, mantendo-se em torno de 11% do total de nascidos vivos.[6] Além disso, a prematuridade foi relatada como a principal causa de óbito em menores de 5 anos no país em 1990 e 2015.[14] Esses números ressaltam a importância da prevenção da prematuridade, dos cuidados perinatais para reduzir a mortalidade e os acometimentos que podem determinar sequelas futuras, além do acompanhamento cuidadoso ao longo da vida e do suporte às famílias para que esses indivíduos possam atingir o melhor do seu potencial.

▶ Referências bibliográficas

1. Costeloe KL, Hennessy EM, Halder S, Stacey F, Marlow N, Draper ES. Short term outcomes after extreme preterm birth in England: comparison of two birth cohorts in 1995 and 2006 (the EPICure studies). BMJ. 2012;345:e7976.
2. Horbar JD, Carpenter JH, Badger GJ, Kenny MJ, Soll RF Morrow KA, et al. Mortality and neonatal morbidity among infants 501 to 1500 grams from 2000 to 2009. Pediatrics. 2012;129:1019-26.
3. Bell EF, Hintz SR, Hansen NI, Bann CM, Wyckoff MH, DeMauro SB, et al. Mortality, in-hospital morbidity, care practices, and 2-year outcomes for extremely preterm infants in the US, 2013-2018. JAMA. 2022;327(3):248-63.
4. Bernardino FBS, Gonçalves TM, Pereira TID, Xavier JS, de Freitas BHBM, Gaiva MAM. Tendência da mortalidade neonatal no Brasil de 2007 a 2017. Ciência & Saúde Coletiva. 2022;27(2):567-78.
5. Guinsburg R, Sanudo A, Kiffer CRV, Marinonio ASS, Costa-Nobre DT, Areco KN, et al. Annual trend of neonatal mortality and its underlying causes: population-based study – São Paulo State, Brazil, 2004-2013. BMC Pediatrics. 2021;21:54-62.
6. Datasus – Departamento de Informática do SUS. [2022 Set. 16] Disponível em: <https://datasus.saude.gov.br/informacoes-de-saude-tabnet/>.
7. Pravia CI, Benny M. Long-term consequences of prematurity. Clev Clin J Med. 2020;87(12):759-67.
8. Johnson S, Marlow N. Early and long-term outcome of infants born extremely preterm. ArchDisChild. 2017;102:97-102.
9. Saigal S, Doyle LW. An overview of mortality and sequelae of preterm birth from infancy to adulthood. Lancet. 2008;371:261-69.

10. Williams JE, Pugh Y. The late preterm. A population at risk. Crit Care Nurs Clin N Am. 2018;30:431-43.

11. Beck AF, Edwards EM, Horbar JD, Howell EA, McCormick MC, Pursley DM. The color of health: how racism, segregation, and inequality affect the health and well-being of preterm infants and their families. Ped Res. 2020;87:227-34.

12. Horbar JD, Edwards EM, Ogbolu Y. Our responsibility to follow through for NICU infants and their families. Pediatrics. 2020;146(6):e20200360.

13. Howson CP, Kinney MV, Lawn JE. March of Dimes, PMNCH, Save the Children. Born too soon: The Global Action Report on preterm birth. World Health Organization. Geneva, 2012.

14. França EB, Lansky S, Rego MAS, Malta DC, França JS, Teixeira R, et al. Principais causas da mortalidade na infância no Brasil, em 1990 e 2015: estimativas do estudo de carga global de doença. RevBrasEpidemiol. 2017;20(1):46-60.

Avanços na Assistência Perinatal

Coordenadora: Marina Carvalho de Moraes Barros

Capítulo 2

Aspectos Obstétricos

Alan Roberto Hatanaka
Eduardo de Souza
Rosiane Mattar

▶ Introdução

O parto pré-termo pode ser espontâneo ou realizado por indicação médica (terapêutico ou eletivo). Quando surge como evento espontâneo, pode ser precedido por trabalho de parto prematuro ou consequente à rotura prematura das membranas ovulares. O conhecimento das causas da prematuridade espontânea constitui elemento básico à sua prevenção. Embora o mecanismo pelo qual esta parturição é iniciada não seja totalmente conhecido, não há dúvidas de que o desencadeamento do trabalho de parto prematuro é multifatorial.[1,2]

O parto prematuro eletivo ou terapêutico, indicado para proteger os interesses da mãe e/ou do feto, na presença de patologias clínicas e/ou obstétricas determinantes de risco iminente, também tem apresentado incidência crescente, principalmente em hospitais que prestam assistência terciária. Os estados hipertensivos maternos se destacam como a principal causa de prematuridade eletiva.[3]

▶ Fatores de risco

Apesar de conhecermos vários fatores de risco associados à prematuridade, ressalte-se, que em cerca de 30% a 40% dos casos, a etiologia do parto pré-termo permanece não esclarecida. Podemos, de forma didática, destacar, a seguir, os principais fatores considerados associados ao parto pré-termo.[2-4]

Alguns dados demográficos podem ser relacionados a essa maior possibilidade, como: idade materna menor que 15 anos ou maior que 40 anos; estado socioeconômico e cultural adverso; ausência de controle pré-natal; história materna de um ou mais abortos espontâneos no 2º trimestre; pequeno intervalo interpartal; grande multiparidade; parto prematuro prévio; e morte fetal anterior.

Fatores individuais comportamentais e de hábito de vida também têm sido associados a maior risco de parto prematuro, como: atividade física aumentada; tabagismo; etilismo; uso de drogas ilícitas; e situações de estresse materno.

Ainda devem ser mencionadas as complicações maternas (obstétricas, clínicas e ginecológicas), sendo as principais: gestação múltipla; síndromes hipertensivas da gravidez; doença hemolítica perinatal; polidrâmnio; inserção baixa da placenta; descolamento prematuro da placenta; rotura prematura das membranas ovulares; corioamnionite; crescimento fetal restrito; insuficiência istmocervical; presença de colo uterino curto; sangramento na atual gestação que se prolonga além do 1º trimestre; presença de gestação concomitante com dispositivo intrauterino; anomalias congênitas fetais; diabetes melito; colagenoses; trombofilias; infecções maternas; traumas maternos durante a gestação (acidentais ou cirúrgicos); leiomiomas volumosos do útero (particularmente submucosos ou subplacentários); malformações uterinas; e cirurgias prévias (principalmente conizações do colo uterino).

Na procura de dados clínicos que possam prever a prematuridade, o antecedente obstétrico e o valor da prematuridade prévia adquirem muita relevância. O relato de um parto prematuro prévio indica 25% de chance de novo parto pré-termo e 50% quando a gestante referiu dois partos prematuros em seu passado obstétrico.[3]

Algumas condições patológicas desencadeantes de parto prematuro merecem estudo individualizado, como a gemelaridade, a rotura prematura de membranas ovulares, a insuficiência istmocervical, o colo uterino considerado curto e as infecções dos tratos urinário e genital. São eventos mórbidos incorporados à patologia obstétrica e que apresentam distintos aspectos etiológicos, fisiopatológicos, preventivos e terapêuticos.

A etiologia infecciosa do trabalho de parto prematuro tem recebido muita atenção na atualidade, com realce para as infecções clínicas ou subclínicas do sistema urogenital, estimulando a busca de marcadores laboratoriais capazes de predizer a prematuridade. O processo inflamatório e infeccioso materno possibilita a ativação de uma cascata de eventos e culmina com a produção de ácido aracdônico, liberação de prostaglandinas e aparecimento de contrações uterinas. Mesmo processos infecciosos fora do aparelho genital podem ser responsabilizados pelo evento do parto prematuro. Um exemplo é a doença periodontal, enfermidade de natureza infecciosa associada primariamente à colonização das superfícies dos dentes por bactérias anaeróbias Gram-negativas.[5]

O papel da assistência pré-natal na prevenção da prematuridade

Defende-se que o acompanhamento pré-natal seja iniciado de forma precoce em todas as gestações, independentemente do risco individual considerado para cada caso. Segundo dados do Datasus (Departamento de Informática do Sistema Único de Saúde), mulheres que realizam o pré-natal adequado (no mínimo seis consultas) apresentam taxa de parto prematuro de 8,2%, dado que contrasta com os 19,1% daquelas que não atingem este número de visitas ao serviço de saúde.[6]

▸ Predição do parto prematuro

A predição da prematuridade deve ser iniciada por meio da anamnese e exame físico cuidadosos, pesquisando os antecedentes obstétricos, clínicos e cirúrgicos. São gestantes de alto risco para parto pré-termo aquelas com antecedente de prematuridade espontânea e gemeligestas[7] e as com história de insuficiência istmocervical (IIC), que seriam mulheres com antecedente de abortamento tardio (> 12 semanas) ou parto prematuro com pouca sensação de dor, intervalo de tempo pequeno entre início das contrações e elimina-ção do concepto, pouco sangramento e com feto vivo na chegada ao hospital ou ao nascer.[8]

Nas pacientes com diagnóstico de IIC, a realização da cerclagem em tempo oportu-no (entre 12 e 16 semanas) reduz a chance de abortamento e/ou parto prematuro.[8,9] Nas mulheres com antecedentes de conização ou cirurgia de alta frequência (CAF), malfor-mação mulleriana, síndrome de Marfan e outras doenças que determinem deficiência de colágeno, a IIC deve ser pesquisada.[8]

Em todas as gestantes, com baixo ou alto risco, merece destaque a recomendação rotineira para vigilância ultrassonográfica do colo uterino por via vaginal, pois se mostrou preditor de risco de parto prematuro melhor do que a avaliação clínica. Considerando como desfecho o nascimento espontâneo < 35 semanas, a medida do comprimento do colo uterino ≤ 25 mm apresenta sensibilidade de 37,3%, especificidade de 92,2%, valor preditivo positivo de 17,8% e negativo de 97%.[10,11]

De acordo com as recomendações da Associação de Ginecologia e Obstetrícia do Estado de São Paulo (SOGESP), na paciente sem antecedentes de parto prematuro espon-tâneo, a avaliação do colo uterino deve ser realizada na oportunidade da ultrassonografia (US) morfológica de 2º trimestre, utilizando a via vaginal.[12] A via abdominal detecta ape-nas 43% das gestantes com colo com comprimento ≤ 25 mm, superestimando a medida em cerca de 14 mm.[13]

Nas mulheres que compõem o grupo de alto risco para parto prematuro (anteceden-te de prematuridade espontânea ou gemeligestas), preconizamos a medida do colo por via vaginal entre 16 e 25 semanas e 6 dias a cada duas semanas.[7] Naquelas com história duvidosa ou fator de risco para insuficiência istmocervical (conização ou CAF, malforma-ção uterina congênita, deficiências do colágeno), o seguimento ultrassonográfico deverá ser realizado entre 14 e 25 semanas e 6 dias, com periodicidade semanal ou quinzenal, a depender da medida transvaginal do colo uterino.

Além do comprimento do colo uterino, a US por via vaginal pode observar, em alguns casos, o acúmulo de partículas agregadas justapostas ao colo, denominada "sinal do *sludge*" do líquido amniótico. Trata-se de marcador independente para nascimento prematuro < 35 semanas com *odds ratio* (OR: 3,08, IC 95%: 1,13-8,34, p=0,027)[10,14] e pode estar asso-ciado à corioamnionite.[14-16] A imagem foi correlacionada com biofilme de bactérias, prova-velmente de origem ascendente vaginal.[15,17] Importante ressaltar que esse achado ultras-sonográfico não é sinônimo de infecção, podendo ser a representação ultrassonográfica de hematomas, principalmente naquelas gestantes com hemorragia de 1º trimestre.

Teste da fibronectina fetal como preditor do parto pré-termo

Pode ser considerado um marcador inflamatório/infeccioso do trabalho de parto prematuro. A fibronectina fetal é a maior matriz proteica extracelular das membranas fetais. Sua presença na secreção cervicovaginal como fator preditivo para o parto pre-maturo pode ser utilizada para selecionar gestantes que necessitem de medidas tera-pêuticas. Entretanto, quando ausente, evita-se o uso desnecessário de medicamentos, tranquilizando-se ambos, gestante e obstetra. Normalmente, a fibronectina fetal está presente nos fluidos cervicovaginais durante as primeiras 20 semanas de gestação, suge-rindo que os componentes da matriz extracelular, incluindo a fibronectina fetal, seriam liberados durante a fase proliferativa do desenvolvimento das membranas. Após a fusão do âmnio com o córion, a fibronectina fetal não é mais encontrada nos fluidos cervicovaginais de gestações não comprometidas.[18] Após a 24ª semana, a presença da fibronectina fetal na secreção vaginal é um importante marcador do início da cascata de eventos que antecedem o parto, pois qualquer problema na interface maternofetal, como infecção ascendente, contrações mecânicas e isquemia, antes do parto, podem causar liberação da fibronectina fetal para a vagina. Ressalte-se que os resultados negativos são mais consistentes para indicar que não ocorrerá o parto prematuro. Seu valor preditivo negativo chega a cerca de 90% e 95%, tornando muito pouco provável a parturição em até 15 dias. Importante salientar que o exame deve ser realizado antes da manipulação vaginal, portanto, antes da realização do toque vaginal. Esse teste encontra valor prático durante o pré-natal de gestantes de alto risco para parto prematuro e naquelas que se mostram sintomáticas, auxiliando na indicação do uso de substâncias tocolíticas e de corticosteroides para aceleração da maturação pulmonar fetal.[19]

▸ Prevenção do parto prematuro

Por ser multifatorial, o parto prematuro espontâneo é considerado uma síndrome e, por essa razão, sua prevenção pode envolver condutas distintas, considerando-se a gênese da doença no ciclo gravídico.[2]

Pacientes com antecedente de parto prematuro espontâneo devem receber progesterona natural micronizada 200 mg, por via vaginal, a partir de 16 semanas para redução da chance de nascimento prematuro.[20] Gestantes com história típica de insuficiência istmocervical devem realizar a cerclagem oportuna entre 12 e 16 semanas de gestação.[9] Quando a história de insuficiência istmocervical é duvidosa, referimos previamente que a ultrassonografia vaginal deve ser realizada entre 12 e 25 semanas e 6 dias e, naquelas cujo comprimento for ≤ 25 mm, será indicada a cerclagem.

Gestantes de risco habitual, ou seja, primigestas ou sem antecedentes de nascimento prematuro, devem realizar a US do colo na oportunidade da US morfológica de 2º trimestre e, quando o comprimento cervical ≤ 25 mm, será prescrita progesterona natural micronizada 200 mg, via vaginal, à noite. O uso do progestagênio reduz em cerca de 38% o nascimento < 33 semanas (RR 0,62, IC 95%: 0,47-0,81, p = 0,0006).[21] Quando o colo uterino estiver medindo entre 5 mm e 20 mm, recomendamos a associação do pessário cervical, que pode reduzir o risco de nascimento < 34 semanas em 79% (OR 0,21, IC 95%: 0,07-0,62)[22,23] e para aquelas com comprimento cervical < 5 mm, a cerclagem de emergência estará indicada.[7,8,24]

Em mulheres com antecedente de nascimento prematuro espontâneo ou gestação gemelar (grupo de alto risco), a US transvaginal estará indicada a partir das 16 semanas até 26 semanas, e o comprimento < 25 mm indica a associação da progesterona natural micronizada 200 mg com o pessário cervical.[23,25]

A presença do sinal do *sludge* do líquido amniótico aumenta a chance de parto prematuro e pode estar correlacionada a infecções; e, nas pacientes pertencentes ao grupo de alto risco e naquelas com comprimento do colo ≤ 25 mm, o uso de antibióticos reduz a taxa de nascimento prematuro espontâneo.[25-27]

▸ Uso da terapia com corticosteroide antenatal

Quanto aos benefícios da terapia com corticosteroide antenatal, merece destaque a publicação, em 1994, do National Institute of Health. Revelou-se que, além de promover aceleração na maturidade pulmonar do concepto, promove outros efeitos benéficos, como estabilidade circulatória, menor frequência de hemorragias cerebrais e de enterocolite necrosante. A idade gestacional para uso do corticosteroide também foi ampliada, sendo recomendável entre 24 e 34 semanas de gestação.[28]

O chamado "ciclo de corticosteroide" pode ser realizado preferentemente com betametasona (12 mg intramuscular (IM)/dia, por 2 dias) ou com dexametasona (6 mg IM, a cada 12 horas, por 2 dias). O efeito já pode ser notado após as primeiras horas do início da medicação, mas o ideal ocorre após 24 horas de completado o esquema terapêutico. A ação tem duração de até 7 dias. Recomenda-se o ciclo único. O uso de mais um ciclo, caracterizado como de resgate, deve ficar restrito a casos excepcionais, realizado com intervalo superior a 2 a 3 semanas.[29]

Revisão sistemática da Biblioteca Cochrane foi atualizada em 2017 e concluiu que o uso antenatal dos corticosteroides em gestantes de risco para parto pré-termo resultou em redução da mortalidade perinatal, da mortalidade neonatal, de enterocolite necrosante, da necessidade de ventilação mecânica e de infecções sistêmicas nas primeiras 48 horas de vida. Além disso, não foram observados malefícios decorrentes da sua utilização em ciclos únicos.[30]

Mais recentemente, a partir de 2010, começaram a surgir estudos na literatura que observaram benefícios com o uso do corticosteroide antenatal em idades gestacionais superiores a 34 semanas de gestação. Existem vários ensaios clínicos randomizados sobre o tema, bem como metanálises e revisões sistemáticas. Essas publicações revelam que o uso mais tardio do corticosteroide (após 34 semanas de gestação) reduz as complicações respiratórias neonatais de curto prazo. Entretanto, a terapêutica associa-se a aumento do risco de hipoglicemia neonatal, portanto não sendo recomendada de forma rotineira até que novas pesquisas mostrem efetivamente a segurança dessa utilização.[31-33]

▸ O trabalho de parto prematuro – agentes tocolíticos

A utilização de substâncias tocolíticas, capazes de inibir a atividade contrátil do miométrio, é uma estratégia importante para tentar reduzir os índices de prematuridade espontânea e subsequentes morbidade e mortalidade neonatais, apesar de apresentar diversos aspectos controversos.

Na prática diária, atualmente, devemos recorrer ao uso de duas opções tocolíticas consideradas de 1ª linha: nifedipina (bloqueador de canais de cálcio); e o atosiban (antagonista de receptores de ocitocina). A terbutalina (betassimpaticomimético) não tem sido mais recomendada em razão da ampla gama de efeitos colaterais.

Para o uso correto da tocólise, há necessidade de se realizar adequadamente o diagnóstico de verdadeiro trabalho de parto prematuro, com presença de contrações uterinas regulares e alterações cervicais progressivas. Classicamente, deve haver duas ou três contrações em 10 minutos acompanhadas de dilatação cervical superior a 1 a 2 centímetros (cm), ou esvaecimento maior do que 80%. Casos duvidosos devem ser observados por período mais prolongado, em ambiente hospitalar, e pode-se lançar mão de outros recursos diagnósticos como a US transvaginal para avaliação morfológica do colo e a pesquisa da fibronectina fetal.[34]

Os tocolíticos devem ser utilizados preferencialmente até 34 semanas. A utilização entre 34 e 36 semanas deve ser individualizada de acordo com as condições da paciente e do local de atendimento. Devem-se avaliar rigorosamente as condições clínicas da parturiente e a vitalidade fetal. Importante salientar que a tocólise não deve ser instituída diante de quadros clínicos duvidosos, possivelmente relacionados ao diagnóstico de descolamento prematuro de placenta e de corioamnionite.

O objetivo da tocólise não é só inibir as contrações uterinas, mas principalmente ganhar tempo suficiente (pelo menos 48 horas, até 7 dias) para transferir a gestante para um centro de referência, bem como permitir o uso oportuno de corticosteroides para indução de maturidade pulmonar fetal, a fim de diminuir os agravos neonatais da prematuridade.[35]

▸ Trabalho de parto prematuro – assistência

A diminuição da mortalidade neonatal entre recém-nascidos prematuros só poderá ser alcançada quando a condução adotada durante a parturição conseguir evitar, ao máximo, a anóxia e o trauma fetal e, também, quando houver possibilidades plenas, em centros neonatais especializados, de dispensar cuidados intensivos ao pré-termo.

Julga-se de grande relevância, portanto, que o parto prematuro seja assistido em hospital de referência com recursos adequados na sala de parto e primorosa UTIN. É impositivo o apuro dos profissionais das equipes médica e paramédica, com presença obrigatória de dois obstetras (pelo menos um com consolidada experiência), anestesiologista dedicado à Obstetrícia, dois neonatologistas de excelência e equipe de Enfermagem especializada e atuante.[3]

Nos últimos anos, tem sido enfatizado o papel do sulfato de magnésio na neuroproteção ao concepto, diminuindo as chances de paralisia cerebral. Diversos protocolos propostos por importantes sociedades são favoráveis à sua utilização em gestantes com idade gestacional inferior a 32 semanas. Recomendam-se 4 g, via endovenosa (EV), como dose de ataque, e 1 g, também por via EV, por hora até o parto, completando-se, no máximo, 24 horas de infusão. Na parturição iminente e mesmo na cesárea eletiva, indica-se sua utilização por pelo menos 4 horas. Revisão sistemática da Biblioteca Cochrane também destaca esse benefício.[36]

Permanece polêmica a natureza da via de parto do nascituro pré-termo. Entre os fatores que mais a influenciam, destacam-se a idade gestacional, o peso fetal estimado e a apresentação fetal. Temos defendido que cada Serviço deve padronizar, de acordo com as suas características peculiares, os detalhes e os limites dessa assistência perinatal. Nesse particular, obviamente que a vontade dos pais também deve ser valorizada. Como regra geral, abaixo da idade gestacional de viabilidade fetal, a via vaginal deve ser privilegiada, independentemente da apresentação fetal, como forma de melhor resguardar a saúde e o porvir obstétrico materno.[3,37,38]

Acima da idade gestacional da viabilidade fetal, a escolha da via de parto deverá acolher aquela que melhor resguarde o bem-estar materno e fetal.

Como os dados da literatura permanecem muito polêmicos, baseados no raciocínio prático e clínico, é possível afirmar que, diante de apresentação cefálica fletida, sem quaisquer outras intercorrências além da própria prematuridade, é possível considerar, com muita cautela, a via vaginal. Nas demais circunstâncias, a opção pela cesariana é preferível.[3]

Deve-se aguardar pelo menos 1 minuto para a ligadura do cordão umbilical, desde que não haja alguma contraindicação, sendo desaconselhável a sua ordenha sistemática.

Preconiza-se a assistência imediata do neonato, prestada por neonatologistas competentes, por meio de tecnologia moderna e especializada.

Devemos ainda destacar que o trabalho de parto prematuro é considerado fator de risco para o aparecimento da doença neonatal precoce pelo estreptococo do grupo B. Caso não tenha sido realizada a cultura vaginal e perianal (preconizada entre 36 e 38 semanas de gestação), recomenda-se o uso de antibiótico com essa finalidade (preferentemente penicilina cristalina ou ampicilina) até o parto.

▶ Referências bibliográficas

1. Blencowe H, Cousens S, Chou D, Oestergaard M, Say L, Moller A, et al. Born Too soon the global epidemiology of 15 million preterm births. BlencoweReprod Health. 2013;10(1):1-14.

2. Romero R, Yeo L, Miranda J, Hassan SS, Conde-Agudelo A, Chaiworapongsa T. A blueprint for the prevention of preterm birth: vaginal progesterone in women with a short cervix. Journal of Perinatal Medicine. 2013;41(1):27-44.

3. de Souza E, Souza GN, Oliveira TA, Camano L. Aspectos obstétricos da prematuridade. In: Obstetrícia. 1. ed. Barueri: Manole; 2011. 933-1012.

4. Tedesco RP, Passini R, Cecatti JG, Camargo RS, Pacagnella RC, Sousa MH. Estimation of preterm birth rate, associated factors and maternal morbidity from a demographic and health survey in Brazil. Maternal and Child Health Journal. 2013;17(9):1638-47.

5. Jeffcoat MK, Geurs NC, Reddy MS, Goldenberg RL, Hauth JC. Current evidence regarding periodontal disease as a risk factor in preterm birth. Annals of periodontology/the American Academy of Periodontology. 2001;6(1):183-8.

6. Ministério da Saúde (BR). Datasus – Departamento de Informática do SUS. Comparação da taxa de prematuridade em gestantes que realizaram adequadamente ou não o pré-natal, 2019. [2022 Set. 19]. Disponível em: <http://tabnet.datasus.gov.br/cgi/deftohtm.exe?sinasc/cnv/nvuf.def>.

7. Hatanaka AR, Traina E, Franca MS, Mattar R. Rastreamento ultrassonográfico do parto prematuro espontâneo. Protocolo de Conduta do Departamento de Obstetrícia da Escola Paulista de Medicina. Universidade Federal de São Paulo (Unifesp), 2021:1-10.

8. Hamamoto TENK, Traina E, Mattar R. Insuficiência istmo cervical. Protocolo de Conduta do Departamento de Obstetrícia da Escola Paulista de Medicina. Universidade Federal de São Paulo (Unifesp). 2020:5. (2022 Set. 22) Disponível em: <https://sites.google.com/huhsp.org.br/obstetricia/protocolos-de-conduta?authuser=0>.

9. Arnold KC, Flint CJ, Arnold KC, Flint CJ. Practice bulletin nº 142. Obstetrics & Gynecology. 2014;123(2):372-9.

10. Hatanaka AR, Mattar R, Kawanami TEN, França MS, Rolo LC, Nomura RMY, et al. Amniotic fluid "sludge" is an independent risk factor for preterm delivery. Journal of Maternal-Fetal and Neonatal Medicine. 2016;29(1):120-5.

11. Iams JD, Goldenberg RL, Meis PJ, Mercer BM, Moawad A, Das A, et al. The length of the cervix and the risk of spontaneous premature delivery. New England Journal of Medicine. 1996;334(9):567-73.

12. Pacagnella RC, Bortoletto TG, Marquart KGF. Rastreamento ultrassonográfico do risco de prematuridade: triagem universal ou oportunística? In: Francisco RPV, Mattar R, Quintana SM, editors. Manual de Obstetrícia da SOGESP. São Paulo: Editora dos Editores; 2020. 199-211.

13. Hernandez-Andrade E, Romero R, Ahn H, Hussein Y, Yeo L, Korzeniewski SJ, et al. Transabdominal evaluation of uterine cervical length during pregnancy fails to identify a substantial number of women with a short cervix. Journal of Maternal-Fetal and Neonatal Medicine. 2012;25(9):1682-9.

14. Kusanovic JP, Espinoza J, Romero R, Gonçalves LF, Nien JK, Soto E, et al. Clinical significance of the presence of amniotic fluid "sludge" in asymptomatic patients at high risk for spontaneous preterm delivery. Ultrasound in Obstetrics and Gynecology. 2007;30(5):706-14.

15. Romero R, Schaudinn C, Kusanovic JP, Gorur A, Gotsch F, Webster P, et al. Detection of a microbial biofilm in intraamniotic infection. Am J ObstetGynecol. 2008;22(1):1-5.

16. Yoneda N, Yoneda S, Niimi H, Ito M, Fukuta K, Ueno T, et al. Sludge reflects intra-amniotic inflammation with or without microorganisms. American Journal of Reproductive Immunology. 2018;79(2):1-8.

17. Vaisbuch E, Romero R, Mazaki-tovi S, Erez O, Kusanovic JP, Mittal P, et al. The risk of impending preterm delivery in asymptomatic patients with a nonmeasurable cervical. YMOB. 2010;203(5):446.e1-9.

18. Lockwood CJ, Senyei AE, Dische MR, Casal D, Shah KD, Thung SN, et al. Fetal fibronectin in cervical and vaginal secretions as a predictor of preterm delivery. Obstetrical and Gynecological Survey. 1992;47(2):88-90.

19. Ruma MS, Bittner KC, Soh CB. Current perspectives on the use of fetal fibronectin testing in preterm labor diagnosis and management. The American Journal of Managed Care. 2017;23(19):S356-62.

20. Romero R, Conde-Agudelo A, Da Fonseca E, O'Brien JM, Cetingoz E, Creasy GW, et al. Vaginal progesterone for preventing preterm birth and adverse perinatal outcomes in singleton gestations with a short cervix: a meta-analysis of individual patient data. American Journal of Obstetrics and Gynecology. 2018;218(2):161-80.

21. França MS, Hatanaka AR, Cruz JDJ, Júnior LDA, Emy T, Hamamoto K, et al. Cervical pessary plus vaginal progesterone in a singleton pregnancy with a short cervix: an experience-based analysis of cervical pessary' s efficacy. The Journal of Maternal-Fetal & Neonatal Medicine. 2021;0(0):1-11.

22. Goya M, De La Calle M, Pratcorona L, Merced C, Rodó C, Muñoz B, et al. Cervical pessary to prevent preterm birth in women with twin gestation and sonographic short cervix: a multicenter randomized controlled trial (PECEP-Twins). American Journal of Obstetrics and Gynecology. 2016;214(2):145-52.

23. Enakpene CA, DiGiovanni L, Jones TN, Marshalla M, Mastrogiannis D, Della Torre M. Cervical cerclage for singleton pregnant patients on vaginal progesterone with progressive cervical shortening. American Journal of Obstetrics and Gynecology. 2018;219(4):397.e1-397.e10.

24. França MS, Hatanaka AR, Andrade Junior VL de, Elito Junior J, Pares DBS, Hamamoto TENK, et al. Cervical pessary plus progesterone for twin pregnancy with short cervix compared to unselected and non-treated twin pregnancy: a Historical Equivalence Cohort Study (EPM Twin Pessary Study). Revista Brasileira de Ginecologia e Obstetrícia. 2020;42(10):621-9.

25. Hatanaka AR, Franca MS, Hamamoto TENK, Rolo LC, Mattar R, Moron AF. Antibiotic treatment for patients with amniotic fluid "sludge" to prevent spontaneous preterm birth: a Historically Controlled Observational Study. Acta Obstetricia et GynecologicaScandinavica. 2019;98(9):1157-63.

26. Fuchs F, Boucoiran I, Picard A, Dube J, Wavrant S, Bujold E, et al. Impact of amniotic fluid "sludge" on the risk of preterm delivery. Journal of Maternal-Fetal and Neonatal Medicine. 2015;28(10):1176-80.

27. Yeo L, Romero R, Chaiworapongsa T, Para R, Johnson J, Kmak D, et al. Resolution of acute cervical insufficiency after antibiotics in a case with amniotic fluid sludge. The Journal of Maternal-Fetal & Neonatal Medicine. 2021;17:1-11.

28. Gilstrap LC. Effect of corticosteroids for fetal maturation on perinatal outcomes. JAMA. 1995;273(5):413.

29. National Institute of Health. Antenatal corticosteroids revisited: repeat courses. NIH consensus statement. 2001;98(1):144-50.

30. Roberts D, Dalziel SR. Antenatal corticosteroids for accelerating fetal lung maturation for women at risk of preterm birth. In: Roberts D, editor. Cochrane Database of Systematic Reviews. Chichester, UK: John Wiley & Sons, Ltd; 2006.

31. Amiya RM, Mlunde LB, Ota E, Swa T, Oladapo OT, Mori R. Antenatal corticosteroids for reducing adverse maternal and child outcomes in special populations of women at risk of imminent preterm birth: a systematic review and Meta-Analysis. Rubens C, editor. PLoS One. 2016;11(2):e0147604.

32. Gyamfi-Bannerman C, Thom EA. Antenatal betamethasone for women at risk for late preterm delivery. The New England Journal of Medicine. 2016;375(5):486-7.

33. Saccone G, Berghella V. Antenatal corticosteroids for maturity of term or near term fetuses: systematic review and meta-analysis of randomized controlled trials. BMJ (Online). 2016;355:1-10.

34. Giles W, Bisits A. The present and future of tocolysis. Best practice and research: Clinical Obstetrics and Gynaecology. 2007;21(5):857-68.

35. Neilson JP, West HM, Dowswell T. Betamimetics for inhibiting preterm labour. Cochrane Database of Systematic Reviews. 2014(2).

36. Shepherd E, Salam RA, Middleton P, Han S, Makrides M, Mcintyre S, et al. Neonatal interventions for preventing cerebral palsy: an overview of cochrane systematic reviews. Cochrane Database of Systematic Reviews. 2018(6).

37. Royal College of Obstetricians and Gynaecologists. Perinatal management of pregnant women at the threshold of infant viability (the obstetric perspective). Scientific Impact Papers. 2014;(41):1-15.

38. Ecker J, Kaimail A, Mercer B, Blackwell S, deRegnier RA, Farrell R, et al. PeriviableBirth – obstetriccare-concensus. Obstetrics&Gynecology. 2017;130(4):187-99.

Capítulo 3

Peculiaridades da Assistência Hospitalar

3.1 Sala de Parto

Ruth Guinsburg
Maria Fernanda Branco de Almeida
Mandira Daripa Kawakami

No Brasil, em 2020, nasceram 2.726.025 crianças, das quais 306.500 apresentaram idade gestacional < 37 semanas, sendo 41.308 entre 22 e 31 semanas e 38.579 com peso ao nascer < 1.500 g.[1] A maioria desses recém-nascidos pré-termo precisa de ajuda para iniciar a transição cardiorrespiratória ao nascer. Dados da Rede Brasileira de Pesquisas Neonatais, composta por 20 centros universitários públicos, indicam que, nos anos de 2014 a 2020, dos 8.514 nascidos vivos de muito baixo peso com idade gestacional entre 23 e 31 semanas e sem malformações, 69% foram ventilados com máscara facial ou cânula traqueal e 6% receberam ventilação acompanhada de massagem cardíaca e/ou medicações na sala de parto.[2] A elevada necessidade de ajuda para iniciar a respiração efetiva ao nascer e de reanimação propriamente dita no recém-nascido (RN) pré-termo resulta de sua imaturidade global do ponto de vista anatômico e fisiológico.

Para ajudar na transição do RN pré-termo do ambiente intrauterino para o extrauterino, é fundamental contar com material adequado e uma equipe qualificada e capacitada a realizar de forma rápida e efetiva os procedimentos de estabilização e reanimação. As diretrizes da reanimação neonatal delineadas a seguir foram elaboradas pelo Programa de Reanimação Neonatal da Sociedade Brasileira de Pediatria por meio de um consenso de neonatologistas das 27 unidades federativas brasileiras, sendo divulgadas em 2016 e atualizadas em maio de 2021.[3] Tais diretrizes tomaram por base as revisões sistemáticas e recomendações elaboradas pela força tarefa neonatal do International Liaison Committee on Resuscitation (ILCOR).[4,5] O fluxograma resume os principais procedimentos que podem ser necessários para a reanimação em sala de parto (Figura 3.1.1).

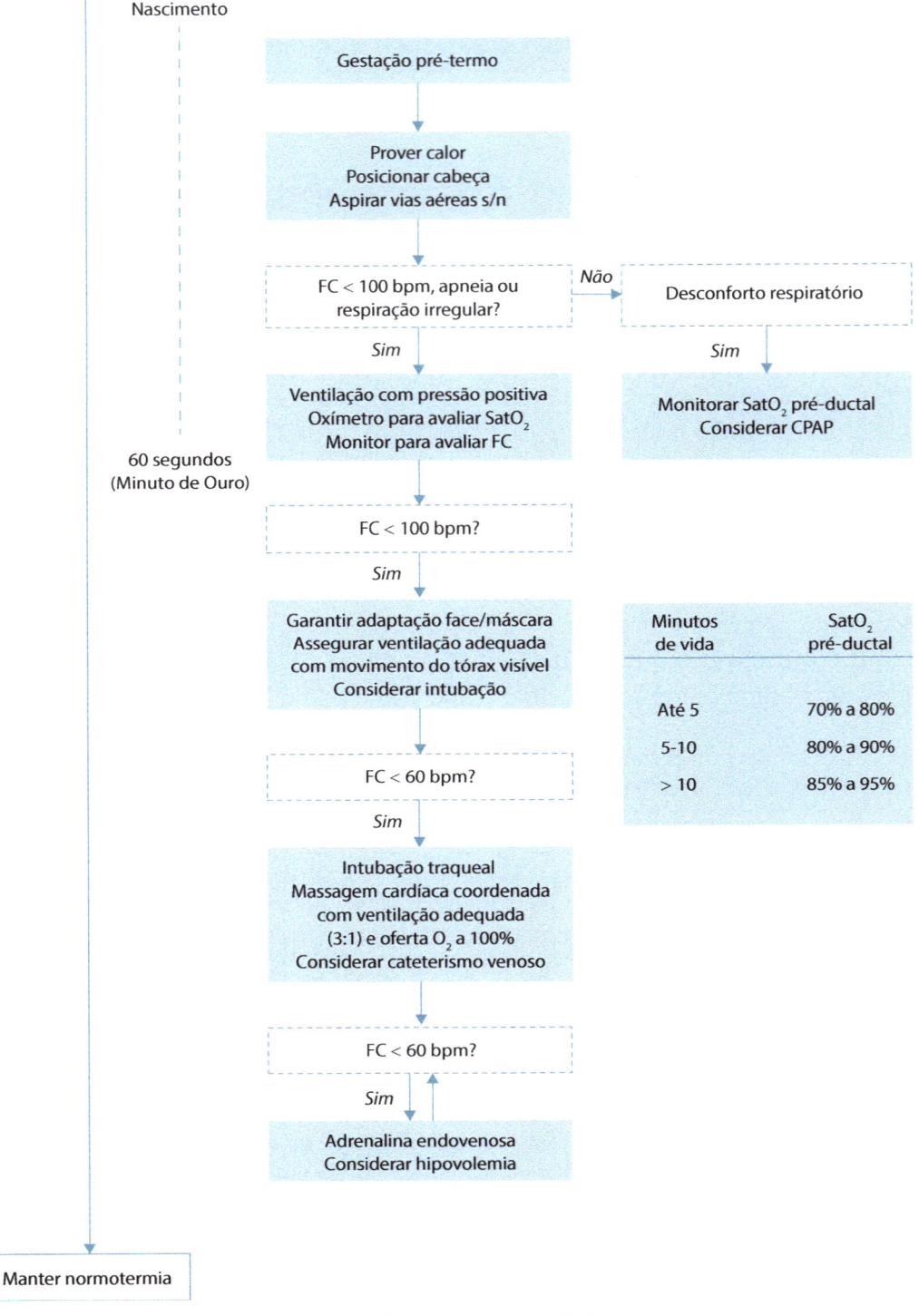

Nascimento

Gestação pré-termo

Prover calor
Posicionar cabeça
Aspirar vias aéreas s/n

FC < 100 bpm, apneia ou respiração irregular? — *Não* → Desconforto respiratório

Sim

Ventilação com pressão positiva
Oxímetro para avaliar $SatO_2$
Monitor para avaliar FC

60 segundos
(Minuto de Ouro)

Sim

Monitorar $SatO_2$ pré-ductal
Considerar CPAP

FC < 100 bpm?

Sim

Garantir adaptação face/máscara
Assegurar ventilação adequada
com movimento do tórax visível
Considerar intubação

FC < 60 bpm?

Sim

Intubação traqueal
Massagem cardíaca coordenada
com ventilação adequada
(3:1) e oferta O_2 a 100%
Considerar cateterismo venoso

FC < 60 bpm?

Sim

Adrenalina endovenosa
Considerar hipovolemia

Manter normotermia

Minutos de vida	$SatO_2$ pré-ductal
Até 5	70% a 80%
5-10	80% a 90%
> 10	85% a 95%

▶ **Figura 3.1.1. Fluxograma da reanimação do prematuro em sala de parto.**

Fonte: Adaptada de <https://www.sbp.com.br/fileadmin/user_upload/DiretrizesSBP-ReanimacaoPrematuroMenor34semanas-MAIO_2021.pdf>. Versão 2016.

▸ O preparo para a assistência

O preparo para a assistência ao nascimento inclui a obtenção da anamnese materna, o preparo dos equipamentos e a disponibilização de equipe capacitada a reanimar o RN. Equipamentos para avaliar o paciente, manter a temperatura, aspirar e ventilar, além das medicações devem estar preparados, testados e disponíveis em local de fácil acesso, antes de qualquer nascimento de um RN pré-termo (Quadro 3.1.1).[3] Quanto à equipe para atender o RN pré-termo, é necessária a presença de dois ou três profissionais de saúde aptos a realizar todos os procedimentos de reanimação neonatal, dos quais pelo menos um deve ser pediatra. A atuação coordenada da equipe, com uma comunicação efetiva entre seus membros, confere qualidade ao atendimento e segurança ao paciente. Para isso, é preciso decidir quem será o líder e quais os papéis e responsabilidades dos membros da equipe antes de cada nascimento. No caso do nascimento de múltiplos, deve-se dispor de material e equipe próprios para cada criança.

▸ **Quadro 3.1.1 Material Necessário para Reanimação do Prematuro < 34 Semanas na Sala de Parto**

Sala de parto e/ou de reanimação com temperatura ambiente de 23 °C a 25 °C:
- mesa de reanimação com acesso por três lados
- fontes de oxigênio umidificado e de ar comprimido, com fluxômetro
- *blender* para mistura oxigênio/ar
- aspirador a vácuo com manômetro
- relógio de parede com ponteiro de segundos

Material para manutenção de temperatura
- fonte de calor radiante
- termômetro ambiente digital
- campo cirúrgico e compressas de algodão estéreis
- saco de polietileno de 30 × 50 cm para prematuro
- touca de lã ou algodão
- colchão térmico químico 25 × 40 cm para prematuro < 1.000 g
- termômetro clínico digital

Material para avaliação
- estetoscópio neonatal
- oxímetro de pulso com sensor neonatal
- monitor cardíaco de três vias com eletrodos
- bandagem elástica para fixar o sensor do oxímetro e os eletrodos

Material para aspiração
- sondas: traqueais n°s 6 e 8 e gástricas curtas n°s 6 e 8
- seringas de 10 mL

Material para ventilação
- reanimador manual neonatal (balão autoinflável com volume de cerca de 250 mL, reservatório de O_2 e válvula de escape com limite de 30 a 40 cmH_2O e/ou manômetro)
- ventilador mecânico manual neonatal em T com circuitos próprios
- máscaras redondas com coxim n° 00 e 0
- máscara laríngea n° 1 para recém-nascido > 2.000 g

(Continua)

Material para intubação traqueal
- laringoscópio infantil com lâmina reta nºs 00 e 0
- cânulas traqueais sem balonete, de diâmetro interno uniforme 2,5/ 3,0 e 3,5 mm
- material para fixação da cânula: fita adesiva e algodão com SF
- pilhas e lâmpadas sobressalentes para laringoscópio
- detector colorimétrico de CO_2 expirado

Medicações
- adrenalina 1/10.000 em 1 seringa de 5 mL para administração única endotraqueal
- adrenalina 1/10.000 em seringa de 1 mL para administração endovenosa
- expansor de volume (soro fisiológico) em 2 seringas de 20 mL

Material para cateterismo umbilical
- campo fenestrado esterilizado, cadarço de algodão e gaze
- pinça tipo Kelly reta de 14 cm e cabo de bisturi com lâmina nº 21
- porta agulha de 11 cm e fio agulhado mononylon 4.0
- cateter umbilical 3,5 F, 5 F e 8 F de PVC ou poliuretano
- torneira de três vias

Outros
- luvas e óculos de proteção individual para os profissionais de saúde
- gazes esterilizadas e álcool etílico
- cabo e lâmina de bisturi
- tesoura de ponta romba e clampeador de cordão umbilical

Fonte: Adaptado de <https://www.sbp.com.br/fileadmin/user_upload/DiretrizesSBP-ReanimacaoPrematuroMenor34semanas-MAIO_2021.pdf>. Versão 2016.

▶ Avaliação da vitalidade ao nascer

A frequência cardíaca (FC) é o principal determinante da decisão de indicar as diversas manobras de reanimação e deve ser avaliada inicialmente por meio da ausculta do precórdio com estetoscópio. Uma vez indicada a ventilação com pressão positiva (VPP), recomenda-se o uso do monitor cardíaco, pois ele permite a detecção acurada, rápida e contínua da FC.[3-5] A monitorização da saturação de oxigênio ($SatO_2$) é indicada em todos os prematuros < 34 semanas logo depois do nascimento, lembrando que, nos RN que não precisam de procedimentos de reanimação, a $SatO_2$ com 1 minuto de vida se situa ao redor de 60% a 65%, só atingindo valores entre 87% e 92% no 5º minuto (Figura 3.1.1).

▶ Clampeamento do cordão umbilical

Do ponto de vista fisiológico, o clampeamento do cordão após a primeira respiração facilita a transição hemodinâmica da circulação fetal para a circulação do tipo adulto.[6] Logo após a extração completa do produto conceptual, se o RN pré-termo começou a respirar ou chorar e se está ativo, indica-se aguardar mais de 30 segundos antes de clampear o cordão umbilical.[3,7] O neonato pode ser posicionado no abdome ou tórax materno durante esse período, tomando-se o cuidado de secar rapidamente e envolver a região das fontanelas e o corpo em campo estéril aquecido para evitar a hipotermia. O clampeamento de cordão em RN pré-termo com boa vitalidade ao nascer após 30 segundos se baseia no possível benefício em termos de sobrevida à alta hospitalar, maior estabilidade cardiovascular nas primeiras 24 horas após o nascimento, com menor uso de inotrópicos, e melhora dos parâmetros hematológicos na 1ª semana de vida, em comparação ao clampeamento imediato do cordão umbilical.[7] Metanálise dos vários ensaios clínicos randomizados não mostra diferenças do clampeamento tardio e imediato quanto à frequência de hemorragia peri- e intraventricular (HPIV) grave, displasia broncopulmonar (DBP), enterocolite necrosante (ECN) e neurodesenvolvimento.[8] Se a circulação placentária não estiver intacta ou se o RN pré-termo apresentar bradicardia e/ou apneia e/ou hipotonia ao nascer, recomenda-se o clampeamento imediato do cordão.[3,7]

▸ Passos iniciais da estabilização/reanimação

Todos os pacientes prematuros (< 37 semanas) precisam ser conduzidos à mesa de reanimação após o clampeamento do cordão, indicando-se os seguintes passos: prover calor; e manter as vias aéreas pérvias. Tais passos devem ser executados em, no máximo, 30 segundos.

Manter a temperatura corporal do RN entre 36,5 °C e 37,5 °C (normotermia), evitando-se tanto a hipertermia como a hipotermia.[3,5] Para diminuir a perda de calor, é importante pré-aquecer a sala de parto e a sala onde será realizado o atendimento ao RN, com temperatura ambiente de 23 °C a 25 °C. Após recepcionar o RN < 34 semanas em campos aquecidos e colocá-lo sob calor radiante, sem secar, introduzir o corpo, exceto a face, dentro do saco plástico e, a seguir, realizar as manobras necessárias.[9] O saco plástico só será retirado depois da estabilização térmica na unidade neonatal. Deve-se também cobrir a cabeça com duas toucas: uma plástica e, por cima, a de lã ou algodão. Como medida adjuvante para manter a temperatura corporal do RN pré-termo com peso estimado < 1.000 g, pode-se usar o colchão térmico químico, cuidando-se de evitar a hipertermia.

Enquanto estão sendo tomadas as medidas para prover calor, locar o sensor do oxímetro na palma da mão ou pulso radial direito para monitorar a $SatO_2$ pré-ductal, lembrando que a leitura confiável da $SatO_2$ demora 1 a 2 minutos.[10]

Manter a permeabilidade das vias aéreas, posicionando a cabeça com leve extensão do pescoço. Na sequência, se houver excesso de secreções nas vias aéreas, a boca e depois as narinas são aspiradas delicadamente.

Uma vez feitos os passos iniciais, avaliar a respiração e a FC com estetoscópio no precórdio. Se houver vitalidade adequada, com respiração rítmica e regular e FC > 100 batimentos por minuto (bpm), o RN de 34 a 36 semanas pode receber os cuidados de rotina junto de sua mãe, em contato pele a pele. Quando o RN < 34 semanas apresenta FC > 100 bpm e respiração espontânea, mas está com desconforto respiratório e/ou $SatO_2$ abaixo da esperada na transição normal (Figura3.1.1), pode-se aplicar pressão de distensão contínua de vias aéreas (CPAP).[3,5] O CPAP é aplicado através da máscara conectada ao ventilador mecânico manual com peça T, com pressão expiratória final positiva (PEEP) de 4 a 6 cmH_2O e fluxo gasoso de 5 a 15 L/min., estando a máscara firmemente ajustada à face do paciente. A quantidade de oxigênio a ser ofertada deve ser a menor possível para manter a $SatO_2$ entre 70% e 80% nos primeiros 5 minutos e 80% a 90% entre 5 e 10 minutos de vida (Figura 3.1.1). Entretanto, se após os passos iniciais, o RN apresenta apneia, respiração irregular e/ou FC < 100 bpm, indica-se a VPP.

Para discutir a VPP na assistência ao RN pré-termo em sala de parto, é necessário entender qual a concentração de oxigênio suplementar a ser utilizada, quais os equipamentos disponíveis e qual a técnica recomendada.

Ventilação com pressão positiva e o uso de oxigênio suplementar

As pesquisas ainda não responderam qual a concentração de O_2 ideal para a ventilação do RN < 34 semanas logo após o nascimento. Se por um lado, o uso de ar ambiente pode não ser suficiente para que tais pacientes atinjam uma oxigenação adequada; por outro lado, o emprego de O_2 a 100% pode ser excessivo e deletério.[11]

Metanálise de dez ensaios clínicos controlados e randomizados e quatro estudos de coorte, com 5.697 RN com idade gestacional < 35 semanas, não evidenciou diferenças significantes quando à ventilação ao nascer foi iniciada com concentrações de oxigênio ≤ 50% vs. > 50% quanto à HPIV grave, DBP, ECN, retinopatia da prematuridade (ROP), mortalidade hospitalar e desenvolvimento neurológico com 18 e 36 meses.[12] Apesar desses resultados, o ILCOR sugere que a concentração de O_2 a ser utilizada para iniciar a VPP seja de 21% a 30%. Essa recomendação justifica-se na análise do balanço entre benefícios e potenciais danos do uso de concentrações iniciais de O_2 altas vs. baixas em RNPT. Ao sugerir o início da reanimação com concentrações de O_2 de 21% a 30%, o ILCOR valorizou evitar a exposição dos RNPT às consequências da hiperóxia, sem haver um benefício claramente estabelecido nos desfechos clinicamente importantes.[5] Entretanto, é preciso levar em conta que um dos fatores que influenciam a atividade respiratória é a oxigenação. A hipóxia é um potente inibidor dos movimentos respiratórios no período perinatal e como é, provavelmente, um dos mecanismos da apneia ao nascer, deve ser evitada para proporcionar o estabelecimento da respiração espontânea e a abertura da glote no RNPT.[13] Assim, com base no ILCOR e nessa consideração, deve-se iniciar a ventilação do RNPT < 34 semanas com concentrações de oxigênio de 30%, titulando-se a fração inspirada do gás de acordo com a monitoração da $SatO_2$ pré-ductal (Figura 3.1.1).[3] Ressalta-se que concentrações de oxigênio > 21% só são obtidas de maneira confiável por meio de um *blender* que mistura o oxigênio e o ar comprimido provenientes de fontes pressurizadas, sendo obrigatória a presença do *blender* na sala de parto das instituições que atendem gestantes de risco.[3]

Equipamentos e técnica da VPP

A ventilação pulmonar é o procedimento mais importante e efetivo na reanimação do RN em sala de parto. A VPP está indicada quando, após os passos iniciais, o RN apresenta apneia, respiração irregular e/ou FC < 100 bpm. A VPP precisa ser iniciada nos primeiros 60 segundos de vida (*the golden minute*). Em RN < 34 semanas de idade gestacional, o sensor do oxímetro foi locado nos passos iniciais. Se há indicação de VPP, enquanto um profissional inicia a VPP, o outro fixa os três eletrodos do monitor cardíaco (braços, próximo ao ombro e face anterior da coxa) para acompanhar a FC.

Para aplicar a VPP no RN pré-termo, utiliza-se, como primeira opção, a máscara facial. Não há indicação de máscara laríngea em RN < 34 semanas em virtude da inexistência de estudos de qualidade metodológica para avaliar sua eficácia e segurança nesse grupo de neonatos.[3,14]

O equipamento recomendado para a VPP no RN pré-termo é o ventilador mecânico manual com peça T (Figura 3.1.2). Trata-se de um dispositivo controlado a fluxo e limitado à pressão. Para seu funcionamento, é necessária uma fonte de gás comprimido. Além de seu manuseio ser relativamente fácil, o ventilador mecânico manual com peça T permite administrar pressão inspiratória e PEEP constantes e permite a aplicação de CPAP nos pacientes em respiração espontânea.[3] Metanálise de quatro ensaios clínicos randomizados com o uso do ventilador mecânico manual com peça T, quando comparado ao balão autoinflável, na reanimação em sala de parto de 1247 RN de diversas idades gestacionais, não mostrou diferença na mortalidade hospitalar, mas evidenciou redução da DBP.[15] Estudo observacional com 1.962 RN pré-termo de 23 a 33 semanas demonstrou aumento da sobrevida hospitalar sem DBP no grupo em que a ventilação ao nascer foi aplicada com o ventilador mecânico manual com peça T.[16] Vale lembrar que o balão autoinflável é o único equipamento de ventilação que não necessita de fonte de gás comprimido para funcionar, devendo estar sempre disponível e pronto para uso em toda sala de parto.

▶ **Tabela 3.1.1 Material para intubação traqueal de acordo com idade gestacional ou peso estimado ao nascer**

Idade gestacional (semanas)	Peso estimado (g)	Cânula traqueal (mm)	Sonda traqueal (F)	Lâmina reta (nº)
< 28	< 1.000	2,5	6	00
28 a 34	1.000 a 2.000	3,0	6 ou 8	0
34 a 38	2.000 a 3.000	3,5	8	1

Fonte: Adaptada de <https://www.sbp.com.br/fileadmin/user_upload/DiretrizesSBP-ReanimacaoPrematuroMenor34semanas-MAIO_2021.pdf>. Versão 2016.

Na VPP com ventilador mecânico manual em T e máscara facial, fixar o fluxo gasoso em 5 a 15 L/min., limitar a pressão máxima do circuito em 30 e 40 cmH_2O, selecionar a pressão inspiratória a ser aplicada em cada ventilação, em geral ao redor de 20 e 25 cmH_2O, ajustar a PEEP em 4 e 6 cmH_2O, e iniciar com oferta de O_2 em ar ambiente (RN ≥ 34 semanas) ou em 30% (RN < 34 semanas), guiada pela oximetria de pulso. Ventilar com frequência de 40 a 60 movimentos por minuto, que pode ser obtida com a regra prática *"ocluuui/solta/solta"*, *"ocluuui/solta/solta"*..., sendo o *"ocluuui"* relacionado à oclusão do orifício da peça T do ventilador mecânico manual (Figura 3.1.2).[3]

Se, após 30 segundos de VPP com máscara, o paciente apresentar FC > 100 bpm e respiração espontânea e regular, suspender o procedimento. Considera-se como falha se, após 30 segundos de VPP, o RN mantém FC < 100 bpm ou não retoma a respiração espontânea rítmica e regular. Nesse caso, verificar o ajuste entre face e máscara, a permeabilidade das vias aéreas (posicionando a cabeça, aspirando secreções e abrindo a boca do RN) e a pressão no ventilador mecânico manual com peça T, corrigindo o que for necessário. Se, mesmo assim, a ventilação não for efetiva, está indicada a intubação traqueal para ventilar o paciente.

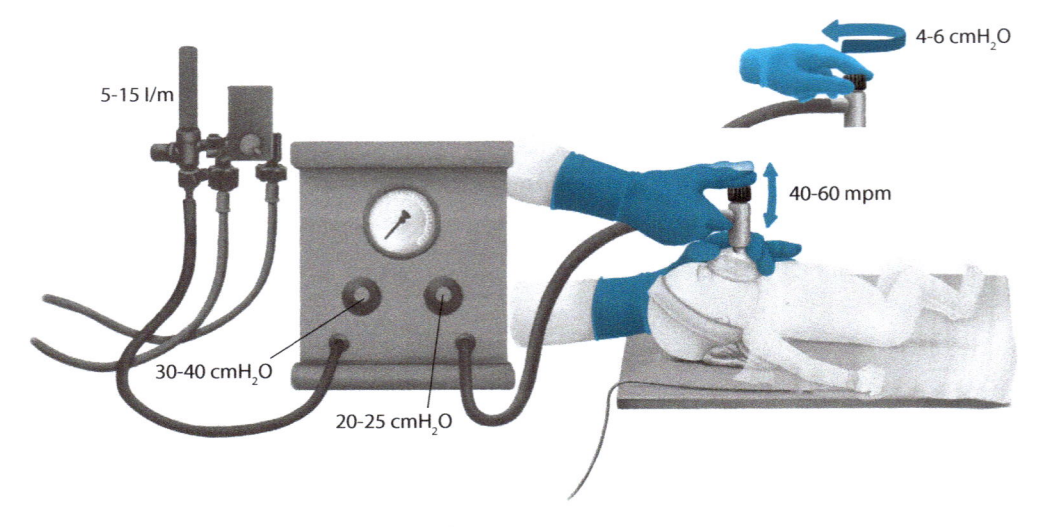

5-15 l/m

4-6 cmH$_2$O

40-60 mpm

30-40 cmH$_2$O

20-25 cmH$_2$O

▶ **Figura 3.1.2. Ventilador Mecânico Manual com peça T.**

Fonte: Adaptada de Almeida, MFB, Guinsburg, R. Programa de Reanimação Neonatal da SBP: manual didático do instrutor, 2016.

Quanto ao material para a intubação traqueal do RN pré-termo, as cânulas traqueais devem ser de diâmetro uniforme, sem balão, com linha radiopaca e marcador de corda vocal. Escolher o material de intubação de acordo com a idade gestacional ou o peso estimado ao nascer (Tabela 3.1.1). A ponta distal da cânula deve se localizar no terço médio da traqueia, na altura da 1ª vértebra torácica. Recomenda-se usar a idade gestacional para calcular o comprimento da cânula a ser inserido na traqueia, conforme Tabela 3.1.2.[17]

▶ **Tabela 3.1.2 Profundidade de inserção da cânula traqueal conforme idade gestacional[3,17]**

Idade gestacional (semanas)	Marca no lábio superior (cm)
23 a 24	5,5
25 a 26	6,0
27 a 29	6,5
30 a 32	7,0
33 a 34	7,5
35 a 37	8,0

Fonte: Adaptada de <https://www.sbp.com.br/fileadmin/user_upload/DiretrizesSBP-ReanimacaoPrematuroMenor34semanas-MAIO_2021.pdf>. Versão 2016; Kempley ST, Moreiras JW, Petrone FL, 2008.

Na intubação traqueal existe um elevado risco de complicações como hipoxemia, apneia, bradicardia, pneumotórax, laceração de tecidos moles, perfuração de traqueia ou esôfago, além do risco de infecção. Cada tentativa de intubação deve durar, no máximo, 30 segundos. Para confirmar a posição da cânula, a detecção colorimétrica de dióxido de carbono exalado é recomendada.[3] Em caso de insucesso, o procedimento é interrompido e a VPP com máscara deve ser iniciada, sendo realizada nova tentativa de intubação após a estabilização do paciente.

Após a intubação traqueal, inicia-se a VPP com ventilador mecânico manual com peça T com os mesmos parâmetros descritos na ventilação com máscara. Há melhora se o RN apresenta FC > 100 bpm e movimentos respiratórios espontâneos e regulares. Nesta situação, a ventilação é suspensa e considera-se a possibilidade de extubar o RN. Considera-se como falha se, após 30 segundos de VPP por cânula traqueal, o RN mantém FC < 100 bpm ou não retoma a respiração espontânea ou, ainda, a $SatO_2$ permanece abaixo dos valores desejáveis ou não é detectável (Figura 3.1.1).[3] Nesse caso, verificar a posição da cânula, a permeabilidade das vias aéreas e a pressão que está sendo aplicada, corrigindo o que for necessário. Após essa correção, pode-se aumentar a oferta de O_2 até 60% e 100%. Se o RN mantém apneia ou respiração irregular, continuar a VPP por cânula traqueal. Se a FC está < 60 bpm, indicar a massagem cardíaca coordenada à VPP.

▸ Massagem cardíaca

A massagem cardíaca só é indicada se, após 30 segundos de VPP com técnica adequada por cânula traqueal, a FC estiver < 60 bpm. Como a massagem cardíaca diminui a eficácia da ventilação e a última é a ação mais efetiva na reanimação neonatal, as compressões só devem ser iniciadas quando a expansão e a ventilação pulmonares estiverem bem estabelecidas.

Embora não existam dados clínicos, recomenda-se oferecer concentração de O_2 de 100% no RN que está recebendo VPP e massagem cardíaca. Para reduzir o risco de complicações associadas à hiperóxia, a oferta de O_2 suplementar deve ser reduzida assim que houver recuperação da FC. A partir desse momento, é possível ajustar a oferta de O_2 segundo as saturações-alvo (Figura 3.1.1).[3]

A compressão cardíaca é realizada com a aplicação dos dois polegares sobrepostos no terço inferior do esterno, ou seja, logo abaixo da linha intermamilar e poupando o apêndice xifoide. O restante das mãos circunda o tórax, dando suporte ao dorso durante a massagem. O profissional de saúde que executará a massagem cardíaca se posiciona atrás da cabeça do RN, enquanto aquele que ventila se desloca para um dos lados.[18] A profundidade da compressão deve englobar um terço da dimensão anteroposterior do tórax, de maneira a produzir um pulso palpável. É importante permitir a reexpansão plena do tórax após a compressão para haver enchimento das câmaras ventriculares e das coronárias; no entanto, os dedos não devem ser retirados do terço inferior do tórax. As complicações da massagem cardíaca incluem a fratura de costelas, com pneumotórax e hemotórax, e laceração de fígado.

No RN, a ventilação e a massagem cardíaca são realizadas de forma sincrônica, mantendo-se uma relação de 3:1, ou seja, 3 movimentos de massagem cardíaca para 1 movimento de ventilação, com uma frequência de 120 eventos por minuto (90 movimentos de massagem e 30 ventilações). Deve-se aplicar a massagem cardíaca coordenada à ventilação por 60 segundos, antes de reavaliar a FC. O monitor cardíaco é útil para avaliar de forma contínua e instantânea a FC, sem interromper a ventilação e a massagem. A massagem deve continuar enquanto a FC estiver < 60 bpm. Lembrar que a VPP, durante a massagem cardíaca, deve ser ministrada através da cânula traqueal para garantir a expansão pulmonar plena.

A melhora é considerada quando, após a VPP acompanhada de massagem cardíaca, o RN apresenta FC > 60 bpm. Neste momento, interromper apenas a massagem. Caso o paciente apresente respirações espontâneas regulares e a FC atinja valores > 100 bpm, suspender também a ventilação, com retirada gradual do O_2, de acordo com a $SatO_2$ verificada na oximetria de pulso.

Considera-se a falha do procedimento se, após 60 segundos de VPP com cânula traqueal e O_2 a 100% acompanhada de massagem cardíaca, o RN mantém FC < 60 bpm. Nesse caso, verificar a posição da cânula, a permeabilidade das vias aéreas e a pressão de ventilação, além da técnica da massagem propriamente dita, corrigindo o que for necessário. Se, após a correção da técnica da VPP e massagem, não há melhora, considera-se o cateterismo venoso umbilical de urgência e indica-se a adrenalina endovenosa.

◗ Adrenalina e expansor de volume

Quando a FC permanece abaixo de 60 bpm, a despeito de ventilação efetiva e de massagem cardíaca adequada, o uso de adrenalina, de expansor de volume ou de ambos está indicado. A diluição, o preparo, a dose e a via de administração estão descritos na Tabela 3.1.3. A via preferencial para a infusão de medicações na sala de parto é a endovenosa,[19] sendo a veia umbilical de acesso fácil e rápido. O cateter venoso umbilical deve ser inserido de emergência, assim que há indicação do uso de medicações na sala de parto. A administração de medicações por via traqueal só pode ser usada para a adrenalina e uma única vez, sabendo-se que a sua absorção por via pulmonar é lenta, imprevisível e a resposta, em geral, é insatisfatória.[20] A adrenalina está indicada quando a ventilação adequada e a massagem cardíaca efetiva não elevaram a FC acima de 60 bpm. Quando não há reversão da bradicardia com o uso da adrenalina, pode-se repeti-la a cada 3 a 5 minutos (sempre por via endovenosa na dose 0,03 mg/kg) e considerar o uso de expansores de volume, caso o paciente esteja pálido ou existem sinais de choque.

◗ **Tabela 3.1.3 Medicações para reanimação do recém-nascido na sala de parto[3]**

	Adrenalina endovenosa	Adrenalina endotraqueal	Expansor de volume
Diluição	1:10.000 1 mL adrenalina 1:1.000 em 9 mL de SF	1:10.000 1 mL adrenalina 1:1.000 em 9 mL de SF	SF
Preparo	1 mL	5 mL	2 seringas de 20 mL
Dose	0,1 a 0,3 mL/kg	0,5 a 1,0 mL/kg	10 mL/kg EV
Peso ao nascer			
1 kg	0,1 mL a 0,3 mL	0,5 mL a 1,0 mL	10 mL
2 kg	0,2 mL a 0,6 mL	1,0 mL a 2,0 mL	20 mL
3 kg	0,3 mL a 0,9 mL	1,5 mL a 3,0 mL	30 mL
4 kg	0,4 mL a 1,2 mL	2,0 mL a 4,0 mL	40 mL
Velocidade e Precauções	Infundir rápido na veia umbilical seguido por 0,5 mL a 1,0 mL de SF	Infundir na cânula traqueal e ventilar. USO ÚNICO	Infundir na veia umbilical lentamente, em 5 a 10 minutos

Fonte: Adaptada de <https://www.sbp.com.br/fileadmin/user_upload/DiretrizesSBP-ReanimacaoPrematuroMenor34semanas-MAIO_2021.pdf>. Versão 2016; Kempley ST, Moreiras JW, Petrone FL, 2008.

A expansão de volume é feita com soro fisiológico na dose de 10 mL/kg, que pode ser repetida a critério clínico. Se não houver resposta, verificar a posição da cânula traqueal, o uso do O_2 a 100%, a técnica da ventilação e da massagem e a permeabilidade da via de acesso vascular.

A necessidade de suporte circulatório por meio de massagem cardíaca e/ou medicações, na reanimação em sala de parto do RN pré-termo, é um marcador de mau prognóstico em termos de mortalidade e desenvolvimento neurológico, especialmente nos mais imaturos.[21]

Transporte do RNPT da sala de parto à unidade neonatal

Uma vez realizados os cuidados para estabilização/reanimação ao nascimento, em 15 e 30 minutos de vida será possível transportar o RN pré-termo à unidade neonatal, havendo indicação, em geral, de cuidados intensivos. Para realizar um transporte seguro,[22] qualquer que seja a distância do centro obstétrico à unidade neonatal, serão necessários cuidados específicos relacionados à manutenção da temperatura corporal, permeabilidade de vias aéreas, suporte respiratório e acesso vascular. Não é indicado o transporte de pacientes com FC < 100 bpm, com risco iminente de parada cardíaca.

Aspectos éticos da assistência ao RN pré-termo na sala de parto

As questões relativas às orientações para não iniciar a reanimação neonatal e/ou interromper as manobras são controversas e dependem do contexto nacional, social, cultural e religioso, no qual os conceitos de moral e ética são discutidos.[3]

No que concerne à prematuridade, uma das controvérsias mais importantes refere-se à decisão de não iniciar a reanimação na sala de parto. Revisão sistemática de 65 estudos publicados entre 2000 e 2017, provenientes de países desenvolvidos, incluindo Alemanha (6 estudos), Austrália (5), Áustria (2), Bélgica (2), Canadá (3), Coréia do Sul (1), Espanha (3), Estados Unidos (14), França (5), Holanda (2), Itália (1), Japão (3), Noruega (2), Portugal (2), Reino Unido (4), Singapura (2), Suécia (2), Suíça (4) e Taiwan (1), e que levam em conta todos os nascidos vivos e não apenas os admitidos em unidade neonatal, mostram que, por volta de 24 semanas de idade gestacional, 50% dos recém-nascidos sobrevivem à alta hospitalar (Tabela 3.1.4).[23]

Tabela 3.1.4 Sobrevida hospitalar de RN pré-termo, de acordo com a idade gestacional, em 19 países desenvolvidos[23]

	Número de estudos	Nascidos vivos	Sobrevida hospitalar	Intervalo de confiança 95%
22 semanas	19	4.657	7,3%	3,9% a 13,1%
23 semanas	20	7.746	25,7%	20,3% a 31,9%
24 semanas	21	11.308	53,9%	48,0% a 59,6%
25 semanas	19	10.885	74,0%	68,7% a 78,6%
26 semanas	17	11.841	84,0%	81,0% a 86,6%
27 semanas	8	10.227	90,1%	87,4% a 92,3%

Idade gestacional baseada na data da última menstruação ou na US de 1º trimestre.

Fonte: Myrhaug HT, Brurberg KG, Hov L, Markestad T, 2019.

No Brasil, dados oficiais indicam que, em 2020, nasceram 13.582 RN pré-termo com 22 a 27 semanas de idade gestacional, dos quais 6.016 (44%) sobreviveram ao período neonatal.[1] Nos 20 hospitais universitários públicos, que compõem a Rede Brasileira de Pesquisas Neonatais, a análise de sobrevida hospitalar dos 4.644 RN com idade gestacional de 23 a 27 semanas, nascidos nos próprios hospitais em 2011 a 2019, com peso de 400 g a 1.499 g e sem malformações, observa-se que mais de 50% de sobrevida hospitalar é verificada com 26 semanas de gestação (Tabela 3.1.5).[2]

▶ Tabela 3.1.5 Sobrevida hospitalar de RN pré-termo, de acordo com a idade gestacional nos 20 hospitais da Rede Brasileira de Pesquisas Neonatais em 2011 a 2019[2]

Idade gestacional	Nascidos vivos	Sobrevida hospitalar
23 semanas	481	7,3%
24 semanas	652	26,1%
25 semanas	885	42,8%
26 semanas	1192	56,2%
27 semanas	1434	68,8%

Fonte: Adaptada de <www.redeneonatal.com.br> RBPN.

Assim, os dados disponíveis em países desenvolvidos indicam que, em geral, RN com menos de 22 semanas de gestação são muito imaturos para sobreviver com a tecnologia atual. A oferta de cuidados para esse grupo de neonatos, que não sejam os de conforto, não parece ser razoável. Esses pacientes precisam ser recepcionados por uma equipe apta a fornecer conforto ao concepto e apoio à mãe, ao pai e à família. Já os RN com 25 semanas ou mais de idade gestacional apresentam taxas significativas de sobrevida e, em grande proporção, sem sequelas graves, sendo justificada a máxima intervenção nesse grupo em termos de reanimação na sala de parto. A dificuldade quanto à decisão de se iniciarem a reanimação e a sua extensão concentra-se naqueles que nascem entre 22 e 24 semanas de idade gestacional. Nesse período, a incerteza do resultado é a regra e não a exceção e, por isso, é referido como "zona cinzenta", pois a sobrevivência e o prognóstico são incertos e há dúvida sobre qual a melhor conduta a ser adotada e sobre o grau de investimento e intervenção a ser feito.[24-28]

Na prática, a idade gestacional não é conhecida de maneira precisa em uma parcela significativa dos casos.[25] Técnicas usadas para determinar a idade gestacional podem variar em 1 e 2 semanas e pálpebras fundidas estão presentes em cerca de 20% dos nascidos vivos com idade gestacional entre 24 e 27 semanas,[29] dificultando a tomada de decisões na sala de parto. O peso do concepto também deve ser considerado com cautela, pois a acurácia da US pré-natal apresenta variabilidade, podendo haver erro da estimativa do peso fetal em 10% e 15% para mais ou para menos.[30] Outros fatores, além da idade gestacional e do peso ao nascer, influenciam o risco de morte de prematuros extremos e precisam ser levados em conta na tomada de decisão quanto ao início ou não das manobras de reanimação, por exemplo, presença de corioamnionite, desnutrição intrauterina, gemelaridade e uso do corticosteroide antenatal, entre outros.[31,32]

A decisão quanto a iniciar a reanimação em prematuros extremos deve ser individualizada e, sempre que possível, compartilhada com os pais. Os desejos da família precisam ser ouvidos, de preferência antes do nascimento, pela equipe multiprofissional que atende à gestante, o que inclui a conversa do pediatra com a família. Cada instituição deve elaborar, em discussões de suas equipes multiprofissionais, protocolos relativos à abordagem perinatal do binômio mãe-concepto cuja gestação está evoluindo para um parto prematuro extremo, pois o modo como cada instituição trata a questão afeta diretamente a sobrevida do recém-nascido.[3]

▸ Consideração final

A ventilação pulmonar é o procedimento mais importante e efetivo na reanimação em sala de parto e, quando necessária, deve ser iniciada nos primeiros 60 segundos de vida ("minuto de ouro"). O risco de morte ou de morbidade aumenta exponencialmente a cada 30 segundos de demora para iniciar a VPP, de modo independente do peso ao nascer, da idade gestacional ou de complicações na gravidez ou no parto.[33] Os minutos logo antes, durante e após o nascimento determinam a vida e a morte dos RN pré-termo e, para os que vivem, a qualidade futura de vida.

▸ Referências bibliográficas

1. Ministério da Saúde (BR). [Internet]. Datasus – Departamento de Informática do SUS. Estatísticas Vitais [2022 Set. 24]. Disponível em: <http://tabnet.datasus.gov.br/cgi/deftohtm.exe?sinasc/cnv/pnvuf.def>.
2. Rede Brasileira de Pesquisas Neonatais (RBPN) [Internet]. Nossos dados. [2022 Set. 24]. Disponível em: <www.redeneonatal.com.br>.
3. Programa de Reanimação Neonatal da Sociedade Brasileira de Pediatria [Internet]. Reanimação do Prematuro < 34 semanas em sala de parto: Diretrizes da Sociedade Brasileira de Pediatria: Versão 2016 com atualizações em maio de 2021. [2022 Set 24]. Disponível em: <https://www.sbp.com.br/filead­min/user_upload/DiretrizesSBP-ReanimacaoPrematuroMenor34semanas-MAIO_2021.pdf>.
4. Perlman JM, Wyllie J, Kattwinkel J, Wyckoff MH, Aziz K, Guinsburg R, et al. Part 7: Neonatal resuscitation: 2015 international consensus on cardiopulmonary resuscitation and emergency cardiovascular care science with treatment recommendations. Circulation. 2015;132(16-1):S204-241.
5. Wyckoff MH, Wyllie J, Aziz K, de Almeida MF, Fabres J, Fawke J, et al. International liaison committee on resuscitation neonatal life support task force. Neonatal life support: 2020 international consensus on cardiopulmonary resuscitation and emergency cardiovascular care science with treatment recommendations. Circulation. 2020;142(16-1):S185-S221.
6. Hooper SB, Binder-Heschl C, Polglase GR, Gill AW, Kluckow M, Wallace EM, et al. The timing of umbilical cord clamping at birth: physiological considerations. Matern Health NeonatolPerinatal. 2016;2:4.
7. Costa-Nobre DT, Davis PG, Soll R, Niermeyer S, El-Naggar W, de Almeida MF, et al. Preterm umbilical cord management. International liaison committee on resuscitation (ILCOR) Neonatal Life Support Task Force, 2021. [2022 Set 24]. Disponível em: <https://costr.ilcor.org/document/cord-management-at-birth-for-preterm-infants-nls-787-systematic-review>.
8. Seidler AL, Gyte GML, Rabe H, Díaz-Rossello JL, Duley L, Aziz K, et al. International Liaison Committee on Resuscitation Neonatal Life Support Task Force. Umbilical cord management for newborns < 34 weeks' gestation: a meta-analysis. Pediatrics. 2021;147(3):e20200576.
9. Trevisanuto D, Testoni D, de Almeida MFB. Maintaining normothermia: why and how? Semin Fetal Neonatal Med. 2018;23(5):333-9.
10. Gandhi B, Rich W, Finer N. Time to achieve stable pulse oximetry values in VLBW infants in the delivery room. Resuscitation. 2013;84(7):970-3.
11. Kapadia V, Rabi Y, Oei JL. The goldilocks principle. Oxygen in the delivery room: when is it too little, too much, and just right? Semin Fetal Neonatal Med. 2018;23(5):347-54.

12. Welsford M, Nishiyama C, Shortt C, Weiner G, Roehr CC, Isayama T, et al. International liaison committee on resuscitation neonatal life support task force. Initial oxygen use for preterm newborn resuscitation: a systematic review with meta-analysis. Pediatrics. 2019;143(1):e20181828.

13. Dekker J, Martherus T, Lopriore E, Giera M, McGillick EV, Hutten J, et al. The effect of initial high vs. low FiO$_2$ on breathing effort in preterm infants at birth: a randomized controlled trial. Front Pediatr. 2019;7:504.

14. Qureshi MJ, Kumar M. Laryngeal mask airway versus bag-mask ventilation or endotracheal intubation for neonatal resuscitation. Cochrane Database Syst Rev. 2018;3(3):CD003314.

15. Trevisanuto D, Roehr CC, Davis PG, Schmölzer GM, Wyckoff MH, Liley HG, et al. International liaison committee on resuscitation newborn life support task force. Devices for administering ventilation at birth: a systematic review. Pediatrics. 2021;148(1):e2021050174.

16. Guinsburg R, de Almeida MFB, de Castro JS, Gonçalves-Ferri WA, Marques PF, Caldas JPS, et al. T-piece versus self-inflating bag ventilation in preterm neonates at birth. Arch Dis Child Fetal Neonatal Ed. 2018;103(1):F49-55.

17. Kempley ST, Moreiras JW, Petrone FL. Endotracheal tube length for neonatal intubation. Resuscitation. 2008;77(3):369-73.

18. Kapadia V, Wyckoff MH. Chest compressions for bradycardia or asystole in neonates. Clin Perinatol. 2012;39(4):833-42.

19. Isayama T, Mildenhall L, Schmölzer GM, Kim HS, Rabi Y, Ziegler C, et al. International liaison committee on resuscitation newborn life support task force. The route, dose, and interval of epinephrine for neonatal resuscitation: a systematic review. Pediatrics. 2020;146(4):e20200586.

20. Ramachandran S, Wyckoff M. Drugs in the delivery room. Semin Fetal Neonatal Med. 2019;24(6):101032.

21. Fischer N, Soraisham A, Shah PS, Synnes A, Rabi Y, Singhal N, et al. Extensive cardiopulmonar resuscitation of pretermneonatesatbirth and mortality and developmentaloutcomes. Resuscitation. 2019;135:57-65.

22. Marba ST, Caldas JPS, Nader PJH, Ramos JRM, Machado MGP, Almeida MFB, et al. Transporte do recém-nascido de alto risco: diretrizes da Sociedade Brasileira de Pediatria. 2. ed. Rio de Janeiro, 2017.

23. Myrhaug HT, Brurberg KG, Hov L, Markestad T. Survival and impairment of extremely premature infants: a meta-analysis. Pediatrics. 2019;143(2):e20180933.

24. Mactier H, Bates SE, Johnston T, Lee-Davey C, Marlow N, Mulley K, et al. Perinatal management of extreme preterm birth before 27 weeks of gestation: a framework for practice. ArchDisChild Fetal Neonatal Ed. 2020;105(3):232-9.

25. Janvier A, Barrington KJ, Payot A. A time for hope: guidelines for the perinatal management of extremely preterm birth. ArchDisChild Fetal Neonatal Ed. 2020;105(3):230-1.

26. Wilkinson D, Marlow N, Hayden D, Mactier H. Recommendations in the face of uncertainty: should extremely preterm infants receive chest compressions and/or epinephrine in the delivery room? Arch Dis Child Fetal Neonatal Ed. 2020;105(3):240-1.

27. Backes CH, Rivera BK, Pavlek L, Beer LJ, Ball MK, Zettler ET, et al. Proactive neonatal treatment at 22 weeks of gestation: a systematic review and meta-analysis. Am J Obstet Gynecol. 2021;224(2):158-74.

28. Gillam L, Wilkinson D, Xafis V, Isaacs D. Decision-making at the borderline of viability: who should decide and on what basis? J Paediatr Child Health. 2017;53(2):105-111.

29. Ballard JL, Khoury JC, Wedig K, Wang L, Eilers-Walsman BL, Lipp R. New Ballard Score, expanded to include extremely premature infants. J Pediatr. 1991;119(3):417-23.

30. Dudley NJ. The management of error in ultrasound fetal growth monitoring. Ultrasound. 2021;29(1):4-9.

31. Guinsburg R, de Almeida MF, de Castro JS, Silveira RC, Caldas JP, Fiori HH, et al. Death or survival with major morbidity in VLBW infants born at brazilian neonatal research network centers. J Matern Fetal Neonatal Med. 2016;29(6):1005-9.

32. Rysavy MA, Horbar JD, Bell EF, Li L, Greenberg LT, Tyson JE, et al. Assessment of an updated neonatal research network extremely preterm birth outcome model in the vermont oxford network. JAMA Pediatr. 2020;174(5):e196294.

33. Ersdal HL, Mduma E, Svensen E, Perlman JM. Early initiation of basic resuscitation interventions including face mask ventilation may reduce birth asphyxia related mortality in low-income countries: a prospective descriptive observational study. Resuscitation. 2012;83(7):869-73.

34. Almeida, MFB, Guinsburg, R. Programa de Reanimação Neonatal da Sociedade Brasileira de Pediatria. Manual Didático do Instrutor. Rio de Janeiro, 2016.

3.2 Unidade de Cuidados Intensivos

Milton Harumi Miyoshi
Claudia Rossi

Em todo o mundo, houve uma redução significativa da mortalidade infantil nas últimas décadas. No entanto, os primeiros 28 dias de vida permanecem, ainda, como os momentos mais vulneráveis para a sobrevivência de uma criança. Em 2018, cerca de 2,5 milhões de recém-nascidos (RN) morreram nesse período, sendo a 1ª semana de vida a fase mais crítica com quase 80% dessas mortes.[1,2] Em 2012, a Organização Mundial de Saúde (OMS) já apontava o nascimento prematuro como um problema de saúde pública mundial grave e crescente[3] e, hoje, a prematuridade e suas complicações são a primeira causa de morte neonatal, seguidas de asfixia ao nascimento, infecções e malformações congênitas.[1] Os nascimentos prematuros e as mortes neonatais concentram-se em países de renda baixa e média, respectivamente 90% e 99%.[4,5] Estima-se que cerca de 80% dessas mortes poderiam ser evitadas se existisse uma taxa de cobertura de 95% de um pacote de intervenções neonatais simples e econômicas, que incluem treinamento de profissionais de saúde em práticas de reanimação do recém-nascido na sala de parto, manutenção da normotermia, higienização do cordão umbilical, início precoce do contato pele a pele e amamentação.[6,7] Diante desse cenário, em 2016, a Organização das Nações Unidas (ONU), dentro do escopo dos Objetivos de Desenvolvimento Sustentável na Estratégia Global para Saúde das Mulheres, das Crianças e dos Adolescentes, lançou o apelo para o fim das mortes evitáveis de recém-nascidos (RN), visando reduzir a mortalidade neonatal para pelo menos 12 mortes por mil nascidos vivos em todos os países em 2030.[8]

O Brasil é o 10º país do mundo em número de nascidos vivos prematuros e o 16º em número de óbitos decorrentes de complicações da prematuridade.[3] Na última década, os avanços na redução da mortalidade neonatal foram observados principalmente em bebês nascidos com idade gestacional acima de 28 semanas. Entre os recém-nascidos prematuros (RNPT) extremos (< 28 semanas de idade gestacional), houve pouco progresso, mantendo-se, ainda taxas excessivamente altas.[9] O paradoxo da melhora da sobrevida dos bebês prematuros em países de renda baixa e média é o ônus do aumento das morbidades típicas da prematuridade, incluindo a displasia broncopulmonar (DBP), infecções tardias, enterocolite necrosante (ECN), retinopatia da prematuridade (ROP), hemorragia peri-intraventricular (HPIV) e leucomalácia periventricular (LPV) com comprometimento do neurodesenvolvimento a longo prazo. Uma coorte prospectiva de RN com idade gestacional de 23 a 33 semanas, nascidos entre 2012 e 2013 em 20 centros universitários da Rede Brasileira de Pesquisas Neonatais mostrou que 53% das crianças morreram durante a internação ou sobreviveram com morbidades importantes (DBP ou HPIV grave ou LPV ou ROP grave). Quando se consideraram somente os RNPT extremos, o desfecho desfavorável alcançou 80%.[10] Em uma metanálise recente,[11] que incluiu 60 estudos envolvendo RNPT extremos realizados entre 2000 e 2020 em países de renda média-baixa e média-alta, demonstrou-se, com moderada certeza de evidência, uma sobrevida, respectivamente, de 28% (IC 95%: 21% a 36%) e 48% (IC 95%: 42% a 53%) e as taxas de morbidades

(HPIV grave, LPV, ECN, DBP, ROP e infecção) foram mais altas em comparação com as nações desenvolvidas.

Essas observações sugerem que, em nosso meio, os cuidados essenciais ao RN estão cada vez mais disponíveis, mas a terapia intensiva não está amplamente disponível e/ou acessível ou não apresenta qualidade suficiente para garantir a sobrevivência dos bebês que exigem um nível de atenção mais complexo. Ou seja, melhorias adicionais nos resultados de saúde do RN dependerão da capacidade de abordar e mitigar o problema dos "três atrasos", comuns em países de renda baixa e média. O primeiro atraso diz respeito à falha das gestantes em reconhecer a necessidade e decidir querer ter acesso aos cuidados e, como consequência, o segundo atraso representado na chegada atrasada a uma unidade de saúde. Finalmente, o terceiro atraso, com o qual devemos nos preocupar, é aquele em receber os cuidados adequados quando as mulheres e seus bebês comparecem para atendimento em uma unidade de saúde.[12]

As tendências históricas de nações desenvolvidas revelam que uma vez atingida uma taxa de mortalidade neonatal de um dígito, a melhora da sobrevida, em particular dos RNPT extremos, só é alcançada quando as ações são executadas em conjunto, ou seja, programas qualificados de saúde pré-natal aliados à centralização dos partos de risco em centros com *expertise* em cuidados intensivos materno-infantil disponível 24 horas por dia, além da alocação de recursos para a vigilância atenta dos RN, principalmente nas primeiras horas de vida.[4]

Ampliação dos limites da viabilidade conectada com resultados no longo prazo

Nos últimos 50 anos, o cuidado ao RN evoluiu de processos essencialmente simples e empíricos para uma medicina intensiva de alta tecnologia, baseada em evidências e conectada a melhores resultados em longo prazo. Muitos fatores foram responsáveis por esse avanço, mas todos eles se originaram do desenvolvimento da Neonatologia e da Medicina Materno-Fetal como especialidades clínicas. Por meio da organização dessas Disciplinas, médicos, enfermeiras e outros profissionais de saúde se alinharam e desenvolveram-se como equipes, formalizando pesquisas clínicas, programas de treinamento baseados em simulação e de controle de qualidade para fornecer cuidados padronizados de alta qualidade e de última geração.

Nas décadas iniciais até o final dos anos de 1990, os avanços ocorreram preponderantemente pela incorporação de novas tecnologias (ventiladores, monitores e medicações). Mesmo de maneira um tanto desordenada, houve evidências sólidas de progresso com aumento significativo da sobrevida de prematuros; na década seguinte, houve uma fase de estabilização com poucas inovações tecnológicas e uma melhora marginal na mortalidade neonatal. Finalmente, a partir da segunda metade da década de 2000, começou a era da medição de resultados aliada a iniciativas de melhoria da qualidade. Os vários grupos de saúde, incluindo médicos, hospitais e outras entidades trabalhavam essencialmente em "bolhas", ou seja, deixavam de compartilhar informações que garantissem um atendimento adequado, eficaz, oportuno e seguro. Nessa nova era, passaram a trabalhar em redes colaborativas multicêntricas e multinacionais, compartilhando informações, comparando intervenções e práticas, buscando os melhores resultados. A disseminação desse modelo de assistência em busca de resultados – coleta de dados de resultados, revisão desses dados e estratégias para identificar e resolver problemas usando-se métodos de melhoria contínua da qualidade –, muito mais do que a introdução de novas abordagens de pesquisa ou de novas terapias, teve um efeito positivo na redução da mortalidade neonatal nos últimos anos (Figura 3.2.1). É provável que outras iniciativas de melhoria da qualidade continuem a ter efeitos benéficos adicionais para a sobrevida do bebê prematuro, principalmente em países de renda baixa e média.

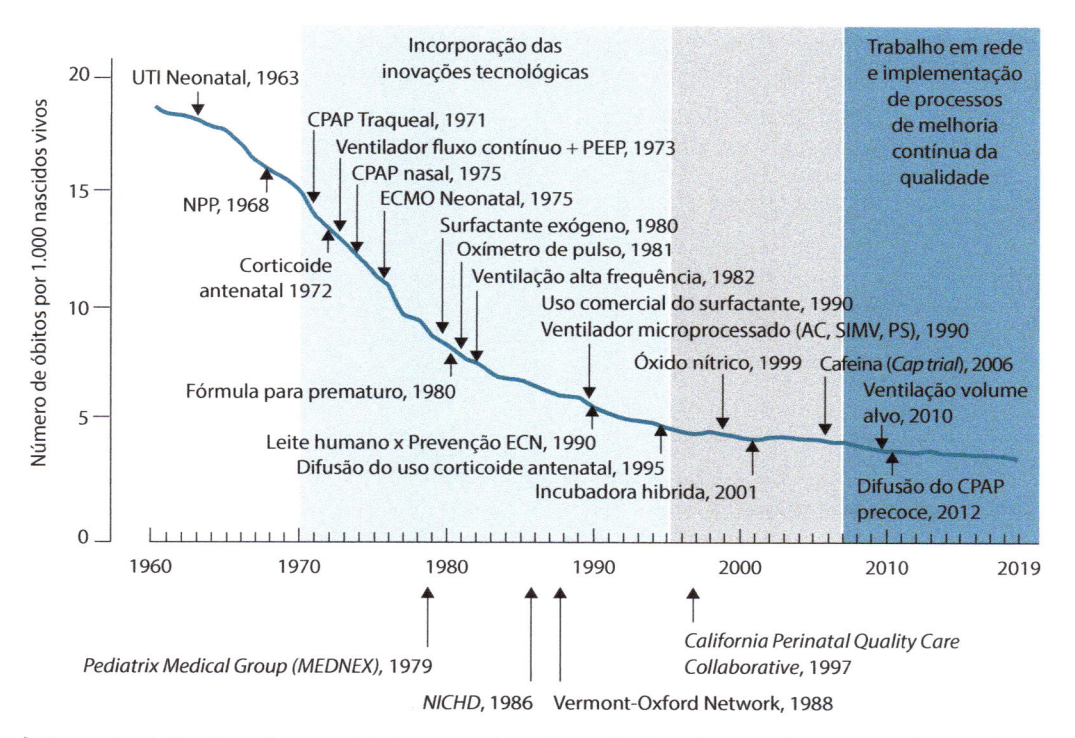

▶ **Figura 3.2.1. Declínio da mortalidade neonatal de 1960 a 2019 nos Estados Unidos e ano da introdução das principais inovações tecnológicas nos cuidados neonatais.**

AC: assistido-controlado; CAP: *Caffeine for Apnea of Prematurity*; CPAP: pressão positiva contínua de vias aéreas; ECMO: oxigenação de membrana extracorpórea; ECN: enterocolite necrosante; NPP: nutrição parenteral prolongada; NICHD: National Institute of Child Health and Human Development; PEEP: pressão positiva ao fim da expiração; PS: pressão de suporte; SIMV: ventilação mandatória intermitente sincronizada.

Fonte: National Center for Health Statistics.

▶ Avanço nos cuidados respiratórios e ampliação dos limites da viabilidade

Ao longo da história, a partir do início da década de 1970, a capacidade de controlar a insuficiência respiratória por meio do aprimoramento do suporte ventilatório e melhor compreensão da fisiologia do pulmão imaturo definiu, em grande parte, o limite da viabilidade, com aumento da sobrevida de bebês prematuros mais e mais imaturos. Inicialmente, o reconhecimento da necessidade de pressão positiva ao término da expiração (PEEP) para evitar o colapso do espaço aéreo e manter a capacidade residual funcional, com a observação de melhora da oxigenação, em RN com síndrome do desconforto respiratório (SDR) e, após, a aplicação de pressão positiva contínua com sistema de fluxo contínuo (CPAP) transformou a ventilação neonatal. Nos anos seguintes, esses dois conceitos críticos, fluxo contínuo e PEEP, foram incorporados nos ventiladores neonatais. Desde então, os equipamentos evoluíram de dispositivos simples, totalmente hidráulicos, limitados por pressão e de fluxo contínuo para ventiladores complexos microprocessados, de alto desempenho e com múltiplas funcionalidades. Hoje, os equipamentos possibilitam a sincronização com a respiração do paciente (assistido-controlado – AC, ventilação mandatória intermitente sincronizada – SIMV, pressão de suporte – PS) e disponibilizam ajustes automáticos na intensidade do apoio ventilatório (ventilação volume-alvo) de acordo com as mudanças na mecânica respiratória e do esforço respiratório espontâneo do bebê. Fornecem, em tempo real, ciclo a ciclo, curvas e gráficos que permitem aos usuários ajustar o suporte respiratório de maneiras quase infinitas para otimizar a ventilação e diminuir as lesões pulmonares.

Outra história de sucesso nos cuidados respiratórios neonatais foi a disponibilidade universal do surfactante para o tratamento da SDR. No entanto, entre a identificação de que a deficiência de surfactante causava a anormalidade da função pulmonar nos bebês com SDR e a aprovação para uso comercial nos Estados Unidos (Food and Drug Administration, 1990), foram necessárias quase três décadas de pesquisas em modelos experimentais e ensaios clínicos em humanos. Desde então, o uso de surfactante se tornou universal na terapia intensiva neonatal. Em nosso meio, em 1997, o surfactante é incluído na tabela de procedimentos especiais do Sistema Único de Saúde (SUS) pelo Ministério da Saúde (Portaria nº 139 do Diário Oficial da União de 12/11/1997) e, a partir de 2009, a OMS incluiu o surfactante na lista de medicamentos essenciais para o atendimento neonatal <www.who.int/medicines/publications/essentialmedicines/en/index.html>. A disponibilidade do tratamento com surfactante melhorou de maneira expressiva o prognóstico dos prematuros, especialmente os menores e mais imaturos, mas não diminuiu a taxa de DBP, provavelmente em virtude do aumento da sobrevida de bebês de risco para desenvolver a doença que, de outra forma, teriam morrido nos primeiros dias de vida. Atualmente, o interesse está focado em como o surfactante pode ser administrado de forma menos invasiva ou por métodos não invasivos, através de um cateter fino sem intubação traqueal em conjunto com o CPAP nasal (*Less Invasive Surfactant Administration* – LISA; e *Minimally Invasive Surfactant Therapy* – MIST) para minimizar a lesão pulmonar e diminuir a DBP.[14]

Desde então, outras estratégias de suporte respiratório (ventilação de alta frequência, oxigenação por membrana extracorpórea – ECMO neonatal), dispositivos para monitoração não invasiva (oxímetro de pulso) e agentes farmacológicos (óxido nítrico inalatório, cafeína) foram submetidas a rigorosos testes em ensaios clínicos randomizados e os cuidados respiratórios de prematuros evoluíram continuamente. Esses avanços, juntamente com melhorias simultâneas nos aspectos obstétricos (uso disseminado do corticosteroide antenatal) e não respiratórios (nutrição parenteral, fórmula láctea para prematuros, estímulo ao aleitamento materno, incubadoras híbridas com controle de temperatura e umidificação) do cuidado neonatal, contribuíram para o aumento da sobrevida de crianças nascidas prematuramente. No momento, bebês com idade gestacional de 22 ou mesmo

21 semanas sobrevivem em vários centros com resultados de desenvolvimento razoá-veis,[15] de forma certamente inimaginável há 50 anos.

Os cuidados com os bebês prematuros, em particular os de extremo baixo peso, ainda representam um equilíbrio tênue entre benefícios e danos. Dessa forma, dentro dos esforços para promover melhorias contínuas nos desfechos desses pacientes, é necessário avaliar periodicamente como as práticas de cuidados respiratórios estão evoluindo e verificar se essas mudanças são acompanhadas por reduções na morbimortalidade nessa população. Na última década, os neonatologistas perceberam que muitos dos desfechos adversos decorrem, pelo menos em parte, do que até recentemente era considerado "uso necessário" no tratamento de bebês prematuros com problemas respiratórios: intubação traqueal; administração do surfactante; ventilação invasiva; e instalação de cateter arterial e venoso. No presente momento, na esteira "do quanto menos é mais", a adequação do suporte respiratório para os bebês em cuidados intensivos continua evoluindo.[16] Abordagens menos intensivas e cuidadosamente direcionadas, que auxiliam em vez de controlarem a ventilação, são "mais", pois resultariam em menos complicações e melhores resultados. Nesse sentido, a grande "inovação" na prática observada nos últimos anos foi o ressurgimento do CPAP nasal. O CPAP retorna agora para ser o personagem central nas inovações de como melhorar a eficácia das estratégias de suporte respiratório para evitar a intubação traqueal, ventilação mecânica e, por fim, a DBP.

Embora algumas das mudanças temporais no cuidado respiratório observadas nas últimas décadas sejam apoiadas por evidências de ensaios clínicos randomizados em grande escala, outros são exemplos de desvios terapêuticos em que os riscos e benefícios dessas estratégias de tratamento em bebês prematuros ainda são incertos. Por exemplo, em 2013, uma metanálise avaliou os ensaios clínicos randomizados multicêntricos publicados entre 2008 e 2011, que compararam o uso do CPAP nasal profilático com intubação traqueal seguida de ventilação invasiva de rotina em RNPT extremos.[17] A metanálise forneceu evidências favoráveis para o desfecho combinado, morte ou DBP, com o uso de CPAP nasal na sala de parto, mas, individualmente, nenhum desses ensaios demonstrou melhorias claras na mortalidade ou nas taxas de DBP com essa abordagem. Apesar disso, agora, o uso de CPAP nasal precoce em bebês prematuros extremos com respiração espontânea é amplamente recomendado nas principais diretrizes.[16] No entanto, ainda, permanece incerto se a mudança observada em favor do suporte não invasivo em bebês prematuros se traduziu em melhorias significativas nos resultados de longo prazo. Um estudo observacional, utilizando dados coletados de RNPT extremos nascidos no período de 24 anos, na Austrália, demonstrou que o aumento do uso de suporte respiratório menos invasivo além de não se associar com reduções nas taxas de DBP, aumentou a prevalência de crianças com obstrução do fluxo de ar na avaliação da função pulmonar aos 8 anos de idade.[18] Outra preocupação é a potencial generalização dos dados sobre a segurança e eficácia das modalidades de suporte respiratório para populações de bebês prematuros em que essas terapias não foram rigorosamente estudadas em ensaios clínicos randomizados. Por exemplo, apenas bebês com idade gestacional entre 24 e 29 semanas completas foram incluídos nos principais ensaios de CPAP profilático. Assim, não está claro se os bebês prematuros nascidos com idades gestacionais que estão abaixo ou acima daquelas das populações de teste possam experimentar o mesmo benefício ou, até mesmo, trazer consequências indesejadas. Dados observacionais demonstraram que o uso crescente de CPAP nasal na sala de parto em bebês prematuros moderados e tardios associou-se com aumento da taxa de pneumotórax nesses pacientes.[19]

Esses achados ressaltam a necessidade de melhorar a nossa compreensão de como as mudanças temporais nas práticas de cuidado respiratório influenciam os resultados de longo prazo. Estudos sugerem que as taxas de DBP não melhoraram nas duas últimas décadas, apesar do aumento do uso de suporte não invasivo e da aplicação de outros recursos baseados em evidências.[20] É possível que a falta de declínio nas taxas de DBP seja confundida por mudanças nas características dos pacientes com aumento da sobrevida de bebês no limite da viabilidade e mais gravemente doentes. Ensaios clínicos rigorosos de novas estratégias para proteger o pulmão prematuro e reduzir o risco de DBP devem permanecer uma prioridade. Além disso, esses esforços devem ser acompanhados por estudos que avaliem o efeito do cuidado respiratório nos RNPT extremos em desfechos pulmonares e de neurodesenvolvimento no longo prazo nessa população de alto risco.

◗ Caminhos para a melhora da qualidade em busca do padrão para os cuidados neonatais no século XXI

Mesmo o melhor profissional ou a melhor equipe nas melhores condições de trabalho, muitas vezes, enfrentam circunstâncias ou demandas externas inesperadas que podem prejudicar a capacidade de sempre fazer o melhor para seus pacientes. O estudo observacional prospectivo de base populacional, multinacional, conduzido pelo grupo Effective Perinatal Intensive Care in Europe (EPICE), avaliou o uso combinado de quatro práticas baseadas em evidências para bebês nascidos antes de 28 semanas de gestação: 1 – realizar parto em uma maternidade com nível adequado de cuidado neonatal; 2 – administrar corticosteroide antes do nascimento; 3 – prevenir hipotermia ao nascimento (temperatura de admissão na unidade neonatal ≥ 36 °C) e 4 – administrar surfactante até 2 horas de vida ou iniciar CPAP nasal precoce. A adesão desse pacote de quatro medidas simples e baratas, reconhecidas por melhorar desfechos neonatais, foi surpreendentemente baixa, inferior a 60%. Os bebês que receberam o pacote completo tiveram resultados substancialmente melhores, ou seja, maiores taxas de sobrevivência sem morbidades graves (HPIV grave, LPV, ROP grave ou ECN grave). Os autores estimam que se a adesão ao pacote completo alcançasse 100%, haveria uma redução de 18% em todas as mortes.[21] A realidade da assistência à saúde, mesmo em cenário de países de renda alta, é que, apesar, dos melhores esforços e das melhores intenções, às vezes, a alta qualidade nos cuidados não é alcançada e o potencial para que os bebês recebam cuidados subótimos persiste. Embora recursos consideráveis tenham sido dedicados para descoberta de tratamentos ou práticas eficazes, é provável que mais benefícios sejam atingidos por meio da identificação de como otimizar a aplicação desses tratamentos na rotina diária dos cuidados neonatais. Entre as barreiras comumente identificadas para adesão às diretrizes, destacam-se as que afetam o conhecimento (ou seja, falta de consciência ou familiaridade com as diretrizes), atitudes (ou seja, falta de acordo com as evidências ou diferenças na percepção da relação risco-benefício) e comportamento (ou seja, barreiras externas, incluindo tempo ou recursos insuficientes).[22]

Durante a última década, as iniciativas de melhoria de qualidade conectada com a medição de resultados foram mais impactantes do que a introdução de novas terapias emergentes. Por exemplo, a frequência de uso de corticosteroides pré-natais permaneceu baixa mesmo duas décadas após esses agentes terem sido demonstrados, pela primeira vez, em estudos randomizados como altamente eficazes na prevenção da morbimortalidade do RN pré-termo. Da mesma forma, os benefícios da amamentação sempre foram evidentes, embora as taxas de uso de leite materno exclusivo sejam, ainda, notavelmente baixas. Muitos centros demonstram redução das taxas de infecção ao longo do tempo, sem que nenhuma nova terapia ou intervenção específica tenha sido introduzida. As mudanças nas taxas de infecção hospitalar podem representar mudanças na cultura das unidades de terapia intensiva neonatal (UTIN) e hospitais em geral, que agora abordam as infecções como falhas médicas, e não como uma expectativa do curso dos cuidados ao paciente. Iniciativas de melhoria de qualidade que se concentraram nos protocolos de colocação de cateter central, de higienização das mãos e de melhorias na cultura e na atitude da unidade provavelmente foram associadas com essa redução.

Entre as várias iniciativas de melhoria de qualidade, a abordagem que vem ganhando mais espaço é o modelo de melhoria contínua colaborativa em redes multicêntricas e/ou multinacionais. A cada dia, mais e mais centros estão se juntando e estabelecendo medição sistemática dos seus resultados ao longo de tempo. Os dados são revisados e comparados, permitindo que cada centro identifique os obstáculos e os pontos de melhora, planeje e execute os testes de mudanças buscando progresso nos seus resultados. Por exemplo, a introdução do surfactante durante as décadas de 1980 e 1990 representou uma nova droga que exigiu extensa pesquisa para estabelecer sua eficácia e efeitos em longo prazo. A iniciativa de melhoria contínua poderia, então, usar os dados de várias instituições para comparar e compreender as variações de abordagens para o uso do surfactante e, a seguir, planejar e estabelecer protocolos para seu uso em contextos específicos. A comunidade neonatal rapidamente comprometeu-se com esse novo paradigma e várias organizações aceitaram o desafio de compreender como os RN em cuidados intensivos poderiam ser mais bem tratados. Entre alguns exemplos, citam-se nos Estados Unidos, Pediatrix Medical Group (MEDNAX, 1979) <https://www.mednax.com/pediatrix/>, National Institute of Child Health and Human Development Neonatal Network, 1986 <https://www.nichd.nih.gov/>, Vermont Oxford Network, 1988 <https://public.vtoxford.org/>, California Perinatal Quality Care Collaborative, 1997 <https://www.cpqcc.org/> e, em nosso meio, a Rede Brasileira de Pesquisas Neonatais, 1997 <https://redeneonatal.com.br/>.

Atualmente, a aplicação da ferramenta de melhoria contínua desempenha papel central no cuidado neonatal em âmbito local, regional e nacional. Porém, grande parte da literatura de melhoria de qualidade relata seus efeitos em populações de renda alta em que os padrões de cuidados são baseados, em geral, no "melhor conhecimento". O desafio futuro é a ampliação desse modelo em outros grupos, populações de bebês que recebem cuidados em cenários de poucos recursos ou no "melhor disponível", em que pode haver obstáculos críticos para a implementação do método, principalmente os relacionados à escassez de profissionais de saúde com competências necessárias para prestação de cuidados de qualidade para mães e RN. Um mapeamento de evidências forneceu dez categorias de desafios relacionados aos recursos humanos que podem afetar negativamente o desempenho do trabalhador de saúde e a qualidade do atendimento em países de renda baixa e média:[23]

1. Falta de dados e monitoramento de recursos humanos necessários para saúde materna e neonatal.

2. Educação pré-admissional precária e insuficiente em conteúdo neonatal.
3. Falta de acesso a diretrizes baseadas em evidências, de educação continuada e de desenvolvimento profissional contínuo.
4. Número insuficiente, distribuição desigual e carga pesada de trabalho.
5. Pouca retenção de conhecimento, absenteísmo e alta rotatividade de funcionários experientes.
6. Clima de trabalho ruim, incluindo a baixa remuneração.
7. Supervisão pobre e limitada.
8. Moral, motivação e atitudes baixas e insatisfação com o trabalho.
9. Política de recursos humanos fraca ou inexistente, incluindo regulamentos, gestão, liderança, governança e financiamento.
10. Barreiras estruturais e contextuais.

Afora isso, existem os desafios relacionados à infraestrutura de equipamentos. Por exemplo, os obstáculos comumente encontrados para fornecer suporte respiratório em ambientes com recursos limitados:[24]

1. Ausência de treinamento ou suporte técnico para operar o ventilador.
2. Escassez de engenheiros biomédicos para manter e reparar os equipamentos – muitas máquinas são adquiridas sem um contrato de manutenção.
3. Várias marcas e modelos de equipamentos em uso em uma única UTI – em virtude de doações ou compras não coordenadas com o corpo clínico.
4. Necessidade frequente de reutilizar componentes descartáveis, especialmente os circuitos do ventilador – esses dispositivos descartáveis são menos robustos, difíceis de limpar completamente, aumentando os riscos de infecções.
5. Acesso deficiente aos consumíveis – filtros, cânulas traqueais, sondas de aspiração, o que significa que são reutilizados ou omitidos.
6. Acesso deficiente às peças sobressalentes do ventilador – os sensores de fluxo quebram com frequência e deixam os usuários incapazes de monitorar os volumes correntes fornecidos.
7. Fornecimento de oxigênio e ar comprimido não confiável e de qualidade variável.
8. Fornecimento de energia elétrica inconsistente – a variabilidade da tensão encurta a vida útil do equipamento e exige o uso de um estabilizador de tensão, enquanto gerador de reserva é necessário para suprir os cortes de energia.
9. A umidificação e o aquecimento do gás representam um desafio – obstrução de circuito é comum, muitas vezes resultante de secreções secas na cânula traqueal.
10. Monitoração não invasiva deficiente – o acesso à oximetria de pulso está melhorando, mas a capnografia raramente está disponível.
11. Análise de gasometria arterial muitas vezes indisponível ou inacessível, não permitindo o monitoramento da adequação da ventilação.
12. Bombas de infusão insuficientes, dificultando a administração de medicações de infusão contínua.
13. Falta de equipamentos de diagnóstico por imagem à beira do leito.
14. Medicamentos de alto custo ausentes/insuficientes ou de baixa qualidade.

Dessa forma, em cenários de poucos recursos comuns em países de renda baixa e média, a implementação de práticas consideradas simples pode ser desafiadora. Por exemplo, as barreiras que devem ser vencidas para aplicação do CPAP nasal em cenário de baixo recurso (Tabela 3.2.1).[25] Os dispositivos artesanais de CPAP de bolhas geralmente não têm sistemas adequados de aquecimento e de umidificação para evitar danos à mucosa nasal. Com frequência, não dispõem do *blender* para controle da oferta de oxigênio submetendo os prematuros ao oxigênio puro e aos riscos associados a ele, como a ROP. Além disso, não apresentam sistemas de segurança com alarmes e monitoração de pressão, o que pode ocasionar eventos adversos sérios como pneumotórax. Como regra, os circuitos, prongas e máscaras nasais são insuficientes e quase sempre reutilizados, aumentando os riscos de contaminação e transmissão de infecções. Em cenários de recursos limitados, muitas vezes os bebês são cuidados sem monitoramento contínuo dos sinais vitais; os equipamentos de monitoração auxiliares, como oxímetros de pulso, analisadores de gases sanguíneos, radiografia e ultrassonografia à beira do leito, não estão prontamente disponíveis. Isso requer uma vigilância redobrada e mais cuidadosa, exigindo profissionais qualificados e experientes. Porém, entre as várias limitações no *modus operandi* de um sistema de saúde baseado "no melhor disponível", destaca-se a insuficiência da força de trabalho. Além do déficit, muitas vezes os recursos humanos não são especializados. As equipes de enfermagem frequentemente rodiziam nas diferentes unidades hospitalares para cobertura de escalas, dificultando a retenção de profissionais treinados. Mudanças constantes de pessoal costumam ser problemáticas, pois aumentam a demanda por treinamento, ocorre perda da função de equipe e geram cuidados subótimos por quebras frequentes no planejamento, que podem ocasionar sérios efeitos adversos e piora nos desfechos clínicos.

▶ **Tabela 3.2.1 Diferenças entre os cuidados baseados no "melhor conhecimento" e no "melhor disponível"**

	Cuidados baseados no melhor conhecimento	Cuidados baseados no melhor disponível
	Cenário de países de renda alta	Cenário de países de renda baixa e média
Recursos humanos	• Relação enfermeiro/paciente alta (1:1 a 1:3) • Enfermagem especializada • Equipe de enfermagem consistente	• Relação enfermeiro/paciente baixa (> 1:3) • Enfermagem não especializada • Rodízio frequente entre as unidades do hospital, muitas vezes para cobertura de escalas, necessitando de reciclagem frequentes
Equipamentos	• Concentração de oxigênio titulada de acordo com a saturação-alvo • Dispositivos com alarme e monitoração da pressão • Sistemas de umidificação e aquecimento dos gases sofisticados alcançando as temperaturas desejadas (36 °C a 37 °C) e 100% de umidificação • Equipamentos de monitoração básica sempre disponíveis: oximetria de pulso, monitor cardíaco, RX e ultrassom à beira do leito e gasometria	• RN criticamente doentes muitas vezes são tratados com oxigênio a 100%, pois normalmente os hospitais não dispõem de *blender* • Dispositivos "artesanais" geralmente não dispõem de alarmes e monitoração de pressão • Normalmente os hospitais não dispõem de sistema de umidificação e aquecimento. Quando disponíveis, os sistemas são arcaicos não alcançando a temperatura e a umidificação desejadas

(Continua)

	Cuidados baseados no melhor conhecimento	Cuidados baseados no melhor disponível
	Cenário de países de renda alta	Cenário de países de renda baixa e média
	• Suporte ventilatório de resgate como ventilador mecânico convencional, ventilador de alta frequência, surfactante e NOi sempre disponíveis	• Equipamentos de monitoração básica frequentemente indisponíveis ou parcialmente disponível. Muitas vezes, a monitoração é realizada somente com o exame clínico • Suporte ventilatório de resgate parcialmente disponível, muitas vezes o CPAP "artesanal" é o último recurso por superlotação da unidade
Dispositivos	• Circuitos, prongas e máscaras nasais e dispositivos para fixação do sistema geralmente de uso único e com reposição sempre presente	• Circuitos, prongas e máscaras nasais e dispositivos para fixação do sistema precários insuficientes e quase sempre reutilizados. Maior risco de contaminação e transmissão de infecções
Rede de atendimento perinatal	• Normalmente quando utilizada em centros não terciários, a capacidade de transferência para um centro de maior complexidade está sempre presente	• A transferência para um nível mais alto de assistência quase sempre está indisponível, dadas as restrições geográficas e de infraestrutura insuficiente e a má gestão dos leitos de alto risco
Garantia da boa intenção de usar com os melhores resultados	• Gestão consolidada dos processos de melhoria contínua	• Baixa adesão aos protocolos institucionais • Falta de hábito na monitoração dos processos e dos resultados • Baixa visão dos riscos e das repercussões no longo prazo

Fonte: Modificada de Osayande A, *et al.*, 2019.[25]

A prevenção do parto prematuro permanece, ainda, uma prioridade fundamental. Em paralelo ao desenvolvimento de novas terapias para prevenir e tratar as consequências da prematuridade com foco na minimização dos danos das intervenções. Uma gama de novos tratamentos está em evolução, por exemplo: evitar a ventilação mecânica é um princípio fundamental da prática atual – nessa linha, pesquisas estão avançando no desenvolvimento da placenta artificial para manter as trocas gasosas sem expor os prematuros extremos aos efeitos deletérios da ventilação invasiva[26] e da terapia com células-tronco mesenquimais para prevenir e tratar a DBP.[27] A alta prevalência de deficiências do neurodesenvolvimento em bebês prematuros extremos está motivando a busca contínua por intervenções de neuroproteção, seja para prevenir as lesões cerebrais, seja para melhorar o desenvolvimento normal e o reparo do cérebro imaturo.[28] Os avanços na tecnologia continuarão a fabricar dispositivos miniaturizados e ferramentas sofisticadas capazes de fornecer informações importantes e monitoramento contínuo do estado respiratório e hemodinâmico, mesmo nos pacientes mais imaturos, por meio de novos métodos invasivos e não invasivos. A análise computacional das características dos padrões de frequência cardíaca mostra-se muito promissora como um indicador precoce de infecção, facilitando o início imediato dos tratamentos e estratégias aprimoradas de manejo de antibióticos, estão sendo testadas para reduzir a pressão de seleção induzida por antibióticos em unidades neonatais.[29] O monitoramento baseado em espectroscopia de infravermelho da oxigenação tecidual regional está rapidamente se tornando uma técnica-padrão e não invasiva à beira do leito na UTIN, novamente favorecendo a personalização do atendimento para melhorar os resultados de curto e longo prazo.[30]

▶ Referências bibliográficas

1. United Nations Inter-Agency Group for Child Mortality Estimation (UN IGME). Levels & trends in child mortality: report 2020. United Nations Children's Fund: New York; 2020. [2022 Set. 26]. Disponível em: https://www.unicef.org/reports/levels-and-trends-child-mortality-report-2020.

2. Sankar MJ, Natarajan CK, Das RR, Agarwal R, Chandrasekaran A, Paul VK. When do newborns die? A systematic review of timing of overall and cause-specific neonatal deaths in developing countries. J Perinatol. 2016;36(1):1-11.

3. March of Dimes, PMNCH, Save the children, WHO. Born Too Soon: the global action report on preterm birth. Eds CP Howson, MV Kinney, JE Lawn. World Health Organization. Geneva, 2012. [2021 Nov. 10]. Disponível em: <https://www.marchofdimes.org/materials/born-too-soon-the-global-action-report-on-preterm>.

4. Lawn JE, Cousens S, Zupan J, Lancet Neonatal Survival Steering Team. 4 million neonatal deaths: when? Where? Why? Lancet. 2005;365(9462):891-900. doi: 10.1016/S0140-6736(05)71048-5.

5. Blencowe H, Cousens S, Oestergaard MZ, Chou D, Moller AB, Narwal R, et al. National, regional, and worldwide estimates of preterm birth rates in the year 2010 with time trends since 1990 for selected countries: a systematic analysis and implications. Lancet. 2012;379(9832):2162-72. doi: 10.1016/S0140-6736(12)60820-4.

6. Walani SR. Global burden of preterm birth. Int J Gynaecol Obstet. 2020;150(1):31-33. doi: 10.1002/ijgo.13195.

7. WHO Immediate KMC Study Group; et al. Immediate "Kangaroo Mother Care" and survival of infants with low birth weight. N Engl J Med. 2021;384(21):2028-38. doi: 10.1056/NEJMoa2026486.

8. WHO. The global strategy for women's children's and adolescents' health (2016-2030). [2021 Nov. 10]. Disponível em: <https://www.everywomaneverychild.org/global-strategy/#sect2>.

9. Guinsburg R, Sanudo A, Kiffer CRV, Marinonio ASS, Costa-Nobre DT, Areco KN, et al. Annual trend of neonatal mortality and its underlying causes: population-based study – São Paulo State, Brazil, 2004-2013. BMC Pediatr 2021;21:54. https://doi.org/10.1186/s12887-021-02511-8.

10. Guinsburg R, de Almeida MFB, Castro JS, Silveira RC, Caldas JPS, Fiori HH, et al. Death or survival with major morbidity in VLBW infants born at brazilian neonatal research network centers. J Matern Fetal Neonatal Med. 2016;29(6):1005-9. doi: 10.3109/14767058.2015.1031740.

11. Ramaswamy VV, Abiramalatha T, Bandyopadhyay T, Shaik NB, Bandiya P, Nanda D, et al. ELBW and ELGAN outcomes in developing nations – systematic review and meta-analysis. PLoSOne. 2021;16(8):e0255352. [2022 Set. 27]. Disponível em: https://doi: 10.1371/journal.pone.0255352.

12. van den Broek N. Happy mother's day? maternal and neonatal mortality and morbidity in low- and middle-income countries. Int Health. 2019;11(5):353-357. doi: 10.1093/inthealth/ihz058.

13. Xu JQ, Murphy SL, Kochanek KD, Arias E. Deaths: Final Data for 2019. National Vital Statistics Reports. Hyattsville, MD: National Center for Health Statistics. 2021;70(8). [2022 Set. 27]. Disponível em: <https://dx.doi.org/10.15620/cdc:106058>.

14. Abdel-Latif ME, Davis PG, Wheeler KI, De Paoli AG, Dargaville PA. Surfactant therapy via thin catheter in preterm infants with or at risk of respiratory distress syndrome. Cochrane Database Syst Rev. 2021;5(5):CD011672.

15. Kono Y, Yonemoto N, Nakanishi H, Kusuda S, Fujimura M. Changes in survival and neurodevelopmental outcomes of infants born at <25 weeks' gestation: a retrospective observational study in tertiary centres in Japan. BMJ Paediatr Open. 2018;2(1):e000211. doi: 10.1136/bmjpo-2017-000211. eCollection 2018.

16. Hatch 3 LD, Clark RH, Carlo WA, Stark AR, Ely EW, Patrick SW. Changes in use of respiratory support for preterm infants in the US, 2008-2018. JAMA Pediatr. 2021;175(10):1017-1024. doi: 10.1001/jamapediatrics.2021.1921.

17. Schmölzer GM, Kumar M, Pichler G, Aziz K, O'Reilly M, Cheung PY. Non-invasive versus invasive respiratory support in preterm infants at birth: systematic review and meta-analysis. BMJ. 2013;347:f5980. doi: 10.1136/bmj.f5980.

18. Doyle LW, Carse E, Adams AM, Ranganathan S, Opie G, Cheong JLY, et al. Ventilation in extremely preterm infants and respiratory function at 8 years. N Engl J Med. 2017;377(4):329-37. doi: 10.1056/NEJMoa1700827.

19. Smithhart W, Wyckoff MH, Kapadia V, Jaleel M, Kakkilaya V, Brown LS, et al. Delivery room continuous positive airway pressure and pneumothorax. Pediatrics. 2019;144(3):e20190756. doi: 10.1542/peds.2019-0756.

20. Lui K, Lee SK, Kusuda S, Adams M, Vento M, Reichman B, et al. Trends in outcomes forneonates born very preterm and very low birth weight in 11 high-income countries. J Pediatr. 2019;215:32-40.e14. doi: 10.1016/j.jpeds.2019.08.020.

21. Zeitlin J, Manktelow BN, Piedvache A, Cuttini M, Boyle E, van Heijst A, et al. Use of evidence-based practices to improve survival without severe morbidity for very preterm infants: results from the EPICE population-based cohort. BMJ. 2016;354:i2976. doi: 10.1136/bmj.i2976.

22. Berenholtz S, Pronovost PJ. Barriers to translating evidence into practice. CurrOpinCrit Care. 2003;9(4):321-5. doi: 10.1097/00075198-200308000-00012.

23. Bolan N, Cowgill KD, Walker K, Kak L, Shaver T, Moxon S, et al. Human resources for health-related challenges to ensuring quality newborn care in low- and middle-income countries: a scoping review. Glob Health SciPract. 2021;9(1):160-76. doi: 10.9745/GHSP-D-20-00362.

24. Inglis R, Ayebale E, Schultz MJ. Optimizing respiratory management in resource-limited settings. CurrOpinCrit Care. 2019;25(1):45-53. doi: 10.1097/MCC.0000000000000568.

25. Osayande A, Ekhaguere OA, Mairami AB, Kirpalani H. Risk and benefits of Bubble Continuous Positive Airway Pressure for neonatal and childhood respiratory diseases in Low- and Middle-Income countries. Paediatr Respir Rev. 2019 Feb;29:31-36.doi: 10.1016/j.prrv.2018.04.004.

26. Usuda H, Watanabe S, Saito M, Sato S, Musk GC, Fee ME, et al. Successful use of an artificial placenta to support extremely preterm ovine fetuses at the border of viability. Am J ObstetGynecol. 2019;221(1):69.e1-69.e17. doi: 10.1016/j.ajog.2019.03.001.

27. Porzionato A, Zaramella P, Dedja A, Guidolin D, Wemmel KV, Macchi V, et al. Intratracheal administration of clinical-grade mesenchymal stem cell-derived extracellular vesicles reduces lung injury in a rat model of bronchopulmonary dysplasia. Am J Physiol Lung Cell Mol Physiol. 2019;316(1):L6-L19. doi: 10.1152/ajplung.00109.2018.

28. Juul SE, Comstock BA, Wadhawan R, Mayock DE, Courtney SE, Robinson T, et al. A randomized trial of erythropoietin for neuroprotection in preterm infants. N Engl J Med. 2020;382(3):233-43. doi: 10.1056/NEJMoa1907423.

29. Azhibekov T, Soleymani S, Lee BH, Noori S, Seri I. Hemodynamic monitoring of the critically ill neonate: an eye on the future.Semin Fetal Neonatal Med. 2015;20(4):246-54. doi: 10.1016/j.siny.2015.03.003.

30. Mintzer JP, Moore JE. Regional tissue oxygenation monitoring in the neonatal intensive care unit: evidence for clinical strategies and future directions. Pediatr Res. 2019;86(3):296-304. doi: 10.1038/s41390-019-0466-9.

3.3 Método Canguru

Ana Claudia Yoshikumi Prestes
Joice Fabíola Meneguel Ogata
Marina Carvalho de Moraes Barros

▶ Introdução

O método canguru foi criado em Bogotá, na Colômbia, em 1979, no Instituto Materno Infantil de Bogotá, pelos médicos Reys Sanabria e Hector Martinez, com o objetivo de melhorar os cuidados aos prematuros, visando reduzir os custos da assistência neonatal e promover, por meio do contato pele a pele (posição canguru) precoce entre a mãe e o seu bebê, o fortalecimento do vínculo afetivo, maior estabilidade térmica e melhor desenvolvimento do recém-nascido.[1]

No Brasil, as primeiras iniciativas com o emprego da posição canguru ocorreram nos anos 1990, no Hospital Guilherme Álvaro, em Santos, e no Instituto de Medicina Integral Professor Fernando Figueira (IMIP), em Recife. As estratégias para a implantação da Atenção Humanizada ao Recém-Nascido de Baixo Peso – Método Canguru, desde 1999, são coordenadas pela Área Técnica da Saúde da Criança e Aleitamento Materno (ATSCAM). Em 1999, o Ministério da Saúde publicou a *Norma de Atenção Humanizada ao Recém-Nascido de Baixo Peso* e, posteriormente, o *Manual Técnico da Atenção Humanizada ao Recém-nascido de Baixo Peso – Método Canguru*, hoje na sua 3ª edição, publicada em 2017.[1]

Após 20 anos de existência no Brasil, o método canguru é, hoje, uma política de saúde pública relativa ao cuidado do recém-nascido e de sua família. Ele caracteriza-se por uma assistência perinatal voltada para o cuidado qualificado e humanizado, promovendo um ambiente que favoreça o cuidado ao recém-nascido e à sua família.[1] Em maio de 2012, foi publicada a Portaria GM/MS nº 930, visando organizar a atenção integral e humanizada ao recém-nascido doente e sua família e definir os critérios de classificação e habilitação dos leitos da unidade neonatal no âmbito do SUS. De acordo com essa Portaria, as unidades neonatais são divididas em Unidade de Cuidado Intensivo Neonatal (UTIN), Unidade de Cuidado Intermediário Neonatal Convencional (UCINCo) e Unidade de Cuidado Intermediário Neonatal Canguru (UCINCa). Essa portaria estabelece as diretrizes para o cuidado neonatal humanizado, incluindo o respeito, a proteção e o apoio aos direitos humanos; a promoção da equidade; a integralidade da assistência; o cuidado multiprofissional; a atenção humanizada; e o estímulo à participação da mãe e do pai nos cuidados do recém-nascido.[1]

▶ Etapas do método canguru

O método canguru é desenvolvido em três etapas. A primeira etapa consiste na assistência à gestante que necessita de cuidados especializados no pré-natal, ao binômio mãe-bebê durante o nascimento e ao recém-nascido e sua família durante a internação na UTIN e na UCINCo. Na primeira etapa, o cuidado consiste no acolhimento dos pais e da família na unidade; o estímulo à presença dos pais pelo maior tempo possível; a visita dos avós e dos irmãos quando desejada pelos pais; o acompanhamento de um profissional de saúde nas visitas dos pais ao recém-nascido; o incentivo ao contato pele a pele (posição canguru) dos pais com o seu filho; o suporte e o apoio à amamentação, incluindo a extração do leite humano, quando o aleitamento materno não é possível; e o controle dos estímulos ambientais, sobretudo sonoros e luminosos.[1]

A segunda etapa do método canguru é realizada na UCINCa. Nessa etapa, além do cuidado preconizado para a primeira etapa, deve-se incentivar a mãe a permanecer com o seu filho pelo maior tempo possível, e deve-se estimular o aleitamento materno, a posição canguru e a participação dos pais nos cuidados do recém-nascido. São elegíveis para essa etapa, os neonatos estáveis clinicamente, que estejam em nutrição enteral plena (em aleitamento materno, ou recebendo dieta por sonda gástrica ou via oral), sem suporte pressórico respiratório, sem infusão endovenosa contínua e com peso mínimo de 1.250 g. As mães devem apresentar disponibilidade e desejo em permanecer no hospital, sendo necessário o apoio da família. Nessa fase, a mãe deve ser capaz de reconhecer os sinais de comunicação do seu filho, referentes ao conforto e ao estresse, e deve ser capaz de manejá-lo na posição canguru.[1]

Por fim, a terceira etapa consiste no acompanhamento compartilhado após a alta hospitalar entre as equipes do hospital e da atenção básica.[1] De acordo com o Ministério da Saúde, na alta hospitalar, o recém-nascido deve apresentar peso mínimo de 1.600 g, estar ganhando peso nos 3 dias anteriores à alta hospitalar, em aleitamento materno exclusivo ou com complemento quando necessário, além de apresentar controle térmico adequado, padrão respiratório regular sem episódios de apneia ou quedas de saturação de oxigênio, estabilidade hemodinâmica e ausência de sinais de infecção. Na Unidade Neonatal do Hospital São Paulo, Hospital Universitário da Escola Paulista de Medicina da Universidade Federal de São Paulo, para a alta hospitalar, o recém-nascido deve atingir o peso de 2.000 g, sendo a alta com peso inferior realizada apenas se o prematuro apresentar boas condições clínicas e a mãe estiver orientada e motivada e apresentar condições para cuidar de seu filho no domicílio. A mãe deve ter o compromisso de realizar a posição canguru pelo maior tempo possível. A primeira consulta deve ser agendada para até 48 horas após a alta hospitalar e, depois, semanalmente até que a criança atinja o peso de 2.500 g, a partir de quando o acompanhamento será realizado apenas pela Atenção Básica. Na terceira etapa, deve-se garantir, quando necessário, o atendimento na unidade hospitalar de origem.[1]

▸ Acolhimento da família e vínculo mãe-bebê

O acolhimento da família inicia-se na primeira etapa do método canguru por meio de um olhar diferenciado para uma gestação de risco para o parto prematuro. Cuidados especializados e humanizados à família devem ser prestados no parto, no nascimento e durante toda a internação do recém-nascido na unidade neonatal, incluindo o apoio aos contatos iniciais dos pais com o seu filho e o início da realização da posição canguru.[1]

Com a internação do prematuro na unidade neonatal, ocorre a sua separação de seus pais. Assim, o contato dos pais com o seu filho na sala de parto é fundamental para que eles tenham uma imagem inicial do bebê. O pai ou acompanhante da mãe será a primeira pessoa a visitar o bebê na UTIN. Nessa visita, o profissional de saúde deve se apresentar e estar à disposição para estar com ele sempre que possível para que este comunique à mãe as condições do bebê. Desse modo, o método canguru estimula a participação do pai ou acompanhante no cuidado neonatal, desde o início da internação, estabelecendo e fortalecendo o vínculo afetivo.[1]

Na primeira visita na unidade neonatal, os pais deparam-se com um ambiente estranho que, somado a um momento de maior vulnerabilidade, resulta em um momento de grande ansiedade, medo e desamparo. Nesse momento, cabe à equipe de saúde acolher os pais e promover e suportar o contato deles com o seu filho. Diante do nascimento de um recém-nascido prematuro, diferente do filho esperado, instaura-se um processo de *luto do bebê imaginário e de adaptação ao bebê real*. No momento em que a equipe de saúde possibilita que os pais vejam, toquem e cuidem de seu filho, ela estará proporcionando uma melhor experiência destes, reduzindo sua ansiedade e seu medo.[2] Assim, o ambiente da unidade neonatal deve ser acolhedor, de permanente apoio ao contato dos pais com seu filho.[2]

Com o acolhimento e o suporte da equipe de saúde, os pais adaptam-se ao ambiente e à rotina da unidade, facilitando sua permanência e a interação com o seu filho por meio do toque, da conversa, do canto ou do cuidar, até que eles possam colocar o bebê na posição canguru. Essas atitudes promovem o empoderamento dos pais e o conhecimento, por parte deles, das respostas comportamentais do seu bebê que traduzem seu jeito de ser.[1]

▸ Nutrição do prematuro

O nascimento de um recém-nascido prematuro é uma emergência nutricional, devendo-se iniciar a terapia nutricional já nas primeiras horas de vida. A terapia nutricional representa um enorme desafio, pois quanto menor o peso e a idade gestacional do recém-nascido, maiores serão as suas necessidades nutricionais para atingir o crescimento e o desenvolvimento adequados. Desse modo, é importante atentarmos para algumas características do prematuro como a alta taxa metabólica, a baixa reserva energética, a maior necessidade proteica, a maior perda de água insensível e a peristalse intestinal lenta, que podem resultar em dificuldades na progressão da dieta enteral.[1]

A terapia nutricional parenteral consiste na administração endovenosa de componentes essenciais como os hidratos de carbono, aminoácidos, lipídios, eletrólitos, oligoelementos, vitaminas e fluidos. Em nosso serviço, iniciamos a infusão de aminoácido, glicose e lipídio nas primeiras horas de vida, para promover melhor balanço nitrogenado, em todo prematuro com peso ao nascer menor que 1.500 g. A dieta enteral deve ser iniciada o mais precocemente possível, nas primeiras 24 horas de vida, juntamente com a nutrição parenteral. Iniciamos com o volume de 10 a 20 mL/kg/dia, progredindo de acordo com a tolerância gástrica do prematuro. O volume da dieta enteral deve ser aumentado em 10 e 30 mL/kg/dia, até atingir uma oferta hídrica de 150 a 180 mL/kg/dia e uma oferta calórica mínima de 120 kcal/kg/dia, suficiente para promover o ganho de peso e manutenção do crescimento. A suspensão do suporte nutricional parenteral deve ser realizada quando a dieta enteral oferecer pelo menos 80 kcal/kg/dia, com estabilização metabólica e ganho de peso do recém-nascido.

O leite materno cru é a primeira opção para a nutrição do prematuro, sendo o melhor leite, o de sua mãe, pois contém proteína de boa qualidade, lipídio estruturado, enzimas que variam de acordo com a idade gestacional e fatores de crescimento e, além disso, promove um esvaziamento gástrico mais rápido. O leite da mãe do pré-termo apresenta concentração de imunoglobulinas, lactoferrina, lisozima e anticorpos contra patógenos nosocomiais cinco vezes maior que o da mãe do neonato a termo. Esse efeito é potencializado se a mãe tocar o recém-nascido ou este entrar em contato com a sua microbiota, em especial na posição canguru.[3] O leite materno confere proteção para lesões oxidativas, melhora a resposta a agentes infecciosos e promove um melhor desenvolvimento cognitivo. O leite materno não apenas transfere imunidade para o neonato, mas também modula o desenvolvimento do sistema imunológico.[4]

Para a concretização da amamentação no prematuro, são fundamentais o estabelecimento e a manutenção da produção láctea. Para tanto, é importante que a mãe inicie a extração manual do seu leite das mamas logo após o nascimento, já nas primeiras horas, mantenha uma frequência de extração de pelo menos seis vezes ao dia, e utilize uma técnica adequada de extração do leite, que pode ser manual ou com o auxílio de uma bomba de extração.[1]

O prematuro, inicialmente, não consegue se alimentar por meio da sucção, sendo necessária a utilização da gavagem. Orienta-se iniciar o treino oral com a fonoaudióloga com 32 semanas de idade gestacional corrigida, para que o bebê aprenda a organizar as funções de sucção, deglutição e respiração para, assim, iniciar a transição da gavagem para a amamentação ao seio materno. Quando a mãe não estiver presente na unidade neonatal, o leite materno deve ser administrado pelo copinho. Aumentos progressivos do peso do recém-nascido e a boa observação da díade mãe-bebê indicarão avanços ou pausas no processo de transição da administração do leite.

O contato pele a pele e seus inúmeros benefícios são, hoje, apontados não apenas como facilitadores do vínculo e da segurança familiar, mas também como estratégia de promoção da amamentação. É fundamental que toda a equipe trabalhe integrada em prol da amamentação.[1]

▸ Posição canguru

A posição canguru tem como objetivo proporcionar ao recém-nascido e a seus pais o contato pele a pele, oferecendo ao neonato a sensação de proteção e vínculo e favorecendo à mãe e ao pai competências para cuidar de seu filho. Essa posição deve ser realizada somente pela mãe e pelo pai do recém-nascido.

A equipe de saúde deve explicar aos pais no que consiste a posição canguru, suas indicações e os seus benefícios, apresentando-a como uma intervenção importante no cuidado do prematuro, na unidade neonatal. A posição canguru deve ser realizada sempre com orientação e suporte da equipe de saúde que deve ser capacitada para tanto.[1] Além da mãe, o pai também deve ser estimulado a colocar a criança em posição canguru, propiciando a todos (mãe, pai e bebê) uma interação e o fortalecimento do vínculo entre eles.[1]

A posição canguru deve ser realizada apenas com recém-nascidos clinicamente estáveis. Assim, antes de colocar o bebê na posição canguru, deve-se verificar a sua temperatura corporal e retirar suas roupas, deixando-o apenas com a fralda descartável e, se necessárias, também meias e touca. Deve-se colocar o recém-nascido em decúbito prono, em contato pele a pele com o tórax da mãe ou do pai, estando eles com o peito desnudo. A cabeça do recém-nascido deve estar lateralizada, os membros superiores e inferiores flexionados e aduzidos, evitando-se a hiperflexão e a hiperextensão do pescoço e a abdução exagerada do quadril. Envolver o binômio mãe-bebê ou pai-bebê com uma faixa ou top de algodão ou malha que devem ser confortáveis.[1]

O tempo de permanência na posição canguru é variável e depende do desejo e do conforto do binômio pai ou mãe/recém-nascido. Eles devem permanecer na posição pelo tempo que julgarem prazeroso. Recomenda-se um tempo mínimo de 1 hora, considerando que o recém-nascido precisa de um período para se adaptar e, assim, alcançar os benefícios propostos pela posição.[5]

Devem-se garantir segurança e conforto para o recém-nascido e para os pais, oferecendo-lhes uma poltrona com suporte para os braços e pernas, se possível, e/ou cama com cabeceira elevada para que os pais fiquem sentados confortavelmente ou deitados em decúbito dorsal. Durante o período em que os neonatos estiverem em posição canguru, os pais podem andar, conversar e alimentar-se ou realizar atividades que não ofereçam perigo ao recém-nascido.[1] Quando o neonato estiver em ventilação mecânica, a posição canguru deve ser realizada mediante prescrição médica. Devem-se anotar os parâmetros ventilatórios e os sinais vitais (temperatura, frequência cardíaca e saturação de oxigênio) antes, durante e após o procedimento e sempre transferir o recém-nascido para a posição canguru e, posteriormente, para o leito, incubadora ou berço, com apoio de no mínimo dois profissionais de saúde.[5]

Entre os inúmeros benefícios da posição canguru, destaca-se a sua estimulação multissensorial – estimulação tátil, proprioceptiva, olfativa, auditiva e visual –, que contribui para o desenvolvimento do prematuro.

▸ Controle dos estímulos ambientais

A criança que nasce prematura passa um período considerável do seu desenvolvimento físico e mental fora do ambiente ideal para o seu desenvolvimento, o uterino. Nesse ambiente, o nível sonoro é elevado, as luzes são intensas e contínuas e o bebê é excessivamente manuseado.[1] Abordaremos os principais estímulos críticos do ambiente da UTIN, os seus efeitos deletérios ao prematuro e o que pode ser realizado para melhorar cada aspecto do ambiente, tornando a unidade mais humanizada.

- **Ambiente sonoro:** em 1997, a Academia Americana de Pediatria recomendou que o ruído em um ambiente de UTIN (ruído medido continuamente) deve ser de 45 dB e, em menos de 10% do tempo, não deve ultrapassar 50 dB, e os picos, nível mais alto com duração maior ou igual a 1/20 parte de um segundo, não podem ultrapassar 65 dB.[6] Esses níveis são muito difíceis de serem alcançados, pois, em uma conversação normal, atinge-se facilmente o nível de 60 dB. A maioria dos ruídos que excede as recomendações é atribuída ao som das atividades da equipe, mais do que aos ruídos de equipamentos ou da conversação normal.[7] Diversos estudos mediram o ruído em unidades neonatais e mostram uma média de 60 dB, com picos próximos a 80 dB, bem acima das recomendações.[8] Os ruídos têm impacto negativo na saúde dos neonatos tanto em curto como em longo prazo. Em curto prazo, o excesso de ruído pode acarretar elevações da frequência cardíaca e pressão arterial, e redução da frequência respiratória e da saturação arterial de oxigênio, além de apneia e alteração do ciclo sono-vigília.[9,10] Todas essas alterações fisiológicas promovidas pelos níveis excessivos de estresse, além do dano coclear induzido pelo ruído e pelo uso de medicamentos ototóxicos aos quais os recém-nascidos são expostos na UTIN, podem acarretar distúrbios auditivos e de linguagem na infância.[11]

Algumas intervenções no ambiente da unidade neonatal que podem ser realizadas para redução do ruído são: avaliações periódicas do nível de ruído ou monitorização contínua desses níveis, com alarme luminoso quando a sua intensidade ultrapassar o limite; identificação dos períodos com maior ruído; campanhas para redução do ruído com *feedback* para a equipe; e implementação da "hora do soninho", ou seja, períodos de silêncio e redução da luminosidade e das manipulações dos neonatos, três a quatro vezes por dia.

Os benefícios da redução do ruído nas unidades neonatais não podem ser diretamente associados a um melhor desempenho cognitivo do prematuro em longo prazo, mas a redução do ruído promove estabilidade cardiorrespiratória e melhor ganho de peso na hospitalização, e estes estão diretamente associados a melhor desempenho neuropsicomotor na infância.[12]

- **Ambiente luminoso e visual:** a presença de luz contínua na UTIN é prejudicial aos prematuros, uma vez que eles só desenvolvem o reflexo pupilar após 30 semanas de idade gestacional e suas pálpebras são finas e, portanto, esses bebês não conseguem se proteger da luminosidade excessiva.[13] A luz intensa também pode impedir o desenvolvimento dos ciclos circadianos nas crianças, interferindo na produção de cortisol e alterando o ciclo sono-vigília e, assim, perpetuando o estresse nesses pacientes.[12] A redução da luminosidade do ambiente pode estabilizar a frequência cardíaca e respiratória e a pressão arterial e reduzir a agitação motora dos recém-nascidos.[14] No entanto, a privação total de luz também é prejudicial aos recém-nascidos internados em UTIN, pois desde 22 semanas os fetos já apresentam um ritmo circadiano baseado nas atividades e nas variações dos níveis de cortisol e melatonina maternos.[15] Assim, recomenda-se que as unidades neonatais adotem os períodos cíclicos de exposição à luz, que se mostrou benéfico com redução do tempo de internação, maior ganho de peso e estabilidade respiratória, comparado aos neonatos expostos à luz contínua ou escuridão total.[16]

  Para melhorar o ambiente luminoso da UTI, devem-se seguir as recomendações: utilizar ciclos dia/noite nas unidades; cobertura parcial das incubadoras, de modo a permitir visualização dos bebês a fim de monitorização, mas deixando o ambiente mais escuro para os momentos de sono; e evitar luz direta nos recém-nascidos, principalmente nos prematuros abaixo de 32 semanas, utilizando iluminação individualizada dos leitos, permitindo que os outros pacientes permaneçam com luminosidade reduzida durante procedimentos. Com o aumento da idade gestacional, aumentar a luminosidade com ciclos de exposição à luz de 1 a 2 horas durante o dia.

- **Estímulos olfativos e gustativos:** o neonato exibe respostas de sucção e de acordar diante de odores agradáveis e resposta de fuga para odores aversivos a partir de 29 a 32 semanas de idade gestacional. Portanto, devem-se evitar odores fortes e aversivos e, quando isso não for possível, devem-se remover rapidamente os resquícios. O cheiro do leite da mãe pode ser utilizado como estímulo positivo. Quanto aos estímulos gustativos, a partir de 32 semanas já existe discriminação gustativa, então, devem-se evitar produtos para limpeza oral e, se necessário, usar soro glicosado ou leite humano para esse fim.[1]

Controle do estresse e da dor

Os neonatos admitidos em unidade de terapia intensiva são submetidos diariamente a numerosos procedimentos dolorosos, a maioria dos quais sem medidas de analgesia efetivas. Esses bebês são frequentemente expostos a procedimentos invasivos dolorosos, de intensidades variáveis, ou estressantes, como troca de fraldas, pesagem e verificação de sinais vitais, que são prejudiciais à sua estabilidade clínica e ao seu desenvolvimento cerebral.[17]

Os neonatos são capazes de manifestar dor por meio de respostas fisiológicas, comportamentais, endócrinas, vegetativas e imunes, que podem ser responsáveis por desfechos neurológicos adversos em curto e em longo prazo, com maior morbimortalidade. A exposição precoce e repetida a procedimentos dolorosos em um período fundamental do desenvolvimento cerebral pode acarretar alterações comportamentais e neurológicas na infância.[18]

A avaliação da dor deve ser realizada rotineiramente em neonatos internados em UTIN, juntamente com a verificação dos sinais vitais, o que é fundamental para o seu controle. A avaliação pode ser realizada por meio da observação de indicadores fisiológicos, comportamentais e hormonais, que são exibidos pelo recém-nascido em resposta a estímulos dolorosos.[18] Em nosso serviço, a escala utilizada para a avaliação da dor é a NPASS (*Neonatal Pain, Agitation and Sedation Scale*) – Escala de dor, Sedação e Agitação Neonatal que avalia o grau de sedação ou a presença de dor e agitação.[19] Tratamento ou intervenções para analgesia são indicados com pontuação maior ou igual a 3.

A prevenção e o tratamento da dor incluem intervenções ambientais, comportamentais, não farmacológicas e farmacológicas. As medidas de conforto ambientais, comportamentais e não farmacológicas são recomendadas para todos os procedimentos. As opções farmacológicas utilizadas em combinação com as demais medidas podem ter efeitos adicionais ou sinérgicos no controle da dor.[1] Estratégias não farmacológicas para abordagem da dor, como enrolamento, posicionamento, contenção facilitada (segurar o recém-nascido em uma posição de flexão), sucção não nutritiva, massagem, balanceio e posição canguru, têm-se mostrado efetivas na redução da dor e/ou do estresse resultantes de intervenções estressantes ou dolorosas leves a moderadas, como punção de calcanhar e punção venosa.[18] O contato pele a pele – posição canguru estimula os sistemas tátil e proprioceptivo e melhora a autorregulação, com redução do estresse e das respostas à dor.[20] Os pais devem ser estimulados a participar da avaliação e da prevenção da dor, ajudando a reconhecer os sinais de dor e fornecendo conforto antes, durante e após os procedimentos.[1]

Promoção do sono e manipulação mínima

A presença de um padrão normal de organização do sono é importante para o desenvolvimento neurológico de prematuros e o excesso de intervenções associadas com os cuidados intensivos neonatais pode interromper essa organização. O feto, desde 27 a 30 semanas de gestação, já apresenta padrões reconhecíveis de sono e tem uma predominância do padrão *Rapid Eye Movement* (REM). Esse padrão de sono sofre influência direta de neurotransmissores. Após o nascimento, ocorre uma complementação com o sono não REM, que é influenciado por fatores exógenos, como as experiências sensoriais que o recém-nascido apresenta. A relação entre o sono REM e o sono não REM tem um papel no remodelamento das sinapses e na habilidade do cérebro de se reajustar diante da exposição a vários estímulos sensoriais.[13] Os recém-nascidos apresentam necessidade de sono REM para o desenvolvimento cerebral. Um prematuro de 28 a 30 semanas de idade gestacional está quase continuamente dormindo e em 80% a 90% do tempo, ele está em sono REM. No termo, 50% do tempo de sono corresponde ao sono REM, reduzindo para 20% na idade pré-escolar e para menos de 15% na vida adulta. Com o progredir da idade, há mudança de um predomínio do sono REM para um balanço entre sono REM e não REM, quando o cérebro já tem maturidade suficiente para integrar estímulos externos.[13]

As práticas de manejo do recém-nascido da maioria das unidades neonatais, voltadas para atender às necessidades da equipe assistencial, não promovem a preservação do padrão de sono dos recém-nascidos e comprometem os ciclos de sono-vigília, com potencial prejuízo ao cérebro em desenvolvimento. O bebê durante sua estadia na UTIN tem dificuldade em completar um ciclo de sono, pois ele adormece em sono leve e atinge o sono profundo apenas após 30 minutos, necessitando ficar 60 a 70 minutos sem ser perturbado, a partir do momento que adormeceu, o que não acontece uma vez que eles são manipulados muitas vezes ao dia.[1]

Diante da importância do sono para o desenvolvimento cerebral, os serviços devem desenvolver e implementar estratégias para preservação do sono dos prematuros. Recomenda-se o agrupamento dos cuidados ao redor dos ciclos de sono e, para que isso se concretize, a equipe deve ser conscientizada quanto à importância do sono para o prematuro, por exemplo, por meio de cartazes explicativos visando o reconhecimento dos estágios do sono, diminuição do número de cuidadores, manutenção de um ambiente visual e auditivo tranquilo, estímulo ao método canguru e estabelecimento de um padrão confiável e repetitivo de transição para o sono, em prono ou decúbito lateral, com limites próximo ao corpo e contenção.[21]

Diante da preocupação crescente com o desenvolvimento cerebral, muitas unidades neonatais vêm desenvolvendo protocolos para redução da manipulação de prematuros nos primeiros dias de vida, principalmente nas primeiras 72 horas de vida, pelo risco de hemorragia intracraniana nesse período. A Unidade Neonatal do Hospital São Paulo aplica um protocolo próprio de manipulação mínima e algumas medidas aplicadas em todos prematuros abaixo de 34 semanas incluem: manter a criança em decúbito dorsal com a cabeça em posição neutra e levemente inclinada; evitar manobras fisioterápicas e aspiração da cânula orotraqueal; evitar coleta de líquido cefalorraquidiano antes de 72 horas de vida; pesar somente após 72 horas de vida; e reduzir o número de manipulações. Com essas medidas, observou-se uma redução de 30% na ocorrência de hemorragia peri--intraventricular na população estudada.[22]

▶ Comportamento do recém-nascido

O nascimento prematuro priva o recém-nascido de um ambiente intraútero, caracterizado por um ambiente com temperatura controlada, suporte fisiológico, presença de contensão, mas com possibilidade de exploração do meio e com estímulos sensoriais controlados, favoráveis ao desenvolvimento do neonato. De modo contrário, o ambiente da UTIN oferece uma sobrecarga de estímulos sensoriais, incluindo diversas manipulações do neonato ao longo do dia, de modo programado, não considerando se ele se encontra em um estado fisiológico e comportamental adequado. Quando estímulos excessivos desorganizam o recém-nascido, ele responde com alterações fisiológicas, autonômicas e motoras. O profissional de saúde e os pais devem saber reconhecer esses sinais e realizar intervenções, como a posição canguru, o posicionamento do prematuro no leito, as manobras de consolabilidade e o controle dos estímulos ambientais, de forma a organizá-lo, trazendo-o para uma situação de equilíbrio.

O desenvolvimento das respostas comportamentais dos prematuros segue a teoria síncrono-ativa, desenvolvida por Als.[23] De acordo com essa teoria, as respostas comportamentais dos recém-nascidos baseiam-se em cinco subsistemas. O primeiro subsistema a iniciar o seu desenvolvimento é o autonômico ou fisiológico e inclui as funções vitais e os sinais autonômicos. A seguir, há o desenvolvimento do subsistema motor que envolve o tônus muscular, a postura e os movimentos voluntários e involuntários. Na sequência, desenvolve-se o subsistema relativo aos estados comportamentais que incluem os estados de consciência, indo do sono profundo ao sono leve, sonolência, acordado, ativo e choro.[24] O subsistema seguinte a se desenvolver é o de atenção e de interação que se baseia na capacidade do neonato permanecer no estado de alerta e interagir com o meio. Por fim, desenvolve-se o subsistema regulador que se refere às estratégias que o neonato utiliza para manter seu estado de equilíbrio ou retornar a este, incluindo também o grau de facilitação que ele necessita das pessoas que o assistem ou do meio.[1,23]

A estabilidade e o autocontrole do neonato podem ser evidenciados por meio de sinais fisiológicos e autonômicos (respiração regular, ritmo cardíaco normal, boa oxigenação, pele rosada e ausência de sinais viscerais), comportamentos motores (postura harmônica, com equilíbrio entre flexão e extensão, movimentos suaves e em sincronia), estados de sono e vigília (variabilidade dos estados de sono, porém com estabilidade e transição suave entre eles), comportamentos de atenção e interação (olhar vivo, fixação do olhar por período curto, direcionamento do rosto para a face da mãe e expressão de atenção associada a movimentos bucais).[1]

Em situações de estresse ou de desorganização, os recém-nascidos podem se manifestar por meio dos subsistemas fisiológico e autonômico (alterações da frequência cardíaca ou respiratória, queda da saturação de oxigênio, alteração da cor da pele, sinais viscerais, tremores, sustos, soluços, espirros), motor (movimentos bruscos, flacidez, hipertonia, contorcimento ou arqueamento do tronco e atividade desordenada dos membros), estado comportamentais (padrão de sono difuso, choro excessivo, inquietação, oscilações rápidas de estados, grande variabilidade dos estados de sono e vigília, estado hiperalerta, necessidade de muitos estímulos para acordar, dificuldade em ser consolado e dificuldade em dormir) e de atenção e interação (estado de alerta com choramingos, movimentos faciais bruscos, movimentos oculares vagos, olhar fixo, desvio do olhar, virar a cabeça para o lado oposto ao estímulo, cobrir o rosto com as mãos e dormir como meio de fuga).[1]

No prematuro, como o controle autonômico, motor e de estado é imaturo e, portanto, demanda mais energia, a energia disponível para os demais subsistemas é menor. Portanto, em situações de excesso de estímulo, por exemplo, a energia despendida nos subsistemas autonômico, motor e de controle de estado é desviada para a resposta a esse estímulo, podendo ocorrer desorganização dos primeiros subsistemas, que se manifesta por sinais de estresse. A habilidade do recém-nascido em fazer todos os subsistemas atuarem de modo harmônico facilita a sua interação com o meio e propicia o desenvolvimento cerebral.[1]

▸ Alta hospitalar do prematuro

Após uma prolongada internação hospitalar, finalmente o prematuro chega ao tão esperado momento, a alta hospitalar, momento importante e ao mesmo tempo angustiante para os pais. Segundo a Academia Americana de Pediatria,[24] o recém-nascido prematuro deve atingir as três competências essenciais para alta: capacidade de se alimentar por via oral de modo que consiga manter o seu crescimento; capacidade de manter a temperatura corporal; maturidade do controle respiratório, com um período sem apneia de pelo menos 5 a 7 dias e manutenção da saturação arterial de oxigênio entre 90% e 95%, em ar ambiente. Esses critérios geralmente são atingidos com 36 a 37 semanas de idade pós-conceptual, mas todas as competências podem não ser atingidas ao mesmo tempo.[25,26]

A equipe responsável pelo atendimento do prematuro deve elaborar uma lista com os cuidados a serem verificados antes da alta. De modo geral, a lista deve abranger os itens: padrão satisfatório de ganho de peso nos últimos 3 dias; temperatura adequada em berço comum; boa sucção em seio materno, copo ou mamadeira; caderneta de vacinação atualizada; triagem neonatal biológica, auditiva e oftalmológica realizadas; triagem de anemia e terapia adequada instituída, se indicada; especialistas agendados; avaliação neurológica, se indicada; teste do bebê conforto (manutenção da saturação de oxigênio adequada quando posicionado em cadeirinha de transporte); encaminhamento para profilaxia da infecção pelo vírus sincicial respiratório, se indicado; e exame físico de alta incluindo medida de peso, comprimento e perímetro cefálico.

A lista também deve abranger os itens a serem avaliados na família dos prematuros: envolvimento no cuidado do bebê; avaliação do risco psicossocial dos pais; avaliação da moradia e recursos como rede elétrica, água encanada e rede de esgoto; avaliação dos recursos financeiros dos pais; capacidade de cuidados básicos como banho, aferição de temperatura, limpeza de pele, vestir, confortar e alimentar o bebê; capacidade de manobras básicas de reanimação frente à apneia ou engasgos; capacidade de reconhecer sinais de alerta na criança; capacidade de proporcionar ambiente seguro para prevenção da síndrome da morte súbita do lactente e transporte com segurança; capacidade de administrar medicamentos; e capacidade de prestar à criança cuidados especiais como gastrostomia, traqueostomia e sondas, quando necessário. De acordo com as recomendações do método canguru, cabe às unidades neonatais identificarem e acionar a rede de apoio que a família dispõe. Mapear a rede social auxilia a família a visualizar com quem ela pode contar e o tipo de apoio que pode receber.[1]

▶ Efeitos do método canguru em curto e longo prazo

As estratégias do cuidado intensivo neonatal têm como objetivo não apenas o aumento da sobrevida desses pacientes, mas também propiciar a eles uma melhor qualidade de vida. Uma dessas estratégias é o método canguru, que engloba diferentes pilares como o fortalecimento do vínculo do prematuro com seus pais, o controle fisiológico, autonômico e motor, a promoção do desenvolvimento neurossensorial, o controle dos estímulos ambientais e dolorosos com redução do estresse, a promoção do sono e o estímulo ao aleitamento materno, entre outros.

Alguns estudos mostram os efeitos do método canguru em curto e longo prazo. Em uma metanálise, envolvendo 21 estudos com 3.042 prematuros, os autores mostraram que os neonatos, submetidos ao método canguru, comparados àqueles cujo cuidado foi convencional (sem a realização da posição canguru) apresentaram na idade corrigida de termo ou na alta hospitalar, menos infecção, hipotermia e hipertermia, além de menor mortalidade. A frequência de aleitamento materno exclusivo e misto foi maior entre os neonatos submetidos ao método canguru, assim como o ganho de peso e o crescimento do comprimento e do perímetro cefálico.[27]

No tocante ao comportamento e ao desenvolvimento, recém-nascidos prematuros com idade gestacional inferior a 32 semanas, admitidos na Unidade de Cuidados Intermediários Canguru, com o cuidado materno por 24 horas ao dia, por pelo menos 7 dias e com a realização da posição canguru em tempo livre, comparados aos neonatos assistidos na Unidade de Cuidados Intermediários Convencionais, quando avaliados na idade corrigida de termo, mostraram-se mais alertas e atentos aos estímulos do meio ambiente, apresentaram melhor qualidade dos movimentos, e menos sinais de estresse e respostas assimétricas aos reflexos pesquisados.[28] Em outro estudo, prematuros com idade gestacional de 34 semanas, submetidos à posição canguru, duas vezes ao dia, comparados aos que receberam cuidado convencional, sem a realização da posição canguru, apresentaram, na idade corrigida de 40 semanas, maior capacidade de habituação e orientação aos estímulos externos e, aos 12 meses de idade corrigida, maior escore mental.[29]

De modo prospectivo, Charpak *et al.* acompanharam uma coorte de prematuros com peso ao nascer inferior a 2.000 g que, no período neonatal, foram randomizados para se submeterem ao método canguru ou ao cuidado convencional. A frequência de aleitamento materno foi maior na idade de termo e aos 3 meses de idade, entre as crianças submetidas ao método canguru e, no que tange ao crescimento, maiores índices antropométricos de altura/idade foram observados aos 9 e 12 meses de idade, e de perímetro cefálico/idade aos 6, 9 e 12 meses. Quanto ao desenvolvimento, aos 6 e 12 meses, não se observou diferença entre as crianças submetidas ou não à posição canguru.[30] No entanto, aos 20 anos, apesar de os prematuros submetidos ao método canguru terem apresentado menores escores em matemática e linguagem, o quociente de inteligência foi semelhante entre os grupos.[31] Por fim, em uma coorte de prematuros com idade gestacional de 24 semanas, aqueles que realizaram a posição canguru por mais tempo no período neonatal, comparados aos neonatos nos quais a posição canguru foi realizada por menos tempo, quando avaliados aos 12 meses, apresentaram melhor desenvolvimento da linguagem.[32]

Diante desses resultados, com o menor número de intercorrências clínicas durante a internação hospitalar após o nascimento, maiores taxas de aleitamento materno na alta, maiores índices de crescimento no 1º ano de vida, melhores respostas comportamentais na idade de termo e melhor desenvolvimento infantil apontado por alguns estudos, o método canguru deve ser preconizado como modelo de assistência ao prematuro nas unidades neonatais.

▶ Referências bibliográficas

1. Ministério da Saúde (BR). Secretaria de Atenção à Saúde. Departamento de Ações Programáticas Estratégicas. Atenção humanizada ao Recém-nascido de Baixo Peso; Método Canguru: manual técnico. 3. ed. Brasília; Ministério da Saúde. 2017;340.

2. Balbino F, Meschini G, Balieiro M, Mandetta M. Percepção do cuidado centrado na família em unidade neonatal. Revista de Enfermagem da UFSM. 2016;6(1):84-92.

3. Mekonnen AG, Yehualashet SS, Bayleyegn AD. The effects of kangaroo mother care on the time to breastfeeding initiation among preterm and LBW infants: a meta-analysis of published studies. Int Breastfeed J. 2019;14:12.

4. Vohr BR, Poindexter BB, Dusick AM, McKinley LT, Higgins RD, Langer JC, et al. Persistent beneficial effects of breast milk ingested in the neonatal intensive care unit on outcomes of extremely low birth weight infants at 30 months of age. Pediatrics. 2007;120(4):e953-e959.

5. Brasil. Ministério da Saúde (BR). Secretaria de Atenção à Saúde. Departamento de ações programáticas estratégicas. Atenção humanizada ao recém-nascido de baixo peso; método canguru: diretrizes do cuidado. Brasília: Ministério da Saúde. 2018;84.

6. American Academy of Pediatrics. Committee on Environmental Health. Noise: a hazard for the fetus and newborn. Pediatrics. 1997;100(4):724-7.

7. Lasky RE, Williams AL. Noise and light exposures for extremely low birth weight newborns during their stay in the neonatal intensive care unit. Pediatrics. 2009;123(2):540-6.

8. Darcy A, Hancock LE, Ware EJA. A descriptive study of noise in the neonatal intensive care unit: ambient levels and perceptions of contributing factors. Adv Neonatal Care. 2008;8(5):S16-26.

9. Wharrad HJ, Davis AC. Behavioural and autonomic responses to sound in pre-term and full-term babies. Br J Audiol. 1997;31(5):315-29.

10. Williams AL, Sanderson M, Lai D, Selwyn DL, LaskY RE. Intensive care noise and mean arterial blood pressure in extremely low-birth-weight neonates. Am J Perinatol. 2009;26(5):323-9.

11. Graven SN. Sound and the developing infant in the NICU: conclusions and recommendations for care. J Perinatol. 2000;20(8-2):S88-93.

12. Santos J, Pearce SE, Stroustrup A. Impact of hospital-based environmental exposures on neurodevelopmental outcomes of preterm infants. CurrOpinPediatr. 2015;27:254-60.

13. Liu WF, Laudert S, Perkins B, Macmillan-York E, Martin S, Graven S. The development of potentially better practices to support the neurodevelopment of infants in the NICU.J Perinatol. 2007;27(2):S48-74.

14. Mann NP, Haddow R, Stokes L, Goodley S, Rutter N. Effect of night and day on preterm infants in a newborn nursery: randomised trial. Br Med J (Clin Res Ed) 1986;293(6557):1265-7.

15. Walsh SW, Ducsay CA, Novy MJ. Circadian hormonal interactions among the mother, fetus, and amniotic fluid. Am J ObstetGynecol. 1984;150(6):745-53.

16. Vásquez-Ruiz, Maya_Barrios JA, Torres_Narváez P, Vega-Martínez BR, Rojas-Granados A, Escobar C, et al. A light/dark cycle in the NICU accelerates body weight gain and shortens time to discharge in preterm infants. Early Hum Dev. 2014;90(9):535-40.

17. Carbajal R, Rousset A, Danan C, et al. Epidemiology and treatment of painful procedures in neonates in intensive care units. JAMA. 2008;300(1):60-70. doi: 10.1001/jama.300.1.60.

18. Keels E, Sethna N, Watterberg KL, Cummings JJ, Benitz WE, Eichenwald EC et al. Committee on fetus and newborn and section on anesthesiology and pain medicine. Prevention and management of procedural pain in the neonate: an update. Pediatrics. 2016;137(2):e20154271.

19. Hummel P, Puchalski M, Creech SD, Weiss MG. Clinical reliability and validity of the N-PASS: neonatal pain, agitation and sedation scale with prolonged pain. J Perinatol. 2008;28(1):55-60.

20. Johnston C, Campbell-Yeo M, Disher T, Benoit B, Fernandes A, Streiner D, et al. Skin-to-skin care for procedural pain in neonates. Cochrane database Syst Rev. 2017;2:CD008435.

21. Laudert S, Liu WF, Blackington S, Perkins B, Martin S, Macmillan-York E, et al. Implementing potentially better practices to support the neurodevelopment of infants in the NICU. J Perinatol. 2007;27(2):S75-93.

22. Wallau AK, Costa-Nobre DT, Leslie ATFS, Guinsburg R. Impact of bundle implementation on the incidence of peri/intraventricular hemorrhage among preterm infants: a pre-post interventional study. São Paulo Med J. 2021;139(3):251-8.

23. Als H. Toward a synactive theory of development promise for the assessment and support on infants individually. Infant Mental Health Journal. 1982;3(4):229-43.

24. Brazelton TB, Nugent JK. Neonatal Behavioral Assessment Scale. 4. ed. London: MacKeith Press, 1995,200.

25. StarkAR, AdamkinDH, Batton DG, Bell EF, Bhutani VK, Denson SE, et. al. American Academy of Pediatrics. Comittee on Fetus and Newborn. Hospital discharge of the high-risk neonate. Pediatrics. 2008; 122(5):1119-26.

26. Jefferies AL, Canadian Paediatric Society. Fetus and Newborn Committee. Going home: facilitating discharge of the preterm infant. Paediatr Child Health. 2014:19(1):31-42.

27. Conde-Agudelo A, Díaz-Rossello JL. Kangaroo mother care to reduce morbidity and mortality in low birthweight infants. Cochrane Database Syst Rev 2014:CD002771.

28. Silva MGC, Barros MCM, Pessoa UML, Guinsburg R. Kangaroo-mother care method and neurobehavior of preterm infants. EarlY Hum Dev 2016;95:55-9.

29. Ohgi S, Fukuda M, Moriuchi H, Kusumoto T, Akiyama T, Nugent JK, et al. Comparison of kangaroo care and standard care: behavioral organization, development and temperament in healthy, low-birth--weight infants through 1 year. J Perinatol. 2002;22:374-9.

30. Charpak N, Ruiz-Pelaez JG, Figueroa Z, Charpak Y. A randomized controlled trial of kangaroo mother Care: results of follow-up at 1 year corrected age. Pediatrics. 2001;108(5):1072-9.

31. Charpak N, Ressier R, Ruiz JG, Hernandez JT, Uriza F, Villegas, et al. Twenty-year follow-up of kangaroo mother care versus traditional care. Pediatrics 2017;139(1): e202162063. doi: 10.1542/peds.2016-2063. Epub 2016 Dec 12.

32. Gonya J, Ray WC, Rumpf RW, Brock G. Investigating skin-to-skin care patterns with extremely preterm infants in the NICU and their effect on early cognitive and communication performance: a retrospective cohort study. BMJ Open. 2017;7:e012985.

3.4 Cuidado Centrado na Família

Flávia Simphronio Balbino

▶ Evolução do envolvimento da família na unidade de terapia intensiva neonatal

Todo nascimento gera expectativas na família que se depara com novas tarefas e desafios para receber seu mais novo membro, desencadeando uma crise no ambiente familiar, própria dessa etapa do ciclo de vida.[1] Pais, avós, tios e irmãos precisam abrir espaço em suas vidas para o novo ser e aprender a desempenhar novas funções.[1,2]

No entanto, quando ocorrem o nascimento prematuro de uma criança e sua hospitalização, intensifica-se a crise, e novas demandas sobrepõem-se à família, caracterizando um momento estressante e emocionalmente difícil, com sentimento de perda e luto durante e após a alta do bebê da unidade de terapia intensiva neonatal (UTIN).[2]

Há um reconhecimento global de que a presença da família na UTIN desempenha um papel fundamental na promoção dos melhores resultados em neonatologia.[3,4] Além disso, ela é considerada uma influência consistente no desenvolvimento da criança, sendo essencial para a formação do vínculo afetivo, para os efeitos neuroprotetores e para o bom desenvolvimento físico, cognitivo e psicossocial.[4,5]

A atenção para a necessidade da família não é algo novo. As primeiras iniciativas de adoção de um cuidado voltado à família iniciaram-se na Inglaterra, com o *Relatório Platt*, em 1959,[6] que recomendava aos clínicos ingleses que concedessem aos pais horas de visitas ilimitadas e facilidades para sua permanência no hospital e incentivava a participação da mãe nos cuidados de seu filho, com o objetivo de diminuir os efeitos negativos da hospitalização. Com base nesse relatório, houve um movimento social de abertura dos serviços de pediatria à sociedade, iniciando-se, assim, uma mudança no discurso público e nas expectativas sobre o envolvimento pai-filho nos cuidados neonatais e pediátricos.[6]

Nas instituições de saúde brasileiras, esse movimento teve início apenas na década de 1980, quando se permitiu a presença da família no ambiente hospitalar. O direito de permanência dos pais ou responsável na hospitalização foi concedido mais tarde, com a promulgação do Estatuto da Criança e do Adolescente (ECA) em 1990.[7]

Nas últimas décadas, autores vêm discutindo amplamente a participação da família no cuidado ao paciente, apontando para a necessidade de atendê-la no contexto de hospitalização, com o suporte da equipe de saúde, fundamentado em um modelo de cuidado que traga benefícios físicos e emocionais para ambos.[4,5,8,9]

O Cuidado Centrado na Família (CCF) é descrito como uma forma de cuidar das crianças e de suas famílias que garanta que os cuidados sejam planejados por meio de uma atenção à saúde respeitosa e responsiva às necessidades e aos valores individuais das famílias.[8,9] Esta filosofia consiste em incluir a família de forma deliberada no planejamento e na prestação de cuidados ao paciente e no desenvolvimento da capacidade de levar em consideração as necessidades da família como um todo, e não apenas as necessidades do indivíduo.[9,10] Neste modelo de cuidado, a família é geralmente uma presença constante ao longo da vida do seu bebê.[8,9]

O CCF é uma proposta de cuidado que tem crescido em todo o mundo e evoluiu ao longo do tempo.[10] Inicialmente, o termo empregado era "medicina centrada no paciente", que evoluiu para "cuidado centrado no paciente" e, em 1990, foi incluído o termo "família", a fim de se descrever melhor a abordagem pretendida para a realização dos cuidados de saúde. Desde então, surgiu o termo "cuidado centrado no paciente e família", empregado como sinônimo de "cuidado centrado na família".[10]

Historicamente, as UTIN foram desenvolvidas no início da década de 1960 para diminuir a morbimortalidade de bebês nascidos prematuramente, mas a ênfase estava nos cuidados físicos, e não no envolvimento da família.[2,5] No contexto neonatal, o CCF foi oficialmente proposto em 1992, a partir de uma conferência, para profissionais de saúde e pais discutirem e amenizarem as queixas dos pais sobre as dificuldades em obter informações precisas sobre as condições, tratamentos e prognósticos de seus bebês; a exclusão dos pais da tomada de decisão médica e ética; os impedimentos desnecessários à amamentação e à nutrição de bebês na UTIN; e a frustração com o planejamento e o acompanhamento de alta inadequados.[11]

Essas propostas foram revistas pela Academia Americana de Pediatria e, nos anos subsequentes, com as mudanças na evolução do cuidado neonatal e os avanços tecnológicos, foram incluídas a comunicação aberta, as parcerias entre pais e profissionais de saúde e a colaboração na prestação de cuidados.[3]

No Brasil, os conceitos de CCF são também premissas de políticas públicas de saúde e legislações nacionais: Política Nacional de Humanização (PNH); Política Nacional de Atenção Integral à Saúde da Criança (PNAISC); e o Estatuto da Criança e do Adolescente (ECA).[7,12] No âmbito neonatal, a atenção humanizada ao recém-nascido de baixo peso – método canguru amplia as mudanças na participação da família no cuidado neonatal e reforça a presença dos pais e da família ampliada nas unidades neonatais.[12] O método tem como princípio quatro fundamentos básicos: o acolhimento do bebê e de sua família, o respeito às individualidades, a promoção do contato pele a pele o mais precoce possível e o envolvimento da mãe nos cuidados do bebê.[12]

Esses princípios corroboram a assistência neonatal centrada na família, que é definida como a aplicação de cuidados abrangentes e holísticos aos recém-nascidos e a suas famílias.[12] Eles reconhecem que cada família e recém-nascido são únicos; que devem ser respeitados os valores, as perspectivas e as escolhas da família; e incorporam essas escolhas aos planos de cuidados.[8-10] O método baseia-se nos princípios de dignidade e respeito, informação compartilhada, participação, colaboração entre os profissionais de saúde e a família, além de um ambiente neonatal adequado e atenção aos elementos sociais e emocionais.[10] (Quadro 3.4.1).

Quadro 3.4.1 Princípios Centrais do Cuidado Centrado na Família

Dignidade e respeito	• Ouvir e respeitar as escolhas e as perspectivas do paciente e da família • Conhecer, os valores, as crenças e a cultura da família e incorporá-los ao planejamento e prestação do cuidado, formando a base da comunicação e do relacionamento
Informação Compartilhada	• Comunicar e compartilhar informações úteis de maneira imparcial e completa com as famílias do recém-nascido • Fornecer informações acuradas aos pais, no momento oportuno, a fim de se efetivar sua participação no cuidado e na tomada de decisão no cuidado de seu filho
Participação	• Encorajar e apoiar a família a participar do cuidado e da tomada de decisão, escolhendo seu nível de atuação
Colaboração	• Incluir as famílias como base de apoio da instituição • Colaboração das famílias no desenvolvimento, implantação e avaliação das políticas e dos programas para favorecer os cuidados à saúde e a educação profissional, e na prestação de cuidado

Fonte: Adaptado de Institute for Family and Patient Centered Care (2021).

Ademais, como as necessidades dos bebês e suas famílias são consideradas universais, os princípios neonatais do CCF podem ser aplicados em qualquer cenário.[3,4,12,13]

O objetivo dessa filosofia de cuidado é uma relação cooperativa entre a família e o profissional de saúde, em que a família participa do cuidado com o bebê e nas decisões que o afetam. Há uma comunicação aberta entre a família e o profissional de saúde, e os pontos fortes, preocupações e circunstâncias individuais das famílias são respeitados.[3,13,14]

O apoio de qualidade para as famílias na UTIN depende do apoio educacional e emocional para os funcionários e da gestão institucional envolvida no processo.[13] Estudos têm evidenciado que os profissionais de saúde, que praticam o CCF, reconhecem o papel vital que as famílias desempenham para garantir a saúde e o bem-estar de seus familiares.[4,5] Esses estudos salientam que o apoio emocional, social e de desenvolvimento são parte integrante dos componentes dos cuidados de saúde.[8] Nesta prática, cada criança e família são respeitadas em suas forças inatas. A experiência de cuidados de saúde é vista como uma oportunidade de construir essas forças e apoiar as famílias nos seus papéis de cuidadores e na tomada de decisão (Quadro 3.4.2).[4,5,8,13]

Quadro 3.4.2 Princípios do Cuidado Centrado na Família no Ambiente de UTIN

Conceito central	Princípio
Respeito	Respeitar cada bebê e sua família (autodefinido)
Diversidade	Respeitar a diversidade racial, étnica, cultural e socioeconômica das famílias e suas diferentes experiências e percepções de cuidado
Baseado em forças	Reconhecer e construir uma relação sobre os pontos fortes de cada criança e família, mesmo em situações difíceis e desafiadoras
Escolha	Apoiar e facilitar a escolha para o bebê e a família

(Continua)

Conceito central	Princípio
Flexibilidade	Garantir flexibilidade nas políticas, procedimentos e práticas organizacionais para que os serviços sejam adaptados às necessidades, às crenças e aos valores culturais de cada família
Compartilhamento de informações	Compartilhar informações honestas e imparciais com as famílias continuamente, de maneira que as considerem úteis e positivas
Apoiar	Fornecer apoio formal e informal às famílias para apoiar sua parceria plena no cuidado de bebês antes (quando possível), durante e após a hospitalização do bebê na UTIN
Colaboração	Colaborar com as famílias em todos os níveis de atenção à saúde, no cuidado de seus bebês, na educação profissional, na formulação de políticas e no desenvolvimento de programas em âmbito institucional
Fortalecimento	Capacitar cada família a descobrir seus próprios pontos fortes, a construir confiança, a fazer escolhas e a tomar decisões sobre a sua própria saúde e a de seu filho

Fonte: Adaptado de Gooding *et al.*, 2011.

▶ Evidências para o cuidado centrado na família

O benefício do CCF para os recém-nascidos, suas famílias e profissionais de saúde envolvidos no cuidado está na possibilidade de melhorar os resultados da população neonatal ao longo do tempo.

A incorporação dos princípios do CCF na prática de uma UTIN pode influenciar positivamente na redução do estresse parental e no aumento da autoconfiança, na diminuição do tempo de internação do bebê e de reinternações hospitalares, na maior adesão ao método canguru, em melhores resultados de desenvolvimento neurológico do neonato e no fortalecimento do vínculo afetivo entre recém-nascido e família, assim como no aumento das taxas de aleitamento materno, na melhor qualidade dos cuidados maternos e no bem-estar da família.[3-5,13-20]

Diminuição do estresse parental e da ansiedade e melhor autoestima foram observados em pesquisa na qual os benefícios do apoio fornecido por pais voluntários experientes e treinados foram investigados.[14] Os pais voluntários ofereceram apoio emocional, informativo e modelador por meio de visitas a hospitais, contato telefônico e visitas domiciliares durante a hospitalização do bebê e durante todo o seu 1º ano de vida.[14] O grupo de apoio aos pais favorece a transição durante a hospitalização na UTIN, com o suporte da equipe multiprofissional, para o fortalecimento do vínculo afetivo pais-bebê, alívio do sofrimento e maior autonomia dos pais nos cuidados ao filho.[14,15]

Permitir que os pais se envolvam no cuidado e tornem-se o cuidador primário pode diminuir o tempo de internação e reinternações hospitalares, a partir da segurança e da autoconfiança adquirida com o auxílio dos profissionais de saúde durante a hospitalização, além de melhorar as taxas de ganho de peso e de aleitamento materno.[5,13] A formação dos pais sobre os cuidados básicos de seus bebês melhora os desfechos clínicos dos bebês.[4] Além disso, as práticas do CCF também auxiliam pais a entenderem a importância da interação com seus bebês, o que pode melhorar o crescimento e o desenvolvimento dos bebês.[19]

A aplicação de um programa de CCF voltado à família do recém-nascido prematuro tem como objetivo promover o empoderamento dos pais, a aprendizagem e a tomada de decisões compartilhadas. Autores evidenciaram aumento da autoeficácia apresentada pelos pais no cuidado do filho após a alta, melhor relacionamento entre pais-filhos e desfechos positivos de desenvolvimento infantil.[16]

Entre esses programas voltados à assistência do recém-nascido prematuro, o método canguru é uma forma de envolver a família no cuidado, bem como de diminuir o nível de estresse parental, melhorar as taxas de sucesso na lactação e no desenvolvimento do bebê, contribuindo para a organização neurofisiológica dos bebês.[12] O método pode melhorar o humor dos pais, o processo de parentalidade e a autonomia nos cuidados diários do bebê, aumentar sua satisfação, reduzir sua ansiedade e apoiá-los a se adaptar em seus novos papéis.[3]

Mas apesar das evidências crescentes do benefício das práticas da CCF na UTIN, ele ainda não é amplamente implementado nessas unidades em todo o mundo, em virtude da necessidade do envolvimento de profissionais treinados para o CCF e do fornecimento de educação contínua para a equipe sobre este modelo de cuidado.[9,14,17]

▶ Aplicação do cuidado centrado na família no contexto neonatal

A implementação do CCF deve começar com a construção de uma filosofia de atendimento à família na UTIN. Requer uma avaliação da cultura institucional e a identificação de membros da equipe para serem referência na aplicação e disseminação desta filosofia, por meio de capacitação e sensibilização dos profissionais, e a elaboração de protocolos para o acolhimento da família na UTIN.[18] Estratégias de melhoria da qualidade da assistência podem ser empregadas para avaliar o progresso e o sucesso da implementação dos princípios do CCF.[17,18]

A aplicação desses princípios requer a compreensão das necessidades dos recém--nascidos no contexto de suas famílias. Reconhecer os pontos fortes e as capacidades de engajamento das famílias no cuidado de recém-nascidos pode facilitar sua confiança e promover a inclusão na tomada de decisão de seus bebês referente aos cuidados de saúde imediata e futura, além de possibilitar estabelecer uma parceria entre os pais e a equipe de saúde da UTIN.[8,13,17]

A **dignidade e o respeito** são assegurados quando os profissionais de saúde ouvem e respeitam as escolhas e perspectivas do paciente e da família. O respeito pela individualidade do recém-nascido e de sua família representa um desafio contínuo aos serviços de saúde para os profissionais, pois requer abertura e atenção às interações com a família e ao impacto das vivências, além do conhecimento acerca da dinâmica, de crenças e de formas de adaptação da família a diferentes situações.[9,13,17]

Os pais devem ser acolhidos na unidade neonatal em suas necessidades como ter acesso irrestrito ao filho, receber informações sobre as condições de saúde do filho e as rotinas da instituição, estabelecer uma boa comunicação com a equipe de saúde, ter uma de rede de apoio e participar dos cuidados do filho a fim de ser preparado para o cuidado no domicílio.[8,9,13,17]

Na UTIN, os pais não devem ser considerados visitas, e sim parceiros no cuidado e na recuperação do recém-nascido durante a hospitalização.[17] Desta forma, o acolhimento da família deve ser iniciado desde a sua chegada à UTIN, ao garantir a sua presença de forma orientada e podendo acompanhar todos os procedimentos, o que os permite aceitar melhor a condição de saúde do bebê.[20]

Permitir e incentivar os pais a estarem com seus filhos na UTIN é uma parte concreta da implementação do cuidado centrado na família. Essa presença é importante não só para que saibam cuidar do filho na alta hospitalar, mas também para que os pais estabeleçam o vínculo afetivo.[4,5,9,17]

A equipe multiprofissional deve estimular a presença dos pais em todos os horários na unidade neonatal e garantir que não haja discriminação dos pais e familiares por raça, etnia, cultura, religião, língua, deficiência física ou mental e situação econômica. A equipe também deve facilitar aos pais a oportunidade de registrar por meio de fotos e filmes a experiência da família com o bebê durante sua permanência na unidade.[20] Deve-se dar a oportunidade aos pais para decidirem se querem permanecer na unidade ao lado do filho, no momento da realização de procedimentos técnicos como curativo, punção intravenosa, introdução de cateter central de inserção percutânea, aspiração de vias aéreas, coleta de exames e outros.[17]

Com o acesso irrestrito ao filho, os estudos apontam que os pais, durante a internação, desenvolvem uma constante busca pelo conhecimento e apresentam necessidade de receberem informações sobre o que está acontecendo com seu filho, de serem orientados a respeito da internação e dos cuidados prestados ao recém-nascido e sobre a unidade e a equipe de saúde que cuida de seu bebê.[12,19]

A **informação compartilhada** é a chave para facilitar a comunicação eficaz no CCF.[10,17,20] A informação é reconhecida como um direito do paciente e dever do profissional e é considerada uma das necessidades de maior importância para os familiares de pacientes internados em UTIN.[20] A ausência de informações sobre o estado de saúde do bebê pode desencadear nos pais sentimentos de desencanto, apreensão, ansiedade, conformismo, incompreensão e intenso sofrimento. Nessa situação, os pais podem se desestruturar e criar fantasias ameaçadoras em torno das diferentes situações, dificultando ainda mais o enfrentamento da hospitalização do filho.[2,17]

As intervenções de suporte aos pais devem ser realizadas por meio de fornecimento de informações diárias realistas, coerentes, transmitidas de maneira clara e objetiva sobre o estado e evolução do paciente, sendo de extrema importância a orientação aos pais sobre todos os procedimentos a serem realizados, bem como sobre os equipamentos utilizados.[10,13,19,20]

Neste processo, é importante oferecer tempo suficiente para a família expor suas dúvidas e preocupações, devendo a equipe se colocar à disposição para esclarecimentos sempre que surgirem novas questões.[20]

Deve-se abrir espaço para perguntas e estabelecer uma comunicação dialógica com a família.

Os membros da equipe de cuidados devem:

a) Sempre referir-se aos pais pelo nome.
b) Apresentar-se e manter a identidade funcional (crachá) visível.
c) Estar atentos às atitudes apresentadas pelos pais durante a conversa.
d) Explicar seu papel naquele turno.
e) Explicar tudo o que está sendo realizado com o recém-nascido.
f) Manter sempre o compromisso diante do que foi conversado com os pais.
g) Ser honestos com a família.

Facilitar a comunicação entre os membros da família e a equipe gera um relacionamento melhor, tornando os pais componentes importantes no processo de cuidar do recém-nascido hospitalizado. Este compartilhar de informações é fundamental para que os pais compreendam e aceitem o real estado de saúde de seu filho e sintam-se personagens ativos na aprendizagem dos cuidados específicos de que seu bebê necessitará.[3,21]

As necessidades de suporte e de conforto também são classificadas como importantes. Neste processo, os pais necessitam de uma **rede de apoio**, visto que muitas vezes negligenciam suas necessidades pessoais ou não as reconhecem como importantes, por julgarem que, neste momento, todos os esforços devem estar voltados para o filho hospitalizado.[14]

O suporte pode vir de maneira formal, proveniente dos serviços e profissionais de saúde, ou de uma rede de apoio informal, que envolve a ajuda de parentes, amigos e da comunidade que auxiliarão os pais no processo de experienciar a internação do filho.[12]

A rede social de apoio é essencial para a manutenção do equilíbrio e da dinâmica familiar, especialmente no enfrentamento de transições, como é o que acontece com o nascimento dos filhos.[17] Saliente-se, também, que esse apoio e a rede social auxiliam no fortalecimento da família frente às suas experiências de vida, atuando na redução da taxa de mortalidade, na prevenção de agravos à saúde e na recuperação da saúde de seus membros.[14] Eles também estão associados à redução mais rápida nos sintomas de depressão e de ansiedade dos pais nos primeiros meses após o nascimento prematuro.[19]

Durante a internação, deve-se indagar a respeito da rede social e pessoal dos pais, procedimento que deve fazer parte da investigação da história clínica do bebê e da família.[19] Além de conhecer a unidade familiar, é preciso que as equipes de saúde conheçam a rede social e o apoio social que as famílias têm para que possam planejar a assistência a essa clientela e incluí-la na participação ativa nos cuidados ao recém-nascido durante a hospitalização e no preparo para a alta.[19]

O envolvimento da família na **participação no cuidado** é um dos pilares do CCF e requer a promoção de seu empoderamento por meio de um relacionamento colaborativo, terapêutico e eficaz com a equipe de saúde.[4]

Em virtude de seu papel de cuidador, os enfermeiros encontram-se em uma posição estratégica para apoiar os membros da família e auxiliá-los na definição de seus papéis.[16,17] Neste processo, ele necessita de habilidades interpessoais, éticas, técnico-científicas, de negociação, educacionais e gerenciais, já que muitas vezes ele é o porta-voz das demandas da família. Ele deve ser o fornecedor de suporte para os pais na realização dos cuidados ao filho, promovendo, assim, o protagonismo, especialmente o materno, no cuidado por meio da educação em saúde na UTIN.[14,16,17]

A participação da família deve ser gradual e apropriada, para que possa aprender a lidar com a criança e com suas necessidades especiais durante a internação. Ao término deste processo, ela deve estar segura de que cuidará de seu filho melhor do que ninguém. Para isso, o seu preparo deve ser iniciado bem antes da alta, para que possa assimilar as orientações aos poucos.[20]

O ambiente físico do hospital e da UTIN pode impactar no envolvimento dos pais no cuidado do bebê. As famílias que recebem acomodações para pernoitar perto de seus bebês ou crianças doentes relatam uma experiência melhor no hospital e sentem-se mais envolvidas nos cuidados de seus filhos.[13,17]

A **participação colaborativa** dos pais e a negociação são elementos centrais no CCF, porém dependem do desenvolvimento das relações entre a família e os profissionais de saúde e exigem uma negociação contínua de funções mutuamente valorizadas, dependendo do nível de habilidade e de confiança dos pais.[13,17] Deve haver uma relação baseada na confiança e abertura que capacita os pais a se envolverem no cuidado de seu bebê.[21]

A falta de comunicação efetiva, as expectativas profissionais e as questões de poder e controle, muitas vezes, impedem a negociação aberta e recíproca entre as famílias e os profissionais de saúde, especialmente com os enfermeiros.[20] Apoiar, educar e fazer parcerias com os pais fortalece o funcionamento familiar e os resultados a longo prazo.[13] Os pais precisam participar ativamente das rotinas diárias, assim como serem ouvidos, compreendidos e reconhecidos de acordo com o verdadeiro papel que desempenham.[17]

◗ Quadro 3.4.3 Diretrizes para o acolhimento da família na unidade neonatal

- O acolhimento da família na UTIN tem início com a entrada da gestante no hospital quando é internada na unidade obstétrica, onde lhe é dado o direito de ter um acompanhante e de ser avaliada por uma equipe multiprofissional de saúde
- Deve-se estabelecer uma comunicação entre a equipe obstétrica e neonatal, o que, além de garantir uma ampla discussão dos casos, aproxima a futura mãe e a equipe multiprofissional da unidade neonatal que cuidará do recém-nascido
- Faz parte desse processo, também, uma visita prévia da gestante à UTIN, se for o seu desejo e a suas condições clínicas permitirem
- Ao nascimento do bebê, cabe à equipe multiprofissional dar as boas-vindas à família e realizar a apresentação da unidade neonatal
- Explicar em linguagem simples as condições clínicas de saúde do recém-nascido (médico responsável pelo paciente)
- Orientar as condições do ambiente e as rotinas de chegada diária na unidade como lavagem das mãos, utilização da sala de apoio e convivência para descanso e alimentação
- Sanar dúvidas iniciais da família quanto ao estado de saúde do recém-nascido
- Acompanhar os pais à beira do leito observando sua reação quanto ao ambiente e ao bebê
- Na impossibilidade de a mãe vir à unidade neonatal, o médico responsável pelo recém-nascido deve procurá-la no leito da unidade de obstetrícia ou em outra unidade onde ela estiver internada para dar as primeiras informações sobre o recém-nascido
- A equipe de saúde do serviço deve funcionar como um elo, garantindo informações, esclarecendo dúvidas e preparando a mãe para o ambiente da UTIN
- No caso de os pais serem menores de idade ou incapazes, as informações serão transmitidas em conjunto com o respectivo responsável legal

Fonte: Adaptado de Balbino FS e Prestes ACY, 2021.

O modelo do cuidado centrado na família deve se iniciar antes da admissão de um recém-nascido na unidade neonatal e passa pela internação, pelo crescimento e desenvolvimento do neonato, pelo preparo para alta e pela transição para casa, ou transferência para outra unidade, sendo a etapa final a fixação e integração do recém-nascido na vida familiar no domicílio. Para que isso ocorra de maneira irrestrita, tornam-se necessária a readequação dos espaços e o preparo dos profissionais envolvidos neste contexto,[12] por meio da inclusão de estruturas adequadas, serviços inovadores e acessíveis, além de oportunidades de participação das famílias no processo de política e tomada de decisão de capacitações. Além disso, o apoio organizacional aos funcionários também é fundamental, à medida que estes adaptam seus cuidados para promover o CCF.[8]

▶ Conclusão

Ao se acolher a família na UTIN, é importante entender suas experiências e que cada recém-nascido é único. A qualidade da parentalidade durante este período é fundamental para o desenvolvimento da criança, e o preparo da família para levar seu filho para casa depende, em parte, do vínculo com o bebê e das habilidades que aprendem com os profissionais de saúde da UTIN para ser pai de um bebê que esteve gravemente doente.

De modo geral, o cenário para integrar os pais aos cuidados de seus bebês parece muito favorável, com muitas estratégias diferentes para melhorar a prestação de cuidados e os resultados em neonataologia. O que está claro agora é que as equipes da UTIN estão liderando a inovação na implementação de cuidados de saúde neonatais com os pais, de modo que o objetivo final de promover a saúde e o bem-estar de bebês, famílias e profissionais de saúde seja alcançado para todos os recém-nascidos hospitalizados.

Promover uma mudança na cultura do cuidado com o foco na família requer uma transformação nas atitudes da equipe de saúde e apoio institucional. O CCF é um trajeto e não um destino, mudanças devem ocorrer continuamente nas unidades para favorecer a presença da família na UTIN.

▶ Referências bibliográficas

1.   Carvalho LS, Pereira CMC. As reações psicológicas dos pais frente à hospitalização do bebê prematuro na UTI neonatal. Rev. SBPH. 2017;20(2):101-122. [2022 Set. 25]. Disponível em: <http://pepsic.bvsalud.org/scielo.php?script=sci_arttext&pid=S1516-08582017000200007&lng=pt>.

2.   Neu M, Klawetter S, Greenfield JC, Roybal K, Scott JL, Hwang SS. Mothers' experiences in the NICU before family-centered care and in NICUs. Where it is the standard of care. Adv Neonatal Care. 2020; 20(1):68-79 doi: 10.1097/ANC.0000000000000671.

3.   Roué JM, Kuhn P, Maestro ML, Maastrup RA, Mitanchez D, Westrup B, Sizun J. Eight principles for patient-centered care for newborns in the neonatal intensive care units. Arch Dis Child Fetal Neonatal Ed. 2017;102(4):364-8.

4.   O'Brien K, Robson K, Bracht M, Cruz M, Lui K, Alvaro R, et al. Effectiveness of family integrated care in neonatal intensive care units on infant and parent outcomes: a multicentre, multinational, cluster-randomised controlled trial. Lancet Child Adolesc Health. 2018;2(4):245-54.

5.   Lv B, Gao XR, Sun J, Li TT, Liu ZY, Zhu LH, et al. Family-centered care improves clinical outcomes of very-low-birth-weight infants: a quasi-experimental study. Front Pediatr. 2019;7:138. 10.3389/fped.2019.00138.

6.   Ministry of Health. Report on the welfare of children in hospital. London: HMSO, 1959.

7.   Ministério da Saúde (BR). Estatuto da criança e do adolescente. 3. ed. Brasília: MS; 2008.

8. Davidson JE, Aslakson RA, Long AC, Puntillo KA, Kross EK, Hart J, et al. Guidelines for family-centered care in the neonatal, pediatric, and adult ICU. CritCare Med. 2017;45(1):103-28. doi: 10.1097/CCM.0000000000002169. PMID: 27984278.

9. Pinto JP, Ribeiro CA, Pettengill MM, Balieiro MMFG. Cuidado centrado na família e sua aplicação na enfermagem pediátrica. Rev Bras Enferm. 2010;63:132-5.

10. Institute for patient- and family-centered care. Patient- and Family-Centered Care. [2022 Set. 27]. Disponível em: <www.ipfcc.org/about/pfcc.html>.

11. Harrison H. The principles for family-centered neonatal care. Pediatrics 1993;92:643-50.

12. Ministério da Saúde (BR). Secretaria de Atenção à Saúde. Atenção humanizada ao recém-nascido de baixo peso: método canguru: manual técnico. 3. ed. Brasília: Ministério da Saúde, 2017.

13. Gooding JS, Cooper LG, Blaine AI, Franck LS, Howse JL, Berns SD. Family support and family-centered care in the neonatal intensive care unit: origins, advances, impact. Semin Perinatol. 2011;35:20-8.

14. Franck LS, O'Brien K. The evolution of family-centered care: From supporting parent-delivered interventions to a model of family integrated care. Birth Defects Res. 2019;111(15):1044-59. doi: 10.1002/bdr2.1521. Epub 2019 May 21. Review. PubMed PMID: 31115181.

15. Balbino FS, Yamanaka CI, Balieiro MMFG, Mandetta MA. Parent's support group as a transforming experience for families at a neonatal unit. Esc. Anna Nery. 2016;19(2):297-302.

16. Franck LS, Waddington C, O'Brien K. Family integrated care for preterm infants. Crit Care Nurs Clin North Am. 2020;32(2):149-65. doi: 10.1016/j.cnc.2020.01.001. Epub 2020 Mar 31. 32402313.

17. Griffin T. Family Centered Care in the NICU. J of Perinatal & Neonatal Nurs. 2006;20(1):98-102.

18. Balbino FS, Balieiro MMFG, Mandetta MA. Avaliação da percepção do cuidado centrado na família e do estresse parental em unidade neonatal. Revista Latino-Americana de Enfermagem. 2016;24:e2753. [2022 Set. 25]. Disponível em: <https://www.redalyc.org/articulo.oa?id=281449727154>.

19. Lean RE, Rogers CE, Paul RA, Gerstein ED. NICU hospitalization: long-term implications on parenting and child behaviors. Curr Treat Options Pediatr. 2018;4(1):49-69. Epub 2018 Jan 24. PMID: 29881666; PMCID: PMC5986282.

20. Balbino FS, Prestes ACYP. Humanização na UTIN. In: Protocolos de assistência ao recém-nascido. Hospital São Paulo. 2013.

21. Cruz AC, Balbino FS, Marques L. Patient and family centered care in neonatal settings. In: JonesT, Petty J, Kenner C. The Council International Neonatal Nurses Inc (COINN), 2021.

3.5 Cuidados com a Equipe

Ethel Cukierkorn Battikha

▶ Sofrimento psíquico e possibilidades de intervenções

Ao me ser proposto que escrevesse um artigo dedicado a pensar a prematuridade, mais especificamente enfocando os cuidados com a equipe de assistência, pensei em qual seria a especificidade do meu campo, o da escuta psicanalítica. O meu recorte acerca deste tempo, do não esperado, de antecipação e suas repercussões e implicações nos profissionais. Minha escolha, inevitável, me remeteu aos excessos traumáticos e às possibilidades de ligação, de circulação de inscrições simbolizantes como eixo ordenador deste texto.

Para que possamos pensar e problematizar a especificidade e as implicações da assistência ao bebê prematuro na unidade de terapia intensiva neonatal (UTIN), é de fundamental importância situar o que está implicado no nascimento de um bebê. Esse acontecimento, ordinariamente, revela-se como uma aposta antecipatória no futuro; em geral, observa-se a mãe orgulhosa pelo bebê que nasceu, o mais lindo de todos, saudável, gordinho e a termo. Seu olhar é de admiração, ele é o seu centro e ela, sua majestade, a mãe. Muitas são as projeções quanto ao que este filho poderá vir a ser, com quem se parece ou parecerá na família. Quando olha para o seu bebê, não vê um corpo orgânico, mas um bebê que é recoberto com um manto de expectativas e desejos. A mãe vê o filho como um todo e ama nele algo que ele ainda não é e, que, de maneira geral, nunca será.[1-3]

Este nascimento representa tanto o futuro da linhagem parental, como o "sustentar" da continuidade e da imortalidade da humanidade e, simbolicamente, a transcendência de cada um dos sujeitos singulares envolvidos nesse nascimento, pais, familiares e profissionais. De diferentes maneiras, todos são revalorizados e, mais uma vez, "driblam" a morte e brindam o porvir, que, desta forma, é marcado por muitas comemorações compartilhadas, as visitas, os "parabéns", as mensagens de boas-vindas, desejos de saúde, como se todos reconhecessem neste ato a sua própria preservação.[1,2,4]

Freud (1914), em seu artigo sobre o narcisismo, refere que, diante do nascimento de um filho, os pais mostram-se inclinados a suspender, em favor da criança, o funcionamento de todas as aquisições culturais que seu próprio narcisismo foi forçado a respeitar. A doença, a morte, a renúncia ao prazer, restrições à sua vontade própria não atingirão a criança; as leis da natureza e da sociedade serão ab-rogadas em seu favor.[5]

E quando o nascimento de um bebê prematuramente impõe tanto o risco de sequelas como da morte? Este bebê, que permanece internado na UTIN, nos confronta com os limites inerentes à condição humana; cedo demais nos deparamos com situações extremas ligadas ao limite tênue entre a vida e a morte, portanto ao desamparo. Os pais não têm filhos para que morram ou sofram.

Inúmeros são os excessos traumáticos dos pais, diante deste acontecimento imprevisto e realizado, um fluxo intenso de excitação psíquica não metabolizável. A mãe sairá da maternidade e o bebê permanecerá um tempo prolongado, agora, no hospital, na UTIN. O lugar de acolhimento inicialmente será uma incubadora, cuidado por profissionais, não familiares, mas que ocuparão o lugar de uma parentalidade provisória. Donde emergem as questões: qual a especificidade da atuação numa UTIN? De que forma os membros desta equipe são afetados por esta prática? Dito de outra forma, de que sofrem psiquicamente e quais as possibilidades de propostas de intervenções coletivas?[4,6]

A equipe é composta por diferentes profissionais com campos de formação, conhecimento e atuação específicos, o que nos remete a pensar em quais seriam as questões que incidem em todas as áreas de atuação. Na UTIN, predomina o tempo da urgência, do lidar com bebês de risco. Muitos são os aspectos biopsicossociais mobilizadores de angústias excessivas e sofrimento nos profissionais: a divisão do trabalho; o grau de iniciativa e autonomia; o reconhecimento pelos demais membros da equipe e pela instituição de pertinência; os conflitos no relacionamento entre os seus membros; a precarização do sistema de saúde; o grau de ambiguidade sobre os resultados da tarefa; o *status* social conferido à atividade e sua hierarquização; as relações de poder; as questões de responsabilidade; as situações extremas ligadas à vida e à morte; a sobrecarga física e psíquica; bem como a possibilidade de cooperação e de comunicação; entre todos que compõem este fazer assistencial.[2,7,8]

O estresse a que fica submetida a equipe na prática assistencial, bem como na relação estabelecida com os pacientes, vem sendo foco de interesse e de propostas de intervenções. Parte desse estresse tem íntima relação com as angústias excessivas suscitadas e que, uma vez não nomeadas, não podem produzir trabalho psíquico, donde decorre o trabalho de significação, de nomeação deste artigo.

Estes profissionais são expostos cotidianamente ao limite tênue entre a vida e a morte, a doença e a saúde, a cura e os cuidados paliativos, a potência e a impotência. Na prática assistencial, o profissional intensivista se depara com situações extremas ligadas ao desamparo, mobilizadoras de angústias que evocam vivências primitivas inerentes à condição do sujeito humano.[9] Há que se marcar que atuam intensivamente no início da vida, com bebês que remetem exatamente à projeção de futuro. Um bebê prematuro, que necessita permanecer na UTIN, nos pega cedo demais, fora de hora e de lugar.

Os membros da equipe são confrontados com a dor psíquica dos pais, bem como com suas reações ambivalentes e paradoxais.[9-11] Podem esperar reconhecimento e receber ódio e ressentimentos. São objetos de projeções maciças, isto é, recebem uma intensa carga afetiva dos pais, que tanto podem esperar e atribuir-lhes um poder ilimitado como os identificar com a própria impotência sentida. Como lidar com as projeções intensas de amor e ódio? Confrontar-se com as manifestações de reconhecimento e gratidão não se constitui um problema, mas ser alvo do ressentimento, frustração, dor e impotência, sim.[12]

Resulta destas considerações, pensarmos a atuação da equipe de assistência ao bebê de risco e suas famílias, como sujeitos implicados e afetados nestas tramas mobilizadoras de angústia. Conquanto os lugares ocupados pelos profissionais e pelos pais dos bebês sejam marcados pela diferença, entre aqueles que oferecem assistência e os que precisam que seu filho seja objeto desse cuidado, há uma simetria que se revela invariavelmente. Profissionais e paciente são igualmente sujeitos humanos, embora a situação de assistência marque a assimetria entre quem está em posição de sadio e quem é o doente.

O contato cotidiano com a dor, o sofrimento, a angústia, a doença, com as perspectivas de vida e de morte do outro remete os membros da equipe – conscientemente ou inconscientemente – às suas próprias perdas, lutos, temores, vulnerabilidade. Podem, portanto, ver-se remetidos ao seu sofrimento pela perda de pessoas queridas, angustiados pelo reconhecimento de sua falta de controle sobre a doença e a morte, bem como colocarem-se no lugar de quem pode também ter um filho com problemas e viver, do outro lado, essa situação.

Os diferentes profissionais são treinados para os cuidados e intervenções que se fazem necessários no atendimento assistencial; contudo, deparam com questões intersubjetivas que têm implicações no seu exercício profissional e que são constitutivas de sua identidade, assim como o são a teoria e a prática contempladas no currículo. Os efeitos psíquicos da atuação têm uma materialidade, uma decorrência sobre quem a exerce. Poder trabalhar esses conteúdos implica a possibilidade de diminuir o nível de angústia, propiciando a emergência do pensamento e o acesso à significação da prática cotidiana.[2]

Como destaca Pitta (1999), em seu livro de título provocativo "Hospital: dor e morte como ofício", é imprescindível a discussão das relações de determinações entre trabalho hospitalar e sofrimento psíquico dos que o exercem.[13] As questões implicadas nos diagnósticos, sequelas e mesmo na morte de bebês que estão sobre seus cuidados desvelam o próprio temor à doença e à morte, àquilo que se mostra imponderável, aqui espelhado no outro, o bebê, e que tende a ser desconsiderado ou silenciado por esses profissionais.[14]

A atuação na UTIN tem diversas singularidades. Os profissionais trabalham com bebês, sujeitos não falantes, mas lidam cotidianamente com os pais, que têm acesso garantido por lei à unidade e que, estes, sim, falam. Uma questão de fundamental importância refere-se ao fato de que, até 1960, os manuais de pediatria preconizavam o manuseio mais essencial dos bebês, o que resultava em uma cultura de exclusão dos pais da unidade.[15] Remonta a 1964 o primeiro trabalho a examinar a viabilidade da sua entrada na UTIN. A importância de sua permanência, na constituição do vínculo com o bebê é reconhecida atualmente em inúmeros trabalhos clínicos e teóricos, sendo garantida por lei no Brasil – a n. 8.069, de 13 de julho de 1990 –, a partir do Estatuto da Criança e do Adolescente.[16]

O livre acesso dos pais à unidade trouxe consigo novos paradigmas intersubjetivos na relação dos profissionais com os pais e com o bebê, fomentando mais intensamente as identificações. Uma médica, que viveu este momento de transição histórica, relatou que era mais fácil fazer uma intervenção no bebê quando a permanência dos pais era restrita, já que propiciava uma maior dissociação entre o bebê e sua família.[2]

O bebê objeto do tratamento, de intervenções e apostas, aparece muito mais "historicizado". O lugar que este ocupa na família e os sonhos projetados se evidenciam no contato frequente e cotidiano com seus pais e, portanto, esse encontro fica mais subjetivado, o que não pode ocorrer sem consequências. Além do recém-nascido (RN), que precisa de cuidados, o profissional escuta os relatos sobre um bebê que tem nome, que é/foi desejado, uma história familiar que o precede e que, ao mesmo tempo, o constitui como um bebê único, singular.

Essa "com-vivência" tanto pode propiciar uma relação melhor com os pais durante o atendimento ao bebê como pode acirrar o distanciamento e mesmo a indiferença como defesa diante da dor não tolerável. A identificação, portanto, pode ser propiciadora da empatia e do vínculo afetivo, mas igualmente ameaçadora, na medida em que expõe a igualdade que existe entre eles. Essa problemática nos convoca para a responsabilidade de gerarmos um novo sistema de representações que as reflita, exige, por conseguinte, aportes que atravessam um enfrentamento interdisciplinar.

Menzies (1970) ressalta que os membros da organização hospitalar desenvolvem, na relação com os pacientes, mecanismos de defesa estruturados socialmente.[17] Aponta, entre outras defesas, para a despersonalização e a negação da importância singularizante do paciente. Esses mecanismos podem resultar em distanciamento e negação de sentimentos, mediados por uma fala tecnicista científica. O não reconhecimento das diferenças entre os pacientes, de sua singularidade histórica, pode ter como função defensiva mitigar as possibilidades de uma possível identificação perturbadora e mobilizadora de angústia. Na clínica intensivista neonatal, essa questão pode ser apontada na frequente nomeação dos bebês como RN; como se a nomeação pelo nome próprio, que remete a uma história familiar singular, pudesse estreitar as possibilidades de identificação: e se fosse o meu filho?

Outro aspecto que se destaca é o lugar de "não pacientes" desses pais. Pacientes no sentido de quem espera com calma, de quem persevera com ânimo sereno, manso, pacífico.[18] "Paciente" vem de *patiens* que, em latim, significa "passividade". Esses pais perguntam insistentemente, questionam, pesquisam na internet, podendo suscitar na equipe fortes sentimentos de estar sendo confrontado no seu lugar de saber. Novamente, deparamos com a questão dos recursos disponibilizados, ou não, para que possam lidar com esses afetos intensos.

O termo consagrado como "humanização no âmbito da assistência médica e hospitalar" tem recebido grande ênfase, sendo objetivado e regulamentado pelas atuais políticas de saúde. No final de 2003, foi lançado, pelo Ministério da Saúde, a Política Nacional de Humanização (PNH), para todas as instâncias de saúde. Em texto de apresentação da Secretaria de Saúde do governo de São Paulo acerca da humanização,[19] esta é definida como:

> A recuperação do sentido humano nas relações e no trabalho desenvolvido nos serviços de saúde. Entendendo aqui humano na sua dimensão mais ampla que envolve os aspectos históricos, subjetivos e éticos do ser humano. Nessa concepção, a humanização perpassa toda a instituição de saúde e se faz presente como uma forma de agir desde o planejamento, gestão e processo de trabalho. Para tanto, o eixo norteador de nossas práticas de saúde passa a ser aquele que valorize e dê um novo significado às pessoas no processo de trabalho, contrapondo-se aos automatismos das ações e à "coisificação" do indivíduo, observados nas atividades médicas.

A humanização no atendimento ao bebê e seus pais perpassa a humanização da atuação da equipe de assistência. A UTIN é marcada por muitos desamparos, lutos, excessos traumáticos e silêncios que precisam de escuta, de reconhecimento e nomeação; portanto, de ligação em uma rede narrativa possível. Falar destes bebês e de seu entorno familiar implica falar, também, do entorno da assistência, bem como do lugar da equipe na sustentação da potência materna na maternagem de seu filho. Como o traumático se define por seu caráter de excesso de excitação, remete-nos a pensar no trabalho de ligação numa rede associativa significativa possível, portanto, de simbolização.

Como descreve Nogueira-Martins (2003), a atividade assistencial constitui-se tanto como fonte de gratificação como de estresse; fonte, portanto, de prazer e de sofrimento.[20] O autor ressalta como fatores gratificantes: diagnosticar e tratar corretamente; curar; prevenir; ensinar; aconselhar; educar; sentir-se competente e receber reconhecimento. Como fatores estressantes aponta: o contato frequente com a dor e o sofrimento; a lida com a intimidade corporal e emocional do paciente e seu entorno e com suas expectativas; o atendimento de pacientes terminais; pacientes "difíceis" (não aderentes ao tratamento, hostis, agressivos, depressivos, autodestrutivos); e o convívio cotidiano com as incertezas e limitações do conhecimento e do sistema assistencial.

O temor da morte e de doenças que possam deixar sequelas e limitar nossas vidas é inerente a todos nós. Revela-se, na assimetria dessa relação entre os profissionais e pais do paciente-bebê, uma simetria: a de sujeitos numa posição de identificação. Esses profissionais dedicam-se muito a salvar, a cuidar, a evitar sequelas, a intervir o mais precocemente possível para transpor limites, são convocados a atuações e intervenções constantes e, muitas vezes, podem ser afetados por essas experiências e sem que se deem conta do que os afeta.

Ante a urgência da ação, dos procedimentos, das decisões, não há tempo para metabolizar aquilo que o ato mobiliza. Há que se ter outro tempo para que possam nomear as excitações, as incertezas, aquilo que talvez imaginem não devessem sentir ou pensar. A fragilidade e as dúvidas podem ser significadas como fracasso e incompetência e mesmo como incompatibilidade para exercer a profissão. Os momentos de choques em que se deflagra afeto em abundância parecem, todavia, pobres em pensamento, em elaboração, quando se dão.[2,21]

▶ As palavras que alimentam a humanização

Decorrem destas considerações, a importância de espaços constituídos, mediados pela escuta psicológica, em que estes profissionais possam compartilhar seus sentimentos; organizados a partir da demanda e da especificidade de cada instituição. Trata-se de vias para a ligação do afeto e de sustentação e valorização da equipe de assistência, de cuidar do cuidador. Um processo que venha propiciar a construção de um campo de pertencimento, que possa fazer o profissional refletir a respeito de sua ação e a se apropriar dela, implicando-se na experiência por ele vivida e na atuação da equipe de assistência como um todo.

A repetição e o tempo de experiência não são transformadores por si mesmos. O que pode ser transformador e oferecer novas possibilidades e ancoragens para essa mesma práxis são a sua expressão e a sua reflexão. Para além dos fatores mobilizadores de angústias que são inevitáveis e inerentes ao atendimento assistencial em uma UTIN, estamos no campo do mal-estar excedente e, portanto, possível de ser trabalhado na perspectiva de diminuir o sofrimento excessivo e a cristalização de defesas rígidas e empobrecedoras. Poder escutar, trabalhar com esses profissionais acerca de como vivem a comunicação do diagnóstico, a relação com a dor do outro, a impossibilidade da cura, as perdas etc. atesta que esses aspectos são reconhecidos pela instituição hospitalar como intrínsecos e não acessórios à práxis.

O bebê, diante de seu desamparo originário, depende de "outro" que nele invista e que possa transformar seu choro em enunciados, assim como a equipe, diante das angústias mobilizadas ante tantas demandas, necessita de um investimento que possa transformar os excessos psíquicos. A especificidade do humano, humanização, remete a construção de redes de significações simbólicas, sem as quais não haveria crescimento e criação científica.

A especificidade desse trabalho situa-se na possibilidade de devolver para os profissionais a angústia que expressam, de forma modificada, de maneira que possam pensá-la, simbolizar e organizar enunciados que propiciem conhecimento. Trabalho este que não deve ser normativo, crítico, tampouco, comportamental, mas que possa configurar-se como lugar para conceber intervenções que tenham valor de elaboração.

Faz-se, ainda, necessário marcar que poder trabalhar com a equipe tem seus próprios limites. Trata-se de uma abordagem destas problemáticas para que possam ser faladas e significadas, entretanto não poderá recair nas questões singulares e constitutivas de cada um, uma vez que não se trata de análise. Membros da equipe que necessitem de uma escuta em análise poderão ser encaminhados para atendimento individual.

A negação da dor, a tentativa de não sofrer, não se faz sem consequências e ressurge em posturas defensivas, dissociadas, podendo resultar na dessubjetivação do outro e de si mesmo. O reconhecimento das próprias feridas, dos impasses, conflitos psíquicos, angústias, enfim, do temor à própria morte e a das pessoas queridas possibilita o respeito à alteridade do outro; reconhecimento sem o qual o outro pode tornar-se um objeto de intervenções destituído de sua humanidade, de sua singularidade, enfim, um corpo desabitado em que qualquer intervenção se faz justificável.

▶ Referências bibliográficas

1. Battikha EC, Kopelman BI, Faria MCC. As representações maternas acerca do bebê que nasce com doenças orgânicas graves. Psic Teor e Pesq. 2007;23(1):17-24.
2. Battikha EC. A comunicação do diagnóstico na UTI neonatal. Médicos e pacientes: assimetrias e simetrias. São Paulo: Escuta, 2017. 132 p.
3. Bleichmar S. Clínica Psicanalítica e neogênese. 2.ed. São Paulo: Anna Blume, 2005. 300 p.
4. Battikha EC. A unidade de terapia intensiva neonatal e suas repercussões na constituição psíquica do bebê. In Batista JS, Guidugli SN (org). Psicologia da Saúde e Clínica: Conexões necessárias. Curitiba: Appris editora, 2019;81-93.
5. Freud S. (1914). Sobre o narcisismo: uma introdução. In: edição standard brasileira das obras psicológicas completas de Sigmund Freud. Rio de Janeiro: Imago Editora, 1976;14.
6. Agman M, Druon C, Frichet A. Intervenções psicológicas em neonatologia. In: Wanderley DB (org). Agora eu era o rei. Salvador: Ágama, 1999;17-36.
7. Dejours C. A loucura do trabalho: estudo de psicopatologia do trabalho. São Paulo: Cortez. 1987.
8. Monteiro JK. Sofrimento psíquico de trabalhadores de unidade de terapia intensiva. RevPsicol Organ. 2012;12(2):245-250.
9. Nogueira-Martins LA. Residência médica: estresse e crescimento. São Paulo: Casa do Psicólogo, 2005.
10. Nogueira-Martins LA. Atividade médica: fatores de risco para a saúde mental do médico. RevBrasClin Terap. 1991;20:355-64.
11. Nogueira-Martins LA. Saúde mental dos profissionais de saúde. In Botega NJ. (org). Prática psiquiátrica no hospital geral: interconsulta e emergência. Porto Alegre: Artmed Editora: 2002.
12. Battikha EC, Carvalho MTM, Kopelman BI. A formação do neonatologista e os paradigmas implicados na relação com os pais na unidade de terapia intensiva neonatal. Rev Paul Pediatr. 2014;32(1):11-6.

13. Pitta A. Hospital dor e morte como ofício. São Paulo: Hucitec, 1999.

14. Burlá C, Py L. Peculiaridades da comunicação ao fim da vida de pacientes idosos. Rev Bioética. 2005;13(2):97-106.

15. Klaus M, Kennel J. Porto Alegre: Artes Médicas, 1992.

16. Ministério da Saúde (MS). Estatuto da Criança e do Adolescente (ECA). Lei n. 8.069 de 13 de julho de 1990. [2022 Set. 27]. Disponível em: http://bvsms.saude.gov.br/bvs/publicacoes/estatuto_crianca_adolescente_3ed.pdf.

17. Menzies I. O funcionamento das organizações como sistemas sociais de defesa contra as ansiedades. Londres: Instituto Tavistock de Relações Humanas, 1970. Tradução e adaptação A. M. Rodrigues, Escola de Administração de Empresas de São Paulo, Fundação Getúlio Vargas.

18. Michaelis. Dicionário da Língua Portuguesa. 7. ed. São Paulo: Melhoramentos, 2010.

19. Michaelis. Política Nacional de Humanização. Disponível em: <https://bvsms.saude.gov.br/bvs/publicacoes/politica_nacional_humanizacao_pnh_folheto.pdf

20. Nogueira MM. Cuidando do futuro cuidador. In: De Marco MA. (org). A Face Humana da Medicina: do modelo biomédico ao modelo biopsicossocial. São Paulo: Casa do Psicólogo, 2003;87-92.

21. Labaki MEP. Morte. São Paulo: Casa do Psicólogo, 2006.

3.6 Gestão da Unidade Neonatal

Eduardo Rahme Amaro
Filomena Bernardes de Mello

A gestão da unidade de terapia intensiva neonatal (UTIN) tornou-se complexa com o passar das décadas por uma série de fatores como a aquisição de novas tecnologias e o conhecimento da fisiologia e da fisiopatologia neonatais, além da mudança no perfil dos pacientes, diante das novas condições advindas como a maior sobrevida e morbidades neonatais. Ocorreram também mudanças nas instituições e nas políticas de saúde. Essas modificações geraram novas preocupações e metas de como melhorar a saúde não somente no período neonatal, mas também na infância e na adolescência, assim como abranger os cuidados aos familiares, resultando em qualidade de vida para todos.[1]

As instituições de saúde são multifacetadas e, para a elaboração do planejamento estratégico resultando em excelência na assistência à saúde, são necessárias medidas como o gerenciamento de leitos, quadro de colaboradores, infraestrutura, além do gerenciamento de riscos, da análise de resultados e de um sistema de gestão de custos.

▸ Gestão de leitos

A melhoria dos resultados dos cuidados neonatais, incluindo a redução da morbimortalidade, pode advir da garantia do acesso aos cuidados especializados nas unidades neonatais. Esta garantia existe por meio da gestão de leitos que direciona o paciente ao local certo, com a infraestrutura adequada para o seu tratamento, e pode ser feita por meio de uma gestão de rede informatizada das maternidades, com o envolvimento das Secretarias Estaduais e Municipais de Saúde e as coordenações regionais que utilizam o Sistema de Informações sobre Nascidos Vivos (SINASC).[2] Esta ferramenta é importante, pois fornece informações fundamentais para a gestão, organização e a distribuição dos leitos.

O parto pode ser programado e direcionado para que o cuidado obstétrico e neonatal ocorra da melhor forma possível, garantindo os leitos neonatais, conforme o perfil de complexidade do binômio gestante-feto e, consequentemente, a utilização racional de recursos de alto custo.[2]

▸ Infraestrutura

Para promover uma assistência de qualidade e segura, é preciso adequar as necessidades, tanto de equipamentos e insumos como de uma equipe multidisciplinar, ao número de leitos disponíveis.

Iniciando-se pelos equipamentos, é interessante que haja uma comissão de gestão de materiais e de equipamentos para estudar as necessidades dos setores, calcular os valores e o consumo de cada um de forma a garantir o seu fornecimento sem interrupção e da melhor qualidade. É preciso analisar o custo-benefício na escolha e compra dos materiais, assim como o acompanhamento da evolução dos protocolos clínicos com atualização contínua, pois exclusão ou inclusão de novos itens podem ocorrer por questões de segurança, pela busca por melhores resultados ou ainda por viabilidade econômica.[3]

Quanto à gestão de pessoas, é preciso um dimensionamento mínimo obrigatório, da equipe médica e multidisciplinar, para que haja segurança e qualidade assistencial nas UTIN. Em relação à UTIN, sugerem-se um médico e um fisioterapeuta para cada dez pacientes, um enfermeiro para cada oito leitos, e um técnico em enfermagem para cada dois a três leitos. A Resolução n. 7, de 24 de fevereiro de 2010, publicada pelo Ministério da Saúde, dispõe sobre esses requisitos.[4,5]

Uma inadequação numérica e qualitativa dos recursos de enfermagem em relação ao número de pacientes impede uma assistência de saúde livre de riscos. O dimensionamento do pessoal de enfermagem pode ser feito por meio da avaliação da carga de trabalho para a adequação do número de profissionais da equipe de enfermagem. Para isso, pode-se usar na unidade neonatal, o *Nursing Activities Score* (NAS), que é um escore aplicado para a equipe de enfermagem nas unidades neonatais, desenvolvido a partir do TISS-28 (*Therapeutic Intervention Scoring System*), que considera quanto tempo o paciente precisou da enfermagem no período de 24 horas.[6]

O processo de contratação das pessoas exige a realização de entrevistas para a captação de pessoas qualificadas e com experiência na área, além de outros atributos como inteligência, integridade e maturidade emocional. Cabe ao gestor organizar a área de trabalho, adaptar a equipe a processos de mudanças, conseguir que os profissionais realizem um trabalho com qualidade e que estejam satisfeitos e avaliar o desempenho do colaborador. É importante que as pessoas sejam capacitadas e tenham possibilidade de crescimento profissional; para isso, destaca-se a área de treinamento e de desenvolvimento na gestão de pessoas.

As atividades assistenciais prestadas devem ser integradas e discutidas conjuntamente entre as equipes multidisciplinares a fim de atender às demandas dos pacientes. As decisões clínicas diagnósticas, terapêuticas ou prognósticas, relacionadas ao cuidado dispensado aos pacientes críticos, devem ser devidamente registradas, datadas e assinadas pelo médico no prontuário do paciente.

É importante que haja reuniões administrativas e clínicas periodicamente para capacitar as equipes, promovendo educação continuada e atualização técnico-científica. Deve haver um regime operacional da unidade com normas e rotinas técnicas e um monitoramento contínuo da qualidade dos processos, além de um dimensionamento das equipes nos diversos turnos, de acordo com a complexidade das unidades.[3] A UTIN deve ter uma política de qualidade e segurança para garantir bons resultados.

▸ Gestão de risco

A segurança do paciente é uma estratégia utilizada para minimizar riscos e danos desnecessários relacionados à assistência à saúde. Eventos adversos são responsáveis pela morbidade e pela mortalidade que podem ocorrer na UTIN. A especificidade e a complexidade do ambiente de terapia intensiva neonatal e a vulnerabilidade dos recém--nascidos prematuros aumentam o risco de incidentes e danos.

A segurança do paciente é uma prioridade mundial e tem por objetivo prevenir incidentes que podem causar morte, dano permanente ou temporário, perdas financeiras e dano psicológico ao paciente, sua família e ao profissional de saúde envolvido no cuidado.

A busca por melhores resultados neste quesito exige o envolvimento de todos os profissionais da equipe de saúde, sendo necessários conhecimento e habilidades específicas, treinamento dos diversos profissionais e aquisição de novas estratégias e tecnologias de cuidado, diferenciadas e voltadas para a prevenção desses eventos.

Preconizam-se como medidas básicas para a segurança dos pacientes:[7]

1. Identificação correta dos pacientes.
2. Comunicação efetiva.
3. Segurança de medicamentos de alta vigilância (paciente certo, medicamento certo, dose certa, via de administração certa e horário certo).
4. Cirurgia segura.
5. Redução do risco de infecção – higienização das mãos, e
6. Prevenção de quedas.

Melhorar a segurança do paciente requer um sistema apropriado para a identificação, investigação e desenvolvimento de aprendizado com questões de qualidade com o engajamento das lideranças e estratégias para alavancar os resultados dos recém-nascidos de risco.

No Brasil, dados revelam, em UTIN, uma taxa de ocorrência de eventos adversos de 2,5 eventos adversos/paciente (2012),[8] uma frequência oito vezes superior a que ocorre em pacientes adultos. Os incidentes mais frequentes são:

- Medicamentos: infiltrações no local da infusão, erro de dose e da via de administração etc.
- Erro ou atraso no diagnóstico, em procedimento diagnóstico ou teste.
- Identificação errada do paciente.
- Infecção relacionada à assistência em saúde (IRAS).
- Procedimento de alimentação ou nutrição parenteral (p. ex., atraso no início da alimentação enteral ou parenteral, inadequação da oferta nutrição parenteral em relação ao acesso venoso disponível, oferta nutricional insuficiente ou excessiva conforme a situação clínica do paciente, por exemplo, em quadros de insuficiência hepática ou renal).
- Procedimento invasivo: infiltração em acessos vasculares.
- Pneumonia associada ao uso de ventilador.

- Falha na sala de reanimação (recepção do recém-nascido em sala não aquecida, intubação seletiva, pneumotórax após reanimação).
- Tratamento: erro na administração de medicamentos ou em procedimentos realizados.
- Falhas de equipamentos, em geral.

Para evitar a recidiva da falha, é importante que se conheçam os principais tipos de incidentes. Os incidentes podem ser classificados em: circunstância notificável; incidente que não atingiu o paciente (quase falha); incidente sem dano; e incidente com dano (evento adverso). É necessário implantar uma cultura de segurança na UTIN, o que significa encarar o erro como prevenível e não incurável, trabalhando na sua prevenção. Para isso, utilizamos ferramentas da qualidade como o PDSA – *Plan, Do, Study, Act* (planejar, fazer, estudar e ajustar), elegendo indicadores estratégicos que possam ser analisados para a promoção da melhoria dos processos. Assim, infecções em UTIN, tempo de internação prolongado, morbidades e higienização das mãos são exemplos de indicadores a serem monitorados constantemente e, após o diagnóstico da situação, diferentes estratégias podem ser utilizadas para melhorar o desempenho do processo.[9]

O monitoramento por meio de indicadores permite a avaliação do desempenho do serviço e a programação de ações de melhoria de forma contínua, com o envolvimento coletivo para que o trabalho seja baseado em boas práticas. Selecionar indicadores que reflitam o processo de trabalho, debater as conquistas e as dificuldades do cotidiano são práticas necessárias.[10-12]

◗ Análise de resultados e controle de qualidade

O monitoramento dos processos por meio de indicadores permitirá que os resultados sejam comparados a outros centros, ou mesmo ao longo do tempo, e resulta em ciclos de melhoria. Exemplos de indicadores utilizados para monitoramento nas UTIN incluem sobrevida, sobrevida por faixa de peso e/ou idade gestacional, sepse precoce, sepse tardia, uso de oxigenoterapia com 36 semanas de idade gestacional corrigida, enterocolite necrosante, hemorragia peri-intraventricular, retinopatia da prematuridade, leucomalácia periventricular, asfixia perinatal, hipotermia à admissão na UTIN, uso precoce de nutrição enteral e parenteral, aleitamento materno exclusivo na alta da unidade neonatal, uso de antibioticoterapia profilática restrita às primeiras 48 horas de vida, proporção de recém-nascido de muito baixo peso (< 1.500 g), entre outros.[13,14]

Para este levantamento de dados e para que haja confiabilidade nas informações, é importante uma estrutura de serviço de informática e uma rede de computadores que possibilite a formação do banco de dados a serem analisados periodicamente.

O processo tem início na capacitação dos gestores em relação à escolha dos indicadores, à organização do método de coleta e à análise dos dados.[15] São usados para a validação dos dados o processo de medição, as fontes de variação do processo (tendência, precisão, acurácia, repetibilidade e reprodutibilidade) e a coerência dos resultados.[16]

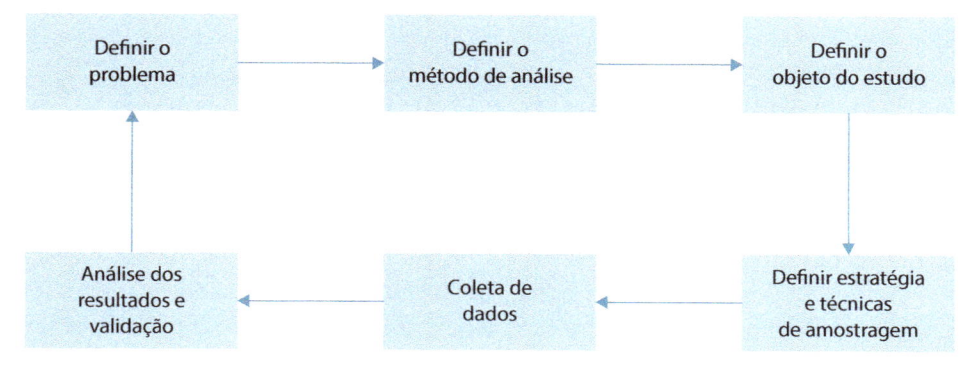

Após a escolha do item a ser monitorado, este deve ser definido de acordo com os conceitos já existentes e padronizados pelos órgãos competentes da assistência em saúde.

1. A **coleta de dados** poderá ser manual; neste caso, definir forma de registro e planilha para a inserção dos dados com a utilização de recursos que minimizem erros de digitação e/ou inserção de valores fora do padrão aceitável. Quando recursos de informática forem utilizados, deve-se verificar se o relatório final do sistema reproduz com exatidão os dados reais, checando os conceitos utilizados.

2. Pode haver necessidade de um **planejamento amostral**; nesta situação, devem-se identificar o erro amostral e o intervalo de confiança. Sugere-se um intervalo de confiança de 95% com erro amostral de 5% para todas as análises realizadas.[17]

3. Eleger o **período para a pesquisa, os responsáveis pela coleta, o cronograma e o formato para a divulgação das informações**.[17]

4. Definir **método de validação dos dados** para **liberação e divulgação dos resultados e/ou informações**.[18,19]

Devem-se avaliar os resultados verificando-se a existência de falhas e de inconsistências e a falta de informações, que devem ser ajustadas. Fontes de variação do processo de medição a serem verificadas no momento da análise das informações incluem:[20,21-23]

a) **Vício ou tendência:** quantifica a diferença entre o valor real da característica medida e a média da distribuição dos resultados fornecidos. Por exemplo, aparelho que mede bilirrubina fornece valores sempre iguais e acima do padrão de referência pode sugerir falta de calibração.

b) **Precisão:** quantifica a proximidade entre as várias medidas individuais da mesma amostra e a obtida na análise. Por exemplo, várias coletas de bilirrubina de um mesmo paciente com valores semelhantes: 5,0; 4,8; 4;9, 5,2 mg/dL.

c) **Acurácia ou exatidão:** concordância entre o valor real analisado na amostra e o estimado pelo processo.

d) **Repetibilidade:** variação nas medidas obtidas quando um mesmo observador realiza as medidas várias vezes. Por exemplo, utiliza-se um instrumento para medir repetidas vezes uma característica de interesse como a mensuração da pressão arterial com resultados semelhantes.

e) **Reprodutibilidade:** variação na média das medidas obtidas quando diferentes observadores utilizam algum instrumento para medir repetidas vezes uma característica de interesse. Por exemplo, dois observadores avaliam a dor do paciente e conferem um escore semelhante.

O **indicador será validado** se houver concordância entre os dois observadores em 90% ou mais dos dados/resultados coletados por três vezes consecutivas (reprodutibilidade).

Métodos estatísticos poderão ser utilizados na averiguação de inconsistências detectadas na análise exploratória dos dados:[22]

- **Teste t de *Student*:** compara médias de amostras.
- **Teste de Cochran:** testa a homogeneidade dos dados.
- **Teste de Dixon:** identifica *outliers* e testa precisão e exatidão dos dados.
- **Teste de Qui-Quadrado ou teste exato de Fischer:** compara proporções entre duas populações.

Cuidados importantes em relação aos dados[23]

- Os dados divulgados ao público, no *site*, ou por outras formas necessitam de validação por profissional estatístico.
- Atentar-se à alteração do indivíduo responsável pela coleta da informação, bem como, alterações no processo medido.
- Analisar criticamente quando um dado apresentar tendência inexplicável.
- Analisar criticamente o mesmo dado coletado de forma manual e eletrônica.
- Analisar criticamente o indicador quando este for criado, quando houver alteração na coleta, quando apresentar uma tendência inexplicável e quando houver mudança no(s) responsável(eis) pela coleta.

▸ Gestão de custos

O custo relacionado aos cuidados de recém-nascidos é uma preocupação atual dos órgãos governamentais e de organizações de saúde. Estima-se que os cuidados prestados a prematuros de muito baixo peso totalizam aproximadamente 30% dos custos relacionados aos cuidados da saúde das crianças nos Estados Unidos.[1]

Ainda nos Estados Unidos, aproximadamente 10% dos recém-nascidos são admitidos nas UTIN, e muitos deles em decorrência da prematuridade. Como a prematuridade está acompanhada de risco maior de doenças crônicas e complicações, estes pacientes são responsáveis por estadia mais prolongada nas enfermarias pediátricas, futuramente.[24,25]

Embora apenas 8% dos pacientes admitidos nos Estados Unidos, na publicação de Russell *et al.*,[25] em 2001, fossem prematuros e/ou de baixo peso ao nascer, o custo relacionado a este grupo correspondeu a 47% do custo total das internações até 1 ano de idade e 27% das internações pediátricas (até 18 anos de idade).

Estudos de custos para os recém-nascidos prematuros de muito baixo peso não deveriam ignorar o custo subsequente ao período neonatal, ou seja, após a alta hospitalar, uma vez que estes pacientes são reinternados com frequência, principalmente no 1º ano de vida, além de acarretar aos familiares custos adicionais relacionados às medicações, transportes e cuidados em geral.

Dois fortes preditores de custos para o paciente prematuro são o peso de nascimento e a necessidade de ventilação mecânica. Outros autores consideram também o uso da nutrição parenteral, o diagnóstico de displasia broncopulmonar, as intervenções cirúrgicas e a presença de anomalias congênitas. Esses dados explicam apenas um percentual do custo total.

Na UTIN, os custos referem-se à equipe assistencial multidisciplinar (médicos, enfermeiras, fisioterapeutas, especialistas), ao tipo de acomodação (incluindo a necessidade de equipamentos especiais), aos insumos e às medicações e aos serviços de apoio (radiologia, hemoterapia, laboratório e farmácia).

Russell *et al.*[25] publicaram um estudo, incluindo organizações de saúde dos Estados Unidos, sobre custos hospitalares de 4,6 milhões de recém-nascidos admitidos ao nascimento, transferidos ou readmitidos até 1 ano de idade, no ano de 2001. A população do estudo foi agrupada em três categorias: a) recém-nascidos pré-termo, com baixo peso e/ou desnutridos ao nascimento; b) recém-nascidos a termo saudáveis; e c) demais neonatos com qualquer doença.

A média de custo observada para os recém-nascidos prematuros e/ou baixo peso (Grupo A) foi de $ 15.100 comparado a $ 600 para os neonatos saudáveis (Grupo B) e $ 2.300 para os demais recém-nascidos (Grupo C). A média do tempo de internação para os grupos A, B e C foi 12,9, 1,9 e 3 dias, respectivamente; portanto, a média do custo foi mais alta para as estadias mais prolongadas, estando os valores subestimados por não incluir honorários médicos e de outros profissionais, reabilitação e gastos domiciliares.[25] A Figura 3.6.2 ilustra que, embora os pacientes com baixo peso e/ou prematuros contribuam com um percentual menor (8%) do total de pacientes, o custo para este grupo é o maior, atingindo 47% do total.[25]

A Tabela 3.6.1 mostra o tempo médio e mediano de permanência intra-hospitalar e o custo médio e mediano por paciente, de acordo com a classificação dos recém-nascidos pré-termo: prematuros extremos (idade gestacional menor que 28 semanas e/ou peso ao nascer inferior a 1.000 g); outros neonatos pré-termo (idade gestacional entre 28 e 36 semanas e/ou peso ao nascer entre 1.000 g e 2.499 g); e neonatos a termo.

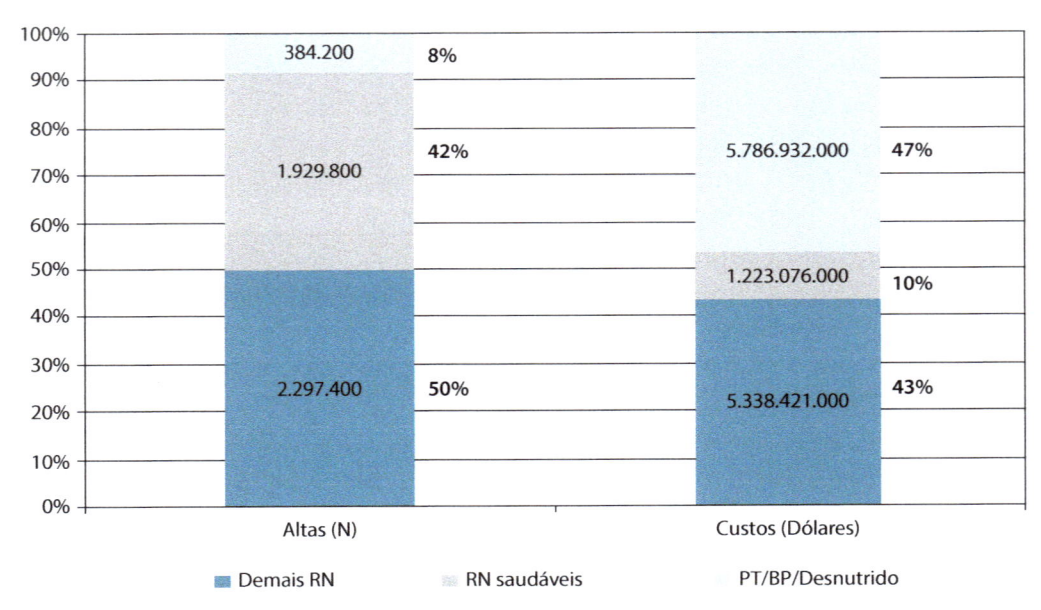

▶ **Figura 3.6.2. Distribuição dos recém-nascidos e custos correspondentes.**

BP: baixo peso; N: número; PT: prematuro; RN: recém-nascido.

Fonte: Adaptada de Agency for Healthcare Research and Quality, 2001 NIS. Pediatrics, 2007.[25]

▶ **Tabela 3.6.1. Tempo de permanência e custo hospitalar por paciente com menos de 1 ano de idade internado nos Estados Unidos, de acordo com o grau de prematuridade, em 2001**

	Altas	Tempo de permanência (dias)		Custo (em dólares)	
	N	Média	Mediana	Média	Mediana
Pré-termo extremo	29.200	42,2	26	65.600	36.800
Demais prematuros	305.500	11,4	5	12.100	3.500
Demais recém-nascidos	2.297.400	3	2	2.300	800

Fonte: Adaptada de Russell RB et al. Pediatrics 2007;120(1):e1-e9.[25]

Embora o custo hospitalar seja mais alto para o cuidado do recém-nascido prematuro extremo, o cuidado dos demais prematuros contribui com a maior parcela,[25] 64% do total dos custos, uma vez que eles representam 80% do grupo de prematuros e/ou neonatos de baixo peso ao nascer. Demonstrou-se também que o aumento dos custos é inversamente proporcional ao peso de nascimento e à idade gestacional dos neonatos.[3,6,11,13]

Entre os neonatos do grupo A, com peso ao nascer inferior a 2.500 g, o número de complicações clínicas apresentadas foi 4 a 7 vezes maior do que naqueles de peso de nascimento maior. Um quarto dos pacientes apresentou ao menos uma das seguintes complicações: síndrome do desconforto respiratório; displasia broncopulmonar; hemorragia peri-intraventricular; e enterocolite necrosante.[25]

A Tabela 3.6.2 ilustra o custo médio e mediano da internação de pacientes prematuros com peso menor que 2.500 g e a presença de complicações em pacientes internados em 2001, nos Estados Unidos, com menos de 1 ano de idade.

▶ **Tabela 3.6.2 Custo médio e mediano da internação de pacientes prematuros com peso ao nascer menor que 2.500 g e a presença de complicações clínicas**

Desfechos		Altas		Custos (dólares)	
	Condição	N	%	Média	Mediana
Óbito	Sim	11.200	5,2	20.400	2.100
	Não	202.600	94,8	21.400	7.300
Síndrome do desconforto respiratório	Sim	49.900	23,3	56.800	36.000
	Não	164.100	76,7	10.700	3.600
Displasia broncopulmonar	Sim	9.400	4,4	116.000	102.000
	Não	204.600	95,6	16.900	6.300
Hemorragia peri-intraventricular	Sim	8.900	4,2	76.000	54.600
	Não	205.000	95,8	18.900	6.300
Enterocolite necrosante	Sim	2.900	1,4	100.000	73.000
	Não	211.000	98,6	20.300	6.800

Fonte: Adaptada de Russell RB *et al*. Pediatrics 2007;120(1):e1-e9.[25]

O custo e o tempo de internação hospitalar dos prematuros são inversamente proporcionais à idade gestacional, e cada semana a mais de idade gestacional ao nascimento resulta em menor custo e menor tempo de permanência na UTIN. Phibbs *et al*.[26] estudaram, no período de 1998 a 2000, na Califórnia, um total de 193.167 recém-nascidos entre 24 e 37 semanas de idade gestacional e demonstraram uma mediana de custo de $ 216.814 (92 dias) e $ 591 (2 dias) respectivamente, para recém-nascidos com idade gestacional de 24 e 37 semanas.

Embora os gastos após a alta dos recém-nascidos de muito baixo peso diminuam consideravelmente, comparados aos custos de internação no período neonatal, eles ainda são elevados, principalmente pelo alto risco de novas hospitalizações até a idade escolar. Segundo Russell *et al*.,[25] 6% (22.100) dos prematuros estudados em sua publicação foram readmitidos após a alta, sendo que as crianças que foram transferidas de outros hospitais apresentaram o custo mais alto ($ 40.800) e a mais longa permanência (26,6 dias) em relação às demais admissões ($ 16.400 e 16,4 dias, respectivamente).

A maioria dos estudos relata que o menor peso e a menor idade gestacional ao nascimento podem afetar o desenvolvimento neuropsicomotor e devem ser evitados, portanto, os partos prematuros. Programas educativos têm sido desenvolvidos para melhorar a evolução destes pacientes do ponto de vista emocional e cognitivo e quanto mais precocemente forem iniciados, melhor a evolução do paciente.[27]

◗ Conclusão

Os custos relacionados aos cuidados de pacientes de muito baixo peso envolvem o período de internação hospitalar e a assistência pós-alta, em virtude da elevada ocorrência de sequelas nestes pacientes. O custo efetivo deve ser levado em consideração, pois a redução da mortalidade não é o único objetivo dos cuidados e terapêuticas adotados.

A gestão da UTIN envolve múltiplos processos que estão inter-relacionados e exige monitoração contínua dos mesmos para garantir a excelência nos resultados, minimizando os custos e garantindo qualidade de vida para os pacientes e seus familiares.

◗ Referências bibliográficas

1. Zupancic JA, Richardson DK, Lee K, McCormik MC. Economics of prematurity in the era of managed care. ClinPerinatol. 2000;27(2):483-97.

2. Brasil – Portal do Governo Brasileiro, 2019. Portal de boas práticas em saúde da mulher, da criança e do adolescente. Gomes MA, Gestão de leitos neonatais. 2019. [2022 Set. 27]. Disponível em: <https://portaldeboaspraticas.iff.fiocruz.br/atencao-recem-nascido/principais-questoes-sobre-gestao-de-leitos-neonatais/>.

3. Almeida LM, Silva HTH. Equipamento médico-hospitalar: uma gestão na área da saúde. Hospital medical equipment: management in health. IJHE. 2016;1(1):32-9. [2022 Set. 26] Disponível em: <http://dx.doi.org/10.4322/ijhe2016007>.

4. Brasil – Imprensa Nacional. Diário oficial da União. Ribeiro MLB. Resolução 2271 de 14 de fevereiro de 2020. [2022 Set. 26]. Disponível em: <www.portalmedico.org.br e https://www.in.gov.br/en/web/dou/-/resolucao-n-2.271-de-14-de-fevereiro-de-2020-253606068>.

5. Brasil – Ministério da Saúde (MS). Resolução n. 7, de 24 de fevereiro de 2010. [2022 Set. 27]. Disponível em: <https://bvsms.saude.gov.br/bvs/saudelegis/anvisa/2010/res0007_24_02_2010.html>.

6. Nunes BK, Toma E. Dimensionamento de pessoal de enfermagem de uma unidade neonatal: utilização do NursingActivities Score, Revista Latino-Am Enfermagem. 2013;21(1):8. [2022 Set. 26]. Disponível em: <https://www.scielo.br/j/rlae/a/Xmym97qywgW7qdSHSKjhN3L/?lang=pt&format=pdf>.

7. Silva ASC, Sousa LA, Callou DRS, Cardoso JN, Macedo ISP, Feitosa UNS, et al. Segurança do neonato na unidade de terapia intensiva: desafios da enfermagem. Br Journal Dev. 2019;5(10):21331-21355. [2022 Jan. 26]. Disponível em: <https://www.brazilianjournals.com/index.php/BRJD/article/viewFile/4033/3823https://portaldeboaspraticas.iff.fiocruz.br/atencao-recem-nascido/10-passos-para-a-melhoria-do-cuidado-neonatal/>.

8. Brasil – Portal do Governo Brasileiro, 2019. Portal de boas práticas em saúde da mulher, da criança e do adolescente. [homepage na internet]. [2022 Set. 27]. Disponível em: <https://portaldeboaspraticas.iff.fiocruz.br/atencao-recem-nascido/principais-questoes-promovendo-seguranca-rn/>.

9. Brasil – Portal do Governo Brasileiro, 2019. Portal de boas práticas em saúde da mulher, da criança e do adolescente. [2022 Set. 26]. Disponível em: <https://portaldeboaspraticas.iff.fiocruz.br/busca-avancada-postagem/?post_types=recem_nascido&_sft_recem-nascido-type=gestao-do-cuidado>.

10. Horbar JD, Plesk PE, Leahy K. Establishing habits for improvement in neonatal intensive care. Pediatrics. 2003; 111(4):e397-e410.

11. Gomes MASM, Wuilianume SM, Magluta C. Conhecimento e prática em UTI neonatais brasileiras: a perspectiva de seus gestores sobre a implementação de diretrizes clínicas. [2022 Set. 26]. Disponível em: <https://www.scielo.br/j/physis/a/PFyvjGMz9m3jc4VLWNCRJzw/?lang=pt>.

12. Greco PJ, Eisenberg JM. Changing physicians' practices. N Engl J Med. 1993;329(17):1271-3.

13. Gaiva MAM, Scochi CGS. Processo de trabalho em saúde e enfermagem em UTI Neonatal. Rev Latino-Am Enfermagem. 2004;12(3): [2022 Set. 26]. Disponível em: <https://www.scielo.br/scielo.php?pid=S0104-11692004000300004&script=sci_abstract&tlng=pt>.

14. Klock P, Buscher A, Erdmann AL, Costa R, Santos SV. Melhores práticas na gerência do cuidado de enfermagem neonatal. Texto & contexto enfermagem. 2019;28. Florianopolisdec 09. [2022 Set. 26]. Disponível em https://www.scielo.br/scielo.php?pid=S0104-07072019000100394&script=sci_arttext&tlng=pt.

15. Lang TA, Secic M. How to report Statistics in medicine. American college of physicians. 2. ed. Philadelphia. 2008;54(2):251-255.

16. Dória Filho U. Introdução à bioestatística para simples mortais. 11. ed. Elsevier Editora Ltda. São Paulo, 2003;22-43.

17. Bolfarine H, Bussab WO. Elementos de amostragem. 2. ed. São Paulo: Editora Blucher. 2005;1-35.

18. Dawson B, Trapp RG. Basic & clinical biostatistics. 4. ed. Springfield, Illinois. Lange Medical Books/McGraw-Hill Companies, 2004;23-56.

19. Brito NM, Junior OPA, Polese L, Ribeiro ML. Pesticidas: revista de ecotoxicologia e meio ambiente, Curitiba, 2003;13:129-146. [2022 Set. 26]. Disponível em <https://revistas.ufpr.br/pesticidas/article/viewFile/3173/2546>.

20. Costa FB, Epprechet EK, Carpinetti LCR. Controle estatístico de qualidade. Avaliação de sistemas de medição. Editora Atlas, 2004;140-158.

21. Filho, HRP. Definições importantes sobre instrumentos de medição [2022 Set. 26]. Disponível em: <https://qualidadeonline.wordpress.com/2010/08/26/algumas-definicoes-importantes-para-os-instrumentos-de--medicao>.

22. Brasil – Universidade Federal de Juiz de Fora – Introdução à análise de dados. Controle Estatístico de Qualidade. [2022 Set. 27]. Disponível em: <https://www.ufjf.br/lupercio_bessegato/2014/10/21/introducao-a-analise-de-dados-i>.

23. Costa AFB, Epprecht EK, Carpinetti LCR. Inspeção de qualidade. Controle estatístico de qualidade. São Paulo: Editora Atlas. 2004:236-59.

24. Zupanic JA, Richardson DK, Lee K, McCormik MC. Economics of prematurity in the era of managed care. Clinics Perinatol, 2000;27(2):483-97. [2022 Set. 26]. Disponível em: <https://doi.org/10.1016/S0095-5108(05)70032-4>.

25. Russell RB, Green NS, Steiner CA, Meikle S, Howse JL, Poschman K, et al. Cost of hospitalization for preterm and low birth weight infants in the United States. Pediatrics 2007;120(1):e1-e9.

26. Phibbs CS, Schmitt SK. Estimates of the cost and length of stay changes that can be attributed to one--week increases in gestational age for premature infants. Early HumanDev 2006;82(2):85-95.

27. Souza KMO; Ferreira SD. Assistência humanizada em UTI: os sentidos e as limitações identificadas pelos profissionais de saúde. Ciência & Saúde Coletiva. 2010;15(2). [2022 Set. 26]. Disponível em: <https://doi.org/10.1590/S1413-81232010000200024>.

3.7 Importância dos Primeiros 1.000 dias

Fabíola Isabel Suano de Souza

O conceito do *Developmental Origins of Health and Disease* ou Origens Desenvolvimentistas da Saúde e da Doença (DOHaD) surgiu a partir dos achados de que o ambiente influencia no desenvolvimento dos órgãos e de sistemas no início da vida – período intrauterino e primeiros anos –, com repercussões a curto e longo prazo na saúde dos indivíduos e das populações.[1]

Hipócrates (460 a 360 a.C) escreveu no seu *Tratado 27*, sobre a natureza da criança, que "... a vida antes do nascimento tem profundo impacto sobre a saúde mais tarde". No início do século XX, dois epidemiologistas ingleses (Kermach, 1930 e Forsdahl, 1977) descreveram maior risco de morte por doenças cardiovasculares em populações de menor nível socioeconômico. Entretanto, foi David Barker (1938 a 2013), com a sua *hipótese de Barker*, a maior liderança sobre as premissas do DOHaD. Os professores Barker e Clive Osmond publicaram em 1989, na revista *Lancet*,[2] resultados da coorte de Helsinki, que mostraram clara associação entre baixo peso ao nascer e doença coronariana na vida adulta.

A importância do DOHaD ganhou maior repercussão fora do mundo acadêmico em 2010, quando a Organização das Nações Unidas (ONU) lançou o programa chamado *One Thousand Days* (Mil Dias), que contou com o apoio de governos, da sociedade civil e do setor privado. No documento final, que relatou as principais diretrizes da Assembleia Geral da ONU, apareceu, pela primeira vez, uma frase que está diretamente ligada aos conceitos do DOHaD: "... Saúde materna e da criança está intrinsicamente relacionada com doenças crônicas não transmissíveis e seus fatores de risco...".[3]

Segundo esse documento, para reduzir a desnutrição, a obesidade e as doenças crônicas não transmissíveis no mundo, seria fundamental o investimento na saúde e na nutrição de gestantes e crianças até os 2 anos de idade (9 meses de gestação + 2 anos de vida = mil dias – *One Thousand Days*). Algumas metas foram propostas nesse documento para serem cumpridas até 2030:

- Redução em 40% do número de crianças menores de 5 anos que têm desnutrição crônica (comprometimento estatural).
- Redução de 50% da anemia em mulheres em idade reprodutiva.
- Redução de 30% no baixo peso ao nascer.
- Impedir o aumento de crianças com sobrepeso.
- Aumentar em 50% os índices de aleitamento materno exclusivo até 6 meses.
- Reduzir ou manter a desnutrição aguda no máximo em 5%.

A denominação "mil dias", desde então, foi amplamente divulgada e hoje é bastante conhecida pelos profissionais de saúde que atuam na pesquisa, assistência e comunidade em geral. Ela tem embasado políticas públicas que envolvem a saúde da criança e da mulher dentro e fora do Brasil.

◗ Mecanismos

No início da vida, representado pelo período intrauterino e primeiros anos de vida; as células, tecidos, órgãos e sistemas são imaturos e apresentam maior plasticidade, e por isso, são mais suscetíveis às influências do ambiente e de fatores nutricionais no seu desenvolvimento e amadurecimento.[4]

Com a ampliação das pesquisas relacionadas ao DOHaD, foi possível se identificarem os mecanismos envolvidos no processo que justificam os achados epidemiológicos propostos pela hipótese de Barker. De forma sucinta, esses mecanismos podem ser agrupados em três grupos:

a) Mudança permanente das estruturas.
b) Aceleração do envelhecimento celular.
c) Modificação da expressão gênica:
   – Metilação de DNA.
   – Acetilação de histonas.
   – Micro-RNA.

Crianças que tiveram baixo peso ao nascer apresentam maior risco para desenvolvimento de doenças crônicas não transmissíveis, incluindo hipertensão arterial sistêmica e doença renal crônica ao longo da vida.[5] O menor tamanho renal e a redução do número de glomérulos – resultado do crescimento intrauterino restrito – podem justificar esses achados (a. mudanças permanentes das estruturas).

A condição nutricional da gestante influencia no peso ao nascer, risco de excesso de peso e diabetes ao longo da vida de seus filhos. Identificam-se com maior frequência e intensidade marcadores de estresse oxidativo em placenta de gestantes que têm sobrepeso e obesidade em relação às eutróficas. Essas alterações placentárias influenciam na transferência de nutrientes e oxigênio para o feto durante o período intrauterino, influenciando na formação do tecido adiposo e na resistência à ação da insulina[6] (b. aceleração do envelhecimento celular).

O expossoma pode ser conceituado como a exposição cumulativa que um organismo pode sofrer desde o nascimento até sua morte com impacto na saúde ou no desenvolvimento de doenças. Essa exposição pode ter origem endógena (p. ex., infecções e estresse psicológico) ou exógena (p. ex., poluição e tabagismo). Algumas dessas exposições podem levar o organismo a respostas, como alterações epigenéticas secundárias a fatores ambientais e nutricionais; portanto, o expossoma pode relacionar-se ao risco de desenvolvimento de doenças crônicas não transmissíveis como a obesidade (c. modificação da expressão gênica).

Os fatores epigenéticos envolvem a metilação de DNA, acetilação de histonas e a presença dos micro-RNA. Eles interferem na transcrição e na tradução do DNA de forma complexa e dinâmica, aumentando ou reduzindo a expressão gênica. O principal alvo dos fatores epigenéticos são as ilhas CpG, regiões localizadas próximo à região promotora dos genes.[7]

A metilação de DNA acontece quando um grupo metil é incorporado à estrutura de um ou vários genes. Genes metilados e hipometilados têm a sua expressão silenciada e aumentada, respectivamente. As histonas são estruturas nas quais o DNA é enrolado e compactado e, quando elas estão sob a forma deacetilada (agrupadas), há maior dificuldade na transcrição do DNA e na conformação acetilada (relaxadas), a fita de DNA fica mais exposta e, portanto, pode ser mais facilmente transcrita. Os micro-RNA são pequenos RNA (21 a 24 nucleotídeos) que influenciam na tradução do RNA mensageiro e, portanto, na síntese proteica[10] (Figura 3.7.1).

Durante a gestação, a condição nutricional (desnutrição e obesidade), doenças (diabetes e hipertensão), infecções, exposição a fatores químicos (tabaco, dioxinas, pesticidas, bisfenol A e arsênico) e o estresse influenciam no risco de doenças dos filhos por meio de fatores epigenéticos. O tabagismo e a obesidade paterna também se relacionam com marcadores epigenéticos nas células germinativas que aumentam o risco de obesidade da prole ao longo da vida.[8]

Publicações relacionadas à coorte da fome na Holanda (*Dutch Hunger Winter Cohort*) descreveram as repercussões da desnutrição aguda durante a gestação sobre a saúde da prole (filhos e netos), em longo prazo. Os filhos de mulheres desnutridas no início da gestação apresentaram maior risco para o desenvolvimento de doenças cardiovasculares, diabetes, obesidade e alguns tipos de cânceres. Por sua vez, os netos do sexo masculino das mulheres que passaram fome no final da gestação apresentam maior risco de obesidade, principalmente perivisceral.[9] Parte desses achados da *Dutch Hunger Winter Cohort* pode ser atribuída a fatores epigenéticos.

O *UK Pregnancies Better Eating and Activity Trial* (*UPBEAT-Trial*) é um ensaio clínico com mais de 1.500 gestantes obesas do Reino Unido que foram randomicamente alocadas em dois grupos. O grupo-controle recebia as orientações tradicionais do pré-natal proposto pelo Sistema Nacional de Saúde do Reino Unido (NHS, National Health System) e o grupo intervenção era submetido a oito encontros presenciais que envolviam estratégias sistematizadas de orientação nutricional, estímulo à prática de atividade física e melhora do estilo de vida. Os autores acompanharam as mulheres desde o início da gestação até o parto e continuaram seguindo os seus filhos.[10] As mulheres do grupo-intervenção adotaram hábitos alimentares e estilo de vida mais adequados e ganharam 0,55 kg a menos de peso durante a gestação em comparação às do grupo controle. Os filhos de mulheres do grupo-intervenção também tiveram menor adiposidade aos 6 meses de vida, esse efeito protetor foi maior no grupo de lactentes amamentados.[12]

No UPBEAT, as oscilações glicêmicas maternas durante a gestação associaram-se a modificações significativas no epigenoma dos recém-nascidos de forma diversa no grupo intervenção e controle, sugerindo que as mudanças no estilo de vida, alimentação e atividade física influenciaram nos marcadores epigenéticos dos filhos.[13]

A prática do aleitamento materno é um dos fatores relacionados à proteção da saúde de indivíduos e populações. A amamentação influencia a expressão de vários genes por meio da metilação do DNA e pela presença de inúmeros micro-RNA no leite materno. Esses micro-RNA são espécie-específicos e atuam sobre o gasto energético, sistema imunológico, resposta inflamatória e no amadurecimento do trato gastrointestinal.[14] Estudo de coorte comparou a influência do aleitamento materno na metilação do DNA em lactentes amamentados exclusivamente, de forma parcial ou em uso exclusivo de fórmulas infantis. Os autores mostraram que a amamentação exclusiva até 4 a 6 meses de vida associava-se com maior percentual e diversidade de metilação do DNA, entre o nascimento e os 10 anos de idade.[15]

Expressão gênica: Metilação de DNA

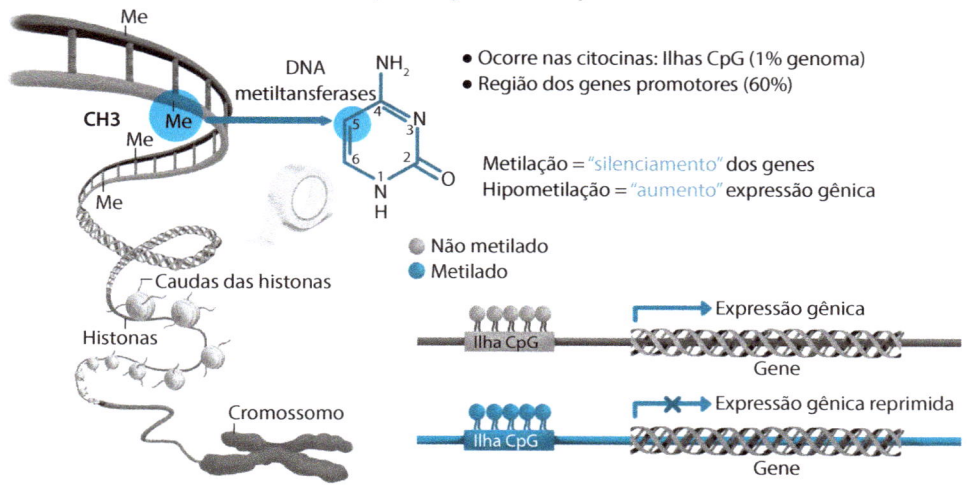

- Ocorre nas citocinas: Ilhas CpG (1% genoma)
- Região dos genes promotores (60%)

Metilação = "silenciamento" dos genes
Hipometilação = "aumento" expressão gênica

○ Não metilado
● Metilado

Expressão gênica: Acetilação de Histonas

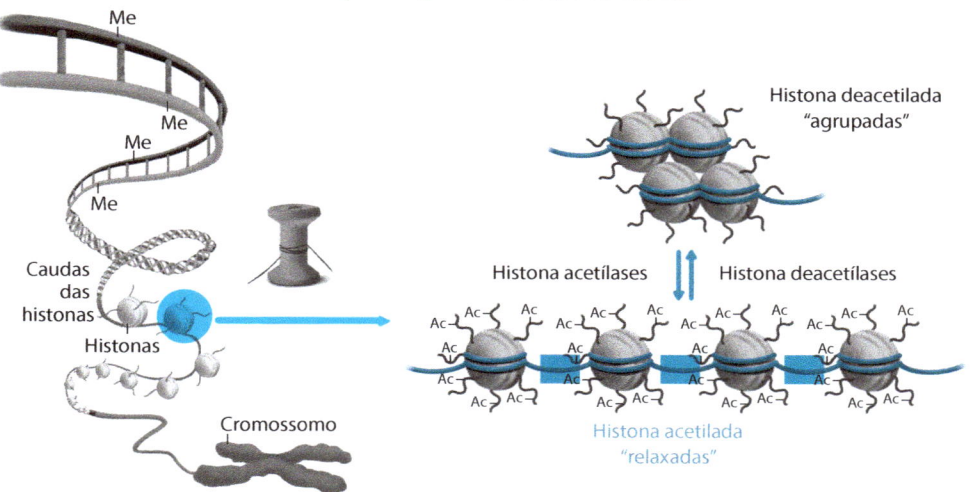

Expressão gênica: Micro RNAs

Micro RNAs: pequenos RNA (19 a 22 nucleotídeas) que influenciam na tradução do RNAm e na síntese proteica

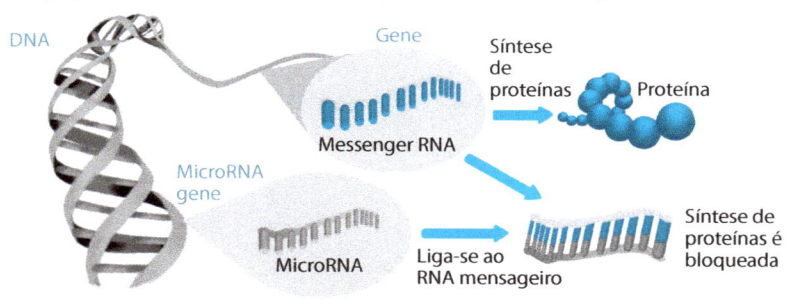

▶ **Figura 3.7.1. Mecanismos envolvidos na alteração da expressão gênica (metilação de DNA, acetilação de histonas) e micro-RNA.**

Fonte: Adaptada de Gluckman PD, Hanson MA, Buklijas T, 2010.

Implicações práticas: prematuridade

Lactentes nascidos prematuramente podem apresentar maior risco para doenças crônicas não transmissíveis como obesidade, resistência insulínica, dislipidemia, hipertensão arterial e doenças cardiovasculares ao longo da vida. O crescimento intrauterino restrito, o pós-natal acelerado e o tipo de alimentação recebida nos primeiros anos de vida influenciam nessa evolução.[16,17]

O padrão de dieta adotado e o acúmulo desproporcional de tecido adiposo potencializam a inflamação subclínica crônica, representada por aumentos discretos a moderados de proteínas de fase aguda e mediadores inflamatórios como proteína C-reativa (PCR), fator de necrose tumoral (**TNF**, pela sigla em inglês) alfa e interleucina 6 (IL-6), que é um dos mecanismos relacionados ao desenvolvimento de doenças cardiovasculares.[18,19]

Crianças pré-puberes, que nasceram prematuras, apresentam maiores níveis séricos de marcadores inflamatórios em comparação aos controles saudáveis na população de mesma idade e nascida a termo.[20] Adultos jovens (18 a 29 anos) que nasceram pré-termo tiveram risco aumentado para hipertensão, diabetes *mellitus* e limitação do fluxo de ar em comparação a um grupo de indivíduos de mesma idade nascidos a termo. Os marcadores de inflamação subclínica crônica e de estresse oxidativo associaram-se diretamente com a adiposidade.[21]

Parte dos achados supramencionados podem ser explicados, por meio de publicações recentes, pelos mecanismos epigenéticos previstos citados como envolvidos no DOHaD.

Indivíduos (18 a 27 anos de idade) que nascerem pré-termo apresentam telômeros mais curtos do que indivíduos de mesma idade nascidos a termo. Esse encurtamento relaciona-se com maiores níveis de pressão arterial.[22] Os telômeros são estruturas constituídas por fileiras repetidas de proteínas de DNA não codificante que formam as extremidades dos cromossomos. Sua principal função é impedir o desgaste do material genético e manter a estabilidade estrutural do cromossomo.

O padrão de metilação de DNA (*epigenoma-wide-association*) analisado por meio de sangue de cordão umbilical difere entre recém-nascidos pré-termo e a termo de forma significante.[23] O significado clínico dessas diferenças ainda não é completamente compreendido, mas certamente elas serão importantes no avanço do cuidado de recém-nascidos pré-termo nos próximos anos.

O leite materno de mães de recém-nascidos pré-termo contém um padrão de micro-RNA diferente, na fração lipídica e não lipídica, daquelas nutrizes que tiveram recém-nascidos a termo com até 4 semanas de lactação.[24] Os nove micro-RNA que diferiram no grupo pré-termo influenciam na expressão de quatro genes envolvidos com o crescimento, a adiposidade e a resposta imunológica. Órgãos e sistemas que apresentam particularidades importantes na evolução de recém-nascidos pré-termo.

Implicações práticas

Os conceitos do DOHaD ampliam a perspectiva e a importância do cuidado integrado da saúde da mulher e da criança. Eles se tornam ainda mais relevantes quando se trata de recém-nascidos pré-termo, que passam por maiores agravos e apresentam particularidades em relação ao seu crescimento e desenvolvimento. Políticas públicas vigentes no Brasil incorporam conceitos do DOHaD e, por isso, devem ser ainda mais valorizadas. Entre elas, vale citar o método canguru que abrange o cuidado humanizado do recém-nascido pré-termo do nascimento ao seguimento pós-alta, com foco no atendimento multidisciplinar e na promoção de saúde desse grupo em curto e longo prazo.

▸ Referências bibliográficas

1. Hanson M. The birth and future health of DOHaD. J Dev Orig Health Dis. 2015;6(5):434-7.

2. Barker DJ, Winter PD, Osmond C, Margetts B, Simmonds SJ. Weight in infancy and death from ischaemic heart disease. Lancet. 1989;2(8663):577-80.

3. Black RE, Alderman H, Bhutta ZA, Gillespie S, Haddad L, Horton S, et al. Maternal and child nutrition: building momentum for impact. Lancet. 2013;382(9890):372-5.

4. Hanson MA, Cooper C, Aihie Sayer A, Eendebak RJ, Clough GF, Beard JR. Developmental aspects of a life course approach to healthy ageing. J Physiol. 2016;594(8):2147-60.

5. Hershkovitz D, Burbea Z, Skorecki K, Brenner BM. Fetal programming of adult kidney disease: cellular and molecular mechanisms. Clin J Am Soc Nephrol. 2007;2(2):334-42.

6. Roberts VH, Smith J, McLea SA, Heizer AB, Richardson JL, Myatt L. Effect of increasing maternal body mass index on oxidative and nitrative stress in the human placenta. Placenta. 2009;30(2):169-75.

7. Fernandez-Twinn DS, Hjort L, Novakovic B, Ozanne SE, Saffery R. Intrauterine programming of obesity and type 2 diabetes. Diabetologia. 2019;62(10):1789-801.

8. Huypens P, Sass S, Wu M, Dyckhoff D, Tschöp M, Theis F, et al. Epigenetic germline inheritance of diet-induced obesity and insulin resistance. Nat Genet. 2016;48(5):497-9.

9. Bleker LS, de Rooij SR, Painter RC, Ravelli AC, Roseboom TJ. Cohort profile: the Dutch famine birth cohort (DFBC) – a prospective birth cohort study in the petherlands. BMJ Open. 2021;11(3):e042078.

10. Poston L, Bell R, Briley AL, Godfrey KM, Nelson SM, Oteng-Ntim E, et al. Improving pregnancy outcome in obese women: the UK pregnancies better eating and activity randomised controlled trial. Southampton (UK): NIHR Journals Library; 2017. PMID: 28671801.

11. Gluckman PD, Hanson MA, Buklijas T. A conceptual framework for the developmental origins of health and disease. Journal of Developmental Origins of Health and Disease. 2010;1(1):6-18. [2022 Set. 26]. Disponível em: <https://doi.org/10.1017/S2040174409990171>.

12. Patel N, Godfrey KM, Pasupathy D, Levin J, Flynn AC, Hayes L, et al. Infant adiposity following a randomised controlled trial of a behavioural intervention in obese pregnancy. Int J Obes (Lond). 2017;41(7):1018-26.

13. Antoun E, Kitaba NT, Titcombe P, Dalrymple KV, Garratt ES, Barton SJ, et al. UPBEAT Consortium. Maternal dysglycaemia, changes in the infant's epigenome modified with a diet and physical activity intervention in pregnancy: secondary analysis of a randomised control trial. PLoS Med. 2020;17(11):e1003229.

14. Melnik BC, Stremmel W, Weiskirchen R, John SM, Schmitz G. Exosome-Dderived microRNAs of human milk and their effects on infant health and development. Biomolecules. 2021;11(6):851.

15. Smyczynska U, Bartlomiejczyk MA, Stanczak MM, Sztromwasser P, Wesolowska A, Barbarska O, et al. Impact of processing method on donated human breast milk microRNA content. PLoS One. 2020;15(7):e0236126.

16. Cheong JLY, Haikerwal A, Wark JD, Irving L, Garland SM, Patton GC, et al; Victorian infant collaborative study group. Cardiovascular health profile at age 25 years in adults born extremely preterm or extremely low birthweight. Hypertension. 2020;76(6):1838-46.

17. Ni Y, Beckmann J, Hurst JR, Morris JK, Marlow N. Size at birth, growth trajectory in early life, and cardiovascular and metabolic risks in early adulthood: EPICure study. Arch Dis Child Fetal Neonatal Ed. 2021;106(2):149-55.

18. Noce A, Di Lauro M, Di Daniele F, Pietroboni Zaitseva A, Marrone G, Borboni P, et al. Natural bioactive compounds useful in clinical management of metabolic syndrome. Nutrients. 2021;13(2):630.

19. Mackay CA, Smit JS, Khan F, Dessai F, Masekela R. IL-6 predicts poor early post-natal growth in very low-birth-weight infants in a low-middle income setting. J Trop Pediatr. 2021;67(1):fmaa132.

20. Hellström A, Ley D, Hansen-Pupp I, Hallberg B, Löfqvist C, van Marter L, et al. Insulin-like growth factor 1 has multisystem effects on foetal and preterm infant development. Acta Paediatr. 2016;105(6):576-86.

21. Flahault A, Paquette K, Fernandes RO, Delfrate J, Cloutier A, Henderson M, et al, HAPI Collaborating Group. Increased incidence but lack of association between cardiovascular risk factors in adults born preterm. Hypertension. 2020;75(3):796-805.

22. Parkinson JRC, Emsley R, Adkins JLT, Longford N, Ozanne SE, Holmes E, et al. Clinical and molecular evidence of accelerated ageing following very preterm birth. Pediatr Res. 2020;87(6):1005-10.

23. Spada E, Calzari L, Corsaro L, Fazia T, Mencarelli M, Di Blasio AM, et al. Epigenome wide association and stochastic epigenetic mutation analysis on cord blood of preterm birth. Int J Mol Sci. 2020;21(14):5044.

24. Carney MC, Tarasiuk A, DiAngelo SL, Silveyra P, Podany A, Birch LL, et al. Metabolism-related microRNAs in maternal breast milk are influenced by premature delivery. Pediatr Res. 2017;82(2):226-36.

Repercussões Somáticas

Coordenador: Allan Chiaratti de Oliveira

Capítulo 4

Crescimento – do Nascimento à Idade Adulta

Ana Lucia Goulart
Allan Chiaratti de Oliveira

Aproximadamente 11% dos nascimentos no Brasil ocorrem antes de 37 semanas completas de gestação, colocando o país na décima posição entre aqueles que contribuem para 60% da prematuridade global.[1] O melhor entendimento das adaptações fisiológicas na transição feto-neonatal antecipada e a melhoria na assistência em terapia intensiva neonatal têm promovido maior sobrevida para recém-nascidos cada vez mais prematuros, de modo que a busca por estratégias que garantam melhor prognóstico em longo prazo seja uma prioridade. A preocupação com o crescimento do prematuro se fundamenta na promoção do seu melhor desenvolvimento neurológico e na redução do risco cardiometabólico.

A promoção do crescimento adequado para o recém-nascido prematuro pode ter um impacto positivo tanto na morbimortalidade intra-hospitalar como na sua evolução em longo prazo. A melhor trajetória de ganho de peso entre 10 e 40 dias de vida de prematuros menores de 1.501 g e 30 semanas de gestação foi capaz de diferenciar os recém-nascidos que evoluíram com retinopatia da prematuridade grave, com indicação de tratamento.[2] O suporte nutricional mais agressivo também parece reduzir o risco do desenvolvimento da displasia broncopulmonar e de mortalidade intra-hospitalar.[3]

O crescimento subótimo do prematuro, durante o período de internação hospitalar, é estudado sob a denominação "restrição de crescimento extrauterino". Esse fenômeno é definido quando o recém-nascido prematuro apresenta peso menor do que percentil 10 para sua idade corrigida na alta hospitalar ou entre 36 e 40 semanas de idade corrigida.[4] Fenton *et al.* publicaram uma revisão crítica sobre a adequação deste termo e seu impacto no prognóstico do prematuro em longo prazo, concluindo que a análise isolada da adequação do peso do prematuro próximo à idade corrigida do termo é uma medida pouco preditiva do seu desenvolvimento neurológico, sugerindo que outros aspectos do seu crescimento sejam mais adequados para a previsão do desenvolvimento futuro da criança, como a velocidade de ganho de peso e do crescimento do perímetro cefálico durante a internação e a variação do escore Z de peso e perímetro cefálico entre o nascimento e a alta hospitalar.[4]

Uma revisão sistemática analisou a velocidade de crescimento, considerando ganho de peso (19 estudos observacionais e 6 estudos clínicos) e de perímetro cefálico (16 estudos observacionais e 4 estudos clínicos) sobre o desenvolvimento de prematuros. O conjunto dos estudos observacionais demonstrou uma associação positiva entre o ganho de peso e o desenvolvimento neurológico avaliado por diferentes instrumentos entre os 12 meses e os 19 anos de idade. Da mesma forma, a velocidade de ganho do perímetro cefálico também apresentou associação positiva com o desenvolvimento neurocognitivo avaliado entre os 12 meses de idade e a idade adulta, na compilação dos estudos observacionais. O conjunto dos estudos clínicos não conseguiu confirmar essas associações.[5]

Em relação ao ganho de peso, todos os esforços devem ser voltados para a prevenção do ganho excessivo de peso e a prevenção do sobrepeso e da obesidade nesta população. A prematuridade hoje é reconhecida como um fator de risco cardiovascular.[6] A revisão sistemática citada anteriormente, conduzida por Ong *et al.* também coletou informações sobre os desfechos metabólicos (adiposidade, resistência insulínica e outros marcadores do risco cardiovascular), encontrando evidências limitadas para essa associação. Os autores dessa revisão alertam que é fundamental identificar períodos sensíveis do crescimento do prematuro que sejam determinantes do seu desenvolvimento neurológico e metabólico, de modo que se defina a melhor abordagem nutricional para conciliar os melhores desenvolvimentos neurológico e cardiometabólico nesta população.[5]

Além da preocupação com a velocidade do ganho de peso e sua associação com o excesso de peso, a síndrome metabólica e o risco cardiovascular em indivíduos nascidos prematuros, deve-se lembrar que a prematuridade ainda é um fator de risco importante para desnutrição infantil nos países em desenvolvimento.

Uma metanálise compilando dados de 19 estudos conduzidos em países de baixa e média renda entre 1970 e 2007, com acompanhamento antropométrico de 44.374 crianças, avaliou o risco de baixa estatura (escore Z menor que −2 desvios-padrão (DP) para a idade), magreza (escore Z de peso/estatura menor que −2 DP para a idade) e baixo peso (escore Z de peso menor que −2 DP para a idade) de crianças nascidas prematuras (< 37 semanas) entre 12 e 60 meses de idade. O nascimento prematuro com peso adequado para a idade gestacional se associou a uma razão de chances (RC) de 1,69 (intervalo de confiança de 95%, IC95% = 1,49-1,93) para baixa estatura, RC = 1,55 (IC95% = 1,21-1,97) para magreza e RC = 1,66 (IC95% = 1,42-1,95) para baixo peso, quando comparados a crianças nascidas a termo com peso adequado para a idade gestacional. Nas crianças prematuras pequenas para a idade gestacional, foi identificada uma RC = 4,51 (IC95% = 3,42-5,93) para baixa estatura, RC = 4,19 (IC95% = 2,90-6,05) para magreza e RC = 5,35 (IC95% = 4,39-6,53) para baixo peso, quando comparados a crianças nascidas a termo com peso adequado para a idade gestacional. Nesse estudo, o risco populacional de baixa estatura e de baixo peso para estatura atribuível à prematuridade foi de 4% (IC95% 3% a 6%) e 7% (IC95% 3% a 11%), respectivamente.[7]

O impacto da desnutrição grave (baixo peso para idade, baixo peso para a estatura, reduzida circunferência do braço ou edema nutricional) na infância, em países de baixa e média renda, no risco de doenças crônicas na vida adulta foi abordado novamente em uma revisão sistemática recente. Quatorze publicações preencheram os critérios de inclusão no estudo. De acordo com os desfechos dos estudos individuais, dois de quatro estudos apontaram para alterações na pressão arterial e seis de nove estudos identificaram associação com diabetes, resistência insulínica ou intolerância à glicose. Ao passo que cinco de seis estudos não mostraram associação da desnutrição na infância com marcadores de adiposidade na vida adulta (sobrepeso, obesidade, aumento da circunferência do braço) e dois de três estudos não a associaram com alterações do metabolismo lipídico.[8]

Desta forma, podemos inferir que a evolução nutricional do prematuro pode levar a maior risco cardiovascular ao longo da vida por diferentes mecanismos, seja na perpetuação da desnutrição infantil nos países de baixa e média rendas, seja por meio da rápida recuperação de adiposidade, quando se promove um rápido ganho de peso dessas crianças nos países mais desenvolvidos.

▶ Como monitorar o crescimento

Não existe consenso sobre como o crescimento do prematuro deve ser monitorado ou qual seria o padrão ideal de crescimento, especialmente após a idade corrigida de termo. O conceito preconizado pela Academia Americana de Pediatria, em 1977, de que o crescimento do prematuro deve ser semelhante ao de um feto saudável da mesma idade gestacional tem sido muito questionado. O argumento para essa recomendação é que esse crescimento propiciaria melhores condições para crescimento e desenvolvimento futuros, mas os estudos existentes não permitem essa conclusão e, na prática, esse crescimento raramente é alcançado, em particular nos RN muito prematuros. Esperar que prematuros cresçam da mesma forma que os fetos pode resultar em nutrição inadequada para prevenir ou tratar a restrição de crescimento extrauterino, trazendo consequências nocivas para a saúde.[9,10]

No entanto, garantir que o crescimento pós-natal seja o mais saudável possível é fundamental para melhorar a sobrevida e a evolução, a longo prazo, dos prematuros, sendo imprescindível dispor de padrões para monitorar esse crescimento. As alternativas para a monitoração incluem: referências de crescimento fetal baseadas na estimativa do peso fetal por ultrassonografia; referências de peso ao nascer para a idade gestacional; referências de crescimento pós-natal longitudinal para prematuros; padrões prescritivos de crescimento para crianças nascidas a termo; combinação das referências de peso ao nascer com os padrões prescritivos de crianças nascidas a termo; e, mais recentemente, padrão prescritivo de crescimento para crianças nascidas prematuras.[9,11]

Referências e padrões são distintos e têm objetivos, aplicações e interpretações diferentes. As referências, em geral, são baseadas em dados coletados muito antes da elaboração das curvas, com pouca ou nenhuma padronização das medidas e controle de qualidade e descrevem como os indivíduos cresceram em determinado tempo e local. Por sua vez, os padrões prescritivos, com medidas antropométricas rigorosas coletadas prospectivamente, são utilizados para definir como os indivíduos devem crescer em condições ótimas e, no caso dos prematuros, de acordo com sua condição clínica e grau de maturidade. Essa estratégia prescritiva tem sido recomendada pela Organização Mundial da Saúde (OMS) há vários anos.[11]

As referências ou curvas de peso para a idade gestacional foram muito utilizadas para monitorar o crescimento pós-natal de prematuros até a idade corrigida de termo, mas não são recomendadas por serem derivadas de dados transversais coletados ao nascimento e não representarem um padrão de crescimento, elas apenas descrevem o peso ao nascimento e, dependendo da forma como foram construídas, podem incluir gestações com complicações. Além disso, com essa comparação, assume-se que acompanhar o tamanho do feto é o objetivo do crescimento pós-natal de prematuros. Essa comparação superestima o diagnóstico de restrição de crescimento extrauterino, afetando quase todos os muito prematuros quando atingem a idade corrigida de termo. Isso significa que esses prematuros podem receber um diagnóstico equivocado para o qual necessitam tratamento, ou seja, o suporte nutricional. Quando essa condição é tratada, os prematuros podem permanecer com déficit de peso na idade de termo, mas apresentar maior massa gorda quando comparados a recém-nascidos a termo e essa distribuição tecidual pode ter relação com maior risco de doenças crônicas futuras.[10,11]

Algumas curvas de referência de crescimento pós-natal longitudinal para prematuros têm sido construídas com medidas antropométricas coletadas durante a permanência das crianças nas unidades de terapia intensiva neonatais (UTIN). Essas curvas geralmente incluem prematuros com faixas de peso selecionadas e mostram a perda de peso inicial, seguida de ganho estável de peso e recuperação do peso ao nascer, em média com 14 dias de vida nos prematuros extremos. Num estudo que incluiu prematuros com peso ao nascer entre 501 g e 1.500 g, a média diária de ganho de peso variou de 14,4 a 16,1 g/kg/dia e os incrementos semanais de comprimento e perímetro cefálico foram de 0,9 cm/semana. Prematuros com morbidades maiores (doença pulmonar crônica, hemorragia peri-intraventricular grave, enterocolite necrosante, sepse tardia) ganharam peso mais lentamente do que aqueles sem morbidades, enquanto os pequenos para a idade gestacional tiveram maior velocidade de ganho de peso do que os adequados. O ganho de peso também foi associado com aspectos nutricionais como duração da nutrição parenteral, idade de início da alimentação enteral e tempo para atingir a nutrição enteral plena. Esses modelos de estudos mostram que, na idade corrigida de termo, os prematuros apresentam peso abaixo do percentil 10 das curvas de crescimento intrauterino, caracterizando a restrição de crescimento pós-natal.[12,13] Deve-se ressaltar que essas curvas não são prescritivas, elas representam o crescimento de grupos específicos de prematuros, com determinadas características clínicas e ofertas nutricionais, podendo ser úteis para comparação entre as diferentes unidades neonatais e estratégias nutricionais.

As curvas publicadas por Babson e Benda, em 1976,[14] que reuniram as curvas de crescimento intrauterinos com as pós-natais para acompanhar o crescimento de prematuros, foram bastante utilizadas até o início dos anos 2000, quando Fenton apresentou novas curvas que as substituíram e passaram a ser as mais utilizadas para monitorar o crescimento de prematuros entre 22 e 50 semanas de gestação.[15] As curvas de percentis foram construídas com três conjuntos de dados intrauterinos, sendo que a de peso ao nascer incluiu 676 mil RN canadenses entre 22 e 40 semanas e as curvas de comprimento e perímetro cefálico incluíram 376 mil RN suecos entre 28 e 40 semanas de gestação e aproximadamente 27 mil RN australianos entre 27 e 40 semanas de gestação. Esses dados foram combinados com as curvas do Center for Disease Control and Prevention – 2000, sendo elaborada apenas uma curva de cada medida para ambos os sexos.[13,15]

Em 2013, Fenton e Kim[16] revisaram as curvas de Fenton com o objetivo de utilizar dados mais recentes, harmonizar as curvas com as da OMS, apresentar curvas específicas por sexo e reescalonar o eixo da idade gestacional incluindo os dias. Foram incluídos na metanálise seis estudos com crianças nascidas entre 1991 e 2007 na Alemanha, Estados Unidos, Itália, Austrália, Escócia e Canadá, sendo obtidos dados de quase 4 milhões de crianças com informações de peso ao nascimento, 151.527 de comprimento e 173.612 de perímetro cefálico, e as medidas da OMS foram feitas longitudinalmente com 882 crianças até 50 semanas de idade gestacional.[13,16]

Essas curvas combinadas de crescimento intrauterino e pós-natal propiciaram o acompanhamento longitudinal do crescimento de prematuros com idades gestacionais muito baixas ao nascimento (22 semanas) até 50 semanas de idade corrigida, mas mantinham as mesmas limitações por terem sido construídas, em grande parte, com dados obtidos ao nascimento e, dessa forma, representarem o crescimento intrauterino e não o crescimento pós-natal de prematuros.

Após atingir a idade corrigida de termo, o crescimento dos prematuros poderia ser acompanhado de acordo com os padrões prescritivos de crescimento para crianças nascidas a termo da OMS,[17] porém eles frequentemente seriam considerados desnutridos, sobretudo nos primeiros meses de vida, e essa interpretação novamente poderia ter como consequência medidas terapêuticas inadequadas.[11]

Em 2015, foram publicados os resultados do Consórcio Internacional para o Crescimento Fetal e Neonatal para o Século 21 (Intergrowth 21st) sobre crescimento pós-natal de prematuros. O Projeto Intergrowth 21st foi um estudo multicêntrico com base populacional realizado entre 2009 e 2014, que avaliou o crescimento fetal, neonatal e pós-natal em oito populações provenientes do Brasil, Itália, Omã, Reino Unido, Estados Unidos, China, Índia e Quênia.[18] Nessas populações, foram elegíveis para o Estudo Longitudinal do Crescimento Fetal mulheres de baixo risco que iniciaram o pré-natal antes de 14 semanas de gestação e monitoraram o crescimento fetal por ultrassonografia; os prematuros dessa coorte foram elegíveis para o Estudo de Seguimento Pós-Natal de Prematuros.[9] Para construir as curvas-padrão de crescimento pós-natal dos prematuros, foram selecionados os recém-nascidos de gestação única, com idade gestacional entre 26 semanas e 36 semanas e 6 dias, sem malformações congênitas, restrição de crescimento ou doenças pós-natais graves. Das 4.607 gestantes incluídas no estudo do crescimento fetal, 224 tiveram parto prematuro de gestação única, 23 recém-nascidos foram excluídos e 201 constituíram o grupo do estudo sobre crescimento pós-natal, sendo acompanhados pelo menos até 64 semanas de idade corrigida. A média de idade gestacional dos prematuros foi de 35,5 semanas, sendo a distribuição da idade gestacional de 28 (14%) com 33 semanas ou menos, 68 (34%) entre 34 e 35 semanas e 105 (52%) entre 36 e 37 semanas. O peso médio, comprimento e perímetro cefálico ao nascer foram, respectivamente, 2.452 g, 45,6 cm e 31,7 cm. As trajetórias de comprimento pós-natal desses prematuros foram muito semelhantes às curvas de crescimento da OMS para crianças nascidas a termo, mas as de peso e perímetro cefálico diferiram consistentemente desses padrões até 64 semanas de idade corrigida. No estudo, são apresentadas curvas com os percentis 3,

10, 50, 90 e 97 de peso, comprimento e perímetro cefálico, para ambos os sexos, que representam o padrão de crescimento pós-natal para esse grupo de prematuros. Os percentis 50 dessa população se mesclam com os da OMS para crianças nascidas a termo, em todas as medidas, por volta de 64 semanas de idade corrigida, mostrando que prematuros sem complicações pré ou pós-natais graves, vivendo em condições adequadas e recebendo predominantemente aleitamento materno, podem recuperar o crescimento na vida pós-natal precoce.[9]

No entanto, a construção de padrões de crescimento em vez de referências para prematuros menores de 30 semanas de gestação continua sendo problemática, uma vez que poucos deles são provenientes de gestações de baixo risco, frequentemente as condições clínicas são complicadas e as orientações nutricionais e terapêuticas em geral são muito variáveis. Sendo assim, ainda não existe um consenso sobre a melhor forma de monitorar o crescimento desse grupo de prematuros.[9,10]

▶ Como crescem os prematuros

Apesar dos avanços no cuidado neonatal e do aumento da sobrevida, recém-nascidos pré-termo, particularmente aqueles de muito baixo peso ao nascer, os pequenos para a idade gestacional e aqueles que apresentam doenças graves no período neonatal, frequentemente evoluem com déficits precoces de crescimento, que podem persistir na infância, na adolescência e até na idade adulta. Pesquisas incluindo prematuros nascidos em diversas épocas e regiões, com variadas idades gestacionais, peso ao nascer, características clínicas e utilizando diferentes curvas de crescimento como referência, sinalizam como costuma evoluir o crescimento dos prematuros ao longo da vida.

Na adaptação do recém-nascido à vida extrauterina, é esperado que os prematuros de muito baixo peso e extremo baixo peso apresentem uma perda de peso de 7% a 10% do peso de nascimento nos primeiros dias de via, com recuperação do peso de nascimento até o 10º dia de vida e assuma posteriormente uma fase de aceleração do ganho de peso, entre 17 e 20 g/kg/dia.[19,20] É compreensível que seu perímetro cefálico e comprimento permaneçam inalterados nas duas fases iniciais de sua adaptação metabólico-nutricional.

Estudo conduzido no Ambulatório de Prematuros da Escola Paulista de Medicina da Universidade Federal do Estado de São Paulo (EPM/Unifesp), incluindo 303 prematuros com peso ao nascer inferior a 2.000 g, avaliados aos 12 meses de idade corrigida, encontrou que as frequências de medidas abaixo de −2 escores Z foram, respectivamente, 24,4%, 8,6% e 4,6%, para o peso, comprimento e perímetro cefálico para a idade, com pior desempenho para os extremo baixo peso seguidos pelos de muito baixo peso. Ser pequeno para a idade gestacional e ter restrição de crescimento extrauterino aumentou a chance de peso abaixo do percentil 10 aos 12 meses, enquanto o menor comprimento ao nascer associou-se com déficit de comprimento e a chance de perímetro cefálico abaixo do percentil 10 foi maior nas crianças pequenas para a idade gestacional e naquelas com menor peso ao nascer.[21] Entre 834 prematuros nascidos num hospital universitário da China, as frequências de escores Z inferiores a −2 de peso para o comprimento (9,3%, 1,4% e 1%, respectivamente) e de comprimento para a idade (4,7%, 0,8% e 0%, respectivamente) aos 12 meses de idade corrigida foram maiores entre prematuros de muito baixo peso do que naqueles de baixo peso ou peso normal. Esses déficits também foram mais frequentes nos prematuros pequenos para a idade gestacional quando comparados aos adequados, o mesmo ocorrendo com o perímetro cefálico. Esses achados sinalizam que, embora as frequências de déficits, possam diferir de acordo com a população estudada, o muito baixo peso ao nascer e ser pequeno para a idade gestacional são preditores de déficits de crescimento no 1º ano de vida.[22]

Aos 4 anos de idade, prematuros moderados também podem apresentar déficit de crescimento. Numa coorte de prematuros com idade gestacional de 32 a 35 6/7 (n = 1123), nascidos na Holanda, observou-se que, comparados a crianças nascidas a termo, os prematuros tiveram menor peso e comprimento na avaliação realizada aos 4 anos. Nessa idade, o peso e o comprimento dos meninos prematuros foram, respectivamente, 0,15 e 0,3 desvios-padrão e das meninas 0,25 e 0,2 desvios-padrão inferiores aos de crianças a termo. Nos prematuros, as frequências de medidas abaixo de −2 desvios-padrão para peso e estatura foram, respectivamente, 3,4% e 5,6% nos meninos e 5,8% e 3,8% nas meninas.[23]

Uma coorte de prematuros extremos nascidos no estado de Victoria, Austrália, em três épocas distintas, foi avaliada aos 2 e 8 anos de idade. Os escores Z médios de todas as medidas e nas três épocas ficaram abaixo do zero da curva de referência, o escore mais negativo foi de perímetro cefálico e o perfil de crescimento foi semelhante nos três períodos, ou seja, não apresentou melhora ao longo do tempo. Aos 8 anos, os escores Z médios dos grupos nascidos em 1991/2, 1997 e 2005 foram, respectivamente, −0,29, −0,37 e −0,37 de peso, −0,32, −0,60 e −0,30 de estatura e −1,01, −1,08 e −1,19 de perímetro cefálico. Foi observada associação entre melhor crescimento de peso e perímetro cefálico com melhor desempenho cognitivo, acadêmico, função executiva e motora, ressaltando a importância do acompanhamento cuidadoso do crescimento para identificar precocemente os déficits e intervir oportunamente para otimizar o crescimento e o desenvolvimento.[24]

A avaliação da estatura de 170 prematuros de muito baixo peso nascidos num hospital de Pamplona, na Espanha, mostrou que nas idades de 2, 4 e 10 anos, 49,4%, 78,9% e 87,1% das crianças tinham, respectivamente, atingido estatura normal. No entanto, aos 10 anos 7% das crianças de muito baixo peso e 35% daquelas de extremo baixo peso apresentavam baixa estatura, assim como 17% das crianças nascidas pequenas para a idade gestacional. Foi observada relação entre crescimento compensatório de peso e o subsequente crescimento compensatório de altura em todas as idades; quase todos os prematuros que tinham estatura normal aos 2, 4 e 10 anos apresentaram crescimento compensatório adequado de peso na avaliação prévia. O extremo baixo peso e a prematuridade extrema foram fatores de risco para crescimento compensatório inadequado de altura.[25]

Prematuros extremos nascidos entre 1991 e 1992 em Victoria, Austrália, foram avaliados ao nascimento, na alta hospitalar e aos 2, 5, 8 e 18 anos de idade e comparados a um grupo contemporâneo de crianças nascidas a termo com peso adequado. Os prematuros tiveram menor escore Z de peso do que os controles ao nascimento, com diferença muito maior na alta e que diminuiu progressivamente até os 18 anos. A altura foi menor nos prematuros em todas as idades e a diferença não se alterou ao longo do tempo. O índice de massa corpórea foi menor nos prematuros nos primeiros anos e semelhante ao grupo-controle aos 18 anos. Aos 18 anos, os escores Z médios dos prematuros e controles foram, respectivamente, 0,07 e 0,45 de peso, −0,47 e 0,26 de comprimento e 0,40 e 0,42 de índice de massa corpórea. O comprimento aos 2 anos foi melhor preditor da altura aos 18 anos nos prematuros do que a estatura média parental.[26]

▶ Como conduzir a avaliação

As curvas que representam o padrão de crescimento pós-natal de prematuros do projeto Intergrowth 21st são recomendadas para o acompanhamento dos prematuros entre 27 e 64 semanas de idade corrigida. Antes de 27 semanas de gestação, não existe um consenso sobre qual referência deve ser utilizada, existindo como alternativas as curvas combinadas de crescimento intrauterino e pós-natal de Fenton e Kim[16] ou curvas elaboradas para o acompanhamento de prematuros hospitalizados, sendo indispensável fazer uma análise cuidadosa dos objetivos a serem atingidos e as limitações dessas referências. Após os 6 meses de idade corrigida, recomenda-se que os prematuros sejam avaliados em seu crescimento segundo as curvas da OMS para crianças nascidas a termo, utilizando a idade corrigida até 24 meses e, a partir daí, a idade cronológica. Alguns autores recomendam que a idade corrigida seja utilizada até 36 meses, porém o mais importante para essa escolha é entender o conceito que a define. Espera-se que os prematuros apresentem crescimento compensatório nos 2 primeiros anos de vida, atingindo medidas de peso, comprimento e perímetro cefálico semelhantes a crianças nascidas a termo no final desse período. No entanto, dependendo do grau de prematuridade, peso ao nascer e gravidade das doenças, esse crescimento compensatório pode ser mais lento ou até mesmo não ocorrer.

Como grupo, os prematuros tipicamente mostram algum grau de crescimento compensatório nos primeiros anos de vida, atingindo crescimento semelhante ao de crianças nascidas a termo, sendo aqueles adequados para a idade gestacional, sem morbidades significantes e os menos prematuros os mais prováveis de atingi-lo. O crescimento compensatório nos pequenos para a idade gestacional costuma ocorrer mais frequentemente nos primeiros 6 meses de vida e com menor frequência ao longo de vários anos, porém parte dessas crianças não apresentará essa compensação. A aceleração do crescimento também pode ser ausente ou transitória nos prematuros de menor peso e idade gestacional ou naqueles com infecção congênita, sepse neonatal, enterocolite necrosante, displasia broncopulmonar, uso de corticosteroide pós-natal, entre outros. Ou seja, todos podem manter déficits de crescimento até a idade adulta.

O crescimento compensatório de prematuros geralmente segue um padrão – primeiro o perímetro cefálico, depois o peso e, por último, o comprimento. As recuperações do peso e do comprimento podem alternar no seu aparecimento, mas a do perímetro cefálico é sempre a primeira e, quando ela não ocorre, representa um alerta para comprometimento nutricional grave ou doença afetando o sistema nervoso central (SNC).

Embora seja bastante reconhecido que prematuros representam um grupo de risco para déficits de crescimento, é importante considerar que eles também podem apresentar outras doenças associadas a esses déficits, sendo elas relacionadas ou não à prematuridade. Para definir quais prematuros devem ser investigados sobre a presença de alguma doença que justifique a ausência de crescimento compensatório são utilizados os seguintes critérios: escore Z de peso ou estatura para a idade menor que −2 em duas ou mais ocasiões ou velocidade de crescimento menor que a esperada (escore Z de peso afastando da população de referência). Essa falha do crescimento é resultante do desbalanço entre oferta e necessidades energéticas, podendo ser por ingestão inadequada, necessidades aumentadas ou perdas excessivas.[27,28]

A ingestão inadequada de nutrientes é a causa mais comum de déficit de crescimento e pode ser devida a fatores maternos, da criança ou da interação mãe-bebê. Os fatores relacionados à criança incluem disfunção oromotora, despertar reduzido para alimentação, aversão oral, doenças cardiorrespiratórias, refluxo gastroesofágico, anorexia como componente de doenças crônicas, sendo que nos adolescentes deve-se lembrar da possibilidade de doenças psiquiátricas. Fatores sociais podem resultar em quantidade e qualidade inadequada do alimento, enquanto o mau entendimento dos sinais de fome e saciedade pela mãe, medo de cuidar da criança, cansaço, negligência ou interação mãe-bebê inadequada também podem causar baixa oferta de alimentos.

A necessidade energética aumentada pode ocorrer na displasia broncopulmonar, cardiopatias congênitas, infecções crônicas, hipertireoidismo, doenças que geralmente cursam com maior gasto energético. Além disso, algumas infecções congênitas, doenças genéticas e metabólicas podem se associar com utilização deficiente dos nutrientes. As perdas excessivas são decorrentes da absorção inadequada de nutrientes que pode ser decorrente de enterocolite necrosante, síndrome do intestino curto, alergia à proteína do leite de vaca, doença celíaca, fibrose cística, doença hepática, doença inflamatória intestinal. Outras causas de déficit de crescimento incluem anemia, acidose e uso de medicações, como corticosteroide.

A investigação do prematuro com déficit de crescimento deve iniciar com a história clínica, incluindo antecedentes familiares, diagnósticos clínicos pregressos, revisão dos sistemas, história alimentar, medicações, histórico social e acompanhamento do crescimento. Cada um desses itens pode auxiliar na elucidação da etiologia do déficit de crescimento, assim como o exame clínico e a observação de como se faz a alimentação da criança podem contribuir para o esclarecimento do diagnóstico.[27,28]

A investigação laboratorial é direcionada pela história clínica e exame físico. No Ambulatório de Prematuros da Unifesp são realizados rotineiramente os seguintes exames para os prematuros que preenchem os critérios de falha de crescimento para peso ou estatura: hemograma; reserva de ferro; enzimas hepáticas; ureia; creatinina; sódio; potássio; cálcio; fósforo; fosfatase alcalina; T4 livre; TSH; anticorpo anti-transglutaminase; gasometria venosa; IGF-1; IGFBP-3; urina tipo I; cultura de urina; e idade óssea. Dependendo da hipótese diagnóstica, são realizados: dosagem de cloro no suor; pesquisa de gordura nas fezes; dosagem de anticorpos específicos para leite de vaca; radiografia de tórax; ecocardiograma. A avaliação da idade óssea também é recomendada, podendo ser útil para diferenciar entre déficit de crescimento decorrente de desnutrição ou de outras causas, em especial o atraso de desenvolvimento constitucional, condição em que a idade óssea é significativamente atrasada.

Quando persiste o comprometimento do crescimento linear, os recém-nascidos prematuros, particularmente aqueles acometidos por restrição de crescimento intrauterino e que mantenham um déficit estatural abaixo de −2,5 DP aos 2 anos de idade e abaixo de −2 DP aos 4 anos de idade, são candidatos à terapia com hormônio de crescimento.[29]

Margaret Boguszewski *et al.* estudaram a evolução de crescimento de 3215 prematuros tratados com hormônio de crescimento incluídos em um banco de dados internacional (KIGS, *Pfizer International Growth Database*), estratificados de acordo com a idade gestacional em prematuros (PT, < 37 semanas de gestação) e muito prematuros (MPT, < 33 semanas de gestação) e, de acordo com a adequação do peso para a idade gestacional, em pequenos para a idade gestacional (PIG, peso de nascimento menor que −2 DP da média) ou adequados para a idade gestacional (AIG, peso de nascimento entre −2 DP e +2 DP da média).[30] Após 1 ano de reposição hormonal, os PT-AIG, os MPT-AIG, os PT-PIG e os MPT-PIG apresentaram, respectivamente, uma mediana de ganho de estatura de +0,64 DP, +0,62 DP, +0,60 DP e +0,89 DP. O ganho de estatura após 1 ano de tratamento estava diretamente relacionado à dose inicial de hormônio administrada, ao peso da criança quando iniciou o tratamento e ao peso de nascimento e inversamente relacionado à resposta máxima do GH nos testes de provocação, à estatura parental e à idade de início do tratamento.[30]

O mesmo grupo publicou recentemente a evolução até próximo à idade adulta de 586 prematuros (< 37 semanas de idade gestacional) tratados com hormônio de crescimento, estratificados em PIG e AIG. Merece destaque o fato de 66,6% dos prematuros AIG preencherem critério diagnóstico para deficiência de hormônio de crescimento, enquanto apenas 8,6% dos PIG apresentaram esse diagnóstico. Em concordância com essa observação, os PT-AIG apresentaram maior ganho de estatura entre o início do tratamento e o início da puberdade quando comparado aos PT-PIG (mediana de variação de estatura de +1,97 DP e +1,41 DP, respectivamente), sem ganhos adicionais entre o início da puberdade e próximo à idade adulta (mediana de variação de estatura de −0,01 DP e −0,22 DP, respectivamente), reforçando a necessidade de diagnóstico e tratamento precoce dos prematuros com baixa estatura.[31]

A monitoração do crescimento de prematuros deve ser particularmente cuidadosa. A abordagem do paciente com alterações do crescimento, sejam elas os déficits, sejam os excessos nutricionais, deve ser multiprofissional, abrangendo os vários aspectos relacionados ao acometimento, focada em medidas nutricionais adequadas, no tratamento das comorbidades associadas e na adoção de um estilo de vida saudável.

▶ Referências bibliográficas

1. Blencowe H, Cousens S, Chou D, Oestergaard M, Say L, Moller AB, et al. Born too soon: the global epidemiology of 15 million preterm births. Reprod Health. 2013;10(1):S2.

2. Binenbaum G, Bell EF, Donohue P, Quinn G, Shaffer J, Tomlinson LA, et al. Development of modified screening criteria for retinopathy of prematurity: primary results from the postnatal growth and retinopathy of prematurity study. JAMA Ophthalmol. 2018;136(9):1034-40.

3. Klevebro S, Westin V, Stoltz Sjostrom E, Norman M, Domellof M, Edstedt Bonamy AK, et al. Early energy and protein intakes and associations with growth, BPD, and ROP in extremely preterm infants. Clin Nutr. 2019;38(3):1289-95.

4. Fenton TR, Cormack B, Goldberg D, Nasser R, Alshaikh B, Eliasziw M, et al. "Extrauterine growth restriction" and "postnatal growth failure" are misnomers for preterm infants. J Perinatol. 2020;40(5):704-14.

5. Ong KK, Kennedy K, Castaneda-Gutierrez E, Forsyth S, Godfrey KM, Koletzko B, et al. Postnatal growth in preterm infants and later health outcomes: a systematic review. Acta Paediatr. 2015;104(10):974-86.

6. Markopoulou P, Papanikolaou E, Analytis A, Zoumakis E, Siahanidou T. Preterm birth as a risk factor for metabolic syndrome and cardiovascular disease in adult life: a systematic review and meta-analysis. J Pediatr. 2019;210:69-80 e5.

7. Christian P, Lee SE, Donahue Angel M, Adair LS, Arifeen SE, Ashorn P, et al. Risk of childhood undernutrition related to small-for-gestational age and preterm birth in low – and middle-income countries. Int J Epidemiol. 2013;42(5):1340-55.

8. Grey K, Gonzales GB, Abera M, Lelijveld N, Thompson D, Berhane M, et al. Severe malnutrition or famine exposure in childhood and cardiometabolic non-communicable disease later in life: a systematic review. BMJ Glob Health. 2021;6(3).

9. Villar J, Giuliani F, Bhutta ZA, Bertino E, Ohuma EO, Ismail LC, et al. Postnatal growth standards for preterm infants: the preterm postnatal follow-up study of the intergrowth-21(st) Project. Lancet Glob Health. 2015;3(11):e681-91.

10. Villar J, Giuliani F, Barros F, Roggero P, Coronado Zarco IA, Rego MAS, et al. Monitoring the postnatal growth of preterm infants: a paradigm change. Pediatrics. 2018;141(2).

11. Giuliani F, Cheikh Ismail L, Bertino E, Bhutta ZA, Ohuma EO, Rovelli I, et al. Monitoring postnatal growth of preterm infants: present and future. Am J Clin Nutr. 2016;103(2):635S-47S.

12. Ehrenkranz RA, Younes N, Lemons JA, Fanaroff AA, Donovan EF, Wright LL, et al. Longitudinal growth of hospitalized very low birth weight infants. Pediatrics. 1999;104(2-1):280-9.

13. Ehrenkranz RA. Growth and clinical outcomes. In: Koletzko B, Poindexter B, Auay R, editor. Nutritional care of preterm infants. 1. Basel: Karger; 2014;11-26.

14. Babson SG, Benda GI. Growth graphs for the clinical assessment of infants of varying gestational age. J Pediatr. 1976;89(5):814-20.

15. Fenton TR. A new growth chart for preterm babies: Babson and Benda's chart updated with recent data and a new format. BMC Pediatr. 2003;3:13.

16. Fenton TR, Kim JH. A systematic review and meta-analysis to revise the Fenton growth chart for preterm infants. BMC Pediatr. 2013;13:59.

17. World Health Organization (WHO). Child Growth Standards. [2022 Set 26] Disponível em: <https://www.who.int/tools/child-growth-standards/standards>.

18. Villar J, Altman DG, Purwar M, Noble JA, Knight HE, Ruyan P, et al. The objectives, design and implementation of the intergrowth-21st Project. BJOG. 2013;120(2):9-26.

19. Jochum F, Moltu SJ, Senterre T, Nomayo A, Goulet O, Iacobelli S, et al. ESPGHAN/ESPEN/ESPR/CSPEN guidelines on pediatric parenteral nutrition: Fluid and electrolytes. Clin Nutr. 2018;37(6-B):2344-53.

20. Joosten K, Embleton N, Yan W, Senterre T. nutrition EEECwgopp. ESPGHAN/ESPEN/ESPR/CSPEN guidelines on pediatric parenteral nutrition: Energy. Clin Nutr. 2018;37(6 Pt B):2309-14.

21. Goulart AL, Morais MB, Kopelman BI. Impact of perinatal factors on growth deficits of preterm infants. Rev Assoc Med Bras (1992). 2011;57(3):269-75.

22. Deng Y, Yang F, Mu D. First-year growth of 834 preterm infants in a chinese population: a single-center study. BMC Pediatr. 2019;19(1):403.

23. Bocca-Tjeertes IF, Kerstjens JM, Reijneveld SA, de Winter AF, Bos AF. Growth and predictors of growth restraint in moderately preterm children aged 0 to 4 years. Pediatrics. 2011;128(5):e1187-94.

24. Hickey L, Burnett A, Spittle AJ, Roberts G, Anderson P, Lee K, et al. Extreme prematurity, growth and neurodevelopment at 8 years: a cohort study. Arch Dis Child. 2021;106(2):160-6.

25. Dura-Trave T, San Martin-Garcia I, Gallinas-Victoriano F, Chueca Guindulain MJ, Berrade-Zubiri S. [Catch-up growth and associated factors in very low birth weight infants]. An Pediatr (Engl Ed). 2020;93(5):282-8.

26. Roberts G, Cheong J, Opie G, Carse E, Davis N, Duff J, et al. Growth of extremely preterm survivors from birth to 18 years of age compared with term controls. Pediatrics. 2013;131(2):e439-45.

27. Malcolm WF. Nutritiona and Growth. In: Malcolm WF, editor. Beyond the NICU comprehensive Ccare of the high-risk infant. 1: Mc Graw-Hill Education; 2015;98-120.

28. Nutzenadel W. Failure to thrive in childhood. Dtsch Arztebl Int. 2011;108(38):642-9.

29. Clayton PE, Cianfarani S, Czernichow P, Johannsson G, Rapaport R, Rogol A. Management of the child born small for gestational age through to adulthood: a consensus statement of the international societies of pediatric endocrinology and the growth hormone research society. J Clin Endocrinol Metab. 2007;92(3):804-10.

30. Boguszewski MC, Karlsson H, Wollmann HA, Wilton P, Dahlgren J. Growth hormone treatment in short children born prematurely-data from KIGS. J Clin Endocrinol Metab. 2011;96(6):1687-94.

31. Boguszewski MCS, Carlsson M, Lindberg A, Dahlgren J, Aydin F, Camacho-Hubner C, et al. Near-adult height after growth hormone treatment in children born prematurely-data from KIGS. J Clin Endocrinol Metab. 2020;105(7).

Capítulo 5

Nutrição após a Alta Hospitalar

Cecília Maria Draque
Renata Borrozzino
Adriana Martins de Lima

Após a alta hospitalar, a nutrição tem o papel de continuar a promover o crescimento saudável, além de amenizar e corrigir as deficiências prévias do crescimento, a fim de evitar o impacto negativo no crescimento e no desenvolvimento neurológico.

Infelizmente, é difícil estabelecer recomendações universais de alimentação para bebês prematuros após a alta hospitalar em razão da variabilidade do estado nutricional, ao volume de alimentação, à idade gestacional corrigida à alta e por condições crônicas que podem afetar a alimentação e o crescimento a longo prazo. Sugere-se que o planejamento da nutrição após a alta hospitalar deve considerar:

- A recuperação nutricional gradual, especialmente nos bebês que tiveram restrição de crescimento intrauterino e no período pós-natal, a fim de manter a velocidade de crescimento normal, sem produzir estresse metabólico e aumento do risco para doenças cardiovasculares e resistência insulínica.
- As demandas adicionais devido às doenças crônicas.
- Um ponto de partida para o cálculo das necessidades energéticas, de macronutrientes (proteínas, carboidratos e lipídios) e de micronutrientes (vitaminas e minerais).

Durante a internação hospitalar, os bebês prematuros normalmente recebem alimentação enriquecida por meio de fórmulas para prematuro e leite materno aditivado. Na alta, são capazes de se alimentar em livre demanda, aumentando o volume da ingestão e sua velocidade de crescimento, que deve ser rigorosamente monitorada, em especial no 1º ano de vida.

Atualmente, as práticas de alimentação após a alta podem variar de leite materno não fortificado, leite materno parcial ou totalmente fortificado, fórmula de transição ou fórmula-padrão de termo. Embora fórmulas para prematuro possam ser recomendadas, o seu custo pode ser um fator limitante. Além disso, a oferta de vitaminas e minerais das fórmulas de prematuro pode ser muito alta uma vez que o volume de leite ingerido é liberado após a alta hospitalar.[1]

No leite humano, destaca-se o papel dos lipídeos como fonte energética para o crescimento adequado do lactente, sendo responsável por aproximadamente 50% das calorias. A digestão e a absorção do lipídeo no leite materno são facilitadas pela complexa organização do glóbulo de gordura, pelo tipo de ácido graxo (ácido palmítico, oleico, linoleico e linolênico), e pela presença da lípase estimulada pelos sais biliares. Ainda no leite humano, estão presentes os ácidos graxos polinsaturados de cadeia longa, incluindo o ácido araquidônico (Ômega 6) e o ácido docosaexaenoico (Ômega 3), que são componentes dos fosfolípides encontrados nas membranas no cérebro, retina e células vermelhas. Esses ácidos graxos de cadeia longa não estão presentes no leite de vaca.[1]

Com relação às proteínas, a predominância de proteína do soro e a composição de aminoácidos do leite humano e da fórmula de prematuro são benéficas para o recém-nascido prematuro (RNPT) quando comparadas às fórmulas de termo. Tanto o leite materno como a fórmula PT contêm proporção aumentada de proteínas do soro em relação à caseína, sendo que no leite materno essa proporção é de 70% e 30% e, na fórmula de prematuro, 60% e 40%, respectivamente. Em contraste, no leite de vaca o que predomina é a caseína (82%). A alta proporção de proteína do soro é benéfica, pois produz um esvaziamento gástrico mais rápido em virtude de essas proteínas serem mais facilmente digeridas. Além disso, a maior proteína do soro no leite materno é a alfalactoalbumina e, no leite de vaca, é a betalactoglobulina; e esta última pode contribuir para a alergia à proteína e cólica. Outras proteínas específicas do leite humano são a lactoferrina, a lisozima e a imunoglobulina secretora A (IgA), que são importantes na defesa do hospedeiro. O leite de vaca contém uma quantidade mínima dessas proteínas. Além disso, a composição de aminoácidos das proteínas do soro pode promover o desenvolvimento cerebral em RNPT quando comparada com o perfil de aminoácidos da caseína. RN alimentados com maior proporção de proteína do soro apresentam concentrações mais baixas de metionina, fenilalanina e tirosina, o que parecer ser um fator protetor para o desenvolvimento cerebral. Além disso, o leite humano e a fórmula de prematuro contêm cisteína e taurina que são considerados aminoácidos essenciais para o RNPT e importantes para a conjugação da bile e desenvolvimento cerebral.[1]

Os carboidratos, compostos principalmente de lactose e oligossacarídeos, contribuem com aproximadamente 40% das calorias do leite humano. Bebês prematuros podem absorver mais de 90% da lactose no leite humano e, com isso, melhorar a absorção de minerais. Em contraste com o leite materno, fórmulas de prematuro contêm proporções iguais de lactose e polímero de glicose. Essa combinação resulta em menor osmolaridade, porém pode diminuir a absorção de minerais.[1]

O leite humano contém aproximadamente 6,25 mmol/L (250 mg/L) de cálcio e 4,5 mmol/L (140 mg/L) de fósforo, conteúdo esse insuficiente para bebês prematuros alcançarem a taxa de acréscimo mineral semelhantes ao intrauterino. Em comparação, as fórmulas de prematuro, em um volume de 150 mL/kg/dia, fornecem aproximadamente 5 mmol/kg (200 mg/kg) de cálcio e 3 mmol/kg (100 mg/kg) de fósforo, o que mimetiza o aporte intrauterino. As fórmulas de termo não são adequadas às necessidades minerais dos RNPT. Assim, após a alta hospitalar, bebês em aleitamento materno exclusivo ou que recebem fórmulas de termo devem ser monitorados para crescimento e possível deficiência mineral.[1]

Tanto o leite materno como as fórmulas fornecem quantidades adequadas de magnésio e potássio e, portanto, não é necessária a suplementação desses minerais. Como a concentração de sódio do leite humano é baixa e diminui com o progredir da lactação os bebês prematuros alimentados com leite humano não suplementado podem desenvolver hiponatremia.[1]

Baseado nisso, o leite materno é considerado o alimento ideal para os bebês, promovendo maturação gastrointestinal, gerando benefícios imunológicos, levando a um aumento do ácido docosaexaenóico, importante componente para o desenvolvimento cerebral. No entanto, seu uso exclusivo em certas situações pode ocasionar deficiência nutricional e desmineralização óssea.[1]

Uma metanálise publicada em 2007 por Henderson *et al.*[2] não encontrou, na literatura, estudos randomizados ou quase randomizados comparando aleitamento materno com fórmulas de transição para prematuros após a alta hospitalar. Os autores concluem que não existem dados de ensaios controlados randomizados para determinar se alimentar bebês prematuros após a alta hospitalar com leite materno *versus* fórmula enriquecida afeta o crescimento e o desenvolvimento.

Outra possibilidade que tem sido estudada é a manutenção do aditivo ao leite materno após a alta hospitalar. Em uma metanálise de dois estudos, não foi observado nenhum efeito significativo da alimentação, após a alta hospitalar, com leite materno aditivado sobre peso e perímetro cefálico durante o 1º ano de vida, mas observou-se um pequeno efeito no comprimento aos 12 meses. Não foi demonstrado também nenhum efeito significativo no escore de desenvolvimento aos 18 meses de idade corrigida.[3]

Assim, a aditivação multinutriente pode ser mais prática para bebês alimentados com leite materno ordenhado. As mães que alimentam seus bebês diretamente da mama também podem ordenhar leite materno e dar pelo menos algumas dietas aditivadas. No entanto, existe a preocupação de que essa conduta possa alterar a percepção materna de que o leite materno é a nutrição preferida para seu bebê e interferir na continuação do aleitamento materno exclusivo. E, ainda, obter aditivos para uso domiciliar é um desafio pelo seu custo e porque estão disponíveis apenas para uso hospitalar.[4]

Além disso, bebês prematuros alimentados em livre demanda após a alta hospitalar podem ajustar seu volume de ingestão e receber mais nutrientes do que bebês que recebem leite materno com aditivo.[5]

O leite materno é universalmente recomendado como fonte nutricional por pelo menos 6 meses de vida em virtude de suas inúmeras vantagens já citadas. No entanto, a manutenção do aleitamento materno exclusivo em prematuros é um desafio por razões maternas (alterações clínicas, estresse, falta de suporte familiar e da equipe hospitalar) e fatores relacionados ao recém-nascido.[5] Assim, para tentar minimizar essas dificuldades, as mães de prematuros necessitam de suporte e orientação quanto à ordenha sistemática das mamas para oferecer leite cru para seu recém-nascido o mais precoce possível e oferecer o seio assim que seus filhos consigam coordenar sucção, deglutição e respiração de forma efetiva. Além disso, próximo à alta, esses recém-nascidos deveriam permanecer o maior tempo em aleitamento materno para avaliar seu ganho de peso.

Apesar das vantagens conhecidas do leite materno, a manutenção do aleitamento materno nos RNPT após a alta é um desafio que necessita ser encarado desde o nascimento da criança. Assim, as mães dos RNPT devem ser estimuladas a manter contato com seus filhos desde as primeiras horas após o parto. Devem ser orientadas a iniciar, já no 1º dia, a ordenha sistemática das mamas para oferecer seu próprio leite tão logo se inicie a alimentação enteral da criança. Durante toda a internação, as mães devem ser encorajadas a manter a lactação com ordenhas a cada 3 ou 4 horas e oferecer-lhes o seio tão logo seus filhos tenham condições de sugar, deglutir e respirar de forma coordenada e efetiva.

Para garantir aporte suficiente de leite materno, semanas antes da alta, se não estiverem em enfermaria canguru, as mães devem ser convidadas a permanecer junto a seus filhos o maior tempo possível, amamentando-os em livre demanda. Quando a criança mama por pouco tempo e não recebe aporte suficiente para manter o ganho de peso satisfatório, podem-se complementar as mamadas com leite cru de sua própria mãe recém-ordenhado.

Na impossibilidade de manter o aleitamento materno, os bebês prematuros após a alta hospitalar podem receber as fórmulas de transição ou a fórmula-padrão utilizadas para os recém-nascidos a termo.

Fórmulas de transição após alta hospitalar são comercializadas nos Estados Unidos desde a década de 1990. Elas fornecem concentrações de nutrientes intermediárias entre as fórmulas-padrão para recém-nascido a termo e as utilizadas para prematuros durante a internação hospitalar. As principais diferenças entre as fórmulas são um maior teor de proteína, um aumento modesto de calorias e quantidades adicionais de ácidos graxos de cadeia longa (LCPUAS), cálcio, fósforo, zinco, oligoelementos e vitaminas (Tabela 5.1).

▶ **Tabela 5.1 Necessidades e concentrações de macronutrientes e micronutrientes (por 100 mL) de leites para PT na alta hospitalar**

	Necessidades alvo	Leite humano	Fórmula para PT	Fórmula padrão	Fórmula de transição
Calorias (Kcal)	120 a 130	69	80 a 81	67	75
Proteínas (g)	2,5 a 3,5	1	2,3 a 2,6	1,2 a 1,4	2 a 2,1
Gorduras (g)	6 a 8	3,9	3,9 a 4,2	3,4 a 3,7	4
CH_2O (g)	10 a 14	6,6	8,4 a 8,9	7,0 a 7,8	7,5 a 7,8
Vit A (UI)	1000	390	361	203	333 a 343
Vit D (UI)	200 a 400	2	3	40	52 a 59
Vit E (UI)	6 a 12	1	3,5	1,3 a 2	2,7 a 3
Ca (mg)	150 a 175	25	100 a 118	45 a 55	87 a 90
P (mg)	90 a 105	13	56 a 68	25 a 31	47 a 50
Fe (mg)	2 a 4	0,1	1,6	1,22	1,34
Zinco (mg)	0,5 a 3,0	0,25	1 a 1,1	0,6 a 0,68	0,9 a 1,0

Fonte: Adaptada de Tudehope DI, Page D, Gilroy M, 2012.

Uma metanálise recente de 15 ensaios controlados randomizados comparando fórmula de transição com fórmula-padrão concluiu que o aumento do teor de macronutrientes e vitaminas da fórmula de transição teve benefícios limitados para o crescimento geral e desenvolvimento até 18 meses.[6] Em alguns desses estudos, essa semelhança pode ser explicada pelos bebês em fórmulas-padrão terem ingerido maiores volumes de leite em comparação com as fórmulas de transição.

Embora seja difícil argumentar com as conclusões dessa metanálise, é importante entender que os bebês prematuros de maior risco nutricional foram excluídos ou sub-representados nessas análises. Por exemplo, em oito estudos, uma proporção significativa de bebês nasceu com peso maior que 1.500 g. Além disso, pouquíssimos participantes dos ensaios clínicos foram pequenos para a idade gestacional ao nascer. A análise dos três ensaios que recrutaram bebês com restrição de crescimento ao nascer demonstrou um efeito estatisticamente significativo aos 6 meses de idade corrigida no comprimento [8,88 (IC 95% 0,94 a 16,83) mm] e no perímetro cefálico [5,36 (IC 95% 0,62 a 10,11) mm], sugerindo que esses bebês podem se beneficiar de receber uma fórmula de transição. Finalmente, bebês com problemas adicionais na alta, particularmente a dismotilidade oromotora ou em uso de oxigênio suplementar, secundário a doença pulmonar crônica, foram excluídos dos estudos.[6]

Nessa mesma metanálise, cinco estudos examinaram o efeito da fórmula de prematuro (80 kcal/100 mL) vs. fórmula-padrão de termo. A metanálise desses estudos mostrou uma diferença média ponderada de cerca de 500 g para o peso, 11 mm para o comprimento e 5 a 6 mm para circunferência da cabeça aos 12 a 18 meses em favor da fórmula de prematuro. Ainda não se sabe se alguma dessas diferenças persiste até a infância posterior. Evidências dos efeitos da fórmula enriquecida com nutrientes no desenvolvimento a longo prazo não são claras.

Alguns estudos mostram que as fórmulas de transição podem não alterar quantitativamente o crescimento, mas influenciam a sua qualidade. Os bebês alimentados com a fórmula enriquecida com nutrientes tiveram um aumento proporcional da massa gorda e da massa magra e um melhor teor mineral ósseo do que os bebês alimentados com uma fórmula padrão ou leite humano.[7]

Baseadas nos estudos publicados na literatura, a Sociedade Europeia de Nutrição, Hepatologia e Gastroenterologia Pediátrica e a Academia Americana de Aleitamento Materno[4] recomendam que os bebês que estão recebendo leite materno aditivado durante a internação hospitalar e que tenham um crescimento hospitalar adequado para sua idade pós-conceptual e com avaliações bioquímicas do estado nutricional normais[5] devam mudar a dieta para aleitamento materno livre demanda, sem aditivo, cerca de 1 semana antes da alta. Se o consumo e o crescimento forem adequados nesse período, continuar com aleitamento materno após a alta. Se for possível avaliar o bebê logo após a alta (dentro de 2 dias), considerar mudar a dieta para aleitamento materno em livre demanda imediatamente antes da alta e monitorar o crescimento e a ingestão de leite cuidadosamente após a alta.

Considera-se um crescimento hospitalar adequado um ganho de peso de 20 g por dia, um crescimento no comprimento e no perímetro cefálico de 0,5 a 0,8 centímetros por semana. Além disso, esse recém-nascido deve ter uma concentração de ureia superior a 10 mg/dL, fósforo maior do que 5 mg/dL, fosfatase alcalina menor do que 450 UI/L e vitamina D superior a 30 ng/mL.

Se antes da alta, a adequação dos parâmetros antropométricos estiver abaixo do percentil 10 para a idade pós-conceptual ou apresentar alterações bioquímicas do estado nutricional, deve-se manter o aleitamento materno e adicionar três mamadas por dia de fórmula de transição. Outra opção seria manter aleitamento materno em todas as mamadas e suplementar todas elas com 15 mL de fórmula de transição.[4]

Para os bebês que estão recebendo fórmula na alta hospitalar, o que se recomenda é utilizar fórmula de transição para bebês com peso abaixo do percentil 10 para idade conceptual na alta hospitalar. Alguns autores recomendam também o uso de fórmula de transição para todos os RNPT com peso de nascimento abaixo de 1.500 g.[8] Nos bebês que, na alta, apresentarem peso adequado para idade pós–conceptual, deve-se iniciar com fórmula-padrão de termo e mudar para fórmula de transição naqueles bebês que não conseguirem manter o crescimento adequado após a alta hospitalar. Não se sabe ao certo por quanto tempo essas fórmulas de transição devam ser mantidas, variando entre 40 e 52 semanas de idade corrigida. No mínimo, elas devem ser continuadas até que o monitoramento nutricional esteja adequado. Além disso, é importante prevenir a supernutrição. Se o crescimento do bebê estiver aumentando rapidamente com percentil peso/comprimento > 85%, devem-se revisar a suplementação dietética.[8]

Após a alta hospitalar, é importante o monitoramento nutricional o mais precoce possível, preferencialmente dentro de 72 horas. Nessa consulta, deve-se avaliar a ingestão de leite por meio de um histórico de alimentação detalhado sobre o que a mãe tem oferecido para o seu bebê desde a alta (aleitamento materno, leite ordenhado, fórmula) e o peso, o comprimento e o perímetro cefálico. Esses dados de crescimento devem ser plotados em curvas de crescimento apropriadas, de preferência a curva de crescimento pós-natal para prematuros Intergrowth-21st até 64 semanas.[4]

‣ Suplementação de micronutrientes

A dificuldade em determinar *guidelines* de suplementação rotineira de micronutrientes aos prematuros resulta de vários fatores, como a heterogeneidade da população de prematuros em várias idades gestacionais com morbidades e níveis de gravidade distintos, o estado nutricional à alta hospitalar e os parâmetros bioquímicos e de crescimento após a alta hospitalar, e do tipo de leite predominante à alta.

A fim de colocar luz nessa questão e reunir as melhores orientações, um estudo recente listou os efeitos funcionais de micronutrientes fundamentais para o crescimento e desenvolvimento de prematuros e elegeu uma população de maior risco para deficiências e, que, portanto, deve-se ter um olhar mais atento para a suplementação. Essa população é representada por prematuros com peso de nascimento inferior a 1.500 g e/ou neonatos com idade gestacional menor do que 34 semanas, e prematuros com retardo de crescimento intrauterino. Nestes recém-nascidos, a baixa reserva endógena de minerais e a desnutrição intrauterina tornam esse grupo de neonatos mais vulnerável ao déficit de micronutrientes.

Micronutriente	Efeitos – funções fisiológicas	Prematuros de alto risco para deficiência
Ferro	Síntese de hemoglobina, transporte de oxigênio, produção de energia intracelular	
Zinco	Integridade celular, resposta imune, desenvolvimento ósseo, regulação do hormônio de crescimento e do apetite	Prematuros de muito baixo peso Prematuros com IG < 34 semanas
Vitamina D	Incorporação de minerais no osso, ação antitumoral, ação anti-inflamatória, redução do risco cardiovascular	Restrição de crescimento intrauterino
LCPUFA	Desenvolvimento da retina Neurodesenvolvimento	Prematuros alimentados com leite materno não fortificado
Cálcio e fósforo	Constituição óssea Função neuromuscular	

Fonte: Adaptado de Ilardi L, Proto A, Ceroni F, Martinelli S, Mosca F, Gianni ML, *et al.*, 2021.

Entre os micronutrientes, destacam-se o ferro, o zinco, o cálcio, o fósforo, a vitamina D e os ácidos graxos polinsaturados de cadeia longa (LCPUFA). O maior enfoque será para o zinco e a vitamina D, uma vez que o ferro terá uma abordagem específica no Capítulo 3.3 – Anemia, e a importância e a oferta ideal do cálcio, fósforo e LCPUFA para prematuros já foram descritas neste capítulo.

O zinco é essencial para a diferenciação celular, resposta imune, desenvolvimento ósseo, regulação do hormônio de crescimento e da função gustativa e do apetite. O mineral é absorvido no intestino delgado e seu equilíbrio entre absorção e a excreção endógena é mantido pelas células do trato gastrointestinal. Nos prematuros com idade gestacional menor do que 32 semanas, esse equilíbrio endógeno é ainda mais insuficiente, pois não há um sistema maduro de estocagem e liberação do mineral, o que coloca essas crianças em posição de alta vulnerabilidade com auge aos 3 meses de vida pós-natal.[10] Além disso, o conteúdo de zinco no leite materno é pequeno, sofre decréscimo ao longo do período de lactação (8 a 12 mg/L no colostro; 1 a 3 mg/L leite maduro), muito embora a absorção do zinco do leite materno seja melhor quando comparada a de fórmulas lácteas em virtude de sua melhor biodisponibilidade (60% e 20%, respectivamente).[1]

Desta forma, a suplementação oral profilática de zinco é realizada na maior parte dos serviços com variabilidade em seu início, dose e tempo de suplementação. É fortemente recomendada na fase de estabilidade clínica, em dieta enteral plena com a maior parte da oferta constituída por leite materno e na presença de déficit de crescimento. As doses variam de 1 a 3 mg/kg/dia (AAP e ESPGHAN), e pode-se mantê-las até pelo menos 6 meses de idade gestacional corrigida, quando novas fontes de zinco são introduzidas por meio da alimentação complementar. De forma prática, recomenda-se que a dose oral diária de zinco não exceda a 5 mg/dia, para evitar que doses elevadas possam interferir na absorção do ferro e do cobre, e vice-versa.[11]

A vitamina D é fundamental para a incorporação mineral óssea e atua como um pró-hormônio que regula a expressão de 1.250 genes, exerce atividade anti-inflamatória e antitumoral e reduz o risco de doença cardiovascular. Assim como em crianças a termo, a suplementação da vitamina D é recomendada de forma rotineira a partir de 40 semanas de idade gestacional corrigida em prematuros, em doses de 400 UI/dia no mínimo durante o 1º ano de vida. Doses maiores entre 800 e 1.000 UI/dia podem ser recomendadas em situações em que há sinais de doença metabólica óssea, desde que a oferta de cálcio e fósforo estejam adequadas. A suplementação da vitamina D pode ser feita de forma exclusiva ou associada a outras vitaminas, em especial com a vitamina A. Recomenda-se atenção especial à checagem da composição das soluções de múltiplas vitaminas, a fim de que se atinja a dose ideal da suplementação do micronutriente desejado, sem o risco de atingir níveis tóxicos de outras vitaminas que constam na solução.

Em resumo, os estudos mostram que não há consenso na literatura internacional acerca da mensuração, início e dose de suplementação do ferro, zinco, cálcio, fósforo, vitamina D e LCPUFA após a alta hospitalar, durante o 1º ano de vida.[9] Mas o conhecimento sobre a função desses micronutrientes está aumentando e, de forma geral, pode-se dizer que há mais benefícios do que riscos em sua suplementação, sobretudo nos prematuros que recebem leite materno de forma predominante. O hiato sobre o tema que ainda persiste sobre essa questão demonstra a necessidade de estudos maiores e randomizados.

▶ **Quadro 5.2 Recomendação de mensuração e suplementação de ferro, zinco, vitamina D, cálcio, fósforo e LCPUFA no 1º ano de vida**

		Suplementação
Ferro	Mensuração da reserva de ferro é recomendada à alta, durante o acompanhamento e no início da alimentação complementar	Deve ser direcionada pelo peso de nascimento, idade gestacional, tipo de alimentação, pela velocidade de crescimento, e pelos marcadores biológicos séricos do ferro
Zinco	Mensuração sérica de zinco não é recomendada, a não ser que evidências clínicas indiquem a deficiência de zinco	A suplementação pode ser necessária no 1º ano de vida, principalmente em crianças em aleitamento materno com déficit de crescimento
Vitamina D	Níveis séricos de rotina não são recomendados, a não ser que fatores de risco sejam identificados	A suplementação é recomendada pelo menos no 1º ano de vida
LCPUFA	Mensuração sérica não é recomendada	A suplementação com DHA pode ser recomendada, mas não há evidências suficientes para dose e tempo de uso
Cálcio e fósforo	Níveis séricos de cálcio, fósforo, fosfatase alcalina, paratormônio, vitamina D não são recomendados de forma rotineira, mas podem ser necessários em RNPT MBP após a alta. A medida de taxa de excreção de cálcio e fósforo urinários pode ser útil	Cálcio 140 mg a 160 mg/100 kcal (AAP) 70 mg a 140 mg/100 kcal (ESPGHAN) Fósforo 95 mg a 108 mg/100 kcal (AAP) 50 mg a 86 mg/100 kcal (ESPGHAN)

LCPUFA: ácidos graxos polinsaturados de cadeia longa; AAP: Academia Americana de Pediatria; ESPGHAN: Sociedade Europeia de Gastroenterologia, Hepatologia e Nutrição Pediátricas; RNPT MBP: recém-nascido prematuro de muito baixo peso.

Fonte: Adaptado de Ilardi L, Proto A, Ceroni F, Martinelli S, Mosca F, Gianni ML. et al., 2021.

A vitamina A também parece ter um papel importante no crescimento, na integridade e na diferenciação das células pulmonares e na acuidade visual. Ao nascimento, os prematuros podem apresentar baixo estoque hepático de retinol e menor quantidade de retinol plasmático. A concentração de vitamina A no leite materno sofre flutuações em seus níveis no decorrer da lactação. Porém, em razão de sua elevada biodisponibilidade, as necessidades nutricionais das crianças amamentadas são contempladas. De outro lado, prematuros que recebem fórmula láctea apresentam níveis mais elevados de vitamina A e da proteína de ligação do retinol. A vitamina A tem um papel de maior destaque no período neonatal, em que o uso de doses elevadas de vitamina A via oral ou intramuscular indica um melhor prognóstico respiratório. Os trabalhos são promissores, mas mais estudos são necessários para indicar a suplementação rotineira.[12]

▶ Alimentação complementar

A partir dos 6 meses de idade, inicia-se a fase de introdução de novos alimentos à rotina da criança, o que denominamos "alimentação complementar" (AC). Nesse momento, a manutenção do aleitamento materno exclusivo, misto ou exclusivo com fórmula láctea, é insuficiente para atender as demandas nutricionais da criança, que mantem um ritmo de crescimento intenso.[13,14]

O momento ideal e as melhores práticas para o início da AC em crianças nascidas a termo são bem estabelecidos. Entretanto, em crianças prematuras, esse é um tema que necessita de mais estudos, pois há dados imprecisos e escassos na literatura. A falta de diretrizes claras deve-se ao fato de prematuros serem um grupo de crianças que apresentam graus variados de prematuridade, intercorrências clínicas com repercussões ao longo da infância, necessidades nutricionais elevadas, deficiências de crescimento e atraso no neurodesenvolvimento.[15]

A maioria dos trabalhos que avaliaram a introdução da AC em prematuros sugere uma idade média de 4 meses de idade corrigida com o objetivo de otimizar o crescimento. Porém, essa prática demonstrou maior descontinuidade do aleitamento materno e maior risco de internação por aspiração brônquica e não evidenciou maior crescimento aos 12 meses, ao se compararem prematuros que receberam novos alimentos aos 4 meses vs. 6 meses de idade corrigida.[16,17]

Ao traçar um paralelo com as crianças nascidas a termo, o Ministério da Saúde propõe que a AC em crianças saudáveis deve ocorrer no momento em que elas apresentam maturidade fisiológica e neuromuscular. O momento de melhor competência para lidar com alimentos sólidos é por volta dos 6 meses de idade, e não aos 4 meses, alertam os especialistas. Portanto, em prematuros, cujo risco de atraso do neurodesenvolvimento é elevado, a introdução alimentar deve ser iniciada aos 6 meses de idade corrigida, momento este que parece ser o mais seguro.[15]

Prematuros, especialmente aqueles com idade gestacional inferior a 30 semanas, são de risco para problemas oromotores e alimentares, ao compará-los aos 12 meses de idade corrigida com seus pares nascidos a termo. Essas condições podem ser mais prevalentes em prematuros com muitas intercorrências clínicas e cirurgias durante o período de hospitalização.[18,19]

Do ponto de vista prático, a transição da alimentação líquida para pastosa/sólida deve ocorrer aos 6 meses de idade corrigida.

▶ Planejamento da alimentação complementar

Uma publicação nacional recente que aborda as práticas em relação à alimentação das crianças nos 2 primeiros anos de vida propõe que a alimentação complementar deve utilizar os alimentos da própria família, adaptada em textura e às habilidades das crianças.[14]

O esquema inicial deve ser composto por três refeições: dois lanches mais um almoço ou jantar; ou almoço e jantar e um lanche. Todos os grupos alimentares devem ser ofertados e amassados com o garfo. Com o avanço da idade, essa textura deve progredir para que aos 12 meses as crianças recebam os alimentos em pedaços.[14]

Esse planejamento pode ser adotado para as crianças prematuras. Porém, nota-se que um percentual delas apresenta imaturidade das funções estomatognáticas para alimentos de texturas diferentes. Além disso, não é incomum observarmos ausência de vedação labial e da bochecha, além da imaturidade respiratória entre sucção e deglutição.[19]

Podemos dividi-los em dois grupos: aqueles com boa evolução e adaptação ágil a novas texturas; e aqueles mais imaturos que exigem mais tempo para a adaptação. O planejamento deve ser individualizado e, muitas vezes, discutido entre nutricionistas e fonoaudiólogos.

▶ Dificuldades alimentares em prematuros

A dificuldade alimentar (DA) é toda condição que interfere no processo de alimentação de uma criança. Refere-se à incapacidade ou recusa em comer quantidade ou variedade de alimentos. A gravidade pode variar e influenciar o crescimento, nutrição e nas relações com seus cuidadores e outras crianças.[20]

Crianças prematuras são um grupo de risco para DA. Estima-se que um em cada cinco prematuros apresenta algum grau de dificuldade alimentar aos 24 meses de idade corrigida. Uma metanálise recente com 20 estudos sobre o tema, em que se avaliaram os riscos de DA em crianças nascidas com idade gestacional inferior a 37 semanas durante os primeiros 4 anos de idade, encontrou uma prevalência média de 42% e percentuais mais elevados em prematuros extremos (46%) quando comparados com os prematuros moderados (42%) e tardios (38%).[21]

Os primeiros sinais de dificuldades alimentares são observados já na fase de introdução alimentar, como: recusa em abrir a boca na presença de alimentos; engasgos; náuseas; vômitos; arqueamento das costas; choro para não comer; irritabilidade; tempo prolongado para realizar as refeições; porções de alimentos insuficientes; seletividade alimentar; atraso no desenvolvimento das habilidades alimentares; dificuldade na transição para novas texturas; necessidade de elementos de distração que auxiliem na realização das refeições.[19-21]

As dificuldades alimentares podem surgir na infância e estender-se até a adolescência e a idade adulta, exigindo acompanhamento multidisciplinar.

Com a exclusão de fatores orgânicos que resultem na recusa alimentar, busca-se identificar o tipo de dificuldade envolvida e traçar um plano de tratamento que envolvam pediatrias, nutricionistas, fonoaudiólogos e psicólogos para dar suporte à criança e às suas famílias.[21]

▶ Referências bibliográficas

1. Tudehope DI, Page D, GilroyM. Infant formulas for preterm infants: In-hospital and post-discharge. J Paediatr Child Health. 2012;48:768-76.

2. Henderson G, Fahey T, McGuire W. Nutrient-enriched formula milk versus human breast milk for preterm infants following hospital discharge. Cochrane Database of Syst Rev. 2007(4):CD004862.

3. Young L, Embleton ND, McCormick FM, McGuire W: Multinutrient fortification of human breast milk for preterm infants following hospital discharge. Cochrane Database Syst Rev 2013;2:CD004866.

4. Noble LM, Okogbule-Wonodi AC, Young MA, and The Academy of Breastfeeding Medicine. ABM Clinical Protocol #12: Transitioning the Breastfeeding Preterm Infant from the Neonatal Intensive Care Unit to Home, Revised 2018. Breastfeeding Medicine 2018;13:230.

5. Lapillonne A, O'Connor D L, Wang D, Rigo J. Nutritional Recommendations for the Late-Preterm Infant and the Preterm Infant after Hospital Discharge. J Pediatr 2013;162:S90-100.

6. Young L, Embleton ND, McGuire W. Nutrient-enriched formula versus standard formula for preterm infants following hospital discharge. Cochrane database of systematic reviews 2016(12):CD004696. doi: 10.1002/14651858.CD004696.pub5.

7. Roggero P, Gianni ML, Amato O, Liotto N, Morlacchi L, Orsi A, et al. Growth and fat-free mass gain in preterm infants after discharge: a randomized controlled trial. Pediatrics 2012;130:e1215-e1221.

8. Lapillonne A. Feeding the preterm infant after discharge. In: Koletzko B, Poindexter B, Uauy R (eds): Nutritional care of preterm infants: scientific basis and practical guidelines. World Rev Nutr Diet. Basel, Karger, 2014(110):264-277.

9. Ilardi L, Proto A, Ceroni F, Martinelli S, Mosca F, Gianni ML. Overview of Important Micronutrientes Suplementation. In: Preterm Infants after Discharge: a call for consensus. Life 2021;11:331. doi. org/103390/life11040331.

10. Domellöff M. Preterm Infants: Microminerals. In: Koletzko B, Uauy, R: Nutritional Care of Preterm Infants: scientific basis and practical guidelines. World Rev Nutr Diet, Karger, 2014(110):121-139. doi: 10.1159/000358462).

11. Mimouni FB, Mandel D, Lubetzky R, Senterre T. Calcium, Phophorus, Magnesium and Vitamina D Requirements of the Preterm Infants. In: Koletzko B, Uauy, R. Nutritional Care of Preterm Infants: Scientific Basis and Practical Guidelines. World Rev Nutr Diet, Karger, 2014;110:140-151. doi: 10.1159/000358463.

12. Barbosa LPC, Silva L, Marcacini SFB, Barichello E, Weffort VRS. A suplementação da vitamina A na prevenção da displasia broncopulmonar. Rev Med Minas Gerais 2011;21(3-1):S1-S144.

13. PAHO/WHO Guiding principles for complementary feeding of the breast fedchild. Division of health promotion and protection. Food and Nutrition Program. Pan American Health Organization/World Health Organization. Washington/Geneva; 2003.

14. Brasil. Ministério da Saúde (BR). Secretaria de Atenção Primária à Saúde. Departamento de Promoção da Saúde. Guia Alimentar para Crianças Brasileiras Menores de 2 anos/Ministério da Saúde, Secretaria de Atenção Primária à Saúde, Departamento de Promoção da Saúde. Brasília: Ministério da Saúde, 2019.

15. Braid S, Harvey EM, Bernstein J, Matoba N. Early Introduction of complementary foods in preterm infants. J Pediatr Gastroenterol Nutr, 2015;60(6):811-818.

16. Palmer DJ, Makrides M. Introducing solid foods to preterm infants in developed countries. Ann Nutr Metab. 2012;60(2):31-8.

17. Gupta S, Agarwal R, Aggarwal KC, Chellani H, Duggal A, Arya S, et al. And the investigators of the CF trial, 2017. Complementary feeding at 4 versus 6 months of age for preterm infants born at less than 34 weeks of gestation: a randomised, open-label, multicentretrial. Lancet Global Health, 2017;5:e501-e511.

18. Chung J, Lee J, Spinazzola R, Rosen L, Milanaik R. Parental perception of premature infant growth and feeding behaviors: use of gestation adjusted age and assessing for developmental readiness during solid food introduction. Clin Pediatr (Phila). 2014;53(13):1271-7.

19. Fewtrell M, Bronsky J, Campoy C, Domello M, Embleton N, Fidler N, et al. Complementary feeding: a position paper by the european society for paediatric gastroenterology, hepatology and nutrition (ESPGHAN) Committeeon nutrition. J Pediatr Gastroenterol Nutr, 2017;64:119-132.

20. Rodriguez J, Affuso O, Azuero A, Downs CA, Turner-Henson A, Rice M. Infant Feeding Practices and Weight Gain in Toddlers Born Very Preterm: a pilot study. J Pediatr Nurs. 2018;43:29-35.

21. Pados BF, Hill RR, Yamasaki JT, Litt JS, Lee CS. Prevalência de alimentação problemática em crianças nascidas prematuramente: uma meta-análise. BMC Pediatr. 2021;21(1):110.

Capítulo 6

Anemia

Deyse Helena Fernandes da Cunha
Anna Luiza Pires Vieira

Os recém-nascidos prematuros, sobretudo aqueles com peso ao nascer inferior a 1.500 gramas, são particularmente predispostos a desenvolver anemia de origem multifatorial nos primeiros meses de vida. Fatores como a menor vida média das hemácias,[1,2] a rápida expansão da volemia e a hemodiluição, que acompanham o seu crescimento, a deficiência de ferro[3] e a incapacidade de produção da eritropoietina[4,5] em quantidade suficiente para compensar a espoliação sanguínea a que são submetidos durante a internação em unidades de terapia intensiva,[6] contribuem para a ocorrência de anemia no pré-termo. De maneira geral, cada um desses parâmetros interfere com intensidade variável nas diversas fases do desenvolvimento do recém-nascido prematuro.

A correção dessa anemia requer, entre outras medidas, a transfusão de hemácias que, a despeito dos riscos associados,[7] é realizada em 70% a 90% dos recém-nascidos de muito baixo peso em todos os serviços de Neonatologia.[8] Ainda não existem resultados de estudos que mostrem qual o valor ideal de hemoglobina para garantir o metabolismo celular adequado nos recém-nascidos prematuros. Esse é o principal motivo da existência de inúmeras e diferentes práticas para a indicação das transfusões nas unidades neonatais. Ainda continua sendo um grande desafio estabelecer um equilíbrio entre os efeitos benéficos e adversos das transfusões de hemácias nesse grupo de pacientes.[9-11]

Atualmente, ainda não sabemos qual a melhor estratégia para a prevenção e o tratamento da anemia nesse grupo de pacientes, mas a diminuição e o controle da espoliação de sangue continuam sendo assinalados na literatura como as medidas mais efetivas,[6,12,13] e com menos efeitos adversos na redução do número de transfusões a que são expostos esses recém-nascidos.

▶ Etiopatogenia

Em recém-nascidos a termo e sadios, o valor da hemoglobina diminui progressivamente após o nascimento e dificilmente encontra-se inferior a 10 g/dL entre a 8ª e 12ª semanas de vida. Esta redução é bem tolerada e não requer tratamento, sendo denominada "anemia fisiológica".[14-16] Em recém-nascidos prematuros, essa transição é muito mais acentuada e prolongada, e a queda ocorre mais precocemente entre a 4ª e a 6ª semanas de vida pós-natal e os valores de hemoglobina também são menores, sendo observados 8 g/dL em pré-termos com peso ao nascer entre 1.000 e 1.500 g e até 7 g/dL em pré-termos com peso ao nascer inferior a 1.000 g[17] e o limite inferior é proporcional ao grau de prematuridade – é a anemia da prematuridade.[18]

Nos recém-nascidos prematuros, o desenvolvimento da anemia está diretamente associado a vários fatores, como a espoliação sanguínea, a deficiência da produção de eritropoietina e a deficiência de ferro.

A principal causa da anemia da prematuridade é a produção inadequada de eritropoietina (EPO) endógena, em resposta à anemia e à menor disponibilidade de oxigênio nos tecidos.[14,15,19] Outros fatores podem também contribuir para a anemia da prematuridade como a espoliação de sangue, a meia-vida diminuída dos glóbulos vermelhos (45 a 50 dias nos recém-nascidos com peso ao nascer inferior a 1.000 g) e o crescimento rápido pelo aumento da volemia. O predomínio da hemoglobina fetal no prematuro, com maior afinidade para o oxigênio do que a hemoglobina A, resulta em menor fornecimento de oxigênio aos tecidos e contribui ainda mais para a morbidade resultante da anemia. A recuperação da anemia da prematuridade pode ser comprometida pela depleção de ferro.[14-16,18]

Espoliação sanguínea

O período de maior instabilidade clínica e gravidade do recém-nascido prematuro são as primeiras 2 semanas de vida, encontrando-se ainda internado na unidade de terapia intensiva neonatal (UTIN).[6,20] Nessa fase, o recém-nascido prematuro é submetido a muitos procedimentos invasivos e exames laboratoriais com consequente aumento da espoliação sanguínea, por vezes, superior à sua volemia. Alguns autores observaram uma relação direta entre o volume de sangue espoliado e o volume de hemácias transfundido, sendo maior quanto menor for a idade gestacional e maior a gravidade clínica,[6,12,21] evidenciando a influência direta da espoliação sanguínea na necessidade de transfusões de hemácias nos recém-nascidos pré-termo.

No adulto, o volume de sangue retirado para a realização de exames laboratoriais corresponde a uma parcela ínfima da sua volemia; entretanto, a coleta de 1 mL de sangue de um recém-nascido de 1.000 g corresponde à retirada de 60 mL a 70 mL de sangue de um adulto (Miyashiro et al., 2005).

Em um estudo prospectivo com sete UTIN, com recém-nascidos com peso ao nascer inferior a 1.500 gramas, foi observado que para cada 1 mL/kg de sangue espoliado, aumentou em 14% a chance de o recém-nascido ser transfundido.[12]

Deficiência de eritropoietina

Na fase de estabilidade clínica, o recém-nascido prematuro apresenta crescimento rápido e, nesse período, o ganho de peso corporal e a menor vida média das hemácias do prematuro[2] acentuam a hemodiluição, provocando queda intensa da taxa de hemoglobina que pode atingir níveis de 7 a 8 g/dL.[18] Esses níveis, em prematuros extremos, podem perdurar até 12 semanas.

Esperava-se que esse grau de anemia estimulasse a produção renal de eritropoietina (EPO), principal fator estimulador da eritropoiese. Contudo, até cerca de 40 semanas de idade pós-natal, o prematuro apresenta deficiência na produção da EPO, com prejuízo importante na eritropoiese, ocorrendo, assim, a anemia da prematuridade. A anemia da prematuridade está associada diretamente com a idade gestacional, sendo mais grave e precoce em idades gestacionais mais inferiores e não depende da reserva corporal de ferro.[22]

Deficiência de ferro

O transporte de ferro pela placenta no 3º trimestre da gestação é de 2 mg/kg/dia, sendo incorporada quase a totalidade de ferro do recém-nascido também nesse período. Em casos de anemia materna grave com níveis de hemoglobina inferiores a 8,5 g/dL, ocorre a redução acentuada da incorporação de ferro pelo feto. Já em casos de diabetes e hipertensão arterial, 25% dos recém-nascidos apresentam deficiência de ferro.[23]

O recém-nascido prematuro, depois de 40 semanas de idade pós-conceptual, pode desenvolver a anemia ferropriva se a reserva de ferro não for adequada. Nesse período, os rins iniciam a produção de EPO e ocorre estímulo para a eritropoiese.[24] A quantidade de ferro no prematuro é menor do que no recém-nascido a termo, pois apresenta menor reserva tecidual e menor taxa de hemoglobina ao nascimento, além de maior espoliação sanguínea nas primeiras semanas de vida, com perda de ferro contido na hemoglobina.

Quadro clínico

Na anemia da prematuridade, o quadro clínico é muito variável e inespecífico. Muitos recém-nascidos com anemia são assintomáticos, mas quando os mecanismos compensadores, como o aumento do débito e frequência cardíaca, não asseguram uma adequada oxigenação dos tecidos, podemos observar: taquicardia; taquipneia; apneia; sopro cardíaco; diminuição da atividade; dificuldade na alimentação; ganho ponderal inadequado; palidez cutânea.[14,15,16,18] Estas manifestações geralmente aparecem quando o valor de hemoglobina está inferior a 10,5 g/dL.[25]

Muitas vezes essas manifestações clínicas podem se confundir com os sinais e sintomas da doença de base ou ser causadas por outros fatores; por exemplo, o aumento da frequência cardíaca no uso de medicações, o aumento da temperatura do recém-nascido e a presença de dor, que devem ser excluídos antes de atribuídos à presença da anemia. Outros fatores também devem ser descartados como hipóteses diagnósticas nos casos de ganho de peso e crescimentos inadequados como a presença de infecções e aporte calórico inadequado.

▶ Diagnóstico etiológico

Na suspeita de anemia, é essencial para a conduta terapêutica, que o diagnóstico etiológico seja obtido. Geralmente, são analisadas a etiopatogenia da anemia e a história clínica e realizados alguns exames laboratoriais descritos na Tabela 6.1.

▶ **Tabela 6.1 Diagnóstico diferencial da anemia no recém-nascido pré-termo**

Etiologia	Espoliação	Deficiência de eritropoietina	Ferropriva
Idade	1 a 2 semanas de vida	3 a 12 semanas de vida < 40 semanas pós-conceptual	Após 6 semanas de vida > 40 semanas pós-conceptual
Condições clínicas	Instável UTI	Estável Crescimento	Estável Crescimento

(Continua)

Etiologia	Espoliação	Deficiência de eritropoietina	Ferropriva
Htc, Hb	⇓	⇓	⇓
Reticulócitos	⇓	< 100.000 u/mm³	> 100.000 u/mm³
Reserva de ferro	Normal, ou ⇓	Normal ou ⇓ ou ⇑	⇓
Eritropoietina	⇓	⇓	Normal
Tipo de anemia	Normocrômica Normocítica	Normocrômica Normocítica	Hipocrômica Microcítica

Fonte: dos Santos AM, Cunha DHF. Anemia no Recém-Nascido Pré-Termo. In Lippi, Umberto G.; Segre, Conceição A. M.; Costa, Helenilce D. P. F et. al. Perinatologia – Fundamentos e Práticas. 2 ed. Savier 2009. p. 682-689.

Anemia por espoliação sanguínea

A anemia por espoliação sanguínea ocorre nas primeiras 2 semanas de vida quando o prematuro está doente, clinicamente instável e encontra-se internado na unidade de alto risco com necessidade de suporte respiratório e hemodinâmico e submetido a inúmeros exames laboratoriais.[6,20]

Anemia da prematuridade

A anemia da prematuridade se instala antes das 40 semanas de idade pós-conceptual, em prematuros clinicamente estáveis e em fase de ganho de peso. É causada pela deficiência da EPO e aparece entre a 3ª e a 12ª semanas de vida.[24] A reserva de ferro pode estar normal, aumentada ou diminuída e a administração do ferro em doses terapêuticas, não corrige esse tipo de anemia.

Anemia ferropriva

A anemia ferropriva acomete, em geral, prematuros clinicamente estáveis, após a alta hospitalar e em fase de crescimento, e muito raramente há indicação de transfusão de hemácias. A deficiência de ferro no recém-nascido prematuro pode ocorrer já ao nascimento, mas a anemia ferropriva instala-se somente após 40 semanas de idade pós-conceptual, quando os rins iniciam a produção de EPO e ocorre estímulo para a eritropoiese.

▶ Prevenção e tratamento da anemia no prematuro

É de primordial importância prevenir a anemia da prematuridade e consequentemente reduzir a exposição dos recém-nascidos prematuros às transfusões de hemácias. A assistência a esses recém-nascidos deve ser muito bem planejada desde o nascimento para que esse objetivo seja alcançado.

Sabemos que a redução da espoliação sanguínea nesse grupo de pacientes é o principal instrumento para a prevenção da anemia, mas outras medidas também auxiliam nesse objetivo como a realização do clampeamento tardio de cordão umbilical, a adoção de protocolos definidos de indicações de transfusões, otimizar a exposição a diversos doadores de sangue, uso da eritropoietina recombinante e a manutenção da reserva de ferro.[23]

Clampeamento tardio de cordão umbilical

Além de aumentar a taxa de hemoglobina nas primeiras 24 horas de vida, o clampeamento tardio melhora a reserva de ferro e a concentração de ferritina até 3 a 6 meses no recém-nascido,[26] reduzindo, assim, a necessidade de transfusão de hemácias. Alguns estudos mostram que o clampeamento tardio de cordão umbilical tem sido associado à redução da hemorragia intraventricular em prematuros.[27] Uma hipótese para a redução da incidência de hemorragia peri-intraventricular é que o clampeamento tardio parece proporcionar maior estabilidade hemodinâmica ao prematuro nos primeiros dias de vida, que é o período em que ocorre o maior percentual de hemorragias intraventriculares.

Dessa forma, o clampeamento tardio em prematuros que não necessitam de reanimação na sala de parto pode diminuir a necessidade de transfusões e reduzir o risco das hemorragias peri-intraventriculares.[27]

Reduzir a espoliação sanguínea

Visando a redução da espoliação sanguínea nos recém-nascidos prematuros, algumas medidas podem ser utilizadas:

- Coleta de sangue no cordão umbilical para a realização de alguns exames;[28]
- O uso adequado de técnicas de monitorização não invasiva como oxímetro de pulso, monitores transcutâneos de gás carbônico ou capnógrafos pode reduzir em até 40% o volume espoliado;[29]
- O uso de microtécnicas e novas tecnologias para as análises laboratoriais reduzindo em cerca de 35% a 50% de volume do sangue coletado;[30,13]
- Indicação criteriosa de exames laboratoriais e coleta em materiais e volumes adequados;[8,31]
- Realização da hemostasia de forma adequada evitando a perda sanguínea em até 10% a 30% do volume;[9]
- Evitar o extravio dos exames coletados.

A coleta de sangue pelo cateter umbilical pode aumentar o desperdício de sangue pela facilidade da coleta.

Adoção de critérios restritivos para indicar transfusões de hemácias

Muitos autores têm buscado estratégias para diminuir o número de transfusões de hemácias em recém-nascidos prematuros com o objetivo de diminuir os riscos das transfusões sanguíneas. A transfusão de hemácias é um método rápido e eficaz de tratar a anemia, aumentando o fornecimento de oxigênio aos tecidos. Contudo, a transfusão com hemácias de adulto inibe a produção de eritropoietina e a eritropoiese, originando nova queda da hemoglobina alguns dias após a transfusão.

Existem ainda riscos de infeção por agentes como o HIV, vírus das hepatites B e C, citomegalovírus e bactérias[7,32] e as complicações não infecciosas, que, apesar de raras, respondem pela maior parte da morbidade e da mortalidade decorrentes das transfusões de sangue.[33] Entre elas, podemos destacar as reações febris, a reação do enxerto contra o hospedeiro,[34] a lesão pulmonar aguda,[35] a sobrecarga circulatória, os efeitos tóxicos dos anticoagulantes e conservantes, além do efeito imunomodulatório.[36,37]

Apesar dos avanços técnicos que permitiram uma maior segurança nas transfusões de concentrado de glóbulos vermelhos, estas só devem ser efetuadas quando os riscos e benefícios são cuidadosamente ponderados. A indicação para cada transfusão deve ficar documentada por escrito, devendo ser avaliados os riscos e benefícios.[39,40]

A lesão pulmonar aguda associada à transfusão ou TRALI (*transfusion-related acute lung injury*) parece ser causada por transfusão de anticorpos antigranulócitos que, reagindo com os neutrófilos dos receptores, causam liberação de substâncias biologicamente ativas, desencadeando ativação de complemento, ativação das plaquetas, produção de endotoxinas, citocinas, prostaglandinas e leucotrienos com reação inflamatória nos pulmões, que aumentam a permeabilidade da microcirculação pulmonar, permitindo a passagem de líquidos para os alvéolos. A TRALI se caracteriza por dificuldade respiratória que surge durante ou nas 6 horas após a transfusão; na radiografia de tórax, observamos presença de infiltrado pulmonar bilateral sem evidência de cardiomegalia e hipoxemia de início agudo. Em virtude de a disfunção pulmonar aguda ser um achado inespecífico, a TRALI é um diagnóstico de exclusão, essencialmente clínico.[41] Na literatura, são descritos poucos relatos de caso em neonatos, mas considerando-se a alta frequência de transfusões de hemoderivados em unidades de cuidados intensivos neonatais, a possibilidade de TRALI deve ser sempre pensada se houver deterioração súbita da função pulmonar após transfusão e exclusão de outras possíveis etiologias.

A reação do enxerto contra o hospedeiro é rara em recém-nascidos e os sintomas aparecem, em geral, 10 a 21 dias após a transfusão e incluem febre, seguida de erupção cutânea maculopapular eritematosa, diarreia, disfunção hepática com icterícia, distúrbio respiratório e pancitopenia. É desencadeada pela ação dos linfócitos do doador, aparecendo mais frequentemente em recém-nascidos com imunodeficiência, nos de muito baixo peso, naqueles submetidos à exsanguinotransfusão ou à transfusão intrauterina ou, ainda, quando o doador e o receptor do hemocomponente apresentam em comum alguns antígenos de histocompatibilidade, como ocorre em parentes de 1º grau. O diagnóstico no recém-nascido é complicado, podendo facilmente ser confundido com a doença de base. O prognóstico é reservado e apresenta alta mortalidade. A Agência Nacional de Vigilância Epidemiológica[42] preconiza a irradiação com raios gama de hemocomponentes celulares a ser transfundidos em recém-nascidos em casos de transfusões intrauterinas, em recém-nascidos com peso ao nascer inferior a 1200 gramas, em transplantados de medula óssea e em transfusões em que o doador é parente de 1º grau do receptor.[43]

A imunomodulação relacionada à transfusão (*transfusion-related immunomodultion* – TRIM) foi inicialmente estudada quando uma maior taxa de sobrevida do enxerto foi observada em pacientes transplantados renais que haviam recebido maior número de transfusões.[36] No entanto, o desenvolvimento de infecções em pacientes politransfundidos e/ou no pós-operatório de grandes cirurgias também parece estar relacionado a esse fenômeno. Além disso, a TRIM tem sido associada à diminuição da função das células *natural killer* e apresentadoras de antígenos, redução da imunidade mediada por células e aumento das células T reguladoras. No período neonatal, também foram observadas modificações nos marcadores imunológicos, com efeitos supressores e estimuladores sobre os linfócitos.

A controvérsia em relação à transfusão sanguínea e o risco de enterocolite necrosante (ECN) ainda não está estabelecida. Nos estudos observacionais tanto para enterocolite dentro de 48 horas como em qualquer tempo depois das transfusões, há substancial heterogeneidade em relação a essa potencial associação.[44] Talvez a anemia, em vez da transfusão, seja o fator de risco para ECN, pois acredita-se que a anemia grave ocasione hipóxia na parede intestinal, deixando o paciente em risco de estresse oxidativo durante a reperfusão aguda.[45]

Por um lado, as dificuldades de se estabelecer o nível ideal de hemoglobina para garantir o metabolismo celular adequado têm propiciado as mais diversas práticas em relação às indicações de transfusões de hemácias nas unidades neonatais. Por outro lado, nas últimas décadas, tem havido uma tendência crescente de se restringir o número excessivo de transfusões em função dos riscos inerentes e da existência de evidências de que a indicação de transfusões excessivas pode acarretar, entre outros efeitos indesejáveis, a inibição da eritropoiese no recém-nascido.[3]

Muitos estudos e questionamentos ainda estão sendo realizados para a indicação da melhor estratégia de transfusão em recém-nascidos prematuros. Com base nos riscos inerentes às transfusões sanguíneas, seus custos e a falta de consistência no que concerne aos reais benefícios da prática transfusional liberal, vários autores procuraram estabelecer critérios mais restritivos de indicações de transfusões de hemácias, que contribuíram, ao longo dos anos, para a redução progressiva do número de transfusões nas unidades neonatais.

Recentemente, em um estudo multicêntrico randomizado **realizado em prematuros com peso ao nascer inferior a 1.000 g e idade gestacional entre 22 e 29 semanas, utilizaram-se para a indicação de transfusão de hemácias** valores de hemoglobina mais altos ou mais baixos até 36 semanas de idade pós-conceptual. Questionava-se se a estratégia liberal de transfusão estaria menos associada ao comprometimento neurológico dos recém-nascidos de extremo baixo peso quando comparada com a estratégia mais restritiva. Este estudo apresentava como desfecho primário a morte ou o comprometimento do neurodesenvolvimento (atraso cognitivo, paralisia cerebral ou perda de audição ou visão) aos 22 a 26 meses de idade corrigida. Foram observados valores semelhantes em ambos os grupos, 50,1% no grupo dos limites superiores de hemoglobina morreram ou sobreviveram com comprometimento do neurodesenvolvimento em comparação com 49,8% de recém-nascidos do grupo dos limites inferiores de hemoglobina. Concluiu-se que, em recém-nascidos de extremo baixo peso ao nascer, um limiar de hemoglobina mais alto para transfusão de hemácias não melhorou a sobrevida sem comprometimento do neurodesenvolvimento aos 22 a 26 meses de idade corrigida.[46]

Cada serviço deve elaborar um protocolo de transfusões com base na experiência local, nos estudos existentes, nas condições clínicas do recém-nascido e nos valores do hematócrito ou de hemoglobina. Não existem indicações absolutas para transfusões de concentrado de hemácias em prematuros; as existentes atualmente podem ser modificadas em função de novos estudos científicos e evidências clínicas.

Na Disciplina de Pediatria Neonatal da Escola Paulista de Medicina da Universidade Federal de São Paulo (EPM/Unifesp), são utilizadas indicações restritas de transfusões de hemácias,[47,29] modificadas em 2016, com base nas condições clínicas do recém-nascido e de acordo com os valores de hematócrito ou hemoglobina (Tabela 6.2).

▶ Tabela 6.2 Indicações de transfusões de hemácias adotadas na Disciplina de Pediatria Neonatal da EPM/Unifesp (2016)

Hematócrito < 42% ou Hb <14 g/dL:
- Cardiopatia congênita cianótica.
- Choque hipovolêmico refratário à expansão volume.
- ICC refratário a drogas.

Hematócrito < 36% ou Hb < 12 g/dL:
- IMV, MAP > 8 cmH$_2$O.
- ICC ou choque.
- Necessidade de transporte em RN ventilado.
- Cirurgias de grande porte.

Hematócrito < 30% ou Hb < 10 g/dL:
- IMV, MAP < 8 cmH$_2$O.
- Halo ou CPAP com FiO$_2$ > 0,35.
- Cirurgias de pequeno/médio porte.

Hematócrito < 27% ou Hb < 9 g/dL:
- Halo ou CPAP FiO$_2$ < 0,35.
- Mais de 6 episódios de apneia em 12 horas ou 2 episódios em 24 horas com necessidade de balão e máscara, sem causa aparente.
- Taquicardia ou taquipneia por 24 horas sem causa aparente.
- Ganho de peso <10 g/dia por 4 dias, com oferta calórica adequada.

Hematócrito < 23% ou Hb < 7,5 g/dL:
- Assintomático com reticulócitos < 100.000 u/mm³ ou < 2%.
- Clínica de anemia

ICC: insuficiência cardíaca congestiva; MAP: pressão média de vias aéreas; RN: recém-nascido.

Fonte: Adaptada de dos Santos AM, Guinsburg R, Procianoy RS, *et. al.*, 2010; Mimica AF, dos Santos AM, da Cunha DH, 2008.

Redução da exposição a doadores de sangue

As estratégias para diminuir o número de doadores se baseiam no fato de que, embora pequeno, o risco de transmissão de infecções é real e existe a possibilidade de ser maior em prematuros, cuja imunidade não está totalmente desenvolvida. Um dos procedimentos adotados por vários autores com o intuito de diminuir a exposição de recém-nascidos a diferentes doadores é a aliquotagem de unidades de concentrado de hemácias.[48,31,49,50]

Visto que o volume médio de uma transfusão destinada ao prematuro é, em geral, pequeno e o intervalo entre duas transfusões não costuma ser muito grande, uma única unidade de 300 mL de hemácias pode atender a um ou dois recém-nascidos muitas vezes e simultaneamente.[48,31,49,50] O fracionamento da unidade de concentrado de hemácias permite a retirada de pequenos volumes de hemácias à medida que existe a indicação de transfusão, no período de validade da bolsa do hemoderivado, o que, dependendo do tipo do preservante e anticoagulante utilizados, varia de 35 a 42 dias.

Em nosso meio,[48] empregando um sistema de aliquotagem por intermédio de um dispositivo de conexão estéril, compararam-se as características de transfusões de hemácias preservadas em CPDA-1 (citrato, fosfato, dextrose e adenina) em dois grupos de recém-nascidos prematuros com peso ao nascer inferior a 1.500 g. A média de transfusões por recém-nascido transfundido foi semelhante em ambos os grupos (4,4 ± 4 vs. 4,2 ± 3,1; p = 0,904). Entretanto, cada neonato transfundido com hemácias preservadas por até 28 dias foi exposto em média a 1,5 ± 0,8 doadores (variação: 1 a 4); enquanto no grupo tradicional, cada neonato foi exposto a 4,3 ± 3,4 doadores (variação: 1 a 13); p < 0,001. Esse estudo mostrou que o uso de hemácias preservadas por até 28 dias propiciou uma redução de exposição a doadores de 70%, comparada ao sistema de transfusão tradicional em que cada transfusão corresponde à exposição a um doador diferente.

A estocagem de hemácias por 28 dias eleva a concentração de potássio na bolsa, podendo acarretar quadros de hiperpotassemia no recém-nascido transfundido. Nesses casos, devem-se prescrever pequenas alíquotas de 15 mL/kg e a infusão lenta em 4 horas.

Outro procedimento adotado por alguns autores é o emprego de uma série de quatro a sete pequenas bolsas acessórias, com capacidade para aproximadamente 50 mL de concentrado de hemácias, interligadas e acopladas a uma bolsa-mãe de 300 mL. Esse sistema permite a separação de uma das bolsas-satélite no momento em que ocorre a indicação de transfusão, preservando as demais para futuras transfusões no mesmo recém-nascido, livres de contaminação bacteriana.

Uso de eritropoietina recombinante

O reconhecimento de que os níveis de EPO estão diminuídos na anemia da prematuridade constitui a base teórica para supor que a sua reposição poderia prevenir essa anemia. De fato, a administração da EPO humana recombinante estimula a eritropoiese na medula óssea e aumenta o número de reticulócitos em sangue periférico e, consequentemente, eleva a taxa de hematócrito e de hemoglobina.[15] Com base nesses achados, inúmeras pesquisas clínicas foram realizadas com o objetivo de verificar a eficácia da EPO para reduzir a necessidade de transfusão de hemácias em recém-nascidos prematuros. Os diversos estudos publicados abordando a utilização de eritropoietina em prematuros evidenciaram que a administração de dose suficiente de eritropoietina e de ferro resultou no aumento do número de reticulócitos e nos valores de hematócrito. No entanto, quanto à redução do número de transfusões de hemácias, que é seu principal objetivo de utilização, a validade de seu uso não foi demonstrada de forma convincente.[17]

O PENUT é um estudo americano clínico randomizado duplo-cego com 941 prematuros de idade gestacional de 24 a 27 semanas, realizado para avaliar o uso da EPO quanto à neuroproteção. Nesse estudo, também foram avaliados a necessidade de transfusão e os índices hematimétricos dos pacientes. Em relação à necessidade de transfusão sanguínea, o tratamento com EPO (comparada com placebo) diminuiu o número de transfusões. Apesar de receber menos transfusões, bebês tratados com eritropoietina apresentaram níveis de hematócrito mais elevados do que bebês tratados com placebo, principalmente antes de 34 semanas de idade corrigida. Outro possível efeito benéfico do uso da eritropoietina seria a neuroproteção em recém-nascidos prematuros, visto que, melhorar os resultados do neurodesenvolvimento é um grande objetivo na neonatologia, especialmente no que diz respeito à crescente taxa de sobrevivência dos bebês mais prematuros. A EPO reduziria a apoptose, a inflamação, a neuroinflamação, além de proporcionar um aumento da neurogênese, oligodendrogênese e a vasogênese.[51]

Uma atualização de metanálise de ensaios clínicos randomizados que avaliaram o uso da EPO no desenvolvimento neurológico em prematuros com idade gestacional entre

24 e 27 semanas, em 2017, não demonstrou diferença significativa entre os grupos expostos à EPO e ao placebo na incidência de morte ou no comprometimento grave do neurodesenvolvimento aos 2 anos de idade (97 crianças [26%] vs. 94 crianças [26%]; risco relativo, 1,03; intervalo de confiança de 95%, 0,81-1,32; p = 0,80). Também não ocorreram diferenças significativas entre os grupos nas taxas de retinopatia da prematuridade, hemorragia peri-intraventricular, sepse, ECN, displasia broncopulmonar, morte ou na frequência de eventos adversos graves. Sendo assim, conclui-se que o tratamento com altas doses de eritropoietina administrado a recém-nascidos prematuros extremos a partir de 24 horas após o nascimento até 32 semanas de idade corrigida não resultou em um risco menor de comprometimento do neurodesenvolvimento grave ou morte aos 2 anos de idade.[52]

A maioria dos estudos sugere que a redução da espoliação sanguínea e o uso de critérios restritivos de indicações de transfusões de hemácias em recém-nascidos de muito baixo peso são medidas mais eficazes para o controle da anemia no prematuro.[6,29,22,21,13]

Não existe indicação do uso da EPO de forma rotineira no prematuro. Quando utilizada em circunstâncias especiais, os pais devem ser informados sobre os possíveis efeitos adversos e devemos utilizá-la em casos individualizados ou situações específicas que envolvam questões religiosas, em que a transfusão sanguínea seja indesejada.

Monitorização e manutenção da reserva de ferro

A Sociedade Brasileira de Pediatria e Departamento de Nutrologia e Hematologia (2016) recomenda a suplementação de ferro em prematuros com 2 a 4 mg/kg/dia até o máximo de 15 mg/dia, a partir de 1 mês de idade. A dose diária de ferro preconizada, segundo o peso ao nascer, para neonatos com peso inferior a 1.000 g é de 4 mg/kg/dia, com peso entre 1.000 e 1.499 g, de 3 mg/kg/dia e, entre 1.500 e 2.500 g, de 2 mg/kg/dia até completar 1 ano de idade corrigida. Após esse período, a dose preconizada é de 1 mg/kg/dia até o 2º ano de vida.

Em recém-nascidos submetidos a múltiplas transfusões, apesar do nível mais elevado de ferritina sérica, a suplementação de ferro também é recomendada nesses pacientes, exceto quando seus valores forem maiores que 300 g/L. A absorção intestinal de ferro não é influenciada pelo número de transfusões sanguíneas e a mobilização de ferro a partir das reservas hepática e esplênica está inibida quando o nível de ferritina está elevado, sendo fundamental manter nível mais alto de saturação de transferrina, para que ocorra a síntese de hemoglobina. Assim, a suplementação facilitaria a biodisponibilidade do ferro, que seria incorporado preferencialmente na hemoglobina.

A monitorização da reserva de ferro no prematuro deve ser realizada com a dosagem de ferritina sérica, saturação de transferrina, hematócrito e reticulócitos em torno de 40 semanas de idade corrigida ou próxima à alta (Quadro 6.1). Dosagens muito precoces podem determinar valores mais baixos de ferritina que poderiam ser corrigidos apenas com doses profiláticas de ferro, sem necessidade do aumento da dose. Um erro comum diante de um prematuro com anemia e taxa de ferritina baixa é considerá-lo com anemia ferropriva e aumentar a dose de ferro, sem avaliação da possibilidade de anemia da prematuridade. Se a contagem de reticulócitos estiver abaixo de 100.000 u/mm³ e a idade gestacional corrigida for inferior a 40 semanas, significa que a criança pode estar com anemia da prematuridade. Nesse caso, a administração de ferro em doses maiores pode aumentar a reserva de ferro, mas não corrigirá a anemia, pois o neonato ainda não apresenta capacidade de produzir EPO e, portanto, de iniciar a eritropoiese.

Se o diagnóstico de anemia ferropriva for confirmado, deve-se administrar, por via oral, a dose de 6 mg/kg/dia de ferro elementar durante 3 a 4 meses, período aproximado para o tratamento da anemia e reposição da reserva de ferro. Com o início do tratamento, a resposta esperada é que ocorram reticulocitose em 3 a 5 dias e aumento de hematócrito em 2 semanas. A normalização da taxa de hemoglobina se dá, em geral, em 6 semanas. Após o tratamento, a suplementação profilática de ferro deve ser mantida por pelo menos 1 ano.

▶ Quadro 6.1 Monitoração e manutenção da reserva de ferro

Iniciar ferro profilático com 30 dias de vida até 2 anos de idade, por via oral, de acordo com o peso ao nascer.
Dosar hemoglobina, hematócrito, reticulócitos, ferritina e saturação de transferrina
- 40ª semana idade corrigida ou alta
- Aos 6 a 12 meses de idade
- A cada ano até 5 anos
- Se clínica
Manter nos primeiros 6 meses (idade cronológica)
- Ferritina sérica > 100 mg/L (P50)
- Saturação de transferrina > 16%
- Suspender ferro profilático se ferritina > 300 mg/L
Após os 6 meses (idade cronológica)
- Ferritina: > 60 mg/L

Fonte: dos Santos AM, Cunha DHF. Anemia no Recém-Nascido Pré-Termo. In Lippi, Umberto G.; Segre, Conceição A. M.; Costa, Helenilce D. P. F *et al.* Perinatologia – Fundamentos e Práticas. 2 ed. Savier, 2009. p. 682-689.

▶ Referências bibliográficas

1. Oski FA. The erythrocyte and its disorders. In: Nathan DG, Oski FA (eds.). Hematology on infancy and childhood. 3. ed. Philadelphia: Saunders; 1987:16-44.
2. Pearson HA. Life-span of the fetal red blood cell. J Pediatr. 1967;70(2):166-71. doi: 10.1016/s0022-3476(67)80410-4.
3. Ohls R. Red blood cell transfusions in the newborn. UpToDate 2013. https://www.uptodate.com/contents/red-blood-cell-transfusions-in-the-newborn
4. Brown MS, Garcia JF, Phibbs RH, Dallman PR. Decreased response of plasma immunoreactive erythropoietin to "available oxygen" in anemia of prematurity. J Pediatr. 1984;105(5):793-8. doi: 10.1016/s0022-3476(84)80309-1.
5. Stockman JA 3rd. Anemia of prematurity. Clin Perinatol. 1977;4(2):239-57.
6. Madsen LP, Rasmussen MK, Bjerregaard LL, NØhr SB, Ebbesen F. Impact of blood sampling in very preterm infants. Scand J Clin Lab Invest. 2000;60(2):125-32. doi: 10.1080/00365510050184949.
7. Dodd RY, Notari EP, Stramer SL. Current prevalence and incidence of infectious disease markers and estimated window-period risk in the american red cross blood donor population. Transfusion. 2002;42(8):975-9. doi: 10.1046/j.1537-2995.2002.00174.x.
8. Bifano EM, Curran TR. Minimizing donor blood exposure in the neonatal intensive care unit. Clin Perinatol. 1995;22(3):657-69.

9. Bell EF, Strauss RG, Widness JA, Mahoney LT, Mock DM, Seward VJ, et al. Randomized trial of liberal versus restrictive guidelines for red blood cell transfusion in pre-term infants. Pediatrics. 2005;115:1685-91. doi: 10.1542/peds.2004-1884.

10. Kirpalani H, Whyte RK, Andersen C, Asztalos EV, Heddle N, Blajchman MA, et al. The premature infants in need of transfusion (PINT) study: a randomized, controlled trial of a restrictive (low) versus liberal (high) transfusion threshold for extremely low birth weight infants. J Pediatr. 2006;149(3):301-7. doi: 10.1016/j.jpeds.2006.05.011.

11. Meyer MP. Transfusion thresholds for preterm infants. J Pediatr. 2007;150(6):e90-1. doi: 10.1016/j.jpeds.2007.02.031.

12. Miyashiro AM, dos Santos N, Guinsburg R, Kopelman BI, Peres CA, Taga MFL, Shinzato AR, et al. Strict red blood cell transfusion guideline reduces the need for transfusion in very low birthweight infants in the first four weeks of life: a multicenter trial. Vox Sang. 2005;88(2):107-13. doi: 10.1111/j.1423-0410.2005.00607.x.

13. Widness JA, Madan A, Grindeanu LA, Zimmerman MB, Wong DK, Stevenson DK. Reduction in red blood cell transfusions among preterm infants: results of a randomized trial with an in-line blood gas and chemistry monitor. Pediatrics. 2005;115(5):1299-306. doi: 10.1542/peds.2004-1680.

14. Aher S, Malwatkar K, Kadam S. Neonatal anemia. Semin Fetal Neonatal Med. 2008;13:239-47. doi: 10.1016/j.siny.2008.02.009.

15. Garcia-Prats JA. Anemia of prematurity. UpToDate. Waltham, MA: UpToDate Inc. [2022 Set. 26] Disponível em: <https://www.uptodate.com>.

16. Rahman S, Adams M, Connor P. The haematologist in neonatology II. Transfusion, red cell and white cell disorders in neonates. Symposium haematology. Pediatr Child Heath. 2009;19(8):364-71. https://doi.org/10.1016/j.paed.2009.04.005.

17. Strauss RG. Controversies in the management of anemia of prematurity using single-donor red blood cell transfusions and/or recombinant human erythropoietin. Transf Med Rev. 2006;20(1):34-44. doi: 10.1016/j.tmrv.2005.08.003.

18. Stockman JA 3rd, Oski FA. RBC values in low birth weight infants during the first seven weeks of life. Am J Dis Child. 1980;134:945-6. doi: 10.1001/archpedi.1980.02130220023007.

19. Von Kohorn I, Ehrenkranz RA. Anemia in the preterm infant: erythropoietin versus erythrocyte transfusion – it's not that simple. Clin Perinatol. 2009;36:111-23. doi: 10.1016/j.clp.2008.09.009.

20. Obladen M, Sachsenweger M, Stahnke M. Blood sampling in very low birthweight infants receiving different levels of intensive care. Eur J Pediatr. 1988;147(4):399-404. doi: 10.1007/BF00496419.

21. Venâncio JP, Santos AM, Guinsburg R, Peres CA, Shinzato AR, Lora MI. Strict guideline reduces the need for RBC transfusions in premature infants. J Trop Pediatr. 2007;53(2):78-82. doi: 10.1093/tropej/fml062.

22. Shannon KM, Keith JF 3rd, Mentzer WC, Ehrenkranz RA, Brown MS, Widness JA, Gleason CA, et al. Recombinant human erythropoietin stimulates erythropoiesis and reduces erythrocyte transfusions in very low birthweight preterm infants. Pediatrics. 1995;95(1):1-8.

23. Rao R, Georgieff MK. Iron in fetal and neonatal nutrition. Semin Fetal Neonatal Med. 2009;12(1):54-63. doi: 10.1016/j.siny.2006.10.007.

24. dos Santos AM. Anemia no prematuro. In Kopelman BI, Santos AMN, Goulart AL, Almeida MFB, Miyoshi MH, Guinsburg R (eds.). Diagnóstico e tratamento em neonatologia. São Paulo: Atheneu; 2004. p. 401-11.

25. Wardrop CA, Holland BM, Veale KE, Jones J, Gray O. Nonphysiologic anemia of prematurity. Arch Dis Child 1978;53(11):855-60. doi: 10.1136/adc.53.11.855.

26. Gomersal J, Berber S, Middleton P, McDonald SJ, Niermeyer S, El-Naggar W et al. ILCOR neonatal life support task force. Umbilical cord management at term and late preterm birth: a meta-analysis. Pediatrics 2021;147(3):e2020015404. doi: 10.1542/peds.2020-015404.

27. Rabe H, Diaz-Rossello J, Dulley L, Dowswell T. Effect of timing of umbilical cord clamping and other strategies to influence placental transfusion at preterm birth on maternal and infant outcomes. Cochrane Database Syst Rev. 2012;8:CD003248. doi: 10.1002/14651858.CD003248.pub4

28. Christensen R D, Lambert D K, Baer V L, Montgomery D P, et al. Postponing or eliminating red blood cell transfusion of very low birth weight neonates by obtaining all baseline laboratory blood tests from otherwise discarded fetal blood in the placenta. Transfusion. 2011;51:253-8.

29. Mimica AF, dos Santos AM, da Cunha DH, Guinsburg R, Bordin JO, Chiba A, et al. A very strict guideline reduces the number of erythrocyte transfusions in preterm infants. Vox Sang. 2008;95(2):106-11. doi: 10.1111/j.1423-0410.2008.01072.x.

30. Madan A, Kumar R, Adams MM, Benitz WE, Geaghan SM, Widness JA. Reduction in red blood cell transfusions using a bedside analyzer in extremely low birth weight in-fants. J Perinatol. 2005;25:21-5.

31. Liu EA, Mannino FL, Lane TA. Prospective, randomized trial of the safety and efficacy of a limited do-nor exposure transfusion program for premature neonates. J Pediatr. 1994;125(1):92-6. doi: 10.1016/s0022-3476(94)70132-6.

32. Stramer SL. Current risks of transfusion-transmitted agents: a review. Arch Pathol Lab Med. 2007;131(5):702-7. doi: 10.5858/2007-131-702-CROTAA.

33. Ohls RK, Christensen RD, Kamath-Rayne BD, Rosenberg A, Wiedmeier SE, Roohi M et al. A randomized, masked, placebo-controlled study of darbepoetin alfa in preterm infants. Pediatrics. 2013;132(1):e119-27. doi:10.1542/peds.2013-0143.

34. Brubaker DB. Human post-transfusion graft-versus-host disease. Vox Sang. 1983;45(6):401-20. doi: 10.1111/j.1423-0410.1983.tb01937.x.

35. Malouf M, Glanville AR. Blood transfusion related adult respiratory distress syndrome. Anaesth Intensive Care. 1993;21(1):44-9. doi: 10.1177/0310057X9302100112.

36. Opelz G, Terasaki PI. Improvement of kidney-graft survival with increased numbers of blood transfu-sions. N Engl J Med. 1978;299:799-803. doi: 10.1056/NEJM197810122991503.

37. Wang-Rodriguez J, Fry E, Fiebig E, Lee TH, Busch M, Mannino F, et al. Immune response to blood trans-fusion in very low birthweight neonates. Transfusion. 2000;40(1):25-34. doi: 10.1046/j.1537-2995.2000.40010025.x.

38. World Health Organization (WHO). Iron deficiency anaemia: assessment, prevention, and control: a guide for programme managers. Geneva: WHO, 2001. Disponível em: <http://www.who.int/reproduc-tive.health/docs/anemia.pdf>.

39. Guillén U, Cummings JJ, Bell EF, Hosono S, Frantz AR, Maier RF, et al. International survey of trans-fusion practices for extremely premature infants. Semin Perinatol. 2012;36:244-47. doi: 10.1053/j.semperi.2012.04.004.

40. Roseff S, Luban N I C, Manno C S. Guidelines for assessing appropriateness of pediatric transfusion. Transfusion. 2002;42:1398-1413. doi: 10.1046/j.1537-2995.2002.00208.x.

41. Maria A, Agarwal S, Sharma A. Acute respiratory distress syndrome in a neonate due to possible trans-fusion-related acute lung injury. Asian J Transfus Sci. 2017;11 017;11(2):203-205. doi: 10.4103/ajts.AJTS_120_16.

42. Agência Nacional de Vigilância Sanitária (ANVISA). Resolução-RDC no 153, de 14 de junho de 2004. DOU de 26/06/04. Disponível em: <www.bancodesangue.com.br/rdc/rdc153.doc>.

43. Maier RF, Sonntag J, Walka MM, Liu G, Metza BC, Obladen M. Changing practices of red blood cell transfusions in infants with birth weight less than 1000g. J Pediatr. 2000;136:220-4. doi: 10.1016/s0022-3476(00)70105-3.

44. Sood BG, Rambhatla A, Thomas R, Chen X. Decresead hazard of necrotizing enterocolitis in pre-term neonates receiving red cell transfusions. J Mater Fetal Neonatal Med. 2015;29:737-44. doi: 10.3109/14767058.2015.1016422.

45. Patel RM, Knezevic A, Shenvi N, Hinkes M, Keene S, Roback JD, et al. Association of red blood cell trans-fusion, anemia, and necrotizing enterocolitis in very low-birth-weight infants. JAMA. 2016:315(9):889-97. doi: 10.1001/jama.2016.1204.

46. Kirpalani H, Bell EF, Hintz SR, Tan S, Schmidt B, Chaudhary AS, et al. Eunice Kennedy Shriver NICHD neonatal research network higher or lower hemoglobin transfusion thresholds for preterm infants. N Engl J Med. 2020:383(27):2639-2651. doi: 10.1056/NEJMoa2020248.

47. dos Santos AM, Guinsburg R, Procianoy RS, Sadeck L dos S, Netto AA, Rugolo LM, et al. brazilian network on neonatal research. Variability on red blood cell transfusion practices among brazilian neonatal intensive care units. Transfusion. 2010;50(1):150-159. doi: 10.1111/j.1537-2995.2009.02373.x.

48. Cunha DHF, Santos AMN, Kopelman BI, Areco KN, Guinsburg R, Peres CA, et al. Transfusions of CPDA-1 red blood cells stored for up to 28 days decrease donor exposure in very low-birth-weight premature infants. Transf Med. 2005;15(6):467-73. doi: 10.1111/j.1365-3148.2005.00624.x.

49. Strauss RG, Burmeister LF, Johnson K, Cress G, Cordle D. Feasibility and safety of AS-3 red blood cells for neonatal transfusions. J Pediatr. 2000;136(2):215-9.

50. Wood A, Wilson N, Skacel P, Thomas R, Tidmarsh E, Yale C, et al. Reducing do-nor exposure in preterm infants requiring multiple blood transfusions. Arch Dis Child Fetal Neonatal. 1995;72(1):F29-33. doi: 10.1136/fn.72.1.f29.

51. Juul SE, Comstock BA, Wadhawan R, Mayock DE, Courtney SE, Robinson T, et al. A randomized trial of erythropoietin for neuroprotection in preterm infants. N Engl J Med. 2020;382:233-43. doi: 10.1056/NEJMoa1907423.

52. Fischer HS, Reibel NJ, Bührer C, Dame C. Prophylactic early erythropoietin for neuroprotection in preterm infants: a meta-analysis. Pediatrics. 2017;139:e20164317. 10.1542/peds.2016-4317.

Capítulo 7

Displasia Broncopulmonar

Beatriz Neuhaus Barbisan
Suely Dornellas do Nascimento

▸ Introdução

Os avanços tecnológicos que ocorreram na assistência perinatal a partir da década de 1960 contribuíram com o aumento na sobrevida dos recém-nascidos (RN) prematuros extremos e, consequentemente, na incidência da displasia broncopulmonar (DBP). Aproximadamente 50 mil prematuros com idade gestacional inferior a 28 semanas nascem nos Estados Unidos por ano e 35% destes RN desenvolvem DBP.[1]

A DBP é uma doença pulmonar crônica consequente de uma lesão pulmonar aguda em um pulmão imaturo, inadequadamente reparado. Esta doença normalmente está associada a dificuldades respiratórias crônicas, hospitalizações frequentes e prolongadas, alterações no desenvolvimento neurológico e somático e diminuição da sobrevida dos prematuros (PT) acometidos.

▸ Definição

Bancalari *et al.*[2] definiram DBP como presença de desconforto respiratório e dependência de oxigênio por mais de 28 dias de vida, acompanhadas de alterações radiológicas compatíveis com a doença. Entretanto, essa definição somente identifica pacientes com alterações pulmonares por um curto período. Muitos RN, principalmente aqueles com peso ao nascer inferior a 1.000 g, estarão dependentes de oxigênio com 28 dias de vida, elevando a incidência da DBP. Com essa preocupação, Shennan *et al.*[3] definiram DBP como presença de desconforto respiratório e dependência de oxigênio com 36 semanas de idade pós-conceptual, acompanhados de alterações radiológicas compatíveis com a doença. Portanto, essa definição tem sido utilizada pela maioria dos autores, pois parece apresentar uma maior correlação com o pior prognóstico em longo prazo.

Em 2017, o Nacional da Saúde da Criança e Desenvolvimento Humano (NICHD)[4] categorizou a DBP segundo a gravidade e atualizou-a com base nas práticas de cuidados atuais, de acordo com a Tabela 7.1.

▶ Tabela 7.1 Definição de DBP[4]

Gravidade da DBP	Definição	Incidência	Mortalidade
Nenhuma	$O_2 < 28$ dias e ar ambiente 36 sem IGPC ou alta	23,1%	1,8%
Leve	O_2 com 28 dias e ar ambiente 36 sem IGPC ou alta	30,3%	1,5%
Moderada	$FiO_2 < 30\%$ 36 sem de IGPC ou alta	30,2%	2,0%
Grave (Tipo I)	$FiO_2 > 30\%$ ou CPAPn ou CAF > 36 sem IGPC	16,4%	4,8%
Grave (Tipo II)	Ventilação mecânica > 36 sem IGPC		

CAF: cateter de alto fluxo; IGPC: idade gestacional pós-conceptual.

Fonte: Adaptada de Abman SH, Collaco JM, Shepherd EG, *et al.*, 2017.

Atualmente, duas formas são definidas da DBP: a forma clássica ou grave; e a forma atípica ou nova DBP.[5] Essas formas diferem quanto à fisiopatologia, histopatologia, apresentação clínica e gravidade e ao prognóstico.

a) Forma Clássica ou Grave da DBP

A apresentação desta forma foi observada com maior frequência antes da introdução da terapêutica de reposição do surfactante exógeno e após a forma grave da síndrome do desconforto respiratório (SDR). Os RN acometidos, normalmente, necessitavam de altas concentrações de oxigênio e altas pressões na ventilação mecânica durante a 1ª semana de vida e, frequentemente, evoluíam com síndrome de escape de ar, com pneumotórax e/ou enfisema intersticial pulmonar.

As principais alterações patológicas da DBP clássica consistem em processo inflamatório das vias aéreas, com áreas enfisematosas, fibrose alveolar, alternando-se com áreas atelectásicas, metaplasia escamosa do epitélio das vias aéreas, bronquiolite obliterativa, fibrose peribrônquica, hipertrofia da musculatura lisa das vias aéreas e alterações vasculares hipertensivas.

b) Forma Atípica da DBP ou Nova DBP;

Esta forma de DBP é observada em RN prematuros de extremo baixo peso, que se encontram entre o estágio canalicular e sacular do desenvolvimento pulmonar, desenvolvem a forma leve de SDR e respondem favoravelmente à terapêutica de reposição do surfactante, ou apenas necessitam de suporte ventilatório por episódios frequentes de apneia.[5]

As alterações patológicas caracterizam-se pela presença de espaços aéreos distais ou sáculos dilatados de tamanhos variados. O achado mais consistente é a ausência de alveolização ou hipoplasia alveolar, acompanhada de redução na organização dos capilares, denominada "dismorfismo vascular".

▶ Etiopatogenia e fisiopatologia

A etiologia da DBP é multifatorial, resultando da interação de diversos fatores, como a prematuridade, a ventilação pulmonar mecânica, a toxicidade do oxigênio, o papel dos mediadores inflamatórios e da infecção, o edema pulmonar, a desnutrição, além da predisposição genética.

Imaturidade pulmonar

Estruturalmente, o RN prematuro apresenta uma distribuição desigual da complacência pulmonar com baixa complacência alveolar, em razão do pequeno desenvolvimento da musculatura lisa alveolar, e alta complacência das vias aéreas condutoras distais. Essa distribuição desigual de complacência altera a relação ventilação/perfusão, pois as áreas pouco complacentes tendem ao colapso e as hipercomplacentes tendem à hiperinsuflação. Essa diferença pode ser observada na morfologia pulmonar comparativa entre RN prematuros extremo e neonatos a termo. O prematuro extremo apresenta um pobre desenvolvimento dos espaços aéreos terminais e um interstício exuberante, limitando a superfície de troca gasosa, já o neonato de termo tem um maior desenvolvimento dos espaços aéreos, com maior proximidade entre vasos e alvéolos, facilitando, desta forma, a área de troca gasosa.[1]

Ainda com relação às alterações estruturais, o RN prematuro apresenta um aumento da permeabilidade da membrana alvéolo-capilar, que é inversamente proporcional à idade gestacional, evento este responsável pelo extravasamento de líquidos e de proteínas que inativam o surfactante alveolar.

Ventilação mecânica

A ventilação mecânica (VM) é considerada um dos fatores etiopatogênicos mais importantes da DBP clássica. A VM resulta em efeitos citotóxicos e edematogênicos no tecido pulmonar. Os efeitos citotóxicos observados em modelos animais evidenciaram a alteração do sistema mucociliar de transporte e necrose do epitélio ciliado, culminando com a necrose do epitélio broncoalveolar e aparecimento da metaplasia escamosa. Os efeitos edematogênicos incluem o aumento do fluxo linfático pulmonar e aumento da permeabilidade da membrana alvéolo-capilar.[6]

Uma série de evidências clínicas e experimentais demonstrou que quanto maiores o suporte e o tempo de ventilação ao qual o RN foi exposto, maiores serão os efeitos deletérios da pressão e do volume utilizados.

Toxicidade do oxigênio

Frank & Sosenko[7] observaram desequilíbrio entre os oxirradicais e os sistemas antioxidantes em coelhos prematuros, quando submeteram esses modelos animais à hiperoxia. Esses autores observaram um aumento na atividade das enzimas antioxidantes significantemente maior, quando comparado aos animais imaturos, e que provavelmente este evento também possa ocorrer na espécie humana, tornando os RN prematuros mais suscetíveis à lesão pulmonar pelo oxigênio. Essa diminuição dos sistemas antioxidantes faz com que os oxirradicais alterem a estrutura molecular do tecido pulmonar, com quebra da estrutura do DNA, degradação proteica e peroxidação da membrana lipídica. Portanto, esses efeitos, além de atuarem na lesão aguda, também alteram a função reparadora do tecido pulmonar.

Mediadores inflamatórios

Embora o exato mecanismo fisiopatogênico da DBP no RN seja desconhecido, existe uma crescente evidência de que a lesão aguda pulmonar induz a liberação de mediadores inflamatórios. Essa resposta inflamatória é caracterizada por um acúmulo de neutrófilos e macrófagos nas vias aéreas e interstício, além do aumento de citocinas e de outros mediadores inflamatórios.

Uma série de evidências clínicas e experimentais tem identificado as citocinas como responsáveis pela migração direta das células inflamatórias para as vias aéreas e o tecido pulmonar.

Todo esse processo de liberação dos mediadores inflamatórios potencializará um evento de grande importância na fisiopatologia da DBP, que é o aumento da permeabilidade da membrana alvéolo-capilar. Essa alteração ocorre por meio do efeito tóxico direto das células inflamatórias e mediadores da integridade alvéolo-capilar, pelos oxirradicais, pela elastase e outras proteases.

Infecção

Neste contexto de liberação de mediadores inflamatórios, estudos epidemiológicos têm mostrado associação entre corioamnionite, colonização de vias aéreas e infecções sistêmicas com o desenvolvimento da DBP. Na prática clínica, a corioamnionite histológica confirmada está associada à redução da incidência de SDR e a presença de Ureaplasma sp no sangue do cordão umbilical está associada ao aumento da incidência de DBP. Alguns autores demonstraram a associação da corioamnionite com o aumento da gravidade da DBP. Entretanto, uma metanálise com 59 estudos não confirmou a associação da corioamnionite com aumento do risco de DBP. Esses resultados controversos provavelmente refletem limitações metodológicas, como a da falta de padronização do diagnóstico de corioamnionite e o complexo envolvimento de múltiplos fatores de risco perinatais.[2]

Desnutrição

Os RN prematuros com idade gestacional abaixo de 32 semanas apresentam baixos níveis de retinol e da proteína ligada ao retinol no sangue do cordão umbilical e baixos níveis de vitamina A estocada no fígado e pulmão.

A deficiência da vitamina A altera o desenvolvimento alveolar, com redução da superfície de troca gasosa, diminuição da formação dos capilares, diferenciação epitelial anormal e deficiência na produção do surfactante. Após a formação pulmonar, a deficiência de vitamina A pode causar a perda das células ciliadas e claras, resultando na perda do movimento mucociliar e da camada de secreção mucoide rica em protetores antioxidantes, resultando maior suscetibilidade das vias aéreas aos oxirradicais e à infecção.[8]

Com base nesses achados, a vitamina A exerce papel importante no crescimento, desenvolvimento e na função pulmonar, e sua deficiência ou alteração na sua cinética contribuem na etiopatogenia da DBP.

Quadro clínico e radiológico

Com raras exceções, o desenvolvimento da DBP ocorre em RN prematuros que necessitaram de ventilação mecânica nos primeiros dias de vida. A suspeita clínica da DBP é realizada quando a dependência da ventilação mecânica se prolonga entre o 10º e o 14º dias de vida, sendo descartada a possibilidade de outra doença que justifique a permanência em VM como infecção ou persistência do canal arterial.

Os principais aspectos radiológicos da DBP são linhas de opacificação peribrônquicas, hiperinsuflação, envolvimento semelhante de ambos os pulmões com acometimento gradual e persistência da imagem.

Prevenção e intervenções precoces na DBP

As intervenções precoces e a prevenção da DBP têm sido temas de grande desafio e interesse científico na neonatologia. Em virtude do caráter multifatorial da sua fisiopatologia, existem várias áreas alvos de atuação e a abordagem ampla desses fatores pode contribuir para diminuição da incidência ou da gravidade da DBP. Entretanto, até o momento, o arsenal de intervenções para a prevenção ainda é limitado e consiste das seguintes estratégias:

Diurético

Existem três tipos de diuréticos disponíveis para o uso na DBP: os tiazídicos; o furosemide; e a espironolactona. Os tiazídicos inibem a reabsorção do sódio no túbulo renal e podem dilatar a musculatura lisa dos vasos por inibição do transporte de sódio através da membrana das células da musculatura lisa. A espironolactona é um inibidor da aldosterona no túbulo distal e, portanto, provoca a excreção do sódio, cloro, água e poupa o potássio. O furosemide é um diurético que inibe o transporte de sódio, potássio e cloro na alça ascendente de Henle, ocasionando a excreção significativa desses íons acompanhados do cálcio e do magnésio. Existem evidências de que o efeito do furosemide não é limitado no túbulo renal. O furosemide parece aumentar a síntese das prostaglandinas vasodilatadoras, causando vasodilatação sistêmica e pulmonar, facilita a secreção do surfactante das células tipo II e inibe o transporte do cloro no epitélio traqueobrônquico. A dose do furosemide é de 1 a 2 mg/kg/dose, duas vezes ao dia.

A utilização do diurético na DBP deve ser por curtos períodos. Indicado na descompensação aguda por edema pulmonar, caracterizada como piora do desconforto respiratório, necessidade de aumento do suporte de oxigenoterapia e que apresenta radiografia de tórax com sinas de edema pulmonar.[8]

Corticosteroideterapia

Estudos experimentais e clínicos têm mostrado que a corticosteroideterapia age no pulmão prematuro por meio do aumento da síntese do surfactante e do estímulo das enzimas antioxidantes; aumento da atividade b adrenérgica com indução à broncodilatação; diminuição do edema pulmonar; aumento da concentração do retinol sérico e a supressão dos mediadores inflamatórios com a redução do recrutamento de polimorfonucleares, da produção da elastase, das prostaglandinas, dos leucotrienos e das interleucinas.

Todos esses mecanismos reduzem o processo inflamatório, o edema, a fibrose pulmonar e induzem a broncodilatação, mecanismos estes responsáveis pela rápida melhora da função pulmonar. Estudos com a corticosteroideterapia na DBP na década de 1980 evidenciaram esta melhora da função pulmonar em curto prazo, com promoção do desmame rápido da ventilação mecânica. Entretanto, numerosos efeitos colaterais têm sido observados com o uso da corticosteroideterapia em RN prematuros, entre eles, os comumente citados são: hipertensão; hiperglicemia; supressão da adrenal; infecção; leucocitose; neutrofilia; perfuração gastrointestinal; calciúria; nefrocalcinose; catabolismo proteico; baixo ganho de peso; hipertrofia cardíaca; e, principalmente, efeitos adversos a longo prazo no desenvolvimento cerebral, com aumento do risco de anormalidades neurológicas e paralisia cerebral.

Portanto, as recomendações gerais com relação à corticosteroideterapia sistêmica na DBP consiste na sua utilização em RN dependentes do ventilador, em 3 a 4 semanas de vida, iniciando-se com doses de 0,15, 0,10 e 0,05 mg/kg/dia, com redução da dose a cada 2 a 3 dias, por período máximo de 9 dias e evitando-se cursos repetidos.[1,8]

Outra estratégia com a corticosteroideterapia sistêmica é o uso de baixas doses de hidrocortisona em PT de extremo baixo peso ventilados nas primeiras horas de vida. A mais recente metanálise, incluindo quatro estudos com 982 PT extremos, observou aumento na sobrevida sem DBP e, como efeito colateral, evidenciou aumento da perfuração intestinal, quando ministrada em associação com a indometacina, e aumento da sepse tardia.[9]

Portanto, em razão dos efeitos colaterais observados em todos esses estudos com a corticosteroideterapia sistêmica e a efetividade da corticosteroideterapia inalatória observada em lactentes com doença pulmonar obstrutiva, vários autores têm utilizado esta última para prevenir ou tratar a DBP. Entretanto, uma das maiores limitações do uso do corticosteroide por via inalatória é a grande variabilidade da dose liberada para as vias aéreas.

Superóxido dismutase

Com base nas evidências de que os prematuros são deficientes de sistemas antioxidantes endógenos e que os radicais livres do oxigênio desempenham um importante papel na etiopatogenia da DBP, vários estudos têm utilizado a terapia antioxidante, principalmente a superoxido dismutase (SOD), na prevenção da DBP.

Em um estudo multicêntrico, randomizado, controlado, em recém-nascidos prematuros com peso ao nascer entre 600 g e 1.200 g, utilizando múltiplas doses de SOD humana recombinante intratraqueal, não se reduziu a incidência de DBP. Entretanto, as crianças tratadas foram acompanhadas até 1 ano de idade corrigida e apresentaram menor número de internações e menor necessidade de broncodilatadores e de corticosteroides quando comparadas ao grupo controle. Desta forma, a SOD humana recombinante, associada a outras medidas, pode exercer algum benefício na prevenção da DBP.[10]

Vitamina A

Estudos observaram que os RN prematuros que desenvolveram DBP apresentavam baixos níveis de vitamina A durante o 1º mês de vida. Esses achados promoveram o primeiro estudo controlado com a suplementação de vitamina A em RN prematuros com risco de desenvolver a DBP. Nesse estudo, os autores observaram que os RN que receberam a suplementação de vitamina A apresentaram menor incidência de DBP. A metanálise que avaliou a suplementação da vitamina A intramuscular em prematuros, encontrou uma pequena, mas significante redução na mortalidade ou DBP.[11]

Estratégias ventilatórias

A ventilação mecânica é considerada um dos principais fatores na gênese da DBP. Dessa forma, várias estratégias ventilatórias têm sido propostas com o objetivo de minimizar a lesão pulmonar; entre elas, a ventilação "gentil" e outras formas de ventilação não invasiva.

As intervenções respiratórias nas primeiras horas de vida para prevenir a lesão inflamatória pulmonar em prematuros extremos têm como objetivo evitar a intubação e a ventilação mecânica invasiva. Desta forma, o CPAP nasal e o cateter de alto fluxo têm sido recomendados, entretanto a redução da incidência da DBP com essas intervenções respiratórias tem sido modesta. Vários benefícios atribuídos à terapêutica de reposição do surfactante poderiam reduzir a incidência da DBP. Entre eles, a diminuição da necessidade de suporte ventilatório e de oxigenoterapia, melhora da mecânica pulmonar e diminuição do edema pulmonar. Tradicionalmente, o surfactante é administrado por uma cânula traqueal e outras formas de administração com o CPAP nasal têm sido desenvolvidas: como a técnica da administração menos invasiva (LISA) utilizando a pinça de McGill para guiar a sonda através das cordas vocais; e a terapia minimamente invasiva de reposição do surfactante (MIST). A metanálise com seis estudos mostrou que a administração menos invasiva do surfactante reduziu o óbito e a DBP quando comparada com a administração convencional com a cânula traqueal.[12]

Outras modalidades ventilatórias têm sido estudadas; entre as quais, a ventilação iniciada pelo paciente e a ventilação de alta frequência; no entanto, nenhuma demonstrou alterar a incidência da DBP.[8]

Óxido nítrico inalatório

O uso do óxido nítrico inalatório (ONI) na prevenção da DBP ainda é controverso. Ele melhora a relação ventilação perfusão, reduz a resistência vascular e a inflamação pulmonar. Entretanto, os resultados dos estudos clínicos com o ONI têm sido conflitantes e diferentes de acordo com o peso de nascimento. Van Meurs *et al*,[13] utilizando o ONI precocemente em RN com idade gestacional inferior a 34 semanas e peso ao nascer entre 401 g e 1.500 g com desconforto respiratório grave, não observaram diferença com relação à mortalidade e à DBP nos grupos estudados. Nos neonatos com peso ao nascer abaixo de 1.000 g, relataram maior incidência na mortalidade e hemorragia peri-intraventricular. Portanto, estudos posteriores com seguimento neurológico e pulmonar devem ser realizados antes de se utilizar o ONI na prevenção da DBP.

Metilxantinas

A cafeína e outros similares têm sido usados na terapêutica da apneia da prematuridade. Em estudo multicêntrico realizado em RN prematuros, entre as 1.006 crianças tratadas com 20 mg/kg de citrato de cafeína para apneia, os autores observaram uma redução significativa da DBP comparado ao grupo-controle.[14] Os autores especularam que esse achado poderia ocorrer pela exposição do grupo controle à ventilação com pressão positiva. Entretanto, a cafeína pode melhorar a mecânica pulmonar em prematuros dependentes de ventilação em consequência da diminuição da resistência vascular e do aumento da complacência pulmonar, além de possível efeito anti-inflamatório e antioxidante. Desta forma, a literatura tem recomendado a sua utilização, de maneira profilática, em prematuros extremos ventilados nos primeiros dias de vida.[14]

▸ Conclusão

Apesar da disfunção pulmonar grave associada ao nascimento prematuro, a maioria dos bebês com DBP atinge uma recuperação da estrutura e da função pulmonar, no decorrer da vida. Compreender as alterações fisiopatológicas da DBP no pulmão prematuro é extremamente relevante para alcançar a regeneração da lesão pulmonar e promover o crescimento do pulmão ao longo da vida.

▸ Displasia broncopulmonar estabelecida

Definição

A DBP é considerada doença estabelecida quando o RN chega a 36 semanas de idade gestacional ou quando findam as principais agressões ao trato respiratório, como VM e oxigênio em altas concentrações.[15] A partir de então, predominam os processos de cura, cicatrização e remodelamento. Mas o desenvolvimento extrauterino do pulmão prematuro, com frequência, deixa sequelas perceptíveis até a idade adulta. Na chamada DBP clássica, as distorções das vias aéreas, as lesões de mucosa brônquica e hipertrofia de músculo liso, malácias e estenoses resultarão em áreas enfisematosas intercaladas com áreas de atelectasia e fibrose. No padrão mais recente da DBP em RN de prematuridade extrema, o comprometimento principal ocorre no processo de alveolização e vascularização, com perda de superfície de troca consequente à formação de alvéolos grandes e em menor número, além do leito vascular restrito e disforme.[16,17]

O desfecho respiratório a longo prazo será o produto da interação dos vários tipos de adversidades com os processos de regeneração e crescimento. Os principais fatores preditivos são a prematuridade em si, os insultos prenatais (genética, tabaco na gestação, restrição do crescimento intrauterino), neonatais (oxigênio e ventilação, infecção, persistência do canal arterial, deficiências nutricionais) e pós-natais (bronquiolite, deficiência nutricional e vitamínica, exposição a tabaco ou poluição).[18]

Fenótipos clínicos

A DBP acomete praticamente todos os segmentos do sistema respiratório atingindo também a vasculatura pulmonar. A intensidade com que cada segmento é atingido, entretanto, é variável entre os indivíduos, resultando em diversos fenótipos clínicos que, frequentemente, se sobrepõem.[19] São eles:

Vias aéreas centrais

Traqueomalacia, estenose subglótica, broncomalacia e estenose brônquica geram quadros clínicos de estridor, dificuldade inspiratória, crises de cianose (traqueomalacia) ou sibilos sem resposta aos broncodilatadores (BD), dependendo da altura da obstrução. Prevalência de 4% de traqueomalacia é relatada em prematuros extremos, dado provavelmente subestimado em decorrência de serem poucas as broncoscopias realizadas. A ventilação não invasiva e/ou traqueostomia podem ser necessárias para manter a patência da via aérea. Os sintomas da traqueomalacia costumam se resolver até os 2 anos de idade.[19]

Espaços aéreos distais e vasculatura

A "nova" DBP enfatizou a questão do desenvolvimento e do crescimento dos alvéolos e da vasculatura pulmonar. A diminuição da superfície de troca e consequente prejuízo na difusão dos gases é evidenciada na redução da difusão pulmonar do monóxido de carbono (DLCO) encontrada até a idade escolar. Na clínica, predominam a taquipneia e a hipoxemia, eventualmente a hipercapnia. A proliferação importante de alvéolos nos primeiros anos de vida provoca a compensação neste domínio com superação da necessidade de oxigenoterapia suplementar. Ainda assim, pode ser um dos fatores para a limitação aos exercícios até à idade adulta.[17-19]

O espectro da doença vascular pulmonar compreende desde a hipertensão pulmonar (HP) até a doença subclínica. A vasculatura pulmonar tem um crescimento interligado ao crescimento de vias aéreas e espaços aéreos distais, resultando na formação de vasos distorcidos e em menor número. À rede vascular restrita, pode se somar a persistência do padrão de HP intrauterino como consequência de estressores como hipoxemia e crescimento intrauterino restrito. A HP mantida após o nascimento pode ocasionar *shunt* extrapulmonar pelo canal arterial e/ou foramen oval, agravando a hipoxemia.[17,19] Às alterações estruturais e *shunt* extrapulmonar, soma-se a vasorreatividade anormal, causada pelo remodelamento vascular e pela hiperplasia da íntima. Uma leve hipoxemia pode causar uma resposta vasoconstritora intensa, ocasionando crises de cianose e a necessidade de oxigênio suplementar, muitas vezes com fluxos mínimos, para manter a SpO_2 em níveis adequados.[20]

A HP pode ocorrer em até 50% dos bebês com DBP e a mortalidade pode chegar a 38%.[21] A apresentação clínica é de episódios recorrentes de cianose, necessitando de internações mais prolongadas e, após a alta, oxigênio suplementar e até mesmo suporte ventilatório. O tratamento com vasodilatadores pulmonares pode melhorar o componente de reatividade, mas não o componente fixo de restrição do leito vascular que melhora com o crescimento. Ainda assim, acredita-se que o componente vascular também contribua para a intolerância ao exercicio.[17,19] A HP clinicamente evidente se resolve em quase todos os pacientes até os 2 anos de vida.[21]

Doença pulmonar obstrutiva – pequenas e médias vias aéreas

A DBP é uma doença predominantemente obstrutiva, com diminuição dos fluxos aéreos pulmonares (VEF1, VEF1/CVF), aumento do volume residual e aprisionamento aéreo segmentar. O distúrbio obstrutivo inclui elementos fixos e de hiper-reatividade.

As alterações estruturais ocorrem nas vias aéreas (aumento da espessura da parede brônquica e hipertrofia da musculatura lisa) e no interstício (distribuição anormal de elastina e colágeno). O aumento da hiper-reatividade à metacolina tem sido evidenciado em crianças e adultos nascidos prematuros, principalmente naqueles com DBP. Nesse grupo, atinge até 70% dos indivíduos. Os baixos valores de óxido nítrico exalado têm sugerido inflamação não eosinofílica nessas crianças, possivelmente neutrofílica. A hiper-reatividade da DBP pode ser atribuída também à distorção da arquitetura elástica e fibrosa do interstício, com piora do recolhimento elástico dos pulmões, que contribui para a patência dos brônquios médios. Por não compartilharem os mesmos mecanismos fisiopatológicos, a medicação para asma não deve ser usada de forma indiscriminada em broncodisplásicos com manifestações de vias aéreas.[23] Prova disso é que a resposta aos broncodilatadores (BD), quando presente, costuma ser parcial e não alcança os níveis da resposta em asmáticos. O efeito dos corticosteroides inalatórios não se mostrou significativo.[19]

Inúmeros são os estudos que mostram a persistência das alterações dos fluxos aéreos em escolares, adolescentes e adultos. Os indivíduos nascidos a termo têm valores superiores aos dos nascidos PT, que têm valores melhores que os broncodisplásicos.[24] Ainda existe controvérsia sobre a melhora ou piora da função pulmonar com o crescimento, sendo necessários mais estudos prospectivos.[18] Uma metanálise mostrou uma melhora da doença obstrutiva nas crianças que nasceram nas últimas décadas, sugerindo um componente obstrutivo menos severo na "nova DBP".[18,22]

Quanto ao quadro clínico, crianças com DBP têm risco maior para sintomas "asma like" até a adolescência. Sibilos, tosse e dispneia são frequentemente encontrados assim como limitação ao exercício. As exacerbações agudas são menos frequentes do que na asma, devido ao estreitamento fixo das vias aéreas. Um estudo mostrou que, entre PT extremos, 25% tinham diagnóstico de asma clínica e 50% apresentaram espirometria anormal aos 11 anos.[23]

Exposições ambientais como tabaco pré e pós-natal podem interferir no crescimento e no desenvolvimento de vias aéreas e parênquima.

Infecções respiratórias

O risco de infecções respiratórias é maior em lactentes nascidos PT com DBP do que nos PT sem DBP e, nestes, é maior do que nos que nasceram a termo. As infecções podem danificar ainda mais o sistema respiratório, causar internações, muitas vezes com intubação orotraqueal e ventilação mecânica, perda do ganho ponderal etc. As infecções são, predominantemente, virais, sendo o vírus sincicial respiratório (VSR) o mais importante. A profilaxia anti-VSR reduziu de forma significativa a morbimortalidade por esse vírus em PT.[23]

Intolerância ao exercício

Sobreviventes de DBP podem apresentar exacerbação das morbidades pulmonares com exercício ou exposição à hipóxia. Risco significativo de broncoconstrição induzida pelo exercício, consistente com a hiper-reatividade demonstrada, foi observado em PT extremos e, de forma mais acentuada, em broncodisplásicos. Também foi identificada redução da troca gasosa com a atividade física e maior captação de oxigênio durante a atividade, que pode contribuir para a fadiga durante exercícios prolongados. O exercício intenso resulta em hipoxemia em 60% das crianças com aumento da $PaCO_2$, consistente com hipoventilação alveolar.[16]

Acompanhamento ambulatorial

A monitorização clínica dos parâmetros respiratórios, as agudizações com ou sem internações, o ganho pondero estatural, o desenvolvimento neuropsicomotor e as co-morbidades nos permitem selecionar os exames subsidiários necessários e avaliar se a evolução da doença segue o esperado. A DBP tende a melhorar nos primeiros 2 a 3 anos de vida. No 1º ano, as reinternações chegam a 50%. A partir do 2º ano, ocorrem a diminuição do número e a gravidade das exacerbações.[18,23] Crises de sibilância podem persistir até a adolescência, assim como limitação ao exercício. Os pacientes apresentam com frequência deformidades torácicas como sulco de Harrison e *Pectus excavatum*. Atopia familiar ou pessoal e exposição ao tabaco pioram o prognóstico. Não cursam com bronquiectasias.

Exames subsidiários

- **Espirometria:** anual para monitorar a evolução da função pulmonar.
- **Polissonografia:** quando houver suspeita de apneia obstrutiva do sono.
- **Registro da oximetria noturna:** para titulação ou retirada do oxigênio.
- **Radiografia de tórax:** anual para monitorar alterações estruturais e nas exacerbações graves com necessidade de internação.
- **Tomografia de tórax:** deve ser reservada a casos graves ou com evolução anormal. Muito frequentes, as anormalidades incluem áreas de hiperlucência com diminuição da vasculatura, opacidades lineares da periferia até o hilo, opacidades triangulares subpleurais, atelectasias, padrão de atenuação em mosaico grosseiro, bolhas e áreas de hiperinsuflação com alteração da arquitetura. As alterações são bem mais discretas na "nova" DBP.
- **Ecocardiografia/cateterismo cardíaco:** na investigação de HP ou outras alterações cardiovasculares. Deve ser rotina nos casos mais graves ou quando a evolução não segue o esperado.
- **Endoscopia da via aérea:** quando há suspeita de malacias ou estenoses laringo-traqueais ou de grandes vias aéreas.
- **Estudos de exercício:** a oximetria pós-exercício deve ser sempre realizada nas consultas. É importante acompanhar a evolução da capacidade ao exercício com teste da caminhada ou outros estudos de esforço submáximos ou máximos.

Tratamento da DBP estabelecida

O tratamento da DBP estabelecida deve promover as melhores condições para o desenvolvimento do potencial do sistema respiratório, assim como dos vários sistemas associados como neurológico, cognitivo, deglutição e otorrinolaringológico, além do melhor desempenho motor e físico. Partindo deste princípio, o tratamento ideal deve ser multidisciplinar e multiprofissional, de preferência em centros especializados.

Tratamento medicamentoso

Diuréticos

São utilizados com frequência no manejo da DBP estabelecida, principalmente os tiazídicos e a espironolactona. A questão da deficiência no manejo de líquidos corpóreos e a possibilidade de edema pulmonar fundamentam esse tratamento. Exceto em lactentes com complicações cardiovasculares, os diuréticos, em geral, podem ser descontinuados na DBP estabelecida, sem prejuízo do quadro clínico. Os efeitos adversos dos diuréticos incluem distúrbios eletrolíticos, calciuria, nefrocalcinose e ototoxicidade. Não há nenhuma evidência definitiva sobre a duração do tratamento e a forma de retirada em pacientes com DBP estabelecida.[15,25]

Corticosteroides inalatórios

Existem poucos estudos e nenhuma evidência que apoie o uso de corticosteroides inalatórios na DBP estabelecida. Já se sabe que a inflamação da DBP não é eosinofílica como a da asma e, certamente, os corticosteroides inalatórios não têm ação semelhante. O *guideline* europeu recomenda o seu uso em casos graves, com hospitalizações frequentes e naqueles pacientes que usam broncodilatadores cronicamente. Monitoramento do benefício ou não do tratamento é fundamental para a sua manutenção.[15,25]

Corticosteroides sistêmicos

Não existe uma indicação clara para o uso de esteroides sistêmicos em pacientes com DBP estabelecida. Entretanto, na prática clínica, são usados por período restrito nas exacerbações.[15,25]

Broncodilatadores

A resposta aos broncodilatadores é bastante comum em crianças com DBP estabelecida. Estudos mostram resposta ao BD em 30% a 46% dos pacientes com 20 anos de idade.[26] Se houver malacia de via aérea os BD, podem piorar os sintomas em virtude do relaxamento do músculo já instável da via aérea.[15]

O consenso europeu recomenda o uso de BD em crianças com predomínio de sibilância, com internações frequentes e com resposta clínica ou na espirometria.[25]

Oxigenoterapia

Mais de 30% dos lactentes com DBP necessitam de oxigênio suplementar na alta, sendo que a maioria supera essa necessidade em torno de 2 anos.[15] Certamente, é o tratamento mais bem documentado na DBP estabelecida. Melhor ganho ponderal, profilaxia da HP, estabilização do centro respiratório com melhora das apneias centrais e da respiração periódica, redução da síndrome da morte súbita, prevenção da broncoconstrição, estabilização do quadro pulmonar, promoção do desenvolvimento neurológico são alguns dos benefícios. A hiperóxia, entretanto, também tem efeitos colaterais, inclusive a inibição da alveologênese.[19]

Não existem evidências conclusivas quanto à SpO_2 mínima aceitável para o lactente fora do período neonatal, algumas diretrizes estabelecem 90% e outras, 93%.[15]

No ambulatório de Pneumologia Pediátrica da Escola Paulista de Medicina da Universidade Federal de São Paulo (EMP/Unifesp), seguimos a recomendação da American Thoracic Society e indicamos oxigenoterapia domiciliar para DBP estabelecida quando a SpO_2 for inferior a 93% em três ocasiões, estando o quadro clínico estável. A SpO_2-alvo deve ser mantida entre 93% e 96%. Se houver algum risco de hipertensão pulmonar, esse nível deve ser de 95% ou mais.

O fluxo de oxigênio deverá ser diminuído gradualmente na medida da necessidade e a retirada deve ocorrer quando a SpO_2 se mantiver em torno de 94% na vigília, o quadro clínico estiver estável e o ganho ponderal, adequado. Deve-se suspendê-lo, primeiramente, durante o dia. Para a suspensão do oxigênio durante o sono, eventualmente, pode ser necessária a monitorização da saturação noturna ou, até mesmo, uma polissonografia.

Deve ser sempre esclarecido que a criança não precisa se acostumar a respirar sem o oxigênio, que não vai "viciar", mas que são o crescimento e o desenvolvimento do sistema respiratório que permitirão a suspensão do oxigênio.

Tratamento geral

Para a melhor evolução do broncodisplásico, existem medidas provavelmente mais eficientes do que o tratamento medicamentoso: o envolvimento de um pediatra, especialista ou não, que acompanhe e conheça o paciente, centralizando as informações e promovendo a comunicação entre os vários profissionais; uma boa relação médico-paciente, informação acessível à família sobre a doença, prognóstico e cuidados necessários; higiene ambiental adequada, com exclusão do tabaco e de outros poluentes do ambiente; nutrição e suplementação vitamínica apropriadas às necessidades aumentadas pela prematuridade e pelo esforço respiratório. A desnutrição atrasa o desenvolvimento pulmonar, piora a função dos músculos respiratórios e prejudica a imunidade. Outras medidas essenciais: profilaxia do VSR e cumprimento do calendário vacinal com cobertura especial para pneumococos e pertússis (vacinar a família também); quando possível, retardar a entrada em creches e escolas até os 3 ou 4 anos; fisioterapia respiratória e motora; reabilitação pulmonar nos escolares e adolescentes.

Comorbidades

- **Alterações neurológicas:** muito frequentes em prematuros em geral e, especialmente, em broncodisplásicos. O atraso motor e cognitivo, paralisia cerebral em vários graus, deficiências visuais e auditivas, distúrbios convulsivos devem ser investigados e tratados. Terapias de estímulo aos diversos domínios motores e cognitivos devem ser empreendidas o mais precocemente possível.
- **Incoordenação da deglutição e refluxo gastroesofágico:** devem ser sempre investigados.
- **Doença cardiovascular:** além da HP clínica e subclínica, outros distúrbios podem ser complicadores da evolução, como vasos colaterais conectando a circulação sistêmica com a pulmonar e aumentando o fluxo pulmonar.
- **Apneia obstrutiva do sono:** mais frequente em prematuros, a história de ronco ou dificuldade respiratória alta durante o sono deve ser investigada com polissonografia.

Conclusão

A DBP é uma doença crônica com repercussões até a idade adulta. A monitorização e o seguimento do paciente com manejo adequado dos principais aspectos podem melhorar o prognóstico, embora as consequências com o avançar da idade adulta ainda sejam desconhecidas.

▶ Referências bibliográficas

1. Thébaud B, Goss KN, Laughon M, Whitsett JA, Aman S, Steinhorn RH, et al. Bronchopulmonary dysplasia. Nat Rev Dis Prim 2019;5(1):78. doi: 1038/s41572-019-0127-7.

2. Bancalari E, Abdenour GE, Feller R, Gannon J. Bronchopulmonary dysplasia: clinical presentation. J Pediatr. 1979;95:819.

3. Shennan AT, Dunn MS, Ohlsson A, Lennox K, Hoskins EM. Abnormal pulmonary outcomes in premature infants: prediction from oxygen requirement in the neonatal period. Pediatrics 1988;82:527-32.

4. Abman SH, Collaco JM, Shepherd EG, et al. Interdisciplinary care of children with severe bronchopulmonary dysplasia. J Pediatr 2017;181:12-28.

5. Bancalari E. Epidemiology and risk factors for the "new" bronchopulmonary dysplasia. Neoreviews 2000; 1:e2-25.

6. Kesler M, Sant' Anna G. Mechanical ventilation and broncopulmonary dysplasia. Clin Perinatol 2015; 42:781-796.

7. Frank L, Sosenko RS, Gerdes J. Pathophysiology of lung Injury and repair: special features of the immature lung. In: Bland RD & Coalson JJ. Chronic lung disease in early infancy. New York, NY. Marcel Dekker, 2000.

8. Hwang JS & Rehan VK. Recent advances in bronchopulmonary dysplasia: pathophysiology, prevention, and treatment. Lung 2018;196:129-138.

9. Shaffer ML, Baud O, Lacazze-Masmonteil T, Paltoniemi OM, Bonsante F, Watterberg KL. Effect of profhilaxis for early adrenal insufficiency using low-dose hydrocortisone in very preterm infants: an individual patient data meta-analysis. J Pediatr 2019;207:136-42.

10. Davis JM, Parad RB, Michele T, et al. Pulmonary outcome a tone year corrected age in premature infants treated at birth with recombinant CuZn superoxide dismutase. Pediatrics 2003;111:469-76.

11. Darlow BA, Graham PT, Rojas-Reyes MX. Vitamin A supplementation on prevent mortality and short-and--long term morbidity in very low birth weight infants. Cochrane Database Syst Rev, 2016(8):CD 000501.

12. Aldana-Aguirre JC, Pinto M, Featherstone RM, Kumar M. Less invasive surfactant administration versus intubation for surfactant delivery in preterm infants with respiratory distress syndrome: a systematic review and meta-analysis. Arch Dis Child Fetal Neonatal Ed 2017;102(01):F17-F23.

13. Van Meurs KP, Wright LL, Ehrenkranz RA. Inhaled nitric oxide for premature infants with severe respiratory failure. N Engl J Med. 2005;353:13-22.

14. Jensen EA, Foglia EE, Schimidt B. Evidence-Based pharmacologic therapies for prevention of bronchopulmonary dysplasia. Apllication of the grading of recommendations, assessment, development and evaluation methodology. Clin Perinatol 2015;42:755-779.

15. Bhandari A, Panitch H. An update on the post-NICU discharge management of bronchopulmonary dysplasia. Semin Perinatol. 2018;42(7):471-477.

16. Davidson LM, Berkelhamer SK. Bronchopulmonary dysplasia: chronic lung disease of infancy and long--term pulmonary outcomes. J Clin Med. 2017;6(1):4.

17. Collaco JM, McGrath-Morrow SA. Respiratory phenotypes for preterm infants, children, and adults: bronchopulmonary dysplasia and more. Ann Am Thorac Soc. 2018;15(5):530-538.

18. Jain D, Feldman A, Sangam S. Predicting long-term respiratory outcomes in premature infants: is it time to move beyond bronchopulmonary dysplasia? Children (Basel). 2020;7(12):283.

19. Wang SH, Tsao PN. Phenotypes of bronchopulmonary dysplasia. Int J Mol Sci. 2020;21(17):6112.

20. Martin RJ, Di Fiore JM, Walsh MC. Hypoxic episodes in bronchopulmonary dysplasia. Clin Perinatol. 2015;42(4):825-38.

21. Arjaans S, Haarman MG, Roofthooft MTR, Fries MWF, Kooi EMW, Bos AF. Fate of pulmonary hypertension associated with bronchopulmonary dysplasia beyond 36 weeks postmenstrual age. Arch Dis Child Fetal Neonatal Ed. 2021;106(1):45-50.

22. Kotecha SJ, Edwards MO, Watkins WJ, Henderson AJ, Paranjothy S, Dunstan FD, et al. Effect of preterm birth on later FEV1: a systematic review and meta-analysis. Thorax. 2013;68(8):760-6.

23. Principi N, Di Pietro GM, Esposito S. Bronchopulmonary dysplasia: clinical aspects and preventive and therapeutic strategies. J Transl Med. 2018;16(1):36.

24. Yang J, Kingsford RA, Horwood J, Epton MJ, Swanney MP, Stanton J, et al. Lung function of adults born at very low birth weight. Pediatrics. 2020;145(2):e20192359.

25. Duijts L, van Meel ER, Moschino L, et al. European Respiratory Society guideline on long-term management of children with bronchopulmonary dysplasia. Eur Respir J 2020;55:1900788.

26. Landry JS, Tremblay GM, Li PZ, Wong C, Benedetti A, Taivassalo T. Lung function and bronchial hyperresponsiveness in adults born prematurely. A Cohort Study. Ann Am Thorac Soc. 2016;13(1):17-24.

Capítulo 8

Repercussões Gastrointestinais

8.1 Distúrbios Gastrointestinais Funcionais

Marcela Montenegro Braga Barroso Gondim
Vera Lucia Sdepanian
Mauro Batista de Morais

▶ Distúrbios gastrointestinais funcionais

Os distúrbios gastrointestinais funcionais (DGIF) são definidos por um conjunto de sinais e sintomas crônicos ou recorrentes do trato gastrointestinal (TGI), os quais não são explicados por alterações estruturais ou bioquímicas.[1] Podem se manifestar em diversas faixas etárias, desde os primeiros meses de vida à idade adulta.

Embora não sejam causados por doenças orgânicas, os DGIF podem gerar ansiedade e estresse nas crianças e em seus familiares, comprometendo a qualidade de vida. Nos primeiros meses de vida, podem ocasionar redução do tempo de aleitamento materno exclusivo, diversas trocas da fórmula láctea e problemas na interação dos pais com o lactente.[2] Estudo turco[3] evidenciou relação entre cólica do lactente e sintomas de depressão materna pós-parto. Além disso, os DGIF provocam faltas escolares e causam elevados gastos financeiros ao sistema de saúde em virtude da prescrição, às vezes desnecessária, de medicamentos, de realização de exames e de consultas médicas e em decorrência da falta dos pais ao trabalho.[4]

Deve-se atentar também para as consequências futuras dos DGIF que ocorrem no lactente e na infância. Observou-se que dor abdominal funcional na infância se associa com maior chance de desenvolvimento da síndrome do intestino irritável na vida adulta, além de maior tendência à ansiedade, ao comportamento hipocondríaco e ao uso de medicações psicotrópicas.[5] Outros estudos evidenciaram também relação de cólica do lactente com problemas futuros de sono.[6]

A prevalência dos distúrbios gastrointestinais funcionais é bastante variável, considerando-se a variabilidade dos critérios diagnósticos e as questões socioculturais ligadas à população estudada. Os critérios diagnósticos mais aceitos para o diagnóstico dos DGIF são os de Roma, com a publicação da versão IV em 2016.[7] Os critérios de Roma contemplaram a faixa etária pediátrica pela primeira vez em 1999, quando foram publicados os critérios de Roma II. Um dos principais objetivos dos critérios de Roma é a uniformização dos diagnósticos dos DGIF. Ao longo dos anos, esses critérios têm sido revisados e atualizados. Na faixa etária pediátrica, eles dividem os DGIF em duas faixas de idade: até os 4 anos de idade (Quadro 8.1.1); e a partir dos 4 anos até a adolescência (Quadro 81.2).

Pesquisas recentes[8,9] avaliaram a prevalência dos DGIF em lactentes, utilizando os critérios de Roma IV. Estudo brasileiro[8] realizado com 5.080 lactentes e estudo europeu[9]

▶ **Quadro 8.1.1 Distúrbios gastrointestinais funcionais em lactentes e crianças até 4 anos de idade de acordo com os Critérios de Roma IV**

Regurgitação do lactente
Síndrome da ruminação do lactente
Síndrome dos vômitos cíclicos
Cólica do lactente
Diarreia funcional
Disquesia do lactente
Constipação funcional

Fonte: Adaptado de Benninga MA, Nurko S, Faure C, *et. al.*, 2016.

▶ **Quadro 8.1.2 Distúrbios gastrointestinais funcionais em crianças a partir de 4 anos de idade até a adolescência de acordo com os Critérios de Roma IV**

Síndrome dos vômitos cíclicos
Vômito funcional e náusea funcional
Síndrome da ruminação
Aerofagia
Dispepsia functional
Síndrome do intestino irritável
Migrânea abdominal
Dor abdominal funcional
Constipação funcional
Incontinência fecal não retentiva

Fonte: Adaptado de Benninga MA, Nurko S, Faure C, *et. al.*, 2016.

com 1.698 lactentes encontraram os seguintes resultados, respectivamente: regurgitação do lactente, 10,0% e 13,8%; cólica do lactente, 6,1% e 4,2%; constipação intestinal funcional, 7,6% e 3%; disquesia funcional, 3,9% e 4%; e diarreia funcional, 0,01% e 0,1%.

Fisiopatologia

A etiologia dos distúrbios gastrointestinais funcionais não está muito bem estabelecida.[10] Muitos desses distúrbios cursam com sintomas dolorosos. O modelo biopsicossocial é um dos mais aceitos para explicar essas condições de dores crônicas. Nesse modelo, acredita-se que o desenvolvimento de distintos fenótipos e de comportamentos de resposta à dor estariam associados a múltiplos fatores, como influência genética, questões socioculturais, experiências no início da vida (traumas, estresses) e mecanismos de enfretamento nos diferentes estágios da vida.[10] Além disso, no 1º ano de vida, o TGI, o sistema nervoso central (SNC) e a microbiota intestinal ainda se encontram em desenvolvimento, o que pode ocasionar sintomas gastrointestinais.[2] Valoriza-se também a participação do eixo cérebro-intestino-microbiota intestinal na geração dos DGIF em todas as faixas de idade.

Estudos sugerem que eventos estressores no período neonatal, como o uso de sonda orogástrica, a aspiração gástrica e a ocorrência de estenose hipertrófica de piloro poderiam resultar em hiperalgesia, com consequente desenvolvimento de DGIF no futuro.[11,12] O período neonatal é uma fase de alta plasticidade neural e de programação do eixo hipotálamo-hipófise-adrenal. Acredita-se que eventos estressores ocorridos, nesse período, poderiam cursar com alterações no desenvolvimento do SNC, sensibilização dos neurônios sensoriais primários ou espinhais, além de alteração da resposta ao estresse, alterando, no futuro, a resposta à dor, podendo cursar com hiperalgesia gastrointestinal.[10]

Eventos estressores psicológicos também podem ocasionar alterações no eixo hipotálamo-hipófise-adrenal e no eixo cérebro-intestino, influenciando no desenvolvimento dos distúrbios gastrointestinais funcionais. Estudo realizado no Sri-Lanka[13] com crianças e adolescentes evidenciou que a constipação intestinal crônica é mais prevalente em vítimas de maus-tratos, principalmente de abusos físico e emocional. Além disso, evidenciou-se que vítimas de maus-tratos apresentavam maiores taxas de somatização.

Prematuridade e distúrbio gastrointestinal funcional

A prematuridade também parece ser um fator envolvido no surgimento dos distúrbios gastrointestinais funcionais, porém ainda há poucos estudos avaliando essa possível relação. Os recém-nascidos prematuros, quando comparados aos nascidos a termo são, no geral, mais expostos a infecções e ao uso de antibióticos, o que pode gerar uma desregulação imune, alteração das funções de barreira e sensório-motoras intestinais e modificações na microbiota intestinal. Além disso, em relação aos recém-nascidos a termo, os prematuros sofrem mais procedimentos invasivos e dolorosos no período neonatal e ficam mais dias hospitalizados. Esses fatores podem propiciar o surgimento de DGIF em indivíduos suscetíveis.[14]

Estudo italiano prospectivo,[14] utilizando os critérios de Roma III, evidenciou maior prevalência de distúrbios gastrointestinais funcionais ao longo do 1º ano de vida em lactentes nascidos prematuros quando comparados aos nascidos a termo (86% × 73%;

p = 0,0001). Nesse estudo, também foi visto maior ocorrência de cólica (59% × 42%; p = 0,000) e de regurgitação do lactente (46% × 37%; p < 0,015) nos prematuros. Coorte dinamarquesa[15] que acompanhou 62.761 lactentes do nascimento até os primeiros 6 meses de vida também evidenciou maior prevalência de cólica nos prematuros do que nos nascidos a termo (10% × 8%).

Os prematuros apresentam alterações na motilidade gastrointestinal, menor produção de ácido gástrico e de enzimas proteolíticas, menor concentração de IgA secretória e de peptídeos antimicrobianos no trato gastrointestinal, o que aumenta o risco de disbiose.[16] Os nascidos prematuros também apresentam menor concentração de lactase nas microvilosidades intestinais quando comparados aos termos,[16] o que pode resultar em maior concentração de lactose no intestino grosso, onde é fermentada por bactérias e transformada em ácido lático e gases, como o hidrogênio. Assim, podem ocorrer dor e distensão abdominal. Tanto a disbiose como a deficiência de lactase são possíveis fatores relacionados ao desenvolvimento da cólica do lactente.

No que se refere à maturidade das atividades de motilidade do tubo digestivo, pode-se especular que os prematuros necessitam de maior tempo para aquisição de plena maturação na deglutição, da maturação do esfíncter esofágico inferior (que pode se associar com regurgitação do lactente e doença do refluxo gastroesofágico) e da coordenação da contratura da musculatura abdominal com o relaxamento pélvico que ocorre na disquesia funcional.

▶ Refluxo gastroesofágico, doença do refluxo gastroesofágico e prematuridade

O refluxo gastroesofágico (RGE), que corresponde à passagem do conteúdo do estômago para o esôfago, é um evento comum nos prematuros.[17] Esse retorno do conteúdo gástrico à boca, de forma passiva, sem esforço, é caracterizado pela regurgitação.

O principal mecanismo envolvido no RGE é o relaxamento transitório do esfíncter esofagiano inferior, com diminuição abrupta da pressão desse esfíncter, sem relação com a deglutição. Os prematuros apresentam vários episódios de relaxamento desse esfíncter ao longo do dia. Além disso, quando comparados aos lactentes nascidos a termo, utilizam sonda gástrica com mais frequência e apresentam maior prevalência de problemas respiratórios e neurológicos, os quais podem causar, respectivamente, o aumento da pressão intra-abdominal e a diminuição da pressão do esfíncter esofagiano inferior, predispondo ao refluxo gastroesofágico.[17]

O RGE deve ser diferenciado da doença do refluxo gastroesofágico (DRGE), em que o conteúdo gástrico refluído cursa com danos à mucosa esofagiana inferior e/ou com sinais de alerta, como baixo ganho de peso, recusa alimentar, irritabilidade, entre outros. A maioria dos episódios de RGE nos prematuros dificilmente causam lesões na mucosa esofágica, considerando que o pH não é tão baixo como o refluxo gastroesofágico clássico (natureza fracamente ácida com pH entre 4 e 7). Esses episódios não são detectados pela pHmetria, mas podem ser caracterizados com o emprego da impedanciometria. Vale lembrar que nos equipamentos de impedanciometria também se registra a pHmetria.

Episódios de diminuição da saturação de oxigênio, bradicardia e apneia que acometem os prematuros não mostraram ter relação com refluxo gastroesofágico.[18] Um estudo[19] verificou que apenas 4,8% dos casos de dessaturação estiveram associados com refluxo e que a frequência que ocorria em associação com o refluxo não foi significantemente diferente da frequência de dessaturação sem ocorrência de refluxo. No mesmo estudo, foi evidenciado que somente um episódio de bradicardia, de um total de 44 episódios, se associou com RGE.

A relação entre RGE e microaspiração pulmonar, ocasionando a piora da função pulmonar, especialmente em prematuros portadores de broncodisplasia, também não está estabelecida, com estudos mostrando resultados conflitantes.[17]

Na prática clínica, no entanto, não é incomum vermos os prematuros diagnosticados com RGE recebendo tratamento farmacológico com medicações bloqueadoras da secreção ácida.[17] Deve-se ter cautela ao prescrever essas medicações e utilizá-las apenas quando existe uma indicação precisa, atentando-se para seus possíveis feitos colaterais, incluindo a instalação da microbiota intestinal.

▶ Manejo dos distúrbios gastrointestinais funcionais

Revisão recente[2] da literatura avaliou as principais diretrizes e recomendações de especialistas sobre o manejo dos principais DGIF em lactentes, chegando à conclusão de que o aconselhamento e o suporte aos pais associados a orientações nutricionais são o tratamento de 1ª linha para cólica do lactente, regurgitação do lactente e constipação funcional. Reforçam que, se possível, o aleitamento materno deve ser continuado e que quase nunca são necessárias medicações para tratar esses distúrbios, com exceção da constipação intestinal. Essas recomendações se aplicam tanto aos prematuros como aos nascidos a termo.

Frente ao caráter heterogêneo dos DGIF, existem medidas específicas para cada um deles. A seguir, são apresentadas as orientações para os DGIF mais prevalentes nos lactentes.

Regurgitação do lactente[2]

Explicar aos pais sobre a história natural da regurgitação; alertar sobre a oferta láctea excessiva, corrigindo o volume e a frequência das dietas; considerar o uso de fórmulas espessadas; orientar sobre a importância do decúbito dorsal com o intuito de evitar a morte súbita, apesar dos possíveis benefícios de outras posições em reduzir as regurgitações. Em pacientes com suspeita de DRGE e em uso de fórmula láctea que não respondem a essas medidas iniciais, deve-se considerar o teste terapêutico para alergia à proteína do leite de vaca com 2 a 4 semanas de uso de fórmula com proteínas extensamente hidrolisadas ou à base de aminoácidos. Na ausência de sinais de alerta para DRGE, não há indicação de tratamento com inibidores de bomba de prótons. Antes da indicação dos inibidores de bomba de prótons, deve ser descartada a possibilidade de alergia à proteína do leite de vaca. Procinéticos não são recomendados no tratamento do RGE ou da DRGE.

Cólica do lactente[2]

Deve-se explicar aos pais que a cólica é um quadro transitório; atentar sobre a importância da estrutura familiar e do bem-estar dos pais; estimular a manutenção do aleitamento materno. Se sintomas intensos e persistentes de irritabilidade e choro no lactente em aleitamento materno, deve-se considerar a dieta materna de exclusão de leite de vaca e derivados por 2 a 4 semanas com posterior reintrodução e reavaliação; caso o lactente faça uso de fórmula láctea, considerar uso da fórmula extensamente hidrolisada. Caso o diagnóstico de proteína à alergia do leite de vaca seja descartado, em lactentes em uso de fórmula láctea, pode-se tentar a troca para uma fórmula parcialmente hidrolisada, com baixo teor de lactose e que contenha prebióticos. Em lactentes em aleitamento materno, o *L. reuteri* DSM 17938 pode ser útil na redução da duração do choro. Não há evidências de que outros medicamentos sejam eficazes no tratamento da cólica do lactente.

Constipação intestinal[2]

Deve-se informar aos pais sobre o padrão normal de evacuação dos lactentes e avaliar a forma de preparação da fórmula láctea. Embora a constipação como manifestação única da alergia à proteína do leite de vaca seja incomum, caso haja suspeita desse diagnóstico, deve-se excluir proteínas lácteas da dieta. Associar o uso de laxante às medidas dietéticas e comportamentais. Apesar de os polietilenoglicol 3350 ou 4000 poderem ser utilizados a partir de 6 meses, em nossa experiência, os quadros leves de constipação intestinal respondem bem à lactulose e a outros prebióticos como o, frutooligossacarídeos (20). Não utilizar óleo mineral em lactentes pelo risco de pneumonia aspirativa. Caso haja suspeita de fecaloma, a desimpactação fecal deve ser realizada. Casos mais graves de constipação intestinal devem receber avaliação especializada.

◗ Conclusão

Embora ainda haja poucos estudos abordando os distúrbios gastrointestinais funcionais nos prematuros, as atuais evidências sugerem maior prevalência dos DGIF nesse grupo. Apesar de a maioria desses distúrbios serem autolimitados e não estarem associados a doenças orgânicas, os pediatras devem atentar para seu correto diagnóstico e manejo, dando orientação e suporte aos pais, dadas as consequências que esses distúrbios podem ter para os pacientes e seus familiares.

◗ Referências bibliográficas

1. Rasquin-Weber A, Hyman PE, Cucchiara S, Fleisher DR, Hyams JS, Milla PJ, et al. Childhood functional gastrointestinal disorders. Gut. 1999;45:60-8.

2. Salvatore S, Abkari A, Cai W, Catto-Smith A, Cruchet S, Gottrand F, et al. Review shows that parental reassurance and nutritional advice help to optimise the management of functional gastrointestinal disorders in infants. Acta Paediatr. 2018;107(9):1512-20.

3. Akman I, Kusc_u K, Ozdemir N, Yurdakul Z, Solakoglu M, Orhan L, et al. Mothers' postpartum psychological adjustment and infantile colic. Arch Dis Child 2006;91:417-9.

4. Vandenplas Y, Hauser B, Salvatore S. Functional gastrointestinal disorders in infancy: impact on the health of the infant and family. Pediatr Gastroenterol Hepatol Nutr. 2019;22:207-216.

5. Campo JV, Di Lorenzo C, Chiappetta L, Bridge J, Colborn DK, Gartner JC, et al. Adult outcomes of pediatric recurrent abdominal pain: do they just grow out of it? Pediatrics. 2001;108:U1-U7.

6. Savino F, Castagno E, Bretto R, Brondello C, Palumeri E, Oggero R. A prospective 10-year study on children who had severe infantile colic. Acta Paediatr 2005;94:129-32.

7. Benninga MA, Nurko S, Faure C, Hyman PE, Roberts ISJ, Schechter NL. Childhood functional gastrointestinal disorders: Neonate/Toddler. Gastroenterology. 2016;150:1443-55.

8. Morais MB, Toporovski M, Tofoli M, Barros KV, Silva LFC. Prevalência de distúrbios gastrointestinais funcionais em lactentes brasileiros. In: 39 Congresso Brasileiro de Pediatria. 2019. [2022 Set. 26] Disponível em: <http://anais.sbp.com.br/trabalhos-de-congressos-da-sbp/39-congresso-brasileiro-de-pediatria/2711- -prevalencia-de-disturbios-gastrointestinais-funcionais.pdf>.

9. Steutel NF, Zeevenhooven J, Scarpato E, Vandenplas Y, Tabbers MM, Staiano A, et al. Prevalence of functional gastrointestinal disorders in european infants and toddlers. J Pediatr. 2020;221:107-14.

10. Bonilla S, Saps M. Early life events predispose the onset of childhood functional gastrointestinal disorders. Rev Gastroenterol Mex. 2013;78:82-91.

11. Anand KJS, Runeson B, Jacobson B. Gastric suction at birth associated with long-term risk for functional intestinal disorders in later life. J Pediatr. 2004;144:449-54.

12. Saps M, Bonilla S. Early life events: infants with pyloric stenosis have a higher risk of developing chronic abdominal pain in childhood. J Pediatr. 2011;159:551-4.

13. Rajindrajith S, Devanarayana NM, Lakmini C, Subasinghe V, de Silva DG, Benninga MA. Association between child maltreatment and constipation: a school-based survey using Rome III criteria. J Pediatr Gastroenterol Nutr. 2014;58:486-90.

14. Salvatore S, Baldassarre ME, Di Mauro A, Laforgia N, Tafuri S, Bianchi FP, et al. Neonatal antibiotics and prematurity are associated with and incresead risk of functional gastrointestinal disorders in the first year of life. J Pediatr. 2019;212:44-51.

15. Milidou I, Søndergaard C, Jensen MS, Olsen J, Henriksen TB. Gestational age, small for gestational age, and infantile colic. Paediatr Perinat Epidemiol. 2014;28:138-45.

16. Lenfestey MW, Neu J. Gastrointestinal development: implications for management of preterm and term infants. Gastroenterol Clin North Am. 2018;47:773-91.

17. Eichenwald EC. APP Committee on fetus and newborn. Diagnosis and management of gastroesophageal reflux in preterm infants. Pediatrics. 2018;142:e20181061.

18. Slocum C, Arko M, Di Fiore J, Martin RJ, Hibbs AM. Apnea, bradycardia and desaturation. In: preterm infants before and after feeding. J Perinatol. 2009;29(3):209-12.

19. Peter CS, Sprodowski N, Bohnhorst B, Silny J, Poets CF. Gastroesophageal reflux and apnea of prematurity: no temporal relationship. Pediatrics. 2002;109(1):8-11.

20. Souza DS, Tahan S, Weber TK, Araujo-Filho HB, de Morais MB. Randomized, Double-Blind, placebo-controlled parallel clinical trial assessing the effect of fructooligosaccharides in infants with constipation. Nutrients. 2018;10(11):1602. doi: 10.3390/nu10111602. PMID: 30388751; PMCID: PMC6266108.

8.2 Síndrome do Intestino Curto

Fernanda Luísa Ceragioli Oliveira
Soraia Tahan

Síndrome do intestino curto é uma condição devastadora que resulta da perda de porção do intestino delgado, congênita ou secundária à ressecção cirúrgica, que acarreta absorção inadequada de nutrientes. Também ocorre perda da capacidade imune e de secreção de hormônios intestinais e regulação dos peptídeos enterais. A síndrome do intestino ultracurto é definida como um subgrupo da síndrome do intestino curto, cujo tamanho do intestino é menor do que 10 cm ou menos que 10% do comprimento esperado para idade.[1]

Insuficiência ou falência intestinal é a inabilidade do intestino em manter balanço hídrico, eletrolítico, proteico, energético e de micronutrientes decorrente de diversas situações clínicas como dismotilidade intestinal, anomalia congênita, doenças genéticas associadas à perda de absorção e ressecção cirúrgica intestinal. A síndrome do intestino curto é a causa mais comum de insuficiência intestinal.

A Sociedade Norte-Americana de Gastroenterologia Pediátrica, Hepatologia e Nutrição (NASPGHAN) define falência intestinal secundária ao intestino curto quando há necessidade de nutrição parenteral > 60 dias após a ressecção intestinal ou o tamanho do intestino é < 25% do esperado.[2] Para o cálculo do intestino remanescente, a NASPGHAN recomenda que os valores de referências sejam baseados na altura da criança (preferencialmente), peso ou idade, conforme descrito na Tabela 8.2.1.[2]

▶ **Tabela 8.2.1 Média de tamanho do intestino delgado em lactentes e crianças jovens**

Idade pós-concepção	Média (cm)	Peso na cirurgia (g)	Média (cm)	Altura na cirurgia (cm)	Média (cm)
23 a 26 semanas	70	500 a 999	83,1	30 a 39	97,4
27 a 29 semanas	100	1.000 a 1.499	109,9	40 a 49	129,0
30 a 32 semanas	117,3	1.500 a 1.999	120,1	50 a 59	205,9
33 a 35 semanas	120,8	2.000 a 2.999	143,6	60 a 74	272,0
36 a 38 semanas	142,6	3.000 a 4.999	236,5	75 a 89	308,5
39 a 40 semanas	157,4	5.000 a 7.999	260,3	90 a 99	382,5
0 a 6 meses	239,2	8.000 a 9.999	300,1	100 a 120	396,4
7 a 12 meses	283,9	10.000 a 12.999	319,6		
13 a 18 meses	271,8	13.000 a 15.999	355		
19 a 24 meses	345,5				
25 a 36 meses	339,6				
37 a 48 meses	366,7				
47 a 60 meses	423,9				

Fonte: Adaptada de Weaver, *et al.*, 1991; & Merritt, *et al.*, 2017. (NASPGHAN)

▶ Epidemiologia

A incidência da síndrome do intestino curto (SIC) é de aproximadamente 24,5 por 100 mil nascidos vivos por ano.[4] No período neonatal, os prematuros têm incidência bem maior que os de recém-nascidos a termo, com 43,6 *versus* 3,1 por 1.000 admissões na unidade de terapia intensiva neonatal (UTIN).[4] Prematuros com peso ao nascimento < 1.000 g têm maior incidência em relação aos com peso < 1.500 g, sendo de 10 e 7 por 1.000 admissões na UTIN, respectivamente.[5] Na literatura brasileira, não há publicações sobre a prevalência da síndrome do intestino curto.[6] A prevalência tem aumentado nas últimas décadas em virtude do aumento de sobrevida das crianças afetadas, considerando os avanços nas técnicas cirúrgicas e anestésicas, nos cuidados intensivos neonatais e no suporte nutricional.[7,8] Estudos apontam para mortalidade anual da SIC entre 15% e 30%.[4,9,10]

▶ Etiologia

Na população pediátrica, as causas mais comuns de SIC são enterocolite necrosante, gastrosquise, volvo intestinal, atresia intestinal, íleo meconial complicado e aganglionose.[2] Essas causas são as mais comuns em neonatos.[11] No Brasil, estudo aponta a enterocolite necrosante e volvo intestinal como as principais causas.[12] Pesquisa com 473 neonatos com diagnóstico de enterocolite necrosante mostrou que 42% necessitaram de cirurgia e desenvolveram SIC. Os fatores de risco foram: peso de nascimento < 750 g, uso de antibiótico, ventilação mecânica na época do diagnóstico, exposição à dieta enteral antes do diagnóstico de enterocolite necrosante e maior percentual de intestino delgado ressecado.[13] Em crianças maiores, as causam menos frequentes incluem doença de Crohn, tumores abdominais, trauma, enterite por radiação e obstruções intestinais.[14,15]

▶ Fisiologia intestinal

O trato gastrintestinal tem como função processar o alimento ingerido para absorção de nutrientes e eliminação de resíduos.[16] Esse processo difere em cada seguimento do trato gastrintestinal, com função controlada por múltiplos mecanismos nervosos e *feedback* hormonal.[17] A parte superior do tubo digestivo é o local de produção de vários hormônios gastrointestinais (gastrina, secretina, colecistocinina etc.), cuja liberação está intimamente relacionada ao sistema nervoso autônomo. Esses hormônios são produzidos em resposta aos estímulos na luz intestinal e têm como funções controlar a motilidade e a secreção intestinal, regular a velocidade da digestão e promover o crescimento intestinal.[18,19] Alterações na produção desses hormônios contribuem para o processo de má absorção.[18]

O intestino delgado (duodeno, jejuno e íleo) é o local de máxima atividade absortiva-digestiva. Suas numerosas pregas, vilosidades e microvilosidades aumentam em cerca de mil vezes a superfície de absorção da mucosa intestinal.[17] As microvilosidades formam a borda em escova, contendo enzimas digestivas e mecanismos de transporte para absorção de monossacarídeos, aminoácidos, dipeptídeos, tripeptídeos e gorduras. No duodeno e jejuno, ocorre absorção de carboidratos, proteínas, gorduras, assim como de água, minerais (cálcio, magnésio, fósforo, ferro) e vitaminas (hidro e lipossolúveis).

A secreção pancreática contém enzimas e bicarbonato que atuam na digestão de proteínas, carboidratos e gorduras nas porções superiores do intestino delgado. A bile contém grandes quantidades de sais biliares que atuam na emulsificação de gorduras, auxiliam na absorção de ácidos graxos, monoglicerídeos, colesterol e outros lipídeos, por meio da formação de micelas altamente solúveis. Sais biliares também são essenciais para absorção eficiente de vitaminas lipossolúveis (A, D, E e K).[20]

O íleo apresenta receptores específicos para a absorção de vitamina B12 e sais biliares. Sais biliares absorvidos no íleo são recaptados no fígado para serem novamente transformados em bile e armazenados na vesícula biliar. O *pool* de sais biliares é continuamente reciclado e mantido e esse processo de reciclagem é importante, pois a demanda de sais biliares imposta para absorção de gordura não é completa apenas por meio da síntese. O íleo também sintetiza muitos hormônios gastrointestinais como o enteroglucagon e o peptídeo YY, importantes para motilidade intestinal.[21]

A válvula ileocecal controla a liberação de líquidos e nutrientes para o cólon e impede a ascensão de bactérias para o intestino delgado. A válvula ileocecal ajuda a prolongar tempo de trânsito intestinal, aumentando o tempo que os nutrientes permanecem em contato com a superfície da mucosa jejunoileal, potencializando a absorção de nutrientes, líquidos e eletrólitos.[18]

O intestino grosso reabsorve água e eletrólitos, concentra e armazena fezes no reto; e produz muco para lubrificação da superfície mucosa. A metade proximal do cólon está relacionada com a absorção, enquanto a metade distal está envolvida no processo de armazenamento, sendo que a motilidade do cólon é lenta.[18]

▸ Patogenia

A ressecção de porção significativa do intestino delgado acarreta diminuição da superfície absortiva e resulta em má absorção intestinal de macronutrientes (proteínas, carboidratos, gorduras) e micronutrientes (vitaminas e minerais). Como consequência ocorrem diarreia crônica, desidratação, distúrbio eletrolítico e desnutrição.[22] A má absorção decorre da redução da superfície absortiva, do aumento da concentração luminal de sais biliares, aumento do trânsito intestinal e do sobrecrescimento bacteriano no intestino delgado (SBID).

As repercussões dependem da extensão e do local da ressecção, da idade do paciente, da condição do intestino restante, da presença ou ausência da válvula ileocecal e da capacidade de adaptação intestinal. O Quadro 8.2.1 descreve a patogenia da SIC de acordo com o segmento ressecado e o tipo de anastomose. Geralmente na enterocolite necrosante, o íleo e cólon direito são afetados e a ressecção desses segmentos resulta em anastomose enterocolônica.[23]

▸ **Quadro 8.2.1 Patogenia da síndrome do intestino curto de acordo com o segmento ressecado e tipo de anastomose**

Local da ressecção/ tipo de anastomose	Patogenia
Ressecções proximais – duodeno e jejuno (anastomose jejuno-ileal)	• Raramente ocorre desequilíbrio de eletrólitos ou nutrientes porque o íleo residual e cólon intacto equilibram a ausência do intestino ressecado com absorção de fluidos e eletrólitos. Tem melhor função intestinal pós-operatória do que aqueles com ressecções distais (ou seja, íleais).

(Continua)

Local da ressecção/ tipo de anastomose	Patogenia
Ressecções proximais – duodeno e jejuno (anastomose jejuno-ileal)	• Nutrientes como ferro, folato, magnésio e cálcio são absorvidos no duodeno. A ressecção duodenal pode causar má absorção desses micronutrientes e resultar em anemia e osteopenia.
	• A presença do íleo mantém a capacidade de absorção de eletrólitos, absorção de vitamina B12, reabsorção de sais biliares, retarda o trânsito intestinal mediante *feedback* inibitório primário conhecido como "freio ileal".
	• A ressecção parcial do jejuno prejudica a secreção dos hormônios reguladores produzidos pelas células jejunais (secretina, colecistocinina, neurotensina) que atuam na produção de inibidores endógenos de secreção. A hipersecreção de ácido gástrico pode resultar em úlceras pépticas, inativação de enzimas pancreáticas e piorar a má absorção.
Ressecção do íleo (anastomose jejunocólica)	• Diarreia grave consequente à diminuição da reabsorção de água que ocorre no íleo distal. O jejuno tem capacidade adaptativa reduzida em comparação ao íleo;
	• Má absorção de vitamina B12 consequente à deficiência de receptores de B12 no íleo distal;
	• Absorção reduzida dos sais biliares com consequente deficiência de vitaminas lipossolúveis, esteatorreia e diarreia.
	• A alteração na circulação entero-hepática afeta a secreção biliar hepática e favorece colelitíase, que ocorre em até 40% dos pacientes.
	• Aumenta o risco de cálculo renal por formação de cálculo de oxalato decorrente da falta de absorção desse mineral.
	• Reduz a produção do peptídeo YY e peptídeo-1 semelhante ao glucagon, produzidos por células enteroendócrinas L do íleo distal e cólon, que têm efeitos inibitórios na motilidade intestinal e diminuem o tempo de trânsito intestinal.
	• Perda da válvula ileocecal favorece o sobrecrescimento bacteriano no intestino delgado. O SBID aumenta má absorção de nutrientes mediante inflamação da mucosa, desconjuga ácidos biliares com redução de absorção de gordura e vitaminas lipossolúveis e degrada carboidratos. O SBID agrava o estado nutricional, favorece a translocação bacteriana e sepse, bem como dificulta o desmame da nutrição parenteral.
Ressecção do íleo e cólon (jejunostomia final)	• Desidratação grave com depleção de eletrólitos e de energia (o cólon pode absorver até 15% das necessidades de energia).
	• Aumento do esvaziamento gástrico e trânsito intestinal[42] consequente à falta do efeito protetor dos mediadores hormonais como peptídeo-1 semelhante ao glucagon, peptídeo-2 semelhante ao glucagon e peptídeo YY.

Fonte: Adaptado de Chandra & Kevasan, 2018; Amin, *et al.*, 2013; Wales & Christison-Lagay, 2010.

▶ Quadro clínico

O curso clínico dos pacientes com SIC pode ser descrito em três estágios: [11]

• Estágio I (fase aguda)

A fase aguda ocorre depois da recuperação do íleo pós-operatório. Geralmente inicia-se 1 semana após a cirurgia e dura cerca de 3 semanas. Há grande perda de líquidos e de eletrólitos pelas fezes na ostomia, com necessidade de hidratação intravenosa e de nutrição parenteral. O manejo clínico deve objetivar a manutenção de fluidos e o balanço hidroeletrolítico. Dependendo da extensão intestinal, a fase aguda é geralmente associada à hipersecreção gástrica com necessidade de uso de bloqueadores do receptor H2 ou inibidores de bomba de prótons.

- Estágio II (fase de recuperação)

  Inicia-se após poucas semanas e continua por vários meses. Há melhora gradual da diarreia e diminuição da perda pela ostomia. A dependência da nutrição parenteral é determinada pela perda intestinal, pela condição do intestino remanescente e pelas mudanças histoarquiteturais compensatórias na mucosa intestinal residual. O manejo clínico neste estágio envolve cuidados para iniciar a nutrição enteral e desmame gradual da nutrição parenteral.

- Estágio III (fase de manutenção)

  Indica sucesso na adaptação intestinal. A nutrição enteral é tolerada, a nutrição parenteral pode ser descontinuada e a alimentação oral pode ser iniciada. O período necessário para chegar a este estágio é variável e depende do curso clínico do lactente e complicações.

A evolução da SIC depende da apresentação clínica, do tamanho e da saúde do intestino remanescente, da idade do paciente, da região gastrointestinal que foi ressecada, da presença ou não da válvula ileocecal e de outras comorbidades.[11]

▸ Adaptação intestinal

Após a ressecção, o intestino remanescente passa por um processo de remodelação denominado "adaptação intestinal". Consiste em resposta compensatória que envolve mudanças morfológicas e funcionais que aumentam a superfície absortiva e melhoram a absorção. Ocorre aumento no fluxo sanguíneo no intestino remanescente e do calibre intestinal. Há aumento na altura vilositária e na profundidade das criptas, aumento no número de enterócitos, hiperplasia do epitélio intestinal e aumento da expressão das proteínas epiteliais transportadoras.[24] Esse processo se inicia após a ressecção e completa-se entre 24 e 60 meses.[2] A reabilitação intestinal, mediante intervenções nutricionais e cirúrgicas adequadas, pode maximizar a resposta adaptativa.[2]

Os nutrientes estimulam a adaptação intestinal diretamente, sem relação com a liberação de hormônios gastrointestinais. Quanto mais complexo o nutriente ou quanto maior número de etapas fisiológicas for necessário para a digestão e absorção, mais potente será o estímulo para adaptação.[25,26] Por exemplo, dissacarídeos são mais potentes estimuladores de adaptação intestinal do que os seus constituintes monossacarídeos.[25,27] A presença de nutrientes no lúmen intestinal estimula a secreção de polipeptídeos tróficos e outros mediadores como gastrina, enteroglucagon e precursores do enteroglucagon como o peptídeo semelhante ao glucagon-2.[6] Estudos recentes demonstram que o fator de crescimento epidérmico e o hormônio de crescimento insulina-like I (IGF-I) também são envolvidos na proliferação epitelial e adaptação intestinal.[25,28-32]

O crescimento longitudinal do intestino ocorre na proporção do crescimento somático. Entretanto, a dilatação do intestino encurtado que ocorre para aumentar a área absortiva pode ocasionar dismotilidade e estase intestinal e acarreta sobrecrescimento bacteriano no intestino delgado. O SBID é uma das complicações da SIC e contribui para má absorção, infecção sistêmica e doença hepática associada à falência intestinal, bem como dificulta o desmame da nutrição parenteral.[33]

▶ Complicações da síndrome do intestino curto

Hipersecreção ácida gástrica

Ocorre em 50% dos pacientes com SIC, mais comumente naqueles com ressecção proximal. A hipersecreção ácida gástrica pode predispor à lesão ácida péptica, exacerbar perdas hidroeletrolíticas, inativar as enzimas pancreáticas exócrinas com prejuízo na absorção, precipitar sais biliares, comprometer a formação micelar, além de causar danos na mucosa do intestino delgado. O intestino delgado parece estar implicado como sítio para a metabolização da gastrina, para a produção de inibidores de secreção gástrica como polipeptídeo inibitório gastrointestinal, colecistocinina e somatostatina e, com a ressecção intestinal, há ruptura nesses processos.[11]

Sobrecrescimento bacteriano no intestino delgado

Condição que ocorre nas síndromes com estase intestinal, quando há excesso de bactérias no intestino delgado, o que acarreta uma síndrome de má absorção.[22] Ocorre em cerca de 60% dos pacientes com SIC.[11] Pacientes com SIC são de alto risco para desenvolver SBID. Dismotilidade intestinal e ausência da válvula ileocecal são fatores de risco para SBID[1] e colestase hepática.[22] Carboidratos não absorvidos são substratos que favorecem o crescimento excessivo de bactérias no intestino delgado.[1] A dieta enteral contínua favorece a digestão e absorção, entretanto muda a motilidade intestinal em virtude da perda do jejum. Pacientes submetidos a uma dieta enteral contínua e mais intensa podem apresentar alças dilatadas consequente ao conteúdo residual de nutrientes não absorvidos.[22] A dismotilidade intestinal acarreta estase intestinal e favorece o SBID.[22]

O SBID ocasiona desconjugação dos sais biliares, competição por metabólitos, consumo de vitaminas e nutrientes enterais, inflamação da mucosa, aumento da permeabilidade intestinal ocasionando sensibilização e alergia, além de favorecer a translocação bacteriana, sepse e colestase.[11,22] Acarreta ainda acúmulo de metabólitos tóxicos como D-lactato com consequente acidose metabólica. A acidose D-lática é uma complicação clássica do SBID. As bactérias intestinais produzem tanto L-lactato como D-lactato, porém somente o L-lactato é metabolizado. D-lactato pode se acumular em níveis tóxicos, causando problemas neurológicos que variam de desorientação até coma. A acidose D-lática é caracterizada pelo aumento do ânion gap para acidose com níveis normais do L-lactato.

Além da acidose metabólica, sinais clínicos de SBID incluem anorexia, dor abdominal e diarreia.[11] O diagnóstico pode ser realizado mediante o teste do hidrogênio no ar expirado após a ingestão de lactulose/glicose. A cultura de aspirado duodenal pode ser útil para isolar e tratar agentes específicos. O tratamento do SBID é realizado mediante uso cíclico de antibióticos.[1] Os antibióticos devem ser de grande espectro e efetivos contra bactérias entéricas, com uso durante 7 a 14 dias, seguidos de 14 a 21 dias de descanso, quando novo ciclo é iniciado.[11]

Doença hepática associada à falência intestinal – DHFI

Ocorre em cerca de 40% a 60% dos lactentes que necessitam de nutrição parenteral por tempo prolongado devido à falência intestinal. O espectro clínico inclui esteatose, colestase, colelitíase e fibrose hepática, porém a doença hepática pode evoluir para cirrose e hipertensão portal em uma minoria de pacientes. A patogênese da DHFI é multifatorial. Os fatores de risco incluem prematuridade, baixo peso ao nascer, duração da nutrição parenteral, sepses recorrentes e múltiplas laparotomias. Em pacientes sem nutrição enteral, há diminuição dos hormônios gastrointestinais em associação à secreção e pode ocorrer estase biliar com consequente barro biliar e cálculos biliares, o que favorece a disfunção hepática. Deficiências de taurina, cisteína e colina também podem contribuir para toxicidade hepática.[24] Nutrição parenteral contendo soluções de lipídeos à base de óleo vegetal também contribui para toxicidade hepática.[11]

Manifestações clínicas da DHFI incluem icterícia, hepatoesplenomegalia, esplenomegalia, hipertensão portal e coagulopatia.[24] Ultrassonografia com Doppler colorido pode ser útil na avaliação da vascularização hepática e porta e diagnóstico de hipertensão portal. A biópsia hepática é o padrão-ouro para avaliar a extensão do dano hepático.[11]

Estratégias para minimizar lesão hepática incluem formulações com menor teor de aminoácidos hepatotóxicos, diminuição da taxa de glicose infundida, restrição da dose de lipídeo e utilização de emulsões lipídicas a base de óleo de peixe.[24] Preparações à base de óleo de peixe como *Omegaven®* (100% óleo de peixe) e SMOF-*lipid®* (óleo de soja – 30%, óleo de coco – 30%, óleo de oliva – 25% e óleo de peixe – 15%) têm demonstrado ser efetivas em reverter e prevenir, respectivamente, a colestase em relação ao óleo de soja, porém não há estudos comparando o *Omegaven®* e o SMOF-*lipid®*.[22]

Outras medidas incluem nutrição enteral para estimular o fluxo biliar, melhorar a integridade da mucosa e preservar os hormônios gastrointestinais; prevenção de septicemia associada ao cateter e ao controle do SBID.[24]

Infecções sistêmicas

Pacientes com cateter central para nutrição parenteral são de risco para infecções sistêmicas. A translocação de bactérias entéricas para a corrente sanguínea está associada à inflamação sistêmica e à permeabilidade intestinal alterada,[34] além de presença de sobrecrescimento bacteriano no intestino delgado,[35] sendo as bactérias aeróbias, como *Escherichia coli* e *Enterococcus*,[35] as mais implicadas. Fatores de risco incluem idade entre 1 e 5 anos, cateter venoso central que não seja do tipo semi-implantável (Broviac/Hickman), imunossupressão, transplante de órgãos, lesão renal, cirrose hepática e internação em enfermaria pediátrica.[35]

Infecções sistêmicas associadas ao cateter podem ser minimizadas com técnicas de assepsia durante a inserção, manutenção de curativos oclusivos, monitoramento de sinais de infecções, uso de cateteres impregnados com antibióticos e/ou bloqueio com etanol e antibióticos.[11] A técnica de prevenção de infecção de cateter com bloqueio de etanol consiste na injeção diária de 2 mL a 3 mL de solução de etanol a 70%, suficiente para preencher o lúmen do cateter, durante o período que a administração da solução de nutrientes é interrompida, geralmente de 2 a 6 horas. Após esse período, o etanol é aspirado e o cateter, lavado com solução fisiológica.[36]

Infecções sistêmicas recorrentes acarretam necessidade de retirada do cateter com perda do acesso venoso central, acelera a doença hepática e aumenta a mortalidade.[11]

▸ Tratamento nutricional

Nutrição parenteral

Posterior à ressecção intestinal, ocorre íleo transitório, normalmente decorrente de cirurgias abdominais e medicamentos utilizados durante o período anestésico. Neste momento, imediatamente após a estabilização hemodinâmica, deve ser iniciada a nutrição parenteral total, preferencialmente por cateter central, com quantidades adequadas de macro e micronutrientes, de acordo com as recomendações para a faixa etária do paciente.[37]

Após recuperação do íleo transitório, grandes perdas de líquidos e eletrólitos são comuns.[37] A situação torna-se crítica nos pacientes com ostomias ileais. Nesses casos, há incapacidade de reabsorver líquidos e eletrólitos, o que resulta em diarreia intensa, com consequentes distúrbios hidroeletrolíticos (desidratação, hiponatremia, hipopotassemia, hipomagnesemia), metabólicos e acidobásicos (acidose). A acidose metabólica é frequente e decorrente do processo de desidratação, de perda intestinal de bicarbonato, de jejum ou catabolismo prolongado e da fermentação dos carboidratos não absorvidos pela flora bacteriana.[38] Nesta fase, é fundamental o monitoramento clínico e laboratorial do paciente. A mensuração de perdas pela diarreia, sondas e ostomias e balanço hídrico diário, preferencialmente mais de uma vez ao dia, visa manter a homeostase e adequada reposição das perdas, a fim de evitar distúrbios hidroeletrolíticos. Muitas vezes, há necessidade de fornecer até 8 a 10 mEq/kg/dia de sódio, a depender do débito pela ostomia. Nesse período inicial, há uma flutuação das perdas hidroeletrolíticas, que se modificam a cada dia, sendo, muitas vezes, necessária utilizar a solução intravenosa para reposição de perdas em uma bolsa à parte em relação à nutrição parenteral.

O objetivo inicial da terapia parenteral é suprir as necessidades metabólicas e, posteriormente, realizar terapia nutricional com o objetivo de recuperar ou manter o estado nutricional, visando retornar ao crescimento e desenvolvimento, até que ocorra recuperação plena da função intestinal.[40] A prescrição da nutrição parenteral deve propiciar crescimento tanto para o organismo (ganho de peso à custa de massa magra) como para o intestino agredido pelo próprio evento (enterocolite, trauma, gastrosquise) e por tratamento cirúrgico.[22,39,41]

Deve ser considerado que, na SIC, há um processo inflamatório que propicia o catabolismo, assim é fundamental manter a quantidade adequada de micronutrientes para idade na nutrição parenteral, principalmente aqueles com função antioxidantes como vitaminas A, C e E, além de oligoelementos como zinco e selênio.[42-44]

Dieta enteral

Após estabilização clínica do recém-nascido e o trato gastrointestinal estiver funcionante (ausência de dor e distensão abdominal, ruídos hidroaéreos e evacuação presente), deve-se introduzir gradualmente a dieta enteral para promover crescimento e adaptação intestinal. O início precoce de dieta enteral e o seu aumento progressivo contribuem para a redução do tempo de uso da nutrição parenteral. Quanto menor o tempo de nutrição parenteral em jejum, menor será o risco de doença hepática, principal causa de morbidade e mortalidade em crianças com síndrome do intestino curto.[45-47]

A dieta enteral pode ser oral ou por meio de sondas nasais ou orais, gástricas ou pós-pilóricas, em bólus ou contínua. A escolha do modo de oferta da dieta dependerá da idade gestacional, da presença de outras doenças associadas (cardiopatia complexa, insuficiência renal, displasia broncopulmonar grave, septicemia) e da experiência de cada serviço.[48] O uso contínuo favorece a adaptação intestinal, pois a infusão contínua fornece carga proteica constante nas microvilosidades.[49] Entretanto, a dieta contínua modifica o padrão de motilidade intestinal por ausência do jejum intestinal.[50,51] O uso de dieta enteral em bólus deve ser utilizada apenas na enteral mínima.[52] As vantagens de cada tipo de infusão são:[53]

- **Bólus:** tempo de dieta reduzido, favorece período livre de mobilidade, fácil administração, sem necessidade de bomba para administração, processo mais fisiológico, pode ser utilizado concomitante com dieta por sonda e propicia conforto familiar;
- **Contínuo:** reduz risco de resíduo gástrico e de aspiração pulmonar, alimentação cíclica propicia estímulo de fome e sede durante a pausa da dieta, facilita a tolerância, pode aumentar a absorção de crianças com massa intestinal reduzida e pode ser utilizada como suplementação no período noturno.

A posição da sonda deve ser locada no estômago, pois é mais fisiológica. Exceções ocorrem como na presença de dismotilidade gástrica, que acarreta a necessidade de sonda permanecer na localização pós-pilórica; no comprometimento em uma determinada região do intestino (fístula ou obstrução no duodeno ou jejuno proximal). Nestes dois casos citados, a utilização da via oral deve ser desconsiderada para oferta de nutrientes e energia.

Apesar da diversidade dos tipos de dieta, há unanimidade da escolha do leite materno como dieta enteral em lactentes, iniciando com 1 mL a 5 mL cada 3 a 4 horas. Lembrar que o leite materno deve ser infundido no máximo em 30 a 40 minutos, muitas vezes sendo necessária a infusão a cada 2 horas (12 vezes ao dia) para atingir a necessidade energética diária. Na impossibilidade de utilizar leite materno, deve-se utilizar leite humano pasteurizado de banco de leite.[54,55]

A terceira opção dependerá das condições do trato gastrointestinal, principalmente à região comprometida tanto em relação à extensão quanto à localização do agravo. Pode-se utilizar a via oral, dependendo das condições clínicas do paciente, que podem comprometer a função intestinal (dependência de oxigênio, ventilação mecânica, rebaixamento cognitivo, dismotilidade intestinal, cardiopatia complexa, diálise peritonial).[20] Quando não houver perda de grande extensão do intestino e ausência de ostomia, pode-se utilizar fórmula infantil de partida ou mesmo as fórmulas para prematuros. As fórmulas infantis extensivamente hidrolisadas podem ser utilizadas em situações de intolerância, principalmente nos casos de grandes perdas por ostomias (ileostomias, jejunostomias). As alergias alimentares são mais prevalentes nessa faixa etária, principalmente se ocorrer alteração da permeabilidade da mucosa, decorrente de jejum prolongado, processos inflamatórios e estresse cirúrgico. O sobrecrescimento bacteriano no intestino delgado consiste em complicação frequente em crianças com síndrome do intestino curto e aumenta os riscos de alergias alimentares, quando está indicada a fórmula infantil a base de aminoácidos. Dismotilidade intestinal e formação de dilatação intestinal (anastomoses, coto atrófico) favorecem ao SBID e aumento da permeabilidade da mucosa intestinal.[53] Deve ser realizado monitoramento do balanço hídrico, diurese e perdas ostomias – mL/kg/dia e avaliação do pH fecal. Em pacientes com preservação do cólon, pH fecal inferior a 5,5 sugere má absorção de carboidratos, contraindicando progressão da dieta.[56]

Ressalta-se que o paciente em nutrição parenteral e/ou enteral por sondas ou ostomias deve sempre ser acompanhado por fonoaudiólogo a fim de manter ou estimular a musculatura orofacial para facilitar a posterior reintrodução de alimentos. A escolha da fórmula infantil deve levar em conta a osmolaridade e a qualidade de macro e micronutrientes. Deve-se optar por fórmula com baixa osmolalidade (200 – 250 mOsm/L), pois alta osmolalidade (360 mOsm/L) acarreta lentidão do esvaziamento gástrico, além de acarretar diarreia aquosa no jejuno.[53] Quando há atrofia da mucosa intestinal do intestino remanescente em decorrência do processo inflamatório secundário à SIC (incluindo SBID), ocorre diminuição da atividade enzimática da lactase e da sacarase, o que acarreta má absorção de lactose e sacarose, com consequente diarreia osmótica. As fórmulas infantis devem conter carboidratos complexos, a fim de se reduzir a carga osmótica. Na SIC, a lactose não auxilia no processo de absorção, porém tem papel fundamental na produção de ácidos graxos curtos no cólon. Assim, o ideal é utilizar fórmulas infantis com baixo teor de lactose, o que não é fácil na prática clínica, considerando que a maioria das fórmulas infantis de partida e seguimento contém 100% lactose.[49,52] Os triglicérides de cadeia média podem ser utilizados, pois têm a vantagem de serem absorvidos via portal, independentemente dos sais biliares e secreção pancreática. Entretanto, não devem ser utilizados em concentrações elevadas (acima de 3%) por acarretar diarreia osmótica.[52] A qualidade e a quantidade adequadas de macro e micronutrientes das fórmulas infantis devem respeitar as recomendações do CODEX. Obrigatória avaliação semanal da adequação nutricional segundo as recomendações de ingestão diária (DRI) de macro e micronutrientes, principalmente após a retirada da nutrição parenteral.

Outro ponto importante consiste no aumento progressivo da quantidade ofertada, que pode ser contínuo, a cada 2 horas (12 vezes ao dia) ou a cada 3 horas (infundir em 2 horas com pausa de 1 hora, 8 vezes ao dia). Devem-se monitorar diariamente as perdas pelas ostomias, perdas acima de 40 mL/kg/dia são consideradas diarreia e, nesse caso, é necessário aguardar 24 a 48 horas para se proceder ao aumento da dieta e à avaliação da adaptação à fórmula.[20,53]

Os alimentos sólidos devem ser introduzidos no 6º mês de idade, respeitando-se o desenvolvimento neuropsicomotor. Devem-se também levar em conta a motilidade intestinal e a tolerância do leite materno ou fórmula infantil. Lactentes com desenvolvimento neuropsicomotor atrasado e dificuldade de aceitação de alimentos via oral requerem avaliação, estimulação e acompanhamento fonoaudiólogo. O profissional de saúde não precisa ter pressa em introduzir alimentos complementares, se não houver desenvolvimento neuropsicomotor adequado, pois a fórmula infantil supre todas as necessidades energéticas e de macro e micronutrientes, exceto quando há limitação de volume hídrico diário por doença de base, comprometendo a meta das necessidades de nutrientes e energéticas.

Na alimentação complementar, sucos de frutas e alimentos ricos em mono e dissacarídeos (glicose, frutose, sacarose), como sucos industrializados e gelatina, não devem ser utilizados por acarretar diarreia osmótica. A primeira escolha deve ser de alimentos com carboidratos complexos e fibras (tubérculos, vegetais e frutas em forma de purê), que auxiliam na consistência das fezes e reduzem carga osmótica. Se o lactente não apresentar sintomas e sinais gastrointestinais, como vômito e mudança da consistência das fezes, devem-se introduzir novos alimentos a cada 3 a 5 dias.[20]

Existem controvérsias em relação à fórmula ideal para crianças com síndrome do intestino curto. Em adultos, o uso de fórmulas poliméricas, extensamente hidrolisada ou elementares não demonstrou nenhuma diferença em relação à absorção. No entanto, o uso de nutrientes complexos, como a proteína intacta presente nas dietas poliméricas, parece estimular melhor a adaptação intestinal em relação aos nutrientes simples como aminoácidos e monossacarídeos.[45,57]

O uso de probióticos é bastante polêmico na literatura científica a respeito da SIC. Poucos estudos tentam comprovar o benefício, mas revisão sistemática de estudos experimentais e clínicos não demonstra eficácia e segurança do uso de probióticos na SIC.[58] Estudo recente randomizado e controlado com nove pacientes com SIC, sem uso de nutrição parenteral e com ganho de peso inadequado, realizou suplementação com probióticos (*Lactobacillus rhamnosus* e *Lactobacillus johnsonii*) por 2 meses, porém não houve impacto no crescimento e na constituição da microbiota intestinal.[53,59]

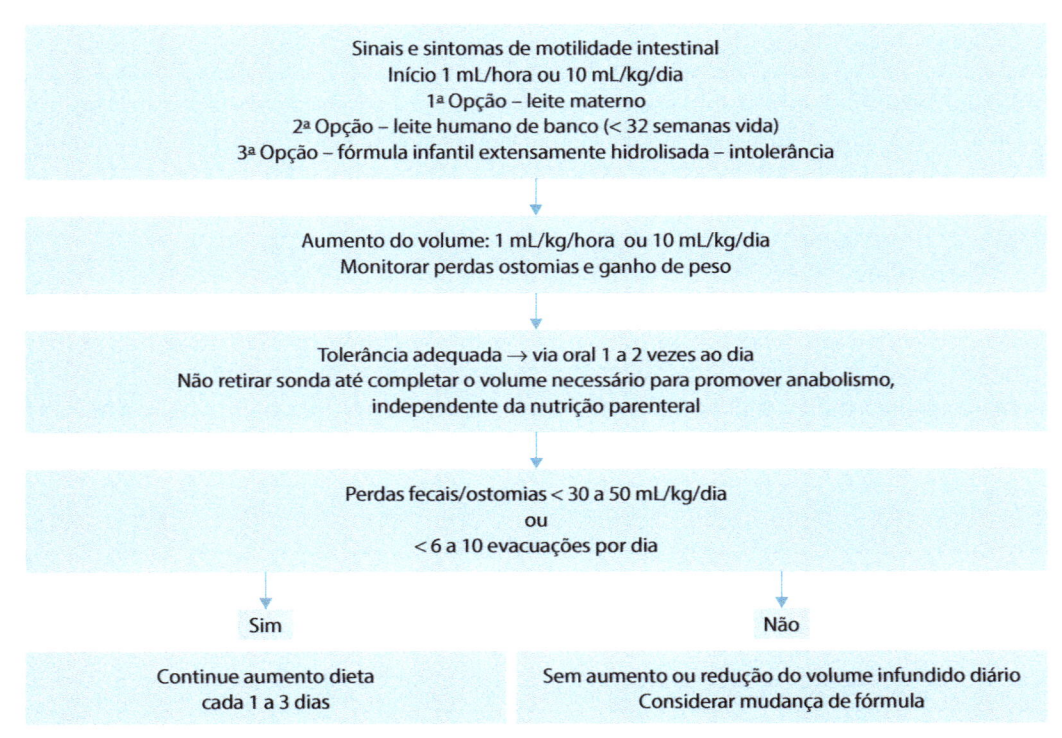

▶ **Figura 8.2.1. Fluxograma da realimentação de lactente com síndrome do intestino curto".**

Fonte: Adaptada de Channabasappa N, *et al.*, 2020.

◗ Tratamento farmacológico

O tratamento farmacológico inclui medicações para hipersecreção ácida gástrica, antimotilidade, má abs orção de ácidos biliares, sobrecrescimento bacteriano no intestino delgado, além de drogas que melhorem a capacidade absortiva como a teduglutida. A teduglutida é um análogo do peptídeo-2 semelhante ao glucagon humano (GLP-2) e aumenta o fluxo sanguíneo do sistema portal e intestinal, diminui a motilidade intestinal, inibe a secreção de ácido gástrico, promove efeitos tróficos sobre a mucosa intestinal.[60,61] A Tabela 8.2.2 aborda as principais medicações utilizadas na SIC.

◗ Tabela 8.2.2 Medicações utilizadas na síndrome do intestino curto

Etiologia	Classe terapêutica	Medicação	Dose
Hipersecreção ácida gástrica	Inibidor de bomba de próton	Lansoprazol	1 a 2 mg/kg/dia VO (1 a 2 vezes/dia, máx. 30 mg/dia)
		Omeprazol	1 a 4 mg/kg/dia VO (1 a 2 vezes/dia máx. 40 mg/dia)
		Pantoprazol	1 a 2 mg/kg/dia VO/IV (1 vez/dia máx. 40 mg/dia)
		Esomeprazol	10 mg/dia VO/IV (< 20 kg) ou 20 mg VO/IV (> 20 kg)
	Antagonista de receptor de Histamina 2	Ranitidina	5 a 10 mg/kg/dia VO/IV (2 vezes/dia, máx. 300 mg/dia)
		Famotidina	1 mg/kg/dia VO/IV (2 vezes/dia, máx. 40 mg/dia)
		Cimetidina	30 a 40 mg/kg/dia VO/IV (3 a 4 vezes/dia, máx. 800 mg/dia)
Trânsito intestinal rápido	Agentes antimotilidade	Loperamida	0,4 a 0,8 mg/kg/dia VO (4 vezes/dia, máx. 8 mg/dia)
Má absorção de ácidos biliares	Resina ligadora de ácidos biliares	Colestiramina	240 mg/kg/dia VO (2 a 3 vezes/dia, máx. 16 g/dia)
Sobrecrescimento bacteriano no intestino delgado	Antibióticos	Metronidazol	21 a 30 mg/kg/dia VO (3 vezes/dia, 7 a 14 dias, máx. 2.250 mg/dia)
		Rifaximina	200 a 550 mg VO (2 vezes/dia, 7 a 14 dias, máx. 1.650 mg/dia)
		Neomicina	50 a 100 mg/kg/dia VO (3-4 vezes/dia, 7 a 14 dias, máx. 4.000 mg/dia)
		Clindamicina	10 a 25 mg/kg/dia VO (2 vezes/dia, 7 a 14 dias, máx. 1.800 mg/dia)
		Ciprofloxacino	15 a 20 mg/kg/dia VO (2 vezes/dia, 7 a 14 dias, máx. 1.500 mg/dia)
Diminuição da capacidade absortiva intestinal	Peptídeo semelhante ao glucagon-2 (GLP-2)	Teduglutida	0,05 mg/kg/dia SC (1 vez/dia)

IV: (via) intravenosa; SC: (via) subcutânea; VO: via oral.

Fonte: Adaptada de Chandra & Kevasan, 2018.

▶ Tratamento cirúrgico

As intervenções cirúrgicas da SIC incluem conservação do intestino no início da apresentação, cirurgias de alongamento do intestino e transplante intestinal.[11]

Alguns pacientes não conseguem recuperar a função nutricional e desmamar da nutrição parenteral. Esses pacientes podem necessitar de manejo cirúrgico para melhorar motilidade ou sintomas de má absorção, como aumento do segmento do intestino delgado remanescente, ou até mesmo necessitar de transplante. A indicação de cirurgia deve ser realizada nos pacientes que não conseguem obter 10% a 50% de ingestão de calorias com 6 meses de nutrição parenteral, sem outras possibilidades terapêuticas que melhorem a situação clínica da SIC.

Estudo italiano recente avaliou os fatores para desmame da nutrição parenteral de crianças com SIC. Demonstrou que a presença de dilatação intestinal associada à dificuldade em avançar na nutrição enteral e ao crescimento inadequado devem ser critérios para indicar as cirurgias reconstrutivas autólogas de intestino (procedimentos STEP ou LILT).[62]

O transplante é o último recurso para pacientes com doença refratária ou que apresentam complicações ou contraindicações para outras opções clínicas e cirúrgicas. Embora a literatura mostre sobrevida do transplante em 50% a 70% dos casos, estudo brasileiro publicado em 2016 descreve experiência diferente, refere que não há relato de criança brasileira que tenha sobrevivido ao transplante isolado ou combinado com o fígado (três crianças submetidas a transplantes no Brasil e cinco em serviço americano).[6] O Quadro 8.2.2 mostra o manejo cirúrgico na síndrome do intestino curto.

▶ Quadro 8.2.2 Manejo cirúrgico na síndrome do intestino curto

Considerações clínicas	Cirurgia
Cirurgia inicial	Objetiva salvar o máximo possível de comprimento do intestino. Retardar o fechamento abdominal ou uso de tela temporária para diminuir a incidência de síndrome compartimental abdominal, que é uma condição devastadora em crianças gravemente enfermas, em que o aumento da pressão intra-abdominal ocasiona dano ao órgão-alvo. Restaurar a continuidade do intestino o mais cedo possível.
Diminuição da capacidade absortiva intestinal Alças dilatadas com pouca motilidade	Procedimentos de adaptação e alongamento intestinal longitudinal: Procedimento de enteroplastia transversal seriada (*serial transverse enteroplasty* procedure – STEP). Envolve grampeamento linear sequencial do intestino delgado dilatado em direções alternadas perpendiculares ao eixo longitudinal do intestino. Cirurgia de Bianchi (*longitudinal intestinal lengthening and tailoring*-LILT): procedimento de adaptação e alongamento intestinal longitudinal. Consiste em dividir o intestino dilatado em dois segmentos paralelos que são anastomosados na continuidade, dobrando-se o tamanho do intestino
Trânsito rápido	Reversão segmentar do intestino delgado (*segmental reversal of the small bowel* – SRSB) Criação de válvulas intestinais que objetivam diminuir o trânsito e prevenir o refluxo de bactérias oriundas do cólon.

(Continua)

Considerações clínicas	Cirurgia
Complicações da falência intestinal associadas a risco de vida: • Dependência permanente de nutrição parenteral total com perda de acesso venoso. • Dependência permanente de nutrição parenteral com sepses recorrentes associada ao cateter.	Transplante de intestino delgado associado ou não com transplante hepático.

Fonte: Adaptado de Chandra & Kevasan, 2018; Tannuri, *et al.*, 2016.

Terapias promissoras

Estudos envolvendo outros peptídeos, além do GLP-2, apontam que hormônios e fatores de crescimento, como o fator de crescimento epidérmico (EGF), o hormônio de crescimento e o fator de crescimento semelhante à insulina (IGF-1), podem acelerar a adaptação intestinal.[11] Pesquisas no campo da bioengenharia têm desenvolvido intestino artificial mediante células-tronco intestinais em um bioesqueleto com uma superfície de absorção semelhante ao intestino nativo.[63]

Programa de reabilitação intestinal

Estudo de 2011 avaliou os fatores que aumentaram a sobrevida de pacientes pediátricos com falência intestinal em duas décadas. O acompanhamento em programa de reabilitação intestinal foi o fator de maior impacto no aumento da sobrevida dos pacientes.[7]

O programa de reabilitação intestinal é essencial para a qualidade de vida do paciente pediátrico com falência intestinal, garantindo seu crescimento e desenvolvimento, além de minimizar e tratar suas comorbidades. A equipe deve ser formada por profissionais aptos para lidar com diagnóstico de falência intestinal: gastroenterologista pediátrico, cirurgião pediátrico, pediatra, neonatologista, radiologista intervencionista, enfermeira com especialidade em terapia nutricional, nutricionista, farmacêutica, assistente social, fonoaudióloga, fisioterapeuta, psicóloga e coordenador da equipe.[62]

O objetivo deve ser promover um estado de cuidado compreensivo, seguro, que melhore a sobrevida e a qualidade de vida e minimize as complicações dos pacientes com falência intestinal.[2]

Prognóstico

Estudo mostrou que o tamanho do intestino remanescente prediz o desmame da nutrição parenteral em neonatos. A probabilidade de reduzir a nutrição parenteral nos neonatos com no mínimo 50 cm de intestino delgado foi de 88% após 12 meses e de 96% após 24 meses. Enquanto nos neonatos com menos de 50 cm de intestino delgado, a probabilidade de suspender foi de 23%, 38% e 71% após 12, 24 e 57 meses, respectivamente.[64]

Em 2017, o XV *SB Transplant Symposium, New York*, mostrou tendência mundial de redução de número de transplantes intestinais para SIC. Os fatores implicados foram: utilização de *guidelines* e treinamentos; aumento de equipes de reabilitação intestinal com *expertise* em falência intestinal; aumento do uso de cirurgias intestinais (não transplante); maior prevenção de doença hepática associada à falência intestinal com uso de emulsões lipídicas a base de óleo de peixe; prevenção das infecções associadas ao cateter mediante uso de bloqueio de taurolidina ou etanol; e utilização de análogos de GLP-2.[22]

Pesquisa recente realizada em centro de reabilitação intestinal na China demonstrou 84,7% de sobrevida em 157 crianças com SIC. As ocorrências de doença hepática secundária à falência intestinal e septicemia secundária ao cateter foram de 24,2% e 22,3%, respectivamente. Maior chance de septicemia secundária ao cateter ocorreu em pacientes que receberam nutrição parenteral por mais de 90 dias e em pacientes com ostomias. Nos pacientes com maior tempo de nutrição parenteral, foi maior a prevalência de infecção de cateter central venoso e falência intestinal por doença hepática com maior mortalidade. O grupo de lactentes apresentou maior duração e dependência da nutrição parenteral em relação ao grupo de neonatos. A classificação anatômica do intestino curto não impactou no prognóstico, porém a presença de equipe multidisciplinar na reabilitação intestinal reduziu a mortalidade (16,6% *versus* 6,9%).[65]

▶ Conclusão

A SIC é a causa mais comum de falência intestinal em crianças. Avanços recentes que aumentaram a taxa de sobrevida das crianças com SIC foram: profilaxia de infecção do cateter mediante bloqueio com etanol; minimização da oferta lipídica e estratégias alternativas de lipídeos na nutrição parenteral; cirurgias de alongamento intestinal; uso de agentes que aumentam a absorção intestinal como o análogo do GLP-2 (teduglutida) e acompanhamento multiprofissional em programa de reabilitação intestinal. Esses cuidados têm impactado positivamente a qualidade de vida das crianças com SIC, com diminuição expressiva do número de transplantes intestinais nas últimas décadas.

▶ Referências bibliográficas

1. Batra A, Keys SC, Johnson MJ, Wheeler RA, Beattie RM. Epidemiology, management and outcome of ultrashort bowel syndrome in infancy. Arch Dis Child Fetal Neonatal. 2017;102: F551-F556.
2. Merritt RJ, Cohran V, Raphael BP, et al. Nutrition committee of the North American Society for pediatric gastroenterology, hepatology and nutrition. Intestinal rehabilitation programs in the management of pediatric intestinal failure and short bowel syndrome. J Pediatr Gastroenterol Nutr. 2017;65(5):588-596.
3. Weaver LT, Austin S, Cole TJ. Small intestinal length: a factor essential for gut adaptation. Gut. 1991; 32:1321-3.
4. Wales PW, de Silva N, Kim J, Lecce L, To T, Moore A. Neonatal short bowel syndrome: population-based estimates of incidence and mortality rates. J Pediatr Surg. 2004;39(5):690-5.
5. Cole CR, Hansen NI, Higgins RD, Ziegler TR, Stoll BJ; Eunice Kennedy Shriver NICHD neonatal research network. Very low birth weight preterm infants with surgical short bowel syndrome: incidence, morbidity and mortality, and growth outcomes at 18 to 22 months. Pediatrics. 2008;122(3):e573-e582.
6. Tannuri U, Barros F, Tannuri AC. Treatment of short bowel syndrome in children. Value of the intestinal Rehabilitation program. Rev Assoc Med Bras (1992). 2016;62(6):575-583.
7. Hess RA, Welch KB, Brown PI, Teitelbaum DH. Survival outcomes of pediatric intestinal failure patients: analysis of factors contributing to improved survival over the past two decades. J Surg Res. 2011; 170(1):27-31.
8. Quirós-Tejeira RE, Ament ME, Reyen L, et al. Long-term parenteral nutritional support and intestinal adaptation in children with short bowel syndrome: a 25-year experience. J Pediatr. 2004;145(2):157-63.

9. Diamond IR, de Silva N, Pencharz PB, et al. Neonatal short bowel syndrome outcomes after the establishment of the first Canadian multidisciplinary intestinal rehabilitation program: preliminary experience. J Pediatr Surg. 2007;42:806-11.

10. Squires RH, Duggan C, Teitelbaum DH, et al. Natural history of pediatric intestinal failure: initial report from the pediatric intestinal failure consortium. J Pediatr. 2012;161(4):723-8.e2.

11. Amin SC, Pappas C, Iyengar H, Maheshwari A. Short bowel syndrome in the NICU. Clin Perinatol. 2013;40(1):53-68.

12. Tannuri U. Short bowel syndrome in children – treatment with home parenteral nutrition. Rev Assoc Med Bras. 2004; 50(3):330-7.

13. Duro D, Kalish LA, Johnston P, et al. Risk factors for intestinal failure in infants withnecrotizing enterocolitis: a glaser pediatric research network study. The Journal of Pediatrics. 2010;157:203-208.e201.

14. Schulzje JD, Troger H, Amashch M. Disorders of intestinal secretion and absorption. Best Pract Res Clin Gastroenterol. 2009; 23:395-406.

15. Yildiz BD. Where are we at with short bowel syndrome and small bowel transplant? World J Transplant. 2012;2:95-103.

16. Guyton AC, Hall JE. Transporte e mistura do alimento no tubo alimentar. In: Guyton AC, Hall JE editores. Tratado de fisiologia médica. 9. ed. Rio de Janeiro: Editora Guanabara Koogan, 1997; p.725-34.

17. DiBiase JK, Young RJ, Vanderhoof JÁ. Intestinal rehabilitation and short bowel syndrome: part 1. American Journal of Gastroenterology. 2004;99(7):1386-95.

18. Nightingale J, Spiller R. Normal intestinal anatomy and physiology. In: Nightingale J (ed.). Intestinal Failure. London: Greenwich Medical Media Limited. 2001:15-36.

19. Infante D & Tormo R. Risk of inadequate bone mineralization in diseases involving long-term suppression of dairy products. Journal of Pediatric Gastroenterology Nutrition. 2000;30:310-13.

20. Channabasappa N, Girouard S, Nguyen V, Piper H. Enteral nutrition in pediatric short-bowel syndrome. Nutr Clin Pract. 2020;35(5):848-54.

21. Goulet O. Short bowel syndrome in pediatric patients. Nutrition. 1998;14:784-87.

22. Goulet O, Abi Nader E, Pigneur B, Lambe C. Short bowel syndrome as the leading cause of intestinal failure in early life: some insights into the management. Pediatr Gastroenterol Hepatol Nutr. 2019;22(4):303-329.

23. Wales, PW, Christison-Lagay ER. Short bowel syndrome: epidemiology and etiology. Seminars in Pediatric Surgery. 2010;19:3-9.

24. Chandra R, Kevasan A. Current treatment paradigms in pediatric short bowel syndrome. Clin J Gastroenterol. 2018;11:103-112.

25. Woolf GM, Miller C, Kurian R, Jeejeebhoy KN. Diet for patients with a short bowel: High fat or high carbohydrate? Gastroenterology. 1983;84:823-8.

26. Weser E, Babbitt J, Hoban M, Vandeventer A. Intestinal adaptation. Different growth responses to disaccharides compared with monosaccharides in rat small bowel. Gastroenterology. 1986;91:1521-1527.

27. Pawlikowski M. Are prostaglandins involved in the mitogenic actions of hormones? Exp Clin Endocrinol. 1983;81:233-238.

28. Forgue-Laffite ME, Loburthe M, Chamblie MC. Demonstration of specific receptors for EGF-urogastrone in isolated rat intestinal epithelial cells. FEBS Lett. 1980;114:243-246.

29. Dowling RH. Polyamines in intestinal adaptation and disease. Digestion. 1990;46(2):331-344.

30. Lemmey AB, Ballard FJ, Martin AA, Tomas FM, Howard GS, Read LC. Treatment with IGF-I peptides improves function of the remnant gut following small bowel resections in rats. Growth Factors. 1994;10:243-252.

31. Vanderhoof JA, McCusker RH, Clark R, Mohammadpour H, Blackwood DJ, Harty RF, Park JHY. Truncated and native insulin-like growth factor I enhance mucosal adaptation after jejunoileal resection. Gastroenterology. 1992;102:1949-1956.

32. Lai HS, Chen WJ, Chen KM, Lee YN. Effects of monomeric and polymeric diets on small intestine following massive resection. Taiwan Hsueh Hui Tsa Chih. 1989;88:982-988.

(Continua)

33. Sulkowski JP, Minneci PC. Management of short bowel syndrome. Pathophysiology. 2014;21:111-118.

34. Ziegler TR, Evans ME, Fernández-Estívariz C, Jones DP. Trophic and cytoprotective nutrition for intestinal adaptation, mucosal repair, and barrier function. Annu Rev Nutr. 2003;23:229-61.

35. Miko BA, Kamath SS, Cohen BA, Jeon C, Jia H, Larson EL. Epidemiologic Associations Between Short-Bowel syndrome and bloodstream infection among hospitalized children. J Pediatric Infect Dis Soc. 2015;4(3):192-7.

36. Wales PW, Kosar C, Carricato M, Silva N, Lang K, Avitzur Y. Ethanol lock therapy to reduce the incidence of catheter-related bloodstream infections in home parenteral nutrition patients with intestinal failure: preliminary experience. J Pediatr Surg. 2011;46(5):951-6.

37. Johnson MD. Management of short bowel syndrome: a review. Support Line. 2000;22(6):11-23.

38. Vanderhoof JA, Langnas NA. Short bowel syndrome in children and adults. Gastroenterology. 1997;113:1767-78.

39. Cole C, Hansen N, Ziegler T, et al. Outcomes of low-birth-weight infants with surgical short bowel syndrome. J Pediatr Gastroenterol Nutr. 2005;41:507.

40. Nucci AM, Ellsworth K, Michalski A, et al. Survey of nutrition management practices in centers for pediatric intestinal rehabilitation. Nutr Clin Pract. 2018;33(4):528-3.

41. Mayer O, Kerner JA. Management of short bowel syndrome in postoperative very low birth weight infants. Semin Fetal Neo Med. 2017;22(1):49-56.

42. Domellöf M, Szitanyi P, Simchowitz V, Franz A, Mimouni F; ESPGHAN/ESPEN/ESPR/CSPEN working group on pediatric parenteral nutrition. ESPGHAN/ESPEN/ESPR/CSPEN guidelines on pediatric parenteral nutrition: Iron and trace minerals. Clin Nutr. 2018;37(6 Pt B):2354-59.

43. Bronsky J, Campoy C, Braegger C; ESPGHAN/ESPEN/ESPR/CSPEN working group on pediatric parenteral nutrition. ESPGHAN/ESPEN/ESPR/CSPEN guidelines on pediatric parenteral nutrition: Vitamins. Clin Nutr. 2018;37(6 Pt B):2366-78.

44. Hardy G, Wong T, Morrissey H, Anderson C, Moltu SJ, Poindexter B, Lapillonne A, Ball PA. Parenteral provision of micronutrients to pediatric patients: an international expert consensus paper. JPEN J Parenter Enteral Nutr. 2020;44(2):S5-S23.

45. Vanderhoof JA. New and emerging therapies for short bowel syndrome in children. J Pediatr Gastroenterol Nutr. 2004;39:769-71.

46. Olieman JF, et al. Enteral nutrition in children with short bowel syndrome: current evidence and recommendations for the clinicians. J Am Diet Assoc. 2010;110:420-26.

47. Olieman J, Kastelijn W. Nutritional feeding strategies in pediatric intestinal failure. Nutrients. 2020; 12:1-14.

48. Goulet O, Olieman J, Ksiazyk J, Spolidoro J, Tibboe D, Köhler H, et al. Neonatal short bowel syndrome as a model of intestinal failure: physiological background for enteral feeding. Clin Nutr. 2013;32(2):162-71.

49. Goulet O, et al. Neonatal short bowel syndrome as a model of intestinal failure: physiological background for enteral feeding. Clin Nutr. 2013;32:162-71.

50. Joly F., et al. Tube feeding improves intestinal absorption in short bowel syndrome patients. Gastroenterology. 2009;136:824-31.

51. Joly F, et al. Morphological adaptation with preserved proliferation/transporter content in the colon of patients with short bowel syndrome. Am J Physiol. 2009;297:G116-G123.

52. Höllwarth ME, Solari V. Nutritional and pharmacological strategy in children with short bowel syndrome. Pediatric Surgery International. 2021;37:1-15.

53. Wales P, Avitzur Y, Garofalo E, Belza C, et al. Guidelines for the management of intestinal failure in infants and children – The Group for Improvement of Intestinal Function and Treatment (GIFT). Toronto, Sick Kids. 2020;138.

54. Agostoni C, Buonocore G, Carnielli V, et al. Enteral nutrient supply for preterm infants: commentary from the European Society of Paediatric Gastroenterology, Hepatology and Nutrition Committee on Nutrition. J Pediatr Gastroenterol Nutr. 2010;50(1):85-91.

55. Meredith-Dennis L, Xu G, Goonatilleke E, Lebrilla CB, Underwood MA, Smilowitz JT. Composition and variation of macronutrients, immunoproteins and human milk oligosaccharides in human milk from nonprofit and commercial milk banks. J Hum Lact. 2018;34(1):120-29.

56. Nylander G. Gastric evacuation and propulsive intestinal motility following resection of the small intestine in the rat. Acta Chir Scand. 1967;133:131-8.

57. Vanderhoof JA, Park JH, Grandjean CJ. Reduced mucosal prostaglandin synthesis after massive small bowel resection. Am J Physiol. 1988;254:G373-G377.

58. Reddy VS, Patole SK, Rao S. Role of probiotics in short bowel syndrome in infants and children – a systematic review. Nutrients. 2013;5:679-99.

59. Piper HG, Coughlin LA, Hussain, MAS, Nguyen V, Channabasappa N, Koh AY. The impact of lactobacillus probiotics on the gut microbiota in children with short bowel syndrome. J Surg Res. 2020:251:112-18.

60. Jeppesen PB. Gut hormones in the treatment of short-bowel syndrome and intestinal failure. Curr Opin Endocrinol Diabetes Obes. 2015;22:14-20.

61. Kocoshis SA, Merritt RJ, Hill S, Protheroe S, et al. Safety and efficacy of teduglutide in pediatric patients with intestinal failure due to short bowel syndrome: a 24-Week, Phase III Study. JPEN J Parenter Enteral Nutr. 2020;44(4):621-31.

62. Capriati T, Mosca A, Alterio T, et al. To wean or not to wean: the role of autologous reconstructive surgery in the natural history of pediatric short bowel syndrome on behalf of Italian Society for Gastroenterology, Hepatology and Nutrition (SIGENP). Nutrients. 2020;18;12(7):2136.

63. Martin LY, Ladd MR, Werts A, Sodhi CP, March JC, Hackam DJ. Tissue engineering for the treatment of short bowel syndrome in children. Pediatr Res. 2018;83(1-2):249-57.

64. Fallon EM, Mitchell PD, Nehra D, et al. Neonates with short bowel syndrome: an optimistic future for parenteral nutrition independence. JAMA Surg. 2014 Jul;149(7):663-70.

65. Zhang T, Feng H, Cao Yi, Tao Y, Lu L, Yan W, Li F, Wang W, Cai W. Long-term outcomes of various pediatric short bowel syndrome in China. Ped Surg Int. 2021;37:495-502.

Capítulo 9

Repercussões Renais

Maria Cristina de Andrade
Ana Paula Brecheret
Anelise Del Vecchio Gessullo

As complicações renais do recém-nascido prematuro (RNPT) podem ser divididas em complicações de curto prazo, que ocorrem no período neonatal, e sequelas de longo prazo em pacientes que sobrevivem e recebem alta da unidade de terapia intensiva neonatal (UTIN). As complicações de curto prazo aumentam o risco de sequelas de longo prazo.

Recém-nascidos prematuros correm o risco de desenvolver complicações de curto prazo resultantes da imaturidade anatômica ou funcional, durante o período neonatal. O risco de desenvolver complicações aumenta com a diminuição da idade gestacional (IG) e do peso ao nascer (PN).

As complicações de curto prazo (lesão renal aguda e hipertensão arterial) serão apresentadas a seguir. Posteriormente, neste capítulo, abordaremos as repercussões renais a longo prazo que acometem os recém-nascidos prematuros.

▸ Pontos-chave

1. Recém-nascidos prematuros apresentam risco aumentado de doença renal crônica (DRC), provavelmente em virtude da diminuição do número de néfrons e de insultos renais no período pré e pós-natal.
2. Os recém-nascidos prematuros apresentam alto risco de lesão renal aguda neonatal (nLRA), que pode diminuir ainda mais o número de néfrons e potencializar a progressão para DRC.
3. Os pediatras que cuidam de crianças nascidas prematuramente devem suspeitar de disfunção renal e avaliar o risco de cada paciente, permitindo acompanhamento e encaminhamento adequados.
4. A avaliação precoce dos marcadores de disfunção renal, incluindo pressão arterial, creatinina sérica, urinálise, relação albumina/creatinina na urina e ultrassonografia de rins e vias urinárias, deve ser realizada em todos os prematuros.

Complicações renais de curto prazo

Lesão renal aguda

Lesão renal aguda (LRA) é definida pelo rápido declínio da função renal, caracterizado pela redução da eliminação dos produtos do metabolismo, alteração do equilíbrio hidroeletrolítico e acidobásico e da homeostase hídrica. A LRA pode ser decorrente de inadequada perfusão renal, obstrução arterial ou venosa, lesão toxicoisquêmica da célula renal ou obstrução ao fluxo urinário.[1]

LRA em recém-nascidos prematuros é uma situação patológica que vem sendo mais bem documentada e estudada nos últimos 10 anos. A população de recém-nascidos prematuros apresenta menor taxa de filtração glomerular ao nascimento e é altamente suscetível à injúria renal por imaturidade de mecanismos compensatórios renais.

Geralmente a LRA neonatal (nLRA) é uma condição patológica secundária a agravos associados à prematuridade como acidose metabólica, diminuição da eliminação de drogas pelo rim, distúrbios eletrolíticos (alterações do sódio sérico, hipercalemia e glicosúria), distúrbios hemodinâmicos, doença cardíaca congênita, sepse e injúria hipoxicoisquêmica.

A ocorrência de nLRA piora o prognóstico destes recém-nascidos, resultando em maior mortalidade e maior tempo de internação em UTIN, independentemente da demografia, da presença de comorbidades e da gravidade das patologias associadas.[2]

A nLRA é definida por um aumento de 0,3 mg/dL de creatinina sérica basal (o menor valor prévio) em 48 horas e/ou diurese menor 1 mL/kg/h por 24 horas[3] (Tabela 9.1). Sua incidência gira em torno de 30% e ocorre principalmente na 1ª semana de vida, podendo aparecer no decorrer da vida pós-natal. RNPT com menos de 29 semanas de gestação têm maior chance de desenvolver nLRA quando comparados com recém-nascidos a termo.[1,2]

A LRA pode ser classificada em pré-renal, intrínseca renal ou pós-renal dependendo do local de acometimento do trato urinário, conforme pode ser verificado a seguir.

As causas mais frequentes no período neonatal são:

- **Pré-renal:** desidratação, hemorragia, sepse, hipóxia, insuficiência cardíaca congestiva, enterocolite necrosante e hipoalbuminemia.

▶ **Tabela 9.1 Classificação da lesão renal aguda modificada para o período neonatal**

Estágio	Creatinina sérica	Débito urinário
1	Aumento de creatinina sérica basal (menor valor prévio) ≥ 0,3 mg/dL em 48 h ou aumento ≥ 1,5 a 1,9 vezes da creatinina sérica basal (menor valor prévio) em 7 dias	≤ 1 mL/kg/h por 24 h
2	Aumento de 2 a 2,9 vezes a creatinina sérica basal (menor valor prévio)	≤ 0,5 mL/kg/h por 24 h
3	Aumento ≥ 3 vezes o valor da creatinina sérica basal (menor valor prévio) ou creatinina sérica ≥ 2,5 mg/dL ou necessidade de terapia de suporte renal	≤ 0,3 mL/kg/h por 24 h

Fonte: Adaptada de Kidney Disease, 2012.

- **Intrínseca renal:** necrose tubular aguda, displasia renal, uso de drogas nefrotóxicas, doença cística renal, trombose venosa ou arterial renal.
- **Pós-renal:** válvula de uretra posterior, estenose de junção ureteropélvica ou ureterovesical bilateral, ureterocele obstrutiva, bexiga neurogênica, nefrolitíase obstrutiva.[4]

A curto prazo, a nLRA se relaciona com maiores morbidade e mortalidade, mas pode ser potencialmente reversível se prevenida, diagnosticada e tratada oportunamente.

A prevenção da nLRA deve ser feita a partir da detecção de fatores de riscos pré-natais como oligoâmnio, asfixia, uso materno de agentes nefrotóxicos, IG, cesárea, gemelaridade, pré-eclâmpsia, restrição de crescimento intrauterino, entre outros. Na 1ª semana de vida, deve ser suspeitada quando houver aumento de creatinina sérica, do lactato sérico e pela necessidade de oferta aumentada de fluído. Durante a internação em UTIN, está associada a patologias como persistência do canal arterial, enterocolite necrosante, hipotensão precoce, sepse, realização de cateterismo umbilical e necessidade de ressuscitação volêmica associada a uso de vasopressor.[5]

Opções terapêuticas específicas para a nLRA são até o momento insatisfatórias, e o foco deve ser o tratamento adequado das patologias de base, prevenção da injúria renal e instituição de medidas para retardar a progressão da doença renal crônica (DRC).[2]

O tratamento na fase aguda consiste em detectar e tratar as principais alterações desencadeadas pela lesão renal, como acidose metabólica, hiperpotassemia, hipervolemia e retenção de produtos nitrogenados.

O suporte nutricional é fundamental para esses pacientes, assim como o uso racional de drogas nefrotóxicas, tratamento da anemia e da hipertensão arterial.

A terapia de suporte renal, como a diálise peritoneal, está indicada nos casos em que as medidas clínicas não sejam suficientes para o controle dessas condições.[1]

A longo prazo, a LRA, no período neonatal, pode promover sequelas como hipertensão arterial, proteinúria persistente e evolução para DRC.[5]

O risco de DRC existe e pode evoluir ao longo do tempo, devendo essas crianças serem reavaliadas 3 meses após o evento inicial e, periodicamente, por vários anos após o quadro.[3] Os sinais de progressão de doença renal são: alteração ponderoestatural; diminuição do *clearance* de creatinina estimado; albuminúria; hematúria; hipertensão arterial; e baixo crescimento renal diagnosticado pela ultrassonografia do trato urinário.[5,6]

As perspectivas estão associadas à realização de estudos que forneçam estratégias para prevenção, diagnóstico oportuno e tratamento específico da nLRA e retardo na evolução para DRC.

Hipertensão no período neonatal

A pressão arterial (PA) é determinada principalmente pela IG e pelo PN; quanto mais prematuro e menor for o recém-nascido (RN), menor a PA no 1º dia de vida.

Nos primeiros dias após o nascimento, a PA apresenta um aumento rápido, principalmente em prematuros. Estudos relatam um aumento de 26% na 1ª semana de vida e de até 50% no

1º mês de vida de prematuros. Os prematuros com IG de até 32 semanas apresentam o maior aumento nas 2ª e 3ª semanas, sendo que, nos RNPT com IG entre 32 e 36 semanas, o maior aumento ocorre na 1ª semana de vida. Os recém-nascidos a termo também apresentam aumento de PA, em torno de 20%, principalmente nos 2 primeiros dias de vida. Após o aumento inicial, os prematuros apresentam um aumento lento, porém constante, dos valores de PA.

◗ Técnica para medida da PA

A técnica utilizada para aferir a PA pode alterar o valor obtido. A padronização da medida é essencial para o diagnóstico correto de hipertensão arterial. Recomenda-se:

- Utilizar aparelho oscilométrico.
- Realizar a medida da PA 1,5 hora após alimentação ou intervenção médica.
- Posição prona ou supina.
- Tamanho apropriado do manguito (a largura do manguito deverá ser em torno de 40% da circunferência do braço, medida no ponto médio entre o acrômio e o olecrano, e o comprimento em torno de 80% a 100% da circunferência do braço).
- Braço direito.
- Após instalação do manguito, o RN deve ser mantido sem manipulação por 15 minutos. No momento da aferição o RN pode estar dormindo ou acordado, porém quieto.
- Realizar três medidas sucessivas, com intervalo de 2 minutos.[7]

Para definir hipertensão arterial, utiliza-se uma tabela adaptada com o percentil 50, 95 e 99 das pressões arteriais sistólica (PAS), diastólica (PAD) e média (PAM) da 2ª semana pós-natal (Tabela 9.2).

Os pacientes com PA acima do P95 devem ser investigados e monitorados, enquanto os pacientes com PA acima do P99 devem ser tratados, conforme a avaliação clínica.

◗ Tabela 9.2 Percentis de pressão arterial neonatal

Idade gestacional	Percentil 50 (mmHg)	Percentil 95 (mmHg)	Percentil 99 (mmHg)
44 semanas			
PAS	88	105	110
PAD	50	68	73
PAM	63	80	85
42 semanas			
PAS	85	98	102
PAD	50	65	70
PAM	62	76	81
40 semanas			
PAS	80	95	100
PAD	50	65	70
PAM	60	75	80

(Continua)

▶ Tabela 9.2 Percentis de pressão arterial neonatal (*Continuação*)

Idade gestacional	Percentil 50 (mmHg)	Percentil 95 (mmHg)	Percentil 99 (mmHg)
38 semanas			
PAS	75	90	95
PAD	45	60	65
PAM	55	70	75
36 semanas			
PAS	70	85	90
PAD	40	55	60
PAM	50	65	70
34 semanas			
PAS	68	83	88
PAD	40	55	60
PAM	48	62	69
32 semanas			
PAS	65	80	85
PAD	40	55	60
PAM	48	65	68
30 semanas			
PAS	60	75	80
PAD	38	50	54
PAM	45	58	63
28 semanas			
PAS	55	72	77
PAD	30	50	56
PAM	38	57	63
26 semanas			
PAS	50	70	76
PAD	30	48	53
PAM	38	55	61

PAD: pressão arterial diastólica ; PAM: pressão arterial média; PAS: pressão arterial sistólica.

Fonte: Adaptada de Flynn, 2020.

▶ Repercussões renais a longo prazo

As melhorias na terapia intensiva neonatal, os avanços na compreensão da fisiologia neonatal e a implementação de terapias como glicocorticoides pré-natais e reposição de surfactante, propiciaram maior sobrevida de RNPT.

No entanto, apesar de uma melhora na sobrevida, a morbidade em longo prazo permanece alta. Embora uma maior atenção tenha sido dada aos resultados do neurodesenvolvimento para esses recém-nascidos, a morbidade do comprometimento renal tem sido negligenciada.

O desenvolvimento do néfron ocorre até 34 a 36 semanas de gestação e pode ser prejudicado em caso de parto prematuro e/ou estresse perinatal, como a restrição de crescimento intrauterino (RCIU) e a corioamnionite. Essas restrições ao desenvolvimento renal estão associadas ao surgimento de hipertensão, proteinúria, glomeruloesclerose segmentar e focal (GESF) e DRC na infância e vida adulta.[9]

O baixo peso ao nascer (BPN) está associado a um risco aumentado de 70%, e a prematuridade (< 28 semanas de gestação) associa-se a um aumento de três vezes do risco de DRC. Portanto, o aumento da sobrevida dessas crianças pode ocasionar complicações de longo prazo e aumento da demanda por cuidados de saúde.[10]

Importância da idade gestacional na nefrogênese

Existem duas hipóteses para explicar a redução do número de néfrons e seu impacto na função renal. A primeira é creditada a David Barker, que observou que muitas doenças diagnosticadas na vida adulta parecem ter suas origens na vida fetal.[11] Essa conclusão, extraída inicialmente de associações epidemiológicas entre o BPN e hipertensão em adultos, é comumente chamada de hipótese "origens desenvolvimentistas da saúde e da doença (DOHaD)". Existem evidências desta "programação" também para RNPT que desenvolvem doença arterial coronariana, hipertensão e obesidade mais tarde na vida.

Brenner estendeu esse princípio para o desenvolvimento renal, sugerindo que os estressores fetais resultam na redução do número de néfrons no nascimento, predispondo os indivíduos à DRC. O número de néfrons humanos é altamente variável, entre 210 mil e 2,7 milhões. Essa variabilidade é considerada uma contribuição à suscetibilidade de um indivíduo à doença renal. Os néfrons não se regeneram; portanto, os néfrons presentes em neonatos no momento do nascimento devem durar por toda a vida do indivíduo. Até em adultos saudáveis, o número de néfrons funcionais diminui com o tempo, propiciando um declínio dependente da idade na taxa de filtração glomerular (TFG). A teoria de Brenner, também conhecida como "subdosagem de néfrons", postula que, ao longo do tempo, néfrons individuais aumentam sua área de superfície disponível para compensar a diminuição do número de néfrons, uma resposta adaptativa que se torna inadequada. A área de superfície glomerular aumenta, levando à hipertensão sistêmica e retenção de sódio, interrompendo os mecanismos de autorregulação renal e piorando a proteinúria e a hipertensão. Isso, por sua vez, ocasiona a esclerose do néfron, resultando em um declínio adicional no número de néfrons e uma queda mais rápida do néfron em um processo deletério e aditivo.[12]

A prematuridade leva a uma diminuição da massa do néfron. A nefrogênese se inicia na 6ª semana de gestação e continua até a 36ª semana, com quase 60% do desenvolvimento do néfron ocorrendo durante o 3º trimestre da gravidez.[13] Embora a nefrogênese possa continuar em recém-nascidos prematuros por até 40 dias após o nascimento, esses néfrons são anormais e envelhecem em uma taxa acelerada. No entanto, apesar desse desenvolvimento renal pós-natal, os recém-nascidos prematuros ainda ficam com um número reduzido de néfrons.

Os RNPT e com BPN, que iniciam a vida com um número incompleto de néfrons imaturos, podem ser expostos a uma variedade de estressores externos, com risco de comprometimento da maturação renal ou perda adicional de néfrons.

A LRA, em particular, pode ser um fator de risco adicional significativo para o desenvolvimento de DRC. Como já exposto, de acordo com a hipótese de Brenner, os pacientes com diminuição do número de néfrons desenvolvem hiperfiltração que resulta em retenção de sódio, hipertensão, perda de néfrons e DRC em decorrência da glomeruloesclerose segmentar focal secundária.

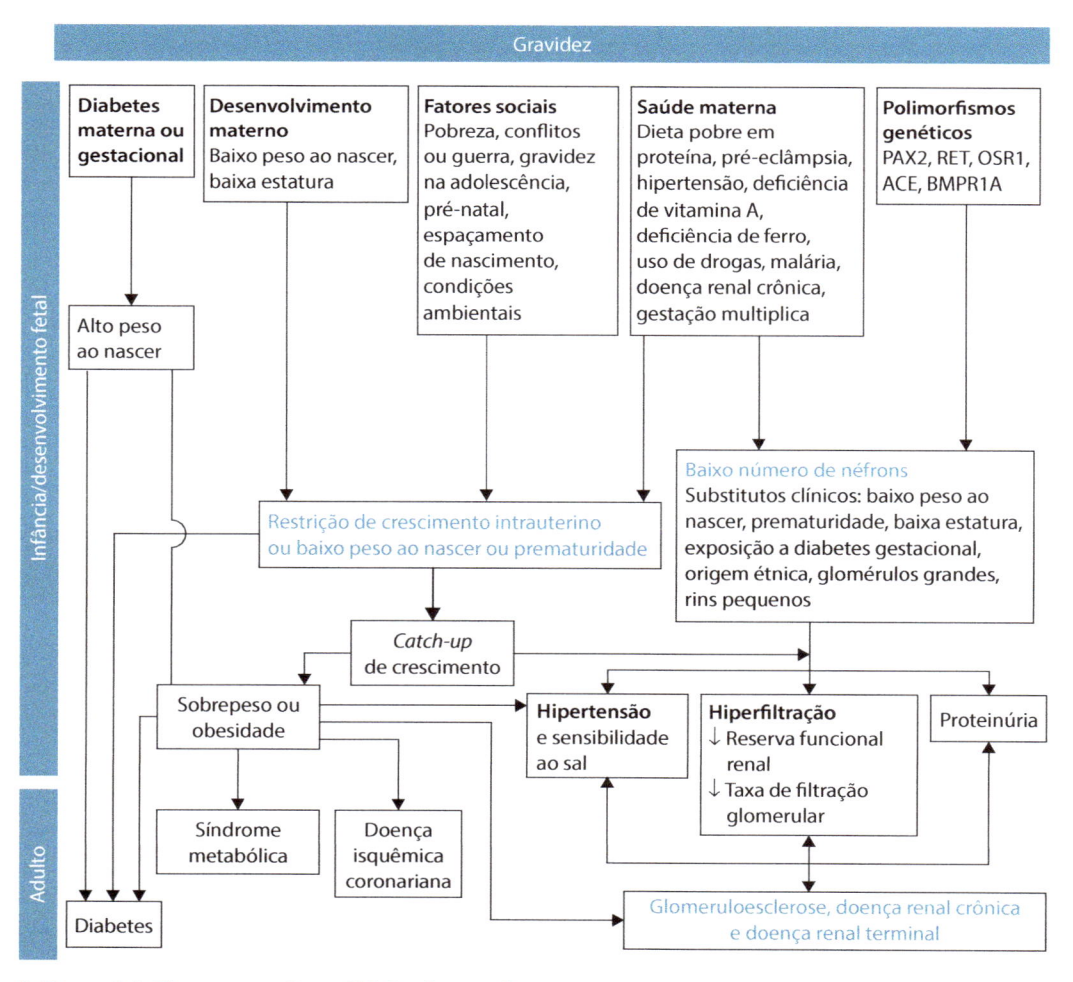

▶ **Figura 9.1. Fluxograma dos múltiplos fatores de risco para lesão renal.**

Fonte: Adaptada de Luyckx VA, Bertram JF, Brenner BM, *et al.*, 2013.

Prematuridade como fator de risco para doença renal crônica

Estudos originais de Barker como parte da hipótese de DOHaD foram incapazes de distinguir entre prematuridade e restrição de crescimento intrauterino (RCIU) como causa do BPN. Examinar o impacto da prematuridade, por si só, é um desafio, pois muitos RNPT também sofreram RCIU, além de várias complicações clínicas (ventilação mecânica, sepse) e exposição a medicamentos nefrotóxicos.[14] Apesar desses fatores de confusão, estudos demonstraram repetidamente fortes associações entre menor número de glomérulos e um maior risco de proteinúria, hipertensão, sensibilidade ao sal da pressão arterial e progressão da DRC.

O marcador mais bem estudado para ambiente intrauterino adverso é o BPN. Uma metanálise incluindo mais de 2 milhões de indivíduos de 31 estudos evidenciou que o BPN estava associado com um aumento de 80% nas chances de albuminúria, 80% nas chances de baixa taxa de filtração glomerular sustentada e probabilidade aumentada de 60% de doença renal em estágio final mais tarde na vida, quando comparados com RN com peso ao nascer maior que 2.500 g.[15]

Os dados do estudo de doença renal crônica em crianças (CKiD) demonstraram que, entre 489 crianças, 17% tinham BPN (< 2.500 g), 13% eram prematuras, 15% eram pequenas para a idade gestacional e 41% tinham sido internadas em unidade de terapia intensiva neonatal (UTIN).[16] Embora as alterações na função renal na adolescência sejam frequentemente sutis, essas anormalidades podem progredir para disfunção renal evidente, ou deixar estas crianças suscetíveis a uma injúria renal adicional.

Além disso, diversas séries de casos relataram que crianças nascidas prematuramente eram mais propensas a ter rins menores, pressão arterial mais elevada e microalbuminúria (um indicador precoce de DRC) do que crianças nascidas a termo.[10]

Lesão renal aguda como fator adicional para doença renal crônica

RNPT apresentam alto risco de nLRA, que pode intensificar a diminuição no número de néfrons e potencializar a progressão para DRC. Esse aumento na nLRA decorre de muitos fatores, como imaturidade da vasorregulação glomerular, baixa taxa de filtração glomerular (TFG) durante as primeiras semanas de vida, imaturidade tubular, exposição a nefrotoxinas e um risco aumentado de trombose vascular renal.

A nLRA é comum em populações neonatais criticamente enfermas, com risco aumentado em RN com asfixia perinatal, doença cardíaca congênita, sepse, além da prematuridade em si.

Modelos animais de LRA mostraram redução na densidade vascular e oxigenação celular, bem como ativação sustentada de fibroblastos e fibrose progressiva, mesmo após a recuperação da função renal. Desta forma, há a hipótese de que os insultos hipóxicos, hiperóxicos, isquêmicos, sépticos e nefrotóxicos agudos que ocorrem entre o nascimento e o término da glomerulogênese são um segundo golpe para os rins prematuros e podem alterar o desenvolvimento renal e/ou a massa do néfron.

Um estudo de acompanhamento de longo prazo avaliou a função renal em 34 RNPT com e sem nLRA na idade de 3 a 7 anos, e demonstrou que RN com nLRA tinham uma probabilidade maior de disfunção renal (65% *versus* 15%) com base na TFG, excreção urinária elevada de proteínas ou hipertensão sistêmica.[5]

Hipertensão arterial sistêmica e pressão arterial elevada (pré-hipertensão)

Valores elevados de pressão arterial foram observados em adultos e adolescentes nascidos prematuramente, em comparação com aqueles nascidos a termo.[17]

O baixo peso ao nascer e a prematuridade, independentemente do peso ao nascer, podem contribuir para o desenvolvimento de hipertensão primária (anteriormente "essencial") na idade adulta. Uma das principais hipóteses para explicar este fenômeno é que a diminuição do número de néfrons resulta em hipertrofia compensatória nos néfrons presentes; a hipertensão intraglomerular associada pode então resultar, ao longo de anos, em esclerose glomerular e desenvolvimento de hipertensão semelhante à observada com a perda de néfrons na doença renal crônica.

É possível que a superalimentação durante as primeiras semanas após o nascimento programe o RN para obesidade posterior, resistência à insulina e disfunção endotelial, que, por sua vez, podem resultar em diabetes, hipertensão e doença coronariana. As observações sobre os efeitos benéficos da amamentação na pressão arterial subsequente dão mais suporte a essa hipótese, uma vez que o leite materno geralmente resulta em um crescimento inicial mais lento em razão de seu conteúdo calórico mais baixo e do seu menor volume inicial.[18]

Crianças e adultos que nasceram prematuros precisam ter acompanhamento de longo prazo e ações preventivas precoces para preservação da função renal (Figura 9.2).

A anamnese para pacientes de todas as idades deve incluir antecedentes neonatais no sentido de auxiliar na introdução de ações preventivas nos RNPT. Essas intervenções devem incluir orientações para o paciente sobre como evitar exposições a drogas potencialmente nefrotóxicas (p. ex., anti-inflamatórios não esteroidais) e controle de outros fatores de risco para progressão da doença renal a exemplo de hipertensão arterial sistêmica, obesidade, dislipidemia, anemia e tabagismo. Como a hipertensão é um forte fator de risco para o desenvolvimento de DRC, sugere-se, a realização, sempre que possível, da monitorização ambulatorial da pressão arterial (MAPA) no acompanhamento das crianças com fatores de risco. Monitoramento periódico da função renal com exames de creatinina sérica, urinálise, relação proteína-creatinina urinária e ultrassonografia de rins e vias urinárias é recomendado com base no risco individualizado, que inclui grau de prematuridade, história de lesão renal aguda e anormalidades estruturais em ultrassonografia renal (Figura 9.2).

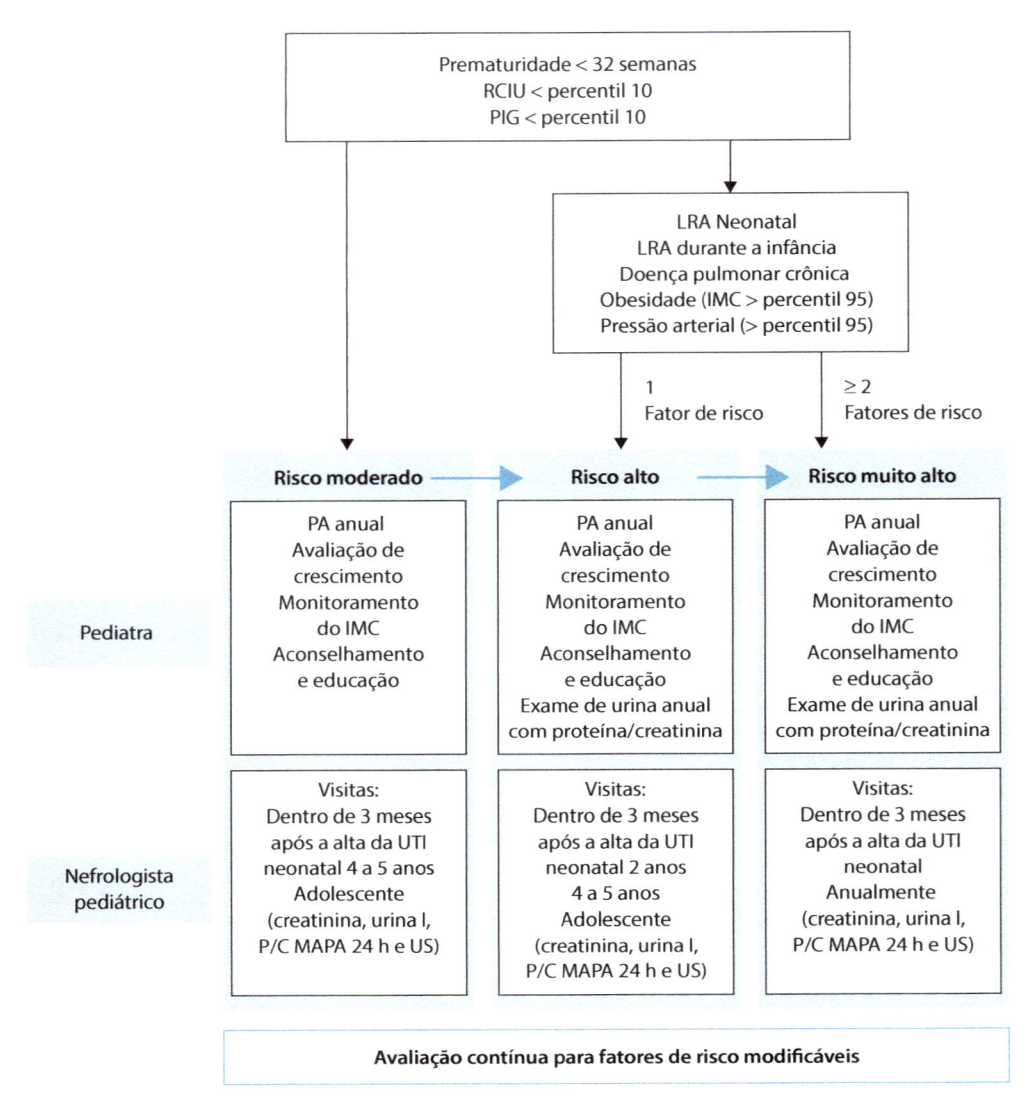

▶ **Figura 9.2. Prematuros precisam ter acompanhamento de longo prazo e ações preventivas precoces para preservação da função renal.**

LRA: lesão renal aguda; IMC: índice de massa corporal; MAPA: Monitorização Ambulatorial da Pressão Arterial; PA: pressão arterial; PIG: pequeno para a idade gestacional; RCIU: restrição de crescimento intrauterino; US: ultrassonografia; UTIN: unidade de terapia intensiva neonatal.

Fonte: Adaptada de Starr MC, Hingorani SR, 2018.

▸ Conclusão

Crianças nascidas prematuras e com baixo peso ao nascer (em decorrência da prematuridade e/ou da restrição de crescimento intrauterino) apresentam risco aumentado de disfunção renal na idade adulta. É essencial compreender melhor os moduladores da massa do néfron em RNPT, bem como os efeitos do ambiente extrauterino. Além disso, é importante aumentar a conscientização sobre RN em risco assim como a avaliação e detecção precoce da disfunção renal, permitindo intervenções para retardar a progressão para DRC.

▸ Referências bibliográficas

1. Gorga SM, Murphy HJ, Selewsky DT. An update on neonatal and pediatric acute kidney injury. Current Pediatrics Reports. (2018) 6: 278-90. https://doi.org/10.1007/s40124-018-0184-5.
2. Jetton JG, Boohaker LJ, Sethi SK, Wazir S, Rohatgi S, Soranno DE, et al. Incidence and outcomes of neonatal acute kidney injury (AWAKEN): a multicentre, multinational, observational cohort study. Lancet Child Adolesc Health. 2017;1(3):184-94.
3. Kidney Disease: Improving Global Outcomes (KDIGO) kidney injury work group. KDIGO clinical practice guideline for acute kidney injury. Kidney inter. 2012(2):1-138.
4. Hansen AR, Eichenwald EC, Stark AR, Martin CR. Renal conditions. In: Clohert and Stark's manual of neonatal care. 8 ed. New Delhi: Wolter Kluver Health, 2016; p.367-400.
5. Harer MW, Pope CF, Conaway MR, Charlton JR. Follow-up of acute kidney injury in neonates during childhood years (FANCY): a prospective cohort study. Pediatr Nephrol. 2017;32(6):1067-76.
6. Askenazi DJ, Feig DI, Graham NM, Hui-Stickle S, Goldstein SL. 3-5 year longitudinal follow-up of pediatric patients after acute renal failure. Kidney International, Issue 1, 2006;69:184-9.
7. Flynn JT, Kaelber DC, Baker-Smith CM, Blowey D, Carroll AE, Daniels SR, et al. Guideline for screening and management of high blood pressure in children and adolescents. 2017. Pediatrics. 2018;142(3).
8. Flynn JT. The hypertensive neonate. Semin Fetal Neonatal Med. Issue 5. 2020;25.
9. Kaddourah A, Basu RK, Bagshaw SM, Goldstein SL. Epidemiology of acute kidney injury in critically ill children and young adults. N Engl J Med. 2017;376(1):11-20.
10. Crump C, Sundquist J, Winkleby M A, Sundquist K. Preterm birth and risk of chronic kidney disease from childhood into mid-adulthood: national cohort study. BMJ. 2019;365:l1346.
11. Barker DJ, Osmond C, Golding J, et al. Growth in utero, blood pressure in childhood and adult life, and mortality from cardiovascular disease. BMJ. 1989;298(6673):564-7.
12. Luyckx VA, Bertram JF, Brenner BM, et al. Effect of fetal and child health on kidney development and long-term risk of hypertension and kidney disease. Lancet. 2013;382(9888):273-83.
13. Sutherland MR, Gubhaju L, Moore L, et al. Accelerated maturation and abnormal morphology in the preterm neonatal kidney. J Am Soc Nephrol. 2011;22(7):1365-74.
14. Starr MC, Hingorani SR. Prematurity and future kidney health: the growing risk of chronic kidney disease. Curr Opin Pediatr. 2018;30(2):228-35.
15. White SL, Perkovic V, Cass A, et al. Is low birth weight an antecedent of CKD in later life? A Systematic Review of Observational Studies. Am J Kidney Dis. 2009;54(2):248-61.
16. Greenbaum LA, Munoz A, Schneider MF, et al. The Association between Abnormal Birth History and Growth in Children with CKD. Clin J AM Soc Nephrol. 2011;6(1):14-21.
17. Vohr BR, Heyne R, Bann C, et al. High blood pressure at early school age among extreme preterms. Pediatrics. 2018;142(2):e20180269. doi:10.1542/peds.2018-0269.
18. Ben-Shlomo Y, McCarthy A, Hughes R, Tilling K, Davies D, Smith GD. Immediate postnatal growth is associated with blood pressure in young adulthood: the Barry Caerphilly Growth Study. Hypertension. 2008;52(4):638-44.

Oftalmológicas

Vinicius Campos Bergamo
Nilva Simeren Bueno de Moraes

A retinopatia da prematuridade (ROP), descrita inicialmente em 1942 como fibroplasia retrolental,[1] é uma doença complexa do desenvolvimento da retina que pode, potencialmente, resultar em cegueira e afeta somente crianças prematuras.

Formas leves da doença podem se resolver espontaneamente com poucas (ou nenhuma) sequela, mas formas graves da doença podem causar baixa de visão, descolamento de retina e até cegueira.[2]

▸ Epidemiologia

É estimado, no mundo, que mais de 20 mil crianças fiquem cegas e outras 12 mil tenham acometimento visual leve ou moderado por ano consequentemente à ROP.[3] A maior prevalência de cegueira ou de déficit visual grave acontece nos países asiáticos, seguidos da América Latina e do norte da África.[3]

Em razão dos avanços na medicina moderna, em especial nos cuidados intensivos neonatais e aumento da taxa de sobrevivência de prematuros extremos, a ROP apresentou aumento de incidência em alguns países nos últimos anos.[4]

▸ Fisiopatologia

O desenvolvimento vascular normal da retina se dá de maneira centrífuga a partir do nervo óptico, completando-se com aproximadamente 40 semanas de gestação, sendo a porção temporal da retina a última a se vascularizar.[5]

Acredita-se que o estímulo para o desenvolvimento normal dos vasos retinianos advém de diversos fatores, entre eles, em particular, uma condição de "hipóxia relativa".[6]

A interrupção prematura da gestação causa um aumento abrupto e inadvertido da concentração de oxigênio nos tecidos retinianos, o que promove vasoconstrição e *downregulation* dos níveis de VEGF (fator de crescimento endotelial vascular) localmente, o que pode acarretar o desenvolvimento vascular anormal. Entretanto, a maturação dos elementos neuronais retinianos continua, a despeito da tensão de oxigênio dos vasos da retina (fase hiperóxica, ou fase 1).[6]

Em virtude desse desenvolvimento desconexo, o prematuro apresentará, num segundo momento, áreas de retina metabolicamente ativas com graus variados de não vascularização. A retina não vascularizada é responsável por produzir estímulo maciço para aumento, desta vez patológico, de VEGF e posterior neovascularização (fase neovascular, ou fase 2).[6]

A retinopatia da prematuridade se instala, portanto, em duas fases.[7]

A proliferação fibrovascular anômala pode sangrar ou, ao regredir, causar tração, o que ocasiona os diferentes quadros apresentados nesta fase da doença. A tração pode culminar em *dragging* macular, formação de prega (comumente denominada "prega falciforme") e descolamento retiniano.[8]

◗ Triagem para retinopatia da prematuridade

A doença se inicia geralmente entre as 31ª e 34ª semanas de idade gestacional, com maior gravidade entre as 35ª e 38ª semanas.[9]

O exame fundoscópico com oftalmoscópio binocular indireto, sob midríase farmacológica e realizado por um profissional com experiência em ROP é o exame padrão-ouro para diagnosticar e acompanhar a doença. Com o avanço da telemedicina e da teleoftalmologia, essa tecnologia pode suplantar, parcial ou completamente, a necessidade do exame por um especialista, por meio da captação de imagem digital de campo amplo.[10,11]

O Conselho Brasileiro de Oftalmologia preconiza a realização de, no mínimo, dois exames sob midríase farmacológica em todas as crianças nascidas com menos de 1.500 g ou com idade gestacional menor ou igual a 32 semanas, além daquelas com peso entre 1.500 g e 2.000 g com curso clínico instável.

O momento ideal para o exame é entre 4 e 6 semanas de vida pós-natal, ou entre as 31ª e 33ª semanas pós-concepcionais, o que ocorrer mais tarde. Antes desse prazo, as pupilas dilatam pouco e a túnica vascular cristaliniana causa turvação, o que pode dificultar o exame. Após o primeiro exame, novas avaliações deverão ser realizadas a cada 1 ou 2 semanas, de acordo com a gravidade do quadro, até que se complete a vascularização da retina.[12]

◗ Classificação e quadro clínico

A classificação da ROP leva em consideração três características fundamentais: (1) o estágio evolutivo; (2) sua localização; e (3) a presença ou não de doença *plus*. Determinada pelo Comitê para a Classificação da Retinopatia da Prematuridade, a classificação possibilita a análise da história natural da doença, a indicação de tratamento e seu acompanhamento.[13]

A doença se divide em cinco estágios evolutivos, sendo que mais de um estágio pode estar presente em diferentes áreas do olho examinado. Portanto, a doença é classificada de acordo com o estágio mais avançado observado ao exame.

Estágio 1: Presença de linha de demarcação

Presença de linha demarcatória branca-acinzentada, fina e plana, que delimita o limite entra a retina anterior isquêmica e a retina posterior vascularizada (Figura 10.1).

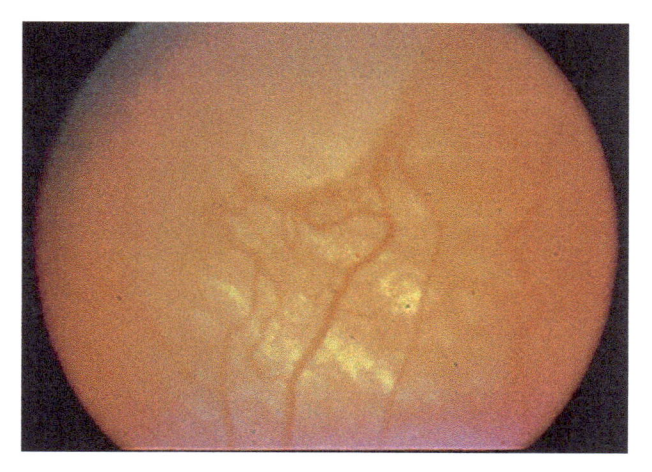

▶ **Figura 10.1. ROP estágio 1.**
Fonte: Acervo da autoria.

Estágio 2: Linha de demarcação espessada

O espessamento da linha demarcatória é o marco do estágio 2 (Figura 10.2). Forma-se uma crista no local da linha de demarcação que pode ser branca-acinzentada ou rosa. Pequenos tufos neovasculares isolados podem estar presentes na superfície da retina posteriores à crista (usualmente chamados de lesão *popcorn* em razão de seu aspecto).

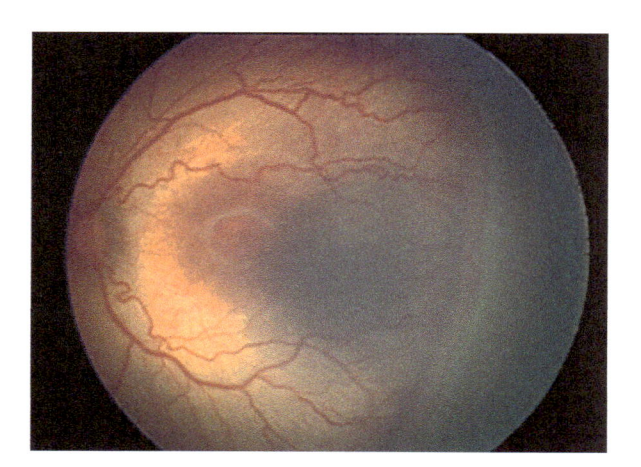

▶ **Figura 10.2. ROP estágio 2.**
Fonte: Acervo da autoria.

Estágio 3: Proliferação fibrovascular extrarretiniana

Existe proliferação fibrovascular que se estende da crista para o vítreo com diferentes extensões em área, pode haver tração, mas sem descolamento retiniano. A Figura 10.3 (setas brancas) mostra áreas de neovascularização.

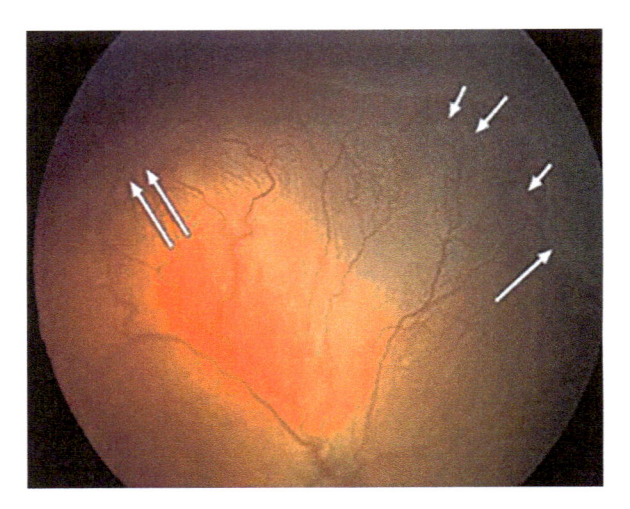

▶ **Figura 10.3. ROP estágio 3.**
Fonte: Acervo da autoria.

Estágio 4: Descolamento de retina parcial

A contração do tecido fibrovascular causa tração e descolamento tracional da retina, que pode preservar a região macular (4A) ou pode acometê-la (4B) (Figuras 10.4A e 10.4B).

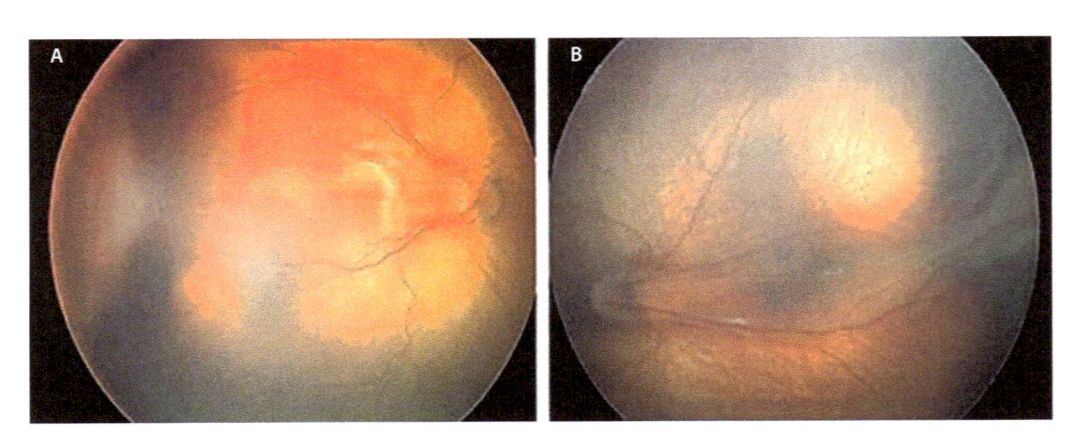

▶ **Figura 10.4. (A) ROP tipo 4A. (B) ROP tipo 4B.**
Fonte: Acervo da autoria.

Estágio 5: Descolamento de retina total

Os descolamentos totais de retina são geralmente tracionais, mas também podem apresentar aspecto exsudativo (Figura 10.5).

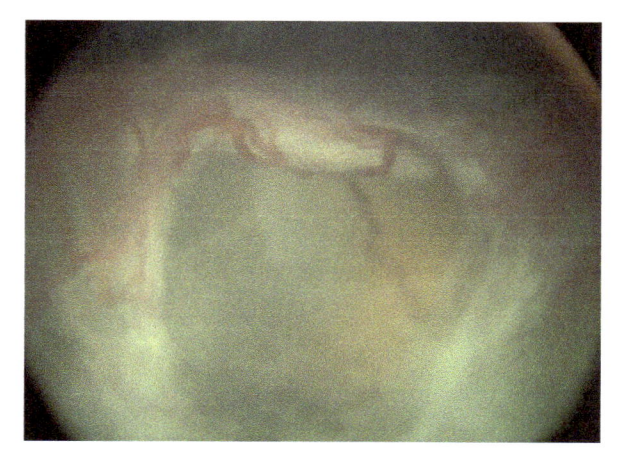

❱ **Figura 10.5. ROP tipo 5.**

Fonte: Acervo da autoria.

Doença *plus*

A identificação da doença *plus* é extremamente importante, pois sugere intensa atividade da doença e é caracterizada por ingurgitamento venoso e aumento de tortuosidade arteriolar peripapilar (em pelo menos dois quadrantes), como se pode evidenciar na Figura 10.3. Também são sinais de doença *plus* ingurgitamento vascular, dilatação pobre e *haze* vítreo.

❱ Localização da doença

A classificação da ROP se dá em zonas definidas por círculos concêntricos ao disco óptico.[4]

Zona 1: área compreendida em um círculo concêntrico ao disco óptico cujo raio é igual a duas vezes a distância entre o disco óptico e a fóvea;

Zona 2: área delimitada por outra circunferência, concêntrica à zona 1, cujo raio é igual à distância entre o nervo óptico e a ora serrata nasal;

Zona 3: inclui o restante da retina, externamente à zona 2.

ROP posterior

Uma forma incomum, extremamente grave e de pior prognóstico da doença é denominada "ROP posterior" (antigamente denominada "ROP posterior agressiva"). Este tipo específico da doença é caracterizado por rápida progressão e é observado, majoritariamente, em zona 1. Ocorre um aumento desproporcional da dilatação e da tortuosidade vascular nos quatro quadrantes que, em geral, dificulta a diferenciação entre artérias e veias.

A doença também não costuma seguir os estágios clássicos (1 a 3) de evolução da ROP, com presença de neovasos mesmo antes do surgimento do estágio 2, o que pode facilmente passar despercebido por um examinador inexperiente.

▶ Tratamento

A ROP sofre regressão espontânea em até 85% dos casos. Mas, quando há necessidade de tratamento, é crucial que o tratamento seja realizado no momento adequado.

Caso o tratamento seja realizado antes de existir tração, um bom resultado anatômico e visual pode ser possível. Porém, caso haja descolamento retiniano, mesmo que periférico, os resultados visuais são geralmente pobres.

O tratamento é direcionado para destruição do tecido retiniano isquêmico por meio da realização de *laser* (transpupilar) nas áreas anteriores e isquêmicas retinianas (Figuras 10.4A e 10.4B). Há também a possibilidade de realização de crioterapia, mas, em virtude da praticidade, menos dor e portabilidade do *laser*, esta última modalidade encontra-se em desuso.

Análises de longo prazo mostram desfecho anatômico desfavorável em 48% dos pacientes não tratados *versus* 27% dos pacientes tratados e acuidade visual pior que 20/200 em 62% dos não tratados comparado a 44% do grupo tratado.[14]

Os critérios de indicação de laserterapia foram determinados pelo *The Early Treatment for Retinopathy of Prematurity Cooperative Group* (ETROP), em 2004,[14] sendo indicado tratamento imediato com *laser* caso o prematuro se enquadre no grupo "ROP tipo 1" (Tabela 10.1).

▶ Tabela 10.1 Indicações de tratamento na ROP

ROP tipo 1	ROP tipo 2
Zona 1, qualquer estágio, com *plus*	Zona 1, estágios 1 ou 2, sem *plus*
Zona 1, estágio 3 sem *plus*	Zona 2, estágio 3, sem *plus*
Zona 2, estágio 2 ou 3 com *plus*	

Fonte: Adaptada de Repka MX, Tung B, Good W V, Capone A, Shapiro MJ. 2011.

No estudo ETROP, 25% dos prematuros com "ROP tipo 2" progrediram para "ROP tipo 1" em 1 semana. Portanto, prematuros classificados como "ROP tipo 2" devem ser acompanhados semanalmente pelo risco de progressão e de necessidade de tratamento.

Uma vez identificada necessidade de tratamento, ele deve ser prontamente realizado (idealmente dentro de 24 a 48 horas) e antes que a tração vitreorretiniana comece a se desenvolver.

Injeção intravítrea de antiangiogênicos (anti-VEGF)

Em decorrência da fisiopatologia da doença e da facilidade de tratamento, a injeção intravítrea de anti-VEGF tem ganhado espaço como opção terapêutica para a ROP. Entretanto, o anti-VEGF é muito mais problemático em prematuros do que em adultos em razão de seu papel-chave no desenvolvimento normal de muitos órgãos, como rins, cérebro e pulmões.

Apesar de os riscos de efeitos colaterais oculares e sistêmicos de longo prazo ainda não serem completamente compreendidos, estudos recentes mostraram eficácia estatística no tratamento de ROP com anti-VEGF apenas para aqueles pacientes com a doença tipo 1 e em zona 1. Quando comparada ao *laser*, a injeção de anti-VEGF (em pacientes com doença em zona 1) teve menor chance de retratamento na 54ª semana pós-concepcional (4% *versus* 22%).[15]

Em decorrência desse desfecho em pacientes com doença em zona 1, existe uma tendência em se tratar pacientes nesse estágio com aplicação intravítrea de medicação anti-VEGF em dose única, enquanto pacientes com a doença nas outras zonas são submetidos ao tratamento convencional a *laser* ou crioterapia.

Uma vez ocorrido descolamento retiniano tracional que afete ou ameace a mácula, a vitrectomia deve ser realizada. Com desfechos anatômico e visual pobres, todo esforço deve ser feito na prevenção do descolamento (relatos variam de 15% a 50% de sucesso em sua resolução). Caso não afete a região macular (ROP 4A), é possível o acompanhamento semanal expectante, com regressão espontânea em alguns casos.

▸ Repercussões oculares

Pacientes com história de prematuridade, mesmo sem o desenvolvimento da ROP, podem apresentar distúrbios oculares, que podem deixar sequelas permanentes.[4]

O estudo CRYO-ROP demonstrou que 87% das crianças prematuras desenvolveram miopia, sendo 20% já no 1º ano de vida.[16] Uma vez que se constate doença da retina periférica, poderá haver também redução do campo visual da criança, sendo este reduzido ainda mais em casos de tratamento com *laser*.[17]

Estudos recentes demonstram uma diferença no desenvolvimento da miopia, quando comparadas crianças tratadas com anti-VEGF e laserterapia, e o último grupo apresenta maiores componentes miópicos.[18] Entretanto, a prematuridade por si já apresenta fatores de risco para distúrbios refracionais, não se podendo atribuir estes distúrbios somente ao tipo de tratamento o desfecho final.

O estrabismo pode estar presente na população prematura, mesmo naqueles pacientes sem história de ROP, com porcentagem variando de 3% a 57%, segundo a literatura.[19] Os maiores fatores de risco são malformações cerebrais, ou graves insultos perinatais, como hemorragias peri ou intraventriculares. A presença da ROP vem como um fator de risco adicional para o desenvolvimento do estrabismo, promovendo erros refracionais, distúrbios retinianos, o que pode causar ambliopia e defeitos da visão binocular.[2] O estudo CRYO-ROP evidenciou a presença de 14,7% de estrabismo já no 1º ano de vida em crianças com ROP.[17]

Outras repercussões menos frequentes também podem ser pontuadas, como descolamento de retina tardio, *dragging* macular, hemorragia vítrea e glaucoma de ângulo fechado.

▸ Considerações finais

Graças aos avanços nos cuidados neonatais, cada vez mais prematuros extremos sobrevivem e é esperado um aumento da incidência de ROP. Monitorização estrita da saturação de oxigênio já é rotina nas UTIN, com o que se propiciou que se evitem tanto a oferta desnecessária de oxigênio como sua oscilação. Níveis ideais de saturação de oxigênio para o desenvolvimento vascular retiniano são baixos demais e aumentam a mortalidade neonatal.

Atualmente, as únicas modalidades terapêuticas se restringem àqueles pacientes em fase 2 da doença (fase neovascular), sem nenhuma opção durante a fase 1 (fase hiperóxica). Logo, a triagem oftalmológica dos prematuros deve ser rigorosa para início do tratamento em momento oportuno, antes que haja tração e descolamento retiniano.

Novas opções terapêuticas estão atualmente em desenvolvimento e incluem o uso de propranolol, eritropoetina, cafeína e anti-inflamatórios, como tentativa de ação durante a fase hiperóxica da doença.

Muito tem se discutido o promissor uso de anti-VEGF e suas vantagens na ROP. Pouco se sabe a respeito de efeitos colaterais sistêmicos de longo prazo e ainda há discussão a respeito de dose e da medicação a serem utilizadas. Pesquisas são necessárias para questões ainda sem resposta, que incluem: retratamento com anti-VEGF; a indicação de *laser* pós-tratamento com anti-VEGF em áreas isquêmicas remanescentes; e a possível associação de *laser* e anti-VEGF.

De qualquer forma, existe uma clara necessidade em capacitar mais profissionais para a triagem e o tratamento da ROP e possibilitar o melhor cuidado neonatal assim que possível. Para isso, a telemedicina pode ser ferramenta extremamente valiosa.

Em razão do prognóstico reservado nos casos que evoluem com descolamento retiniano, esforços devem ser feitos na prevenção e no tratamento precoce dos prematuros. Os tratamentos cirúrgicos têm resultados pobres e devem ser considerados em casos de doença bilateral. Casos unilaterais devem ser individualizados.

▶ Referências bibliográficas

1. Terry TL. Fibroblastic overgrowth of persistent tunica vasculosa lentis in infants born prematurely. Am J Ophthalmol. 1942;25(12):1409-1423. doi:10.1016/s0002-9394(42)91858-0.

2. Sylvester CL. Retinopathy of prematurity. Semin Ophthalmol. 2008;23(5-6):318-323. doi:10.1080/08820530802506045.

3. Blencowe H, Lawn JE, Vazquez T, Fielder A, Gilbert C. Preterm-associated visual impairment and estimates of retinopathy of prematurity at regional and global levels for 2010. Pediatr Res. 2013;74(1):35-49. doi:10.1038/pr.2013.205.

4. Chiang MF, Quinn GE, Fielder AR, et al. International classification of retinopathy of prematurity. 3. ed. Ophthalmology. 2021;1-18. doi:10.1016/j.ophtha.2021.05.031.

5. Zin A, Florencio T, Filho JBF, et al. Proposta de diretrizes brasileiras do exame e tratamento de retinopatia da prematuridade (ROP). Arq Bras Oftalmol. 2007;70(5):875-883. doi:10.1590/S0004-27492007000500028.

6. Chan-Ling T, Gock B, Stone J. The effect of oxygen on vasoformative cell division: evidence that "physiological hypoxia" is the stimulus for normal retinal vasculogenesis. Investig Ophthalmol Vis Sci. 1995; 36(7):1201-1214.

7. Smith LEH. Through the eyes of a child: Understanding retinopathy through ROP – the friedenwald lecture. Investig Ophthalmol Vis Sci. 2008;49(12):5177-5182. doi:10.1167/iovs.08-2584.

8. Group C. 15-Year Outcomes following threshold retinopathy of prematurity. Arch Ophthalmol. 2005;123(3):311. doi:10.1001/archopht.123.3.311.

9. Reynolds JD, Dobson V, Quinn GE, McNamara JA. Evidence-based screening criteria for retinopathy of prematurity. Evidence-Based Eye Care. 2003;4(2):80-81. doi:10.1097/00132578-200304000-00010.

10. Brady CJ, D'amico S, Campbell JP. Telemedicine for retinopathy of prematurity. Telemed e-Health. 2020;26(4):556-564. doi:10.1089/tmj.2020.0010.

11. Reid JE, Eaton E. Artificial intelligence for pediatric ophthalmology. Curr Opin Ophthalmol. 2019;30(5):337-346. doi: 10.1097/ICU.0000000000000593.

12. Fierson WM. Screening examination of premature infants for retinopathy of prematurity. Pediatrics. 2018;142(6). doi:10.1542/peds.2018-3061.

13. Quinn GE. The international classification of retinopathy of prematurity revisited: an international committee for the classification of retinopathy of prematurity. Arch Ophthalmol. 2005;123(7):991-999. doi:10.1001/archopht.123.7.991.

14. Repka MX, Tung B, Good W V., Capone A, Shapiro MJ. Outcome of eyes developing retinal detachment during the early treatment for retinopathy of prematurity study. Arch Ophthalmol. 2011;129(9):1175-1179. doi:10.1001/archophthalmol.2011.229.

15. Stahl A, Lepore D, Fielder A, et al. Ranibizumab versus laser therapy for the treatment of very low birth-weight infants with retinopathy of prematurity (RAINBOW): an open-label randomised controlled trial. Lancet. 2019;394(10208):1551-1559. doi:10.1016/S0140-6736(19)31344-3.

16. Quinn GE, Dobson V, Repka MX, et al. Development of myopia in infants with birth weights less than 1251 Grams. Ophthalmology. 1992;99(3):329-340. doi:10.1016/S0161-6420(92)31968-2.

17. Quinn GE. Effect of retinal ablative therapy for threshold retinopathy of prematurity: results of Goldmann perimetry at the age of 10 years. Arch Ophthalmol. 2001;119(8):1120-1125. doi:10.1001/archopht.119.8.1120.

18. Tan QQ, Christiansen SP, Wang J. Development of refractive error in children treated for retinopathy of prematurity with anti-vascular endothelial growth factor (anti-VEGF) agents: a meta-analysis and systematic review. PLoS One. 2019;14(12):1-18. doi:10.1371/journal.pone.0225643.

19. Gursoy H, Basmak H, Bilgin B, Erol N, Colak E. The effects of mild-to-severe retinopathy of prematurity on the development of refractive errors and strabismus. Strabismus. 2014;22(2):68-73. doi:10.3109/09273972.2014.904899.

Capítulo 11

Repercussões Otorrinolaringológicas

Reginaldo R. Fujita
Vitor Guo Chen

A prematuridade tem grande impacto nas afecções otorrinolaringológicas. Neste presente capítulo, daremos enfoque às principais alterações encontradas no ouvido, no nariz e na garganta de crianças prematuras.

▸ Deficiência auditiva

A prevalência da deficiência auditiva varia de 1 a 6 neonatos para cada 1.000 nascidos vivos, e de 1 a 4 para cada 100 recém-nascidos provenientes de unidade de terapia intensiva neonatal (UTIN).[1,2] Considerando as crianças com indicadores de risco para a deficiência auditiva (IRDA), essa ocorrência pode aumentar em até 10 vezes.

São considerados neonatos ou lactentes com indicadores de risco para a deficiência auditiva (IRDA) aqueles que apresentarem os seguintes fatores em suas histórias clínicas:[1]

- Preocupação dos pais com o desenvolvimento da criança, da audição, fala ou linguagem.
- Antecedente familiar de surdez permanente, com início na infância, sendo, assim, considerado como risco de hereditariedade. Os casos de consanguinidade devem ser incluídos neste item.
- **Prematuridade**
- Permanência na UTIN por mais de 5 dias, ou a ocorrência de qualquer uma das seguintes condições, independentemente do tempo de permanência na UTI: circulação extracorpórea; ventilação assistida; exposição a drogas ototóxicas como antibióticos aminoglicosídeos e/ou diuréticos de alça; hiperbilirrubinemia; anóxia perinatal grave; Apgar neonatal de 0 a 4 no 1º minuto, ou de 0 a 6 no 5º minuto; peso ao nascer inferior a 1.500 g.
- Infecções congênitas (toxoplasmose, rubéola, citomegalovírus, herpes, sífilis, HIV).
- Anomalias craniofaciais envolvendo orelha e osso temporal.

- Síndromes genéticas que usualmente expressam deficiência auditiva (p. ex., síndromes de Waardenburg, Alport, Pendred).
- Distúrbios neurodegenerativos (ataxia de Friedreich, síndrome de Charcot-Marie-Tooth).
- Infecções bacterianas ou virais pós-natais como citomegalovírus, herpes, sarampo, varicela e meningite.
- Traumatismo craniano.
- Quimioterapia.

A realização da triagem auditiva neonatal universal (Tanu), conhecida também como "teste da orelhinha", tornou-se obrigatória para todos recém-nascidos brasileiros a partir da Lei Federal n. 12.303/2010,[3] que determina que todos os recém-nascidos devem realizar a triagem antes da alta hospitalar ou, no máximo, no seu 1º mês de vida.

Na maternidade, recomenda-se a realização dos procedimentos de **emissões otoacústicas evocadas (EOA)** em crianças **sem** IRDA e do **potencial evocado auditivo de tronco encefálico – automático (PEATE-A)** em crianças **com** indicadores de risco e, em especial, naquelas que permaneceram na UTIN por mais de 5 dias.

Caso a criança falhe na TANU antes da alta hospitalar, recomenda-se que ela faça um novo teste (denominado **reteste**) **após 15 dias** da alta hospitalar. Caso esta falha permaneça, deve-se realizar o encaminhamento para diagnóstico médico e audiológico com o objetivo de confirmar a existência ou não da perda auditiva.

Preconiza-se, portanto, a realização da Tanu no **1º mês de vida**; a confirmação da perda auditiva até o **3º mês de vida**; a intervenção clinicoterapêutica deve ter início no 3º mês de vida ou, **no máximo, no 6º mês**. O diagnóstico precoce propicia as melhores condições para tratamentos disponíveis pensando-se na plasticidade neuronal da criança.

◗ Deglutição e disfagia

A sucção, seja nutritiva (associada à deglutição), seja não nutritiva, é o aspecto mais primitivo do reflexo da deglutição. A ontogenia da deglutição tem início na vida intrauterina, por volta da 11ª semana de gestação, e o reflexo de sucção, entre as 18ª e 20ª semanas de gestação. O feto, próximo do parto, deglute aproximadamente 700 mL de líquido amniótico por dia.

A deglutição é um processo complexo, que envolve cinco pares de nervos cranianos e cerca de 26 músculos (orais, faciais e faríngeos). A coordenação motora grossa e fina, interações sociais, postura corporal e nível cognitivo também estão associados.

A sucção normal do recém-nascido envolve a movimentação anteroposterior da língua assim como uma vedação adequada dos lábios para criar uma pressão negativa na cavidade oral, facilitando, assim, a propulsão do líquido (leite materno). O reflexo de protrusão da língua permanece até cerca dos 4 a 6 meses de idade. Portanto, alimentação com colher não é preconizada antes dessa idade.

O processo da deglutição tem três fases: **oral; faríngea;** e **esofágica.** A duração das duas primeiras fases é muito rápida, cerca de 1,2 segundos. Na fase oral, a preparação do bolo alimentar é majoritariamente voluntária. A fase faríngea é voluntária e involuntária, e a fase esofágica é involuntária.

Recém-nascidos prematuros ainda apresentam uma imaturidade neurológica para controlar a sucção, a deglutição e a respiração. Uma porção considerável destes pré--termos não desenvolvem o reflexo da deglutição independente até alcançarem a idade equivalente ao recém-nascido a termo. Além da disfagia, podem estar associadas a aversão à oferta oral e a aspiração do conteúdo ofertado. Estas crianças são frequentemente diagnosticadas com hipertonia, hipotonia ou, posteriormente, **paralisia cerebral.**[4,5]

No bebê prematuro, comorbidades cardíacas ou respiratórias também podem prejudicar a capacidade de alimentação. Uma criança com doença pulmonar crônica pode ter um padrão normal de sucção, porém a fadiga a incapacita de manter a amamentação. A presença da cânula de traqueostomia no pescoço da criança também é um fator de piora da disfagia, pois dificulta mecanicamente a elevação da laringe durante a deglutição.

A anatomia gastrointestinal também está relacionada aos problemas de alimentação do bebê, pois este tem um volume gástrico reduzido e frequentemente apresenta a doença do refluxo gastroesofágico associada. O refluxo pode ocorrer com ou sem vômito em grande quantidade. A criança arqueia o tronco e afasta-se do peito ofertado, pois associa o volume ingerido com a sensação dolorosa, o que o faz começar a recusar a alimentação ou limitar o volume aceito.

O primeiro passo para o tratamento dos distúrbios da deglutição é, mediante um diagnóstico preciso, determinar o quadro clínico envolvido. Existem dois exames muito importantes para o diagnóstico da disfagia: o videodeglutograma; e a videoendoscopia da deglutição.

O videodeglutograma, considerado o padrão-ouro, faz uso de um contraste alimentar (bário) que deve ser deglutido, sendo o processo da deglutição visibilizado por meio de uma radiografia dinâmica. Nele é possível avaliar as fases oral, faríngea e esofágica da deglutição.

A videoendoscopia da deglutição é realizada com o aparelho flexível de nasofibrolaringoscopia, pelo qual é possível avaliar todas as estruturas anatômicas das fossas nasais, rinofaringe e orofaringe. Durante o exame, são ofertadas diferentes consistências de alimentos (líquidos, pastosos e sólidos), corados com corantes alimentares (verde ou azul), sem a necessidade de uso de contraste ou de exposição à radiação. Neste exame, a fase esofágica não pode ser avaliada.

Em algumas crianças em que o aporte calórico se faz insuficiente por intermédio da alimentação via oral, uma via alternativa de alimentação é utilizada. O primeiro passo é a passagem de sondas nasoenteral/nasogástrica para melhor nutrição do paciente. Essas sondas devem ser mantidas de forma temporária. Caso haja melhora da deglutição (após fonoterapia adequada), a via oral deve ser reestabelecida. Em casos em que não há sinais de melhora da deglutição, a gastrostomia é indicada.

Paralisia cerebral

A paralisia cerebral (PC) é uma alteração motora que acomete crianças de todas as faixas etárias, também conhecida como "encefalopatia crônica não evolutiva" (ECNE); é a causa mais frequente de deficiência motora na infância e refere-se a um grupo heterogêneo de condições que cursam com disfunção motora central, afetando o tônus, a postura e os movimentos.[6]

Ocorre pela lesão permanente ao cérebro em desenvolvimento e apresenta-se de forma variável em termos de distribuição anatômica da lesão, gravidade de acometimento motor e sintomas clínicos associados. A grande variabilidade clínica requer que estes pacientes e suas famílias sejam abordados de maneira sistematizada, levando-se em conta dimensões amplas de atenção à saúde.

Os principais fatores de risco para a PC são a **prematuridade** abaixo de 28 semanas, o peso do nascimento abaixo de 1.500 g e o índice de vitalidade do recém-nascido aferido pelo índice de Apgar menor que 7 no 5º minuto. Além desses já citados, entende-se que múltiplos fatores potencializam o dano cerebral.

O tônus anormal afeta negativamente a alimentação da criança, impossibilitando-a de ter força suficiente para realizar a sucção e o fechamento labial adequado, resultando em uma mordida tônica, protrusão da língua e, consequentemente, um trânsito oral lento com formação inadequada de bolo alimentar e escape posterior precoce para a faringe.

Sialorreia

A sialorreia é o excesso de saliva exteriorizado pela boca. Pode ser causada pelo aumento de produção de saliva ou pela redução de seu *clearence*, por uma disfunção neuromuscular, sensorial ou anatômica. Crianças com deficiência intelectual ou paralisia cerebral são comumente afetadas e o principal mecanismo responsável pelo escape extraoral de saliva é a disfunção neuromuscular, em que a vedação labial e a deglutição estão comprometidas.

O tratamento é multifatorial, no qual terapias fonoaudiológicas para melhora da vedação labial e deglutição são de grande importância. Porém, quando o paciente apresenta um comprometimento neuromuscular mais grave, terapias medicamentosas e cirúrgicas se fazem necessárias. Entre estas, estão disponíveis medicamentos com efeitos xerostômicos (escopolamina, propantelina, atropina, glicopirrolato e antidepressivos tricíclicos), aplicação de toxina botulínica em glândulas salivares e a excisão das glândulas submandibulares e fechamento dos ductos das glândulas parótidas.

◗ Alterações congênitas da laringe

As alterações congênitas da laringe estão intimamente relacionadas à prematuridade, sobretudo a mais prevalente delas, a laringomalácia. Essas alterações laríngeas resultam em sintomas respiratórios importantes desde a disfonia até desconforto respiratório grave. A prevalência destas alterações laríngeas varia entre 1 e 10.000/50.000 nascidos vivos.[7] Entre as alterações congênitas da laringe, em ordem decrescente de prevalência, há a **laringomalácia**, a paralisia de pregas vocais, a estenose subglótica congênita, os *web laríngeos* e o hemangioma subglótico.

Laringomalácia

A laringomalácia é uma doença em que o arcabouço laríngeo se encontra mais flácido, seja pelas alterações anatômicas encontradas nas cartilagens laríngeas dessas crianças, seja pela diminuição do tônus neuromuscular de sustentação da laringe.

Quadro clínico

O seu principal sintoma é o **estridor**. Ele é inspiratório e de alta frequência (agudo). Seus fatores de piora são os momentos em que o bebê tem um aumento da demanda respiratória, como durante períodos de agitação e de choro ou durante a amamentação. Além do estridor, podem estar presentes as retrações de fúrcula e intercostais, engasgos, dificuldade para alimentação, cianose e apneia.

Habitualmente, apresenta evolução autolimitada, com o surgimento dos primeiros sintomas entre as primeiras 4 e 8 semanas de vida, piora com cerca de 3 a 6 meses de vida e há resolução em cerca de 90% dos casos até o 1º ano de vida.

Diagnóstico

O diagnóstico é realizado pela **anamnese, exame físico** e o **exame de nasofibrolaringoscopia flexível** com o paciente acordado (sempre que possível, deve-se realizar o exame em ambiente ambulatorial) ou pela avaliação endoscópica em centro cirúrgico com o paciente em ventilação espontânea, evidenciando o colapso das estruturas supraglóticas à inspiração.

A etiologia da laringomalácia ainda não é bem conhecida. Fatores anatômicos, neurológicos e inflamatórios contribuem para o colapso das estruturas supraglóticas da laringe. Pode ocorrer pela alteração do tônus laríngeo e da função de integração sensório--motora da laringe. A associação com refluxo gastroesofágico ainda é incerta. O aumento da pressão negativa intratorácica desencadeada pelo esforço respiratório pode favorecer o fluxo retrógrado do conteúdo gástrico, assim como o conteúdo mais ácido na laringe pode piorar o edema supraglótico e, consequentemente, piorar o estridor laríngeo.

Evidências sugerem que a prematuridade, o Apgar baixo e a associação com doença neurológica colaboram para uma forma mais grave da doença.

Classificação

Clinicamente, podemos classificá-la em leve, moderada e grave.[8,9]

- **Leve:** apresenta apenas o estridor sem outros sintomas.
- **Moderado:** além do estridor, apresenta tosse, engasgo, regurgitação e disfagia.
- **Grave:** evolui com apneia, cianose, dessaturação, dificuldade de ganho ponderoestatural, hipertensão pulmonar e *cor pulmonale*.

Existem inúmeras **classificações anatômicas** descritas a partir das alterações encontradas no exame de nasofibrolaringoscopia. A mais adotada na prática clínica é a de Olney (1999), que categoriza três tipos:[10]

- **Tipo 1 é definido pelo prolapso da mucosa redundante sobre as cartilagens aritenoides e acessórias (cuneiformes e corniculadas).**
- **Tipo 2 é definido pelo encurtamento das pregas ariepiglóticas.**
- **Tipo 3 é definido pela queda posterior da cartilagem epiglote sobre o ádito laríngeo.**

Em resumo, a classificação clínica orienta o tratamento e o manejo do paciente, enquanto a classificação anatômica orienta qual tipo de abordagem cirúrgica será necessária em caso de indicação da supraglotoplastia.

Tratamento

Na maioria dos casos (**grau leve**), o tratamento é **expectante**, sendo muito importante orientar os familiares sobre a evolução autolimitada da doença. Em alguns casos (**grau moderado**), é indicado o **tratamento para a doença do refluxo gastroesofágico** com inibidores de bomba de próton (IBP) no intuito de diminuir a acidez do conteúdo refluído, diminuindo, assim, o fator inflamatório e irritante à mucosa da laringe.

Quando a criança apresenta quadros (**grau grave**) de dessaturação, cianose, dificuldade de ganho pondero estatural e disfagia orofaríngea grave (com necessidade de via alternativa de alimentação) faz-se necessária a intervenção cirúrgica. A cirurgia preconizada nos casos de laringomalácia grave é a **supraglotoplastia**. O sucesso da cirurgia pode ser comprometido em pacientes que apresentem outras comorbidades associadas, como cardiopatias, neuropatias, pneumopatias e alterações craniofaciais. Nos casos em que a supraglotoplastia falha, a traqueostomia se torna mandatória.

▶ Referências bibliográficas

1. Brasil. Ministério da Saúde (MS). Diretrizes de atenção da triagem auditiva neonatal, 2012. [2022 Set. 29]. Disponível em: <https://bvsms.saude.gov.br/bvs/publicacoes/diretrizes_atencao_triagem_auditiva_neonatal.pdf>.
2. Centers for disease control and prevention: data and statistics about hearing loss in children, 2016. [2022 Set. 29]. Disponível em: <https://www.cdc.gov/ncbddd/hearingloss/data.html>.
3. Lei Federal nº 12.303. [2022 Set. 29]. Disponível em: <http://www.planalto.gov.br/ccivil_03/_ato2007-2010/2010/lei/l12303.htm>.
4. Bingham PM. Deprivation and dysphagia in premature infants. Journal of Child Neurology. 2009;24(6):743-9.
5. Jones MW, Morgan E, Shelton JE. Dysphagia and oral feeding problems in the premature infant. Neonatal Network. 2002;21(2):51-7.
6. Pereira HV. Paralisia cerebral. Residência Pediátrica. 2018;8(1):49-55.
7. Sperandio FA, Lorenzon PA, Chen VG. Estridor Laríngeo. In: Pignatari SSN, Anselmo-Lima WT (eds.). Tratado de otorrinolaringologia e cirurgia cérvico-facial da ABORL-CCF. São Paulo: Elsevier, 2017.
8. Monnier P. Laryngomalacia (LM). In: Monnier P (ed.). Pediatric airway surgery: management of laryngotracheal stenosis in infants and children. Berlin Heidelberg: Springer-Verlag, 2011.
9. Carter J, Rahbar R, Brigger M, Chan K, Cheng A, et al. International Pediatric ORL Group (IPOG) laryngomalacia consensus recommendations. Int J Pediatr Otorhinolaryngol. 2016;86:256-61.
10. Olney DR, Greinwald JH Jr, Smith RJ, Bauman NM. Laryngomalacia and its treatment. Laryngoscope. 1999;109(11):1770-5.

Capítulo 12

Repercussões Bucais da Prematuridade na Dentição Decídua e Permanente

Liliana Aparecida Mendonça Vespoli Takaoka
Stella Maria Coda Pinto Alves Campos Vieira

O fato de a criança nascer prematura aumenta o risco de intercorrência na adaptação à vida extrauterina, decorrente, sobretudo, da imaturidade anatomofisiológica. O recém-nascido (RN) prematuro pode apresentar uma série de complicações após o nascimento, e, muitas vezes, em associação à prematuridade, encontra-se com baixo peso ao nascer, acentuando ainda mais os riscos de morbidade e de mortalidade infantil. A morbidade está diretamente relacionada aos distúrbios respiratórios e às complicações infecciosas e neurológicas.[1]

Estudos de seguimento de crianças e adolescentes nascidos pré-termo são os únicos que podem detectar as repercussões tardias das intercorrências e das intervenções no período neonatal em seu crescimento e desenvolvimento. À medida que a sobrevida dos prematuros aumenta, a importância de seu acompanhamento também cresce.[2]

As alterações bucais encontradas com maior frequência em crianças nascidas prematuras são os defeitos de desenvolvimento do esmalte dentário (hipocalcificações e hipoplasias), que deixam o esmalte dos dentes mais porosos e com diminuição da espessura e da dimensão da coroa. Estas alterações deixam os dentes predispostos ao acometimento de lesões de cárie dentária. Outras alterações bucais observadas são no formato do palato e na sequência de erupção dentária e dilaceração dentária.[3,4]

O conhecimento das alterações bucais em crianças pré-termo e de baixo peso ao nascer por parte dos pediatras e odontopediatras favorece a atuação transdisciplinar com o objetivo de educar, prevenir e atenuar as possíveis mudanças físicas e dentárias nessas crianças.

▶ Prevalência de defeitos de esmalte em crianças nascidas prematuras

A formação do esmalte dentário começa ainda na vida intrauterina. Os distúrbios do desenvolvimento de esmalte apresentam-se como anomalias de estrutura e podem afetar ambas as dentições, tendo caráter sistêmico, local e hereditário.[5-7]

O dente funciona como um verdadeiro "quimógrafo biológico", pois os ameloblastos são células extremamente sensíveis, e quaisquer insultos sistêmicos ou locais podem interromper a sua função de forma permanente ou temporária e responder como defeitos de esmalte. Como o esmalte, depois de formado, não sofre remodelação como os outros tecidos duros, qualquer enfermidade sistêmica que provoca deficiência nutricional ou trauma no germe em formação pode ser capaz de produzir defeitos de esmalte.[8]

Investigações mais recentes feitas em crianças prematuras de muito baixo peso ao nascer reportam prevalência mais alta de defeitos de esmalte quando comparadas com estudos prévios. Os estudos encontraram defeitos em 21% a 87% das crianças prematuras e em 10% a 44% das crianças nascidas a termo.[6,8-14]

▸ Patogênese dos defeitos de esmalte em prematuros

Os defeitos de desenvolvimento do esmalte podem se originar de fatores sistêmicos ou locais.

▸ Fatores sistêmicos

Insultos sistêmicos podem ocorrer nos períodos pré-natal, neonatal ou pós-natal e podem gerar defeitos de desenvolvimento de esmalte.[5,12,14,15]

Os fatores sistêmicos associados aos defeitos de esmalte podem ser classificados como trauma de nascimento, infecções, desordens nutricionais, desordens metabólicas e bioquímicas, embora o mecanismo real dos danos teciduais não seja ainda muito bem entendido.[5,12,14,15]

Um fator etiológico que pode ser considerado na patogênese dos defeitos de esmalte em crianças nascidas prematuras é o desarranjo do metabolismo do cálcio e do fósforo que acomete a maioria das crianças prematuras em graus variáveis. A etiologia dos distúrbios do cálcio e do fósforo é complexa e provavelmente resulta da interação de vários fatores. Dois terços dos estoques de cálcio e fósforo do neonato são acumulados durante o 3º trimestre de gestação e crianças prematuras, nascidas entre 28 e 30 semanas de gestação, perdem muito da deposição desse mineral. Quando o cordão umbilical é clampleado ao nascimento, há uma abrupta cessação do transporte materno de cálcio e fósforo, o que faz a criança utilizar o próprio estoque, principalmente dos tecidos duros, incluindo o esmalte dentário, para manter níveis séricos adequados. Até mesmo em crianças a termo, quando ocorre hipocalcemia, ela é vista nos dentes das crianças como uma linha neonatal que separa o esmalte calcificado na vida intrauterina do esmalte calcificado após o nascimento.[5,15]

Takaoka *et al.*[12] observaram que crianças com déficit de crescimento pós-natal precoce, ou seja, aquelas com peso abaixo do percentil 10 de referência na idade corrigida de termo, têm 7,8 vezes mais chance de defeitos de esmalte do que aquelas crianças sem desnutrição nesse período.

▸ Fatores locais

Sobrepostos aos fatores sistêmicos estão os fatores locais que podem predispor ainda mais as crianças nascidas prematuras aos defeitos dentais. Muitas crianças prematuras passam por laringoscopia e intubação endotraqueal para ventilação mecânica por insuficiência respiratória. Esses procedimentos podem resultar em forças traumáticas nos alvéolos.

O trauma local do tubo orotraqueal, que pressiona a borda alveolar anterior dos maxilares, em que os germes dentários em formação ainda não estão protegidos pela tabua óssea, pode ser outra causa de hipoplasia de esmalte em crianças prematuras intubadas.[5,14,15]

Estudo realizado por Boice et al.[16] mostrou que crianças de muito baixo peso que não sobreviviam exibiam notável concavidade na borda anterior do maxilar esquerdo, delineando claramente o local do tubo orotraqueal. Secções histológicas feitas por entre as bordas alveolares marcadas mostraram transtornos graves no desenvolvimento do órgão do esmalte.

Em estudos mais recentes feitos com crianças nascidas prematuras que passaram por laringoscopia e intubação orotraqueal, observou-se que elas tiveram mais defeitos nos dentes anteriores maxilares. Takaoka et al.[12] encontraram 100% de defeitos de esmalte nas crianças que foram intubadas. Bensi et al.[17] apresentaram nos resultados da metanálise um risco três vezes maior de desenvolver defeitos de desenvolvimento de esmalte (DDE) em crianças prematuras.

Levando-se em conta os achados, torna-se imperativo recomendar às equipes de atendimento neonatal que o uso do laringoscópio seja menos traumático, e que seja considerado no protocolo de intubação orotraqueal o uso de suporte de proteção para o laringoscópio e para o tubo orotraqueal, feito de material resiliente, conforme sistema e método aplicados por Eremberg & Nowak.[18]

▸ Aparência clínica dos defeitos de desenvolvimento do esmalte

Defeitos de desenvolvimento de esmalte podem surgir de distúrbios na deposição da matriz resultar em defeitos da superfície externa conhecida clinicamente como "hipoplasia do esmalte". Esses defeitos no esmalte podem se apresentar como pontos ou ranhuras sobre a superfície do esmalte ou, em casos graves, como ausência de esmalte sobre as áreas de dentina. Em contraste, fatores que interferem com a calcificação e a maturação do esmalte resulta na mudança da translucidez do esmalte conhecida como opacidade. É caracterizada por áreas brancas ou descoloradas, mas com superfície de esmalte intacta, exceto, em alguns casos, quando associados à hipoplasia de esmalte.[19]

A formação do esmalte na dentição decídua é incompleta ao nascimento. Crianças nascidas prematuras teriam menos esmalte formado ao nascimento e a espessura, em geral, varia proporcionalmente com a idade gestacional.[19]

Defeitos de esmalte associados a fatores sistêmicos (Figuras 12.1A e 12.1B) são usualmente simétricos e envolvem as coroas dos dentes que estão passando pelo desenvolvimento no momento. É muito importante que os profissionais de saúde conheçam a cronologia da formação da dentição humana para determinar a idade da criança no momento da instalação do defeito. Entretanto, ocasionalmente esses defeitos não são simétricos, pois dependem da variabilidade do tecido local em desenvolvimento e da resposta à injúria recebida.[19]

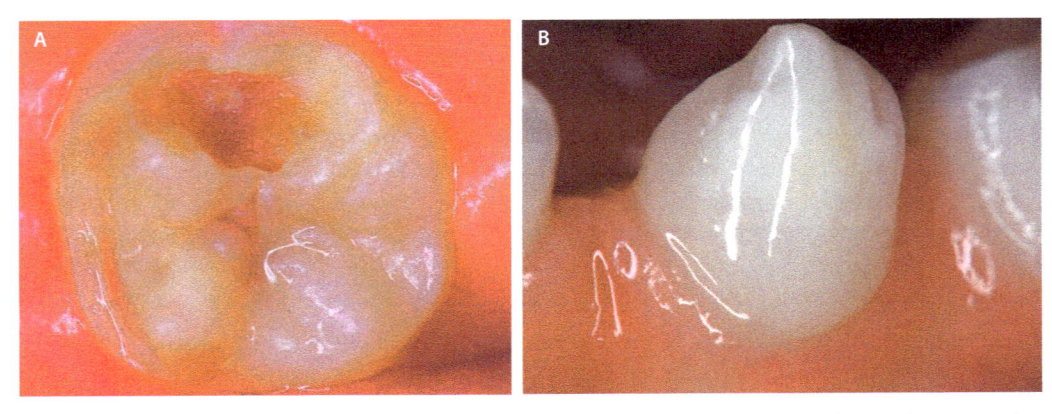

▶ **Figura 12.1. (A) Defeitos de esmalte associados a fatores sistêmicos. (B) Defeitos de esmalte associados a fatores sistêmicos.**

Fonte: Acervo da autoria.

Por sua vez, fatores locais durante o desenvolvimento dental tendem a afetar um único dente ou grupos de dentes. Nos prematuros submetidos à intubação orotraqueal, é frequente o envolvimento solitário do incisivo central superior esquerdo, sugerindo que fatores locais são responsáveis pela hipoplasia de esmalte[19] (Figura 12.2).

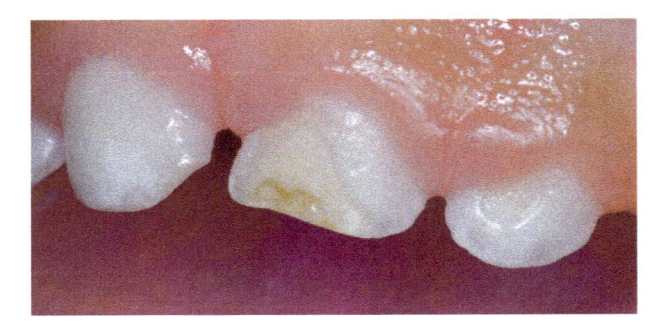

▶ **Figura 12.2. Defeitos de esmalte associados a fatores locais.**

Fonte: Acervo da autoria.

▶ Hipomineralização molar-incisivo

O termo "hipomineralização molar-incisivo" (HMI) foi introduzido em 2001 para descrever o aspecto clínico de defeito esmalte qualitativo, demarcado, de origem sistêmica em um ou mais primeiros molares permanentes e que compromete também o esmalte de um ou mais incisivos permanentes. Os autores descrevem que o esmalte hipomineralizado pode se destacar facilmente deixando a dentina desprotegida e, portanto, com sensibilidade. A perda do esmalte pode ocorrer imediatamente após a erupção dos dentes ou sob ação da força mastigatória. Essa estrutura defeituosa do esmalte favorece ambiente à instalação de biofilme e doença cárie.[20]

As lesões apresentadas nos molares podem também ocorrer nos incisivos permanentes superiores e, raramente, nos incisivos inferiores. O risco relativo de os incisivos apresentarem hipomineralização aumenta quando o número de molares permanentes é afetado[20] (Figura 12.3).

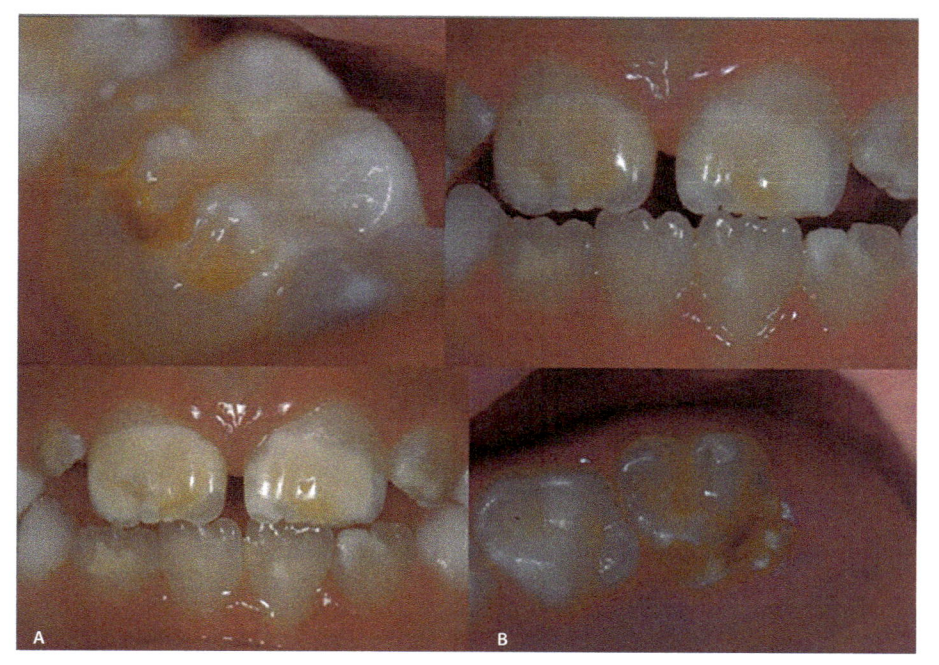

▶ **Figura 12.3. Hipomineralização molar-incisivo.**
Fonte: Acervo da autoria.

A prevalência de HMI no mundo está em 14,2%; na América Latina, 18%; e no, Brasil, 19,9%.[21] Vieira[22] encontrou que a prematuridade está associada ao DDE e à HMI. Da totalidade de adolescentes avaliados, foi encontrado HMI em 68,4% dos nascidos pré-termo e em 31,6% dos nascidos a termo.

▶ Conteúdo mineral do esmalte de dentes decíduos de crianças nascidas pré-termo e a termo

Os elementos-traço têm papel importante e complexo no metabolismo animal e humano e têm sido examinados por inúmeras razões, incluindo estudos relacionados à saúde dental, em que as concentrações de elementos-traço têm sido correlacionadas com a presença de cárie dental. Alguns elementos-traço, como alumínio (Al), ferro (Fe) e estrôncio (Sr) são inibidores de cáries e cobre (Cu), manganês (Mn), e cádmio (Cd) favorecem o aparecimento de cáries. Entretanto, a combinação de Mn e Cd pode ter um papel inibitório, enquanto o Al e o Sr combinados promovem cáries. O tecido mineral do dente consiste em cristais de hidroxiapatita $Ca_{10}(PO_4)_6(OH)_2$ com elementos-traço incorporados, que fornecem informações de hábitos e dieta.[23-27]

Takaoka[27] salienta que a composição mineral da dentição decídua difere em crianças nascidas a termo e pré-termo, ressaltando-se o maior teor de cálcio (Ca), fósforo (P), Sr e zinco (Zn) em prematuros. O achado de correlação positiva entre os teores de Ca, P e Sr aponta a necessidade de novas pesquisas para o melhor entendimento das alterações dentárias em prematuros e até mesmo para o conhecimento de suas implicações na doença metabólica óssea do prematuro.

▶ Cárie dentária

Defeitos de esmalte estão associados a aumento da prevalência de cárie, motivo pelo qual crianças nascidas prematuras poderiam eventualmente apresentar mais lesões de cárie do que crianças nascidas a termo. Isso se explica pelo fato de haver maior acúmulo de placa nos dentes com hipoplasia e hipocalcificação. No mesmo sentido, espera-se que a progressão da doença cárie seja mais rápida entre crianças nascidas prematuras, o que resultaria na destruição mais grave dos dentes afetados.[7,28,29]

A atenção odontológica precoce e frequente com a finalidade de minimizar esses fatores de risco, inclusive por meio da educação e da instituição de hábitos saudáveis de dieta e higiene oral e de medidas preventivas direcionadas e eficazes é de responsabilidade da equipe multidisciplinar que acompanha esta criança. Muitos casos de cárie de acometimento precoce poderiam ser evitados por cuidados odontológicos precoces e constantes. Defeitos do desenvolvimento do esmalte leves não são usualmente notados, embora o esmalte dental das crianças nascidas prematuras tenha se mostrado mais susceptível à hipoplasia de esmalte, o que aumenta a retenção de biofilme (placa bacteriana) tornando estes dentes mais susceptíveis à cárie. Em adição, a hipocalcificação pode conduzir à progressão mais rápida da cárie. As aplicações tópicas de flúor em esmalte defeituoso aumentam a resistência do dente para a cárie e estas devem ser trimestrais e, nos casos mais graves, podem ser mensais.[28]

▶ Efeitos no palato

Além dos danos para a dentição, forças de alavanca do laringoscópio e trauma contínuo do tubo orotraqueal têm potencial para alterar a configuração do palato.[3]

Muitos estudos foram feitos para determinar se as alterações do formato do palato são persistentes. Os resultados desses estudos mostraram que não há efeitos persistentes da intubação endotraqueal no palato e na configuração do arco dental, provavelmente pelo crescimento e remodelamento do palato. Observou-se que crianças prematuras podem apresentar maior predisposição aos fatores etiológicos que facilitam o desenvolvimento de mordida aberta anterior, como a adaptação precoce às funções orais extrauterinas (hábitos de sucção e nutrição), infecções respiratórias, respiração oral ou respiração nasal inadequada e hábitos orais não nutritivos.[3]

É importante que o pediatra fique atento aos hábitos não nutritivos e aos aspectos da função mastigatória no período da transição líquido-sólido (estabelecimento da dentição decídua) e sua relação com as diferentes texturas alimentares. A mastigação é um reflexo condicionado aprendido e evolui com crescimento e desenvolvimento do complexo orofacial. Depende de que todas as partes necessárias do sistema nervoso central (SNC) e da musculatura tenham amadurecimento suficientemente para tornar possível o aprendizado.[3,28]

▶ Cronologia de erupção dentária

A prematuridade, por ser acompanhada de um grande número de afecções clínicas, pode constituir fator para o atraso da erupção dos primeiros dentes decíduos, que se processa de maneira integrada ao desenvolvimento e ao crescimento geral do organismo.[3,28,30]

Em revisão sistemática em que foram selecionados 113 artigos, apenas 13 preenchiam os critérios de inclusão. Foram observados atraso na maturação dentária e erupção entre as crianças prematuras quando foi considerada a idade cronológica, mas nenhum atraso foi encontrado quando se considerou a idade corrigida.[3]

▶ Alterações no tamanho das coroas dentárias

Alguns estudiosos observando o tamanho dos arcos dentários analisaram também o tamanho das coroas dentárias e encontraram que as coroas dos dentes são significativamente menores para todos os dentes exceto para os primeiros molares decíduos no grupo de prematuros. Outros observaram que quanto menor o peso ao nascer, menores eram as dimensões dentárias, enquanto um estudo não encontrou associação da prematuridade com a redução do tamanho da coroa dentária decídua.[3]

▶ Conclusões

Os defeitos do desenvolvimento de esmalte na dentição decídua e permanente nas crianças nascidas prematuras têm alta prevalência. As causas são multifatoriais e o fator sistêmico mais importante é o desarranjo do metabolismo do cálcio e do fósforo no período neonatal. Entre os fatores locais que causam defeitos de esmalte, incluem-se o trauma pelo laringoscópio e a intubação orotraqueal. Os fatores sistêmicos e locais não têm efeitos persistentes na dimensão do palato, na maturação e na erupção dentária. Programas eficientes devem ser implantados para a prevenção da instalação e progressão da doença cárie, evitando destruição mais grave dos dentes afetados.

▶ Referências bibliográficas

1. Salge AKM, Guimarães JV, Siqueira KM, Correa RRM. Fatores maternos e neonatais associados à prematuridade. [Internet]. Rev. Eletr. Enf. 2009;11(3):642-6. [2022 Set. 27]. Disponível em: <http://www.fen.ufg.br/revista/v11/n3/v11n3a23.htm>.

2. Goulart AN, Morais MB, Kopelman BI. Impacto dos fatores perinatais nos déficits de crescimento de prematuros. Rev. Assoc. Med. Bras. 2011; 57(3) 272-79. ISSN 0104-4230. [2022 Set. 27]. Disponível em: <http://dx.doi.org/10.1590/S0104-42302011000300008>.

3. Paulsson L, Bondemark L, Söderfeldt B. A systematic review of the consequences of premature birth on palatal morphology, dental occlusion, tooth-crown dimensions, and tooth maturity and eruption. Angle Orthod. 2004;74:269-79.

4. Diniz MB, Coldebella CR, Zuanon ACC, Cordeiro RCL. Alterações orais em crianças prematuras e de baixo peso ao nascer: a importância da relação entre pediatras e odontopediatras. Rev Paul Pediatr. 2011;29(3):449-55.

5. Seow WK. Oral complications of premature birth. Aust Dent J. 1986;31(1):23-9.

6. Rythen M, Noren JG, Sabel N, Steiniger F, Niklasson A, Hellstrom A, et. al. Morphological aspects of dental hard tissues in primary teeth from preterm infants. Int J Paediatr Dent. 2008;18:397-406.

7. Tsang AK. The special needs of preterm children – an oral health perspective. Dent Clin North Am. 2016;60(3):737-56. doi:10.1016/j.cden.2016.02.005.

8. Grahnen H, Sjolin S, Stenstrom A. Mineralization defects of primary teeth in children born pre-term. Scand J Dent Res. 1974;82:396-400.

9. Lai PY, Seow WK, Tudehope DI, Rogers Y. Enamel hypoplasia and dental caries in very-low birthweight children: a case-controlled, longitudinal study. Pediatr Dent. 1997;19:42-9.

10. Vello MA, Martinez-Costa C, Catala M, Fons J, Brines J, Guijarro-Martinez R. Prenatal and neonatal risk factors for the development of enamel defects in low birth weight children. Oral Dis 2010; 16: 257-62.

11. Cruvinel VR, Gravina DB, Azevedo TD, Bezerra AC, Toledo OA. Prevalence of dental caries and caries--related risk factors in premature and term children. Braz Oral Res. 2010;24:329-35.

12. Takaoka LAMV, Goulart AL, Kopelman BI, Weiler RM. Enamel defects in the complete primary dentition of children born at term and preterm. Pediatr Dent. 2011;33:171-6.

13. Brogardh-Roth S, Matsson L, Klingberg G. Molar-incisor hypomineralization and oral hygiene in 10-to-12-yr-old Swedish children born preterm. Eur J Oral Sci. 2011;119:33-9.

14. Jacobsen PE, Haubek D, Henriksen TB, Ostergaard JR, Poulsen S. Developmental enamel defects in children born preterm: a systematic review. Eur J Oral Sci. 2014;122:7-14.

15. Barrios MEB. Estudio comparativo sobre la prevalencia de hipoplasia e hipocalcificación en la dentición temporal completa en niños prematuros y nacidos a término. [Monografia]. Bogotá; 1995.

16. Boice JB, Krous HF, Foley JN. Gengival and dental complication of orotraqueal intubation. J Am Med Assoc. 1976;236:957-8.

17. Bensi C, Costacurta M, Belli S, Paradiso D, Docimo R. Relationship between preterm birth and developmental defects of enamel: a systematic review and meta-analysis. Int J Paediatr Dent. 2020;30(6):676-86. doi:10.1111/ipd.12646. Epub 2020 Jun 2. PMID: 32243004 Review.

18. Eremberg A, Nowak AJ. Appliance for stabilizing orogastric and orotracheal tubes in infants. Critical Care Medicine. 1984;14(2):119-21.

19. Ainamo J, Cutress TW. An epidemiological index of developmental defects of dental enamel (DDE Index) Commission on Oral Health Research and Epidemiology. Int Dent J. 1982;32(2):159-67.

20. Weerheijm KL, Jälevik B, Alaluusua S. Molar-incisor hypomineralisation. Caries Res. 2001;35(5):390-1.

21. Zhao D, Dong B, Yu D, Ren Q, Sun Y. The prevalence of molar incisor hypomineralization: evidence from 70 studies. Int J Paediatr Dent. 2018;28(2):170-9.

22. Vieira SMCPAC. Frequência dos defeitos do desenvolvimento do esmalte e cárie em dentes permanentes de adolescentes nascidos pré termo e termo. Tese [Doutorado]. São Paulo, 2018;140.

23. Kang D, Amarasiriwardena D, Goodman AH. Application of laser ablation-inductively coupled plasma--mass spectrometry (LA-ICP-MS) to investigate trace metal spatial distributions in human tooth enamel and dentine growth layers and pulp. Anal Bional Chem. 2004;378:1608-15.

24. Shashikiran ND, Subba Reddy VV, Hiremath MC. Estimation of trace elements in sound and carious enamel of primary and permanent teeth by atomic absorption spectrophotometry: an in vitro study. Indian J Dent Res. 2007;18(4):157-62.

25. Alomary A, Al-Momani IF, Obeidat SM, Massadeh AM. Levels of lead, cadmium, copper, iron, and zinc in deciduous teeth of children living in Irbid, Jordan by ICP-OES: some factors affecting their concentrations. Environ Monit Assess. 2013;185(4):3283-95.

26. Fischer A, Wiechuła D, Przybyła-Misztela C. Changes of concentrations of elements in deciduous teeth with age. Biol Trace Elem Res. 2013;154:427-32 doi:10.1007/s12011-013-9744-2.

27. Takaoka LAM, Análise dos minerais do esmalte de dentes decíduos esfoliados de crianças nascidas pré--termo e a termo. Tese [Doutorado]. São Paulo, 2015; p.179.

28. Takaoka LAM, Kopelman BI, Coutinho L, Goulart AL. Complicações bucais em crianças que nascem prematuras. In: Coutinho L, Bönecker M. Odontopediatria para o pediatra. São Paulo: Ateneu, 2013; p.91-106.

29. Schüler IM, Haberstroh S, Dawczynski K, Lehmann T, Heinrich-Weltzien R. Dental caries and developmental defects of enamel in the primary dentition of preterm infants: case-control observational study. Caries Res. 2018;52(1-2):22-31. doi:10.1159/000480124. Epub 2017 Dec 9. PMID: 29224001.

30. Haddad AE, Correa MSNP. The relationship between the number of erupted primary teeth and the child's height and weight: a cross sectional study. The J Clin Pediatric Dent. 2005;29(4):357-62.

Capítulo 13

Imunização

Renato de Ávila Kfouri
Maria Isabel de Moraes-Pinto
Lily Yin Weckx

A imunização é um dos meios mais eficazes de combate às doenças infecciosas. A vacinação em grupos mais vulneráveis, como no caso dos prematuros, colabora com a redução da morbimortalidade nos países em desenvolvimento.

Apesar disso, a vacinação dos recém-nascidos prematuros (RNPT) é relegada a um segundo plano em virtude dos agravos que esses bebês apresentam durante o período de hospitalização. Os atrasos no início da vacinação são comuns, além da baixa adesão ao esquema vacinal em função da resistência dos pais e dos próprios profissionais da saúde que desconhecem os benefícios e temem a ocorrência de eventos adversos associados às vacinas.

As taxas de atraso vacinal variam de 30% a 70%, com tempo médio de atraso de 6 a 40 semanas para as diferentes vacinas. Esse dado é preocupante, principalmente por ocorrer em uma população de elevado risco para contrair doenças imunopreveníveis.[1]

▶ Imunidade do prematuro

O sistema imunológico do recém-nascido apresenta capacidade reduzida de uma resposta imune efetiva contra patógenos invasivos, ocasionando maior vulnerabilidade a processos infecciosos. Quanto menor a idade gestacional, menos desenvolvido estará o sistema imunológico ao nascer. Recém-nascidos PT, abaixo de 28 semanas, têm risco 5 a 10 vezes maior de adquirir uma infecção comparado ao recém-nascido a termo.

De maneira geral, o RNPT apresenta concentrações séricas de anticorpos ao nascimento inferiores às encontradas em recém-nascidos de termo (RNT). Isso ocorre porque a taxa de transporte de anticorpos maternos da classe IgG por via placentária é maior no 3º trimestre da gravidez.

Além disso, em comparação com os RNT, os RNPT apresentam resposta imune humoral e celular mais imatura, desenvolvendo títulos de anticorpos protetores mais baixos após vacinação contra difteria, pertússis, tétano, *Haemophilus influenza* tipo b (Hib), influenza e hepatite B.

◗ Imunizando o prematuro

Para a aplicação de vacinas em RNPT, especialmente de extremo baixo peso, alguns fatores devem ser considerados:

- **13.1. Condição clínica:** a vacinação deve ser adiada se o RN apresentar condições hemodinâmicas instáveis, sepse, distúrbios infecciosos ou metabólicos.
- **13.2. Local de aplicação:** em virtude da reduzida massa muscular e do escasso tecido celular subcutâneo, dá-se preferência à aplicação de vacinas por via intramuscular (IM), de preferência no músculo vasto lateral da coxa, com agulhas curtas e adequadas à anatomia do pré-termo. É importante particularizar o sítio de aplicação e a agulha a ser utilizada em cada caso, levando-se em conta as características físicas, o posicionamento de cateteres e das sondas, as lesões de pele e outros fatores.
- **13.3. Doses e intervalos:** os RNPT devem receber vacinas nas doses habituais, respeitando-se os intervalos entre as doses de uma mesma vacina e entre as diferentes vacinas. Nunca se devem fracionar as doses para não prejudicar a resposta imune.
- **13.4. Calendário:** com exceção da vacina BCG, o calendário proposto para RNPT deve ser seguido de acordo com a idade cronológica da criança.
- **13.5. Orientação aos pais:** os familiares devem ser sempre informados sobre a importância e os benefícios da imunização, potenciais eventos adversos, eficácia e necessidade de doses de reforço. Sempre que a vacinação for feita na unidade neonatal, os pais devem receber documento comprovando o ato vacinal. Também é fundamental orientar os pais sobre a importância de manterem seu próprio calendário vacinal atualizado e de verificarem a vacinação de outros membros da família (irmãos, avós) e cuidadores para evitar que eles possam transmitir doenças como influenza, coqueluche e varicela ao RN.[1]

◗ Vacinação na unidade neonatal

Mesmo ainda hospitalizado, já é possível iniciar o calendário vacinal do RNPT respeitando a sua idade cronológica, porém alguns aspectos precisam ser levados em conta:

- É preciso que a unidade neonatal disponha de material adequado (incluindo refrigerador apropriado) e pessoal de enfermagem habilitado, com experiência em imunização.
- Verificar as condições clínicas do RN. Recomenda-se adiar a vacinação se a criança apresentar condições hemodinâmicas instáveis, doença infecciosa aguda, patologias graves ou distúrbios metabólicos.
- As vacinas que contêm vírus vivos (pólio oral e rotavírus) são contraindicadas em ambiente hospitalar, pelo risco teórico de transmissão do vírus vacinal para imunodeprimidos. Embora vários trabalhos tenham demonstrado a segurança da utilização da vacina rotavírus pentavalente dentro das UTIN, esta ainda não é recomendada de rotina.[2]

▸ Eventos adversos pós-vacinação (EAPV) no prematuro

A ocorrência de eventos adversos leves locais como dor, vermelhidão e edema, ou eventos adversos sistêmicos como febre baixa e irritabilidade não depende da idade gestacional, sendo semelhante em RNPT e RNT.

Têm sido descritos eventos cardiorrespiratórios pós-vacina pentavalente (DTPa+Pólio+Hib) administrada em prematuros aos 2 meses de idade cronológica, sendo que apneia e a bradicardia variam em percentuais de 11% a 47% de acordo com a população estudada. Por esse motivo, recomenda-se que os prematuros recebam, preferencialmente, vacinas acelulares contra a coqueluche.

Apneias também podem estar relacionadas à administração da vacina pneumocócica conjugada em prematuros. Estratégias como o uso profilático de anti-inflamatórios não hormonais como o ibuprofeno, administrados 30 minutos antes da vacinação, parecem diminuir o risco de eventos cardiorrespiratórios relacionados às vacinas pentavalente e pneumocócica.[3]

Apesar dos relatos destes eventos cardiorrespiratórios, não existe recomendação de adiar a imunização de bebês prematuros, mesmo portadores de displasia broncopulmonar, desde que estejam clinicamente estáveis, visto que as alterações descritas são reversíveis e transitórias.

Recém-nascidos de 23 a 24 semanas de idade gestacional ao nascer e os recém-nascidos que apresentam hemorragia intraventricular estão sujeitos a um maior risco de eventos adversos cardiorrespiratórios, devendo haver maior vigilância de eventos adversos e cuidado na indicação de imunização e acompanhamento dessas crianças.[4]

É recomendado que todos os prematuros imunizados enquanto internados em unidades neonatais sejam monitorados por 48 horas. A notificação de EAPV em RNPT segue as mesmas normas recomendadas, pelo Programa Nacional de Imunização (PNI) para RNT.

▸ Vacinas no prematuro e suas particularidades

BCG

A vacina BCG confere proteção contra as formas graves da doença em crianças (meningite tuberculosa e tuberculose disseminada). No Brasil, a vacina é administrada via intradérmica na dose de 0,1 mL, preferencialmente no braço direito, na altura da inserção inferior do músculo deltoide.[5]

O PNI e a Sociedade Brasileira de Pediatria (SBP) recomendam a aplicação da vacina intradérmica contra a tuberculose (BCG-ID) somente em recém-nascidos com peso superior a 2.000 g.

Em recém-nascidos filhos de mãe que utilizaram imunossupressores na gestação, ou com história familiar de imunossupressão, a vacinação poderá ser adiada ou contraindicada.[6]

Vacina hepatite B

O vírus da hepatite B (VHB) é o mais comum entre os vírus da hepatite que causam infecções crônicas no fígado em humanos e representa um grande problema de saúde pública. A probabilidade de um indivíduo desenvolver infecção crônica está na dependência da idade quando infectado. Mais de 90% dos recém-nascidos infectados, 25% a 50% das crianças infectadas entre 1 e 5 anos de idade e 6% a 10% de crianças maiores e dos adultos agudamente infectados desenvolverão infecção crônica.

A aplicação dessa vacina logo ao nascimento, em recém-nascidos prematuros com peso inferior a 2.000 g, pode ocasionar menor taxa de soroconversão, com níveis de anticorpos protetores menores.[7]

Após 30 dias de vida, todo recém-nascido, independentemente de seu peso e idade gestacional, responde de forma adequada à imunização com a vacina hepatite B. Não há relatos de aumento de eventos adversos da vacina hepatite B em prematuros.

Por essa razão, recomenda-se a aplicação de uma quarta dose em todo recém-nascido com menos de 2.000 g ou menor de 33 semanas de idade gestacional ao nascer, que recebeu a vacina imediatamente após o nascimento, ou seja, vacinar com 0, 1, 2 e 6 meses de vida.

No PNI, após a introdução da vacina pentavalente (DTPw + Hib + Hepatite B) aos 2, 4 e 6 meses de vida, já estão contempladas as quatro doses, independentemente do peso ou da idade gestacional ao nascimento.

Caso a imunização seja feita em clínicas privadas, pode-se fazer uso da vacina hexavalente acelular (DTPa + Salk + Hib + Hepatite B) aos 2, 4 e 6 meses de idade após a dose da hepatite B em período neonatal, contemplando quatro doses conforme recomendado. Esse esquema propicia resposta imune adequada, semelhante ao de três doses aplicado rotineiramente nos recém-nascidos de termo.

Recém-nascidos cujas mães sejam portadoras crônicas do vírus da hepatite B (HBsAg positivas), além da vacinação nas primeiras 12 horas de vida, deverão receber a imunoglobulina hiperimune específica para hepatite B (HBIG) também logo ao nascer.[8]

Prevenção da infecção pelo vírus sincicial respiratório (VSR) – anticorpo monoclonal humanizado

O VSR é o principal agente das infecções respiratórias agudas que acometem o trato respiratório inferior em crianças menores de 1 ano de idade. O VSR apresenta uma sazonalidade definida, causando epidemias anuais nos meses do outono e inverno.[9]

O VSR assume fundamental importância quando acomete RNPT, apresentando risco de evolução mais grave. A frequência de hospitalização nesse grupo chega a ser 10 vezes maior que em RNT, e a morbidade da infecção por VSR nos prematuros é maior, associada a um tempo de hospitalização mais prolongado. Outros grupos de risco são os portadores de doença pulmonar crônica, cardiopatas e portadores de imunodeficiências.[10]

Atualmente a prevenção tem sido feita por meio da imunização passiva, com um anticorpo monoclonal humanizado (palivizumabe), dirigido contra a glicoproteína F do VSR.

O palivizumabe é capaz de reduzir em até 70% as hospitalizações pelo VSR nos prematuros imunizados, além de reduzir a morbidade nos hospitalizados, com diminuição no número de dias de oxigenioterapia e das admissões e permanência em unidade de terapia intensiva (UTI). Também foi evidenciado que as crianças que receberam palivizumabe tiveram menor recorrência de sibilos nos primeiros anos de vida quando comparadas àquelas que não foram imunizadas.[11]

O palivizumabe deve ser aplicado por via IM em até cinco doses mensais consecutivas de 15 mg/kg durante o período de maior circulação do VSR. Não se recomenda a utilização desse produto para o tratamento das infecções pelo VSR.

A SBP recomenda o uso de palivizumabe para os seguintes grupos de crianças.

- Prematuros até 28 semanas gestacionais, no 1º ano de vida.
- Prematuros de 28 até 32 semanas gestacionais, nos primeiros 6 meses de vida.
- Bebês com doença pulmonar crônica da prematuridade e/ou cardiopatia congênita, até o 2º ano de vida, desde que estejam em tratamento destas condições nos últimos 6 meses.
- O uso do palivizumabe deve ser feito inclusive em recém-nascidos hospitalizados.

O **Ministério da Saúde** disponibiliza o palivizumabe gratuitamente para:

- Prematuros até 28 semanas gestacionais, no 1º ano de vida.
- Bebês com doença pulmonar crônica da prematuridade e/ou cardiopatia congênita, até o 2º ano de vida, independentemente da idade gestacional ao nascer.

Vacina pneumocócica conjugada

Streptococcus pneumoniae ou pneumococo é a principal causa de doenças de grande incidência na população, como as pneumonias adquiridas na comunidade, sinusites, otites médias agudas e conjuntivites, sendo também um dos mais frequentes agentes causadores de doenças invasivas graves, como meningites e bacteremias. A vacinação reduz a colonização por sorotipos vacinais em crianças vacinadas, reduzindo sua transmissão na comunidade.

RNPT apresentam maior risco de doença pneumocócica invasiva e são mais propensos a ter respostas às vacinas mais baixas em comparação com bebês a termo. O risco de adquirir doença pneumocócica invasiva e broncopneumonia é maior nos RNPT em comparação com RNT e eleva-se quanto menor a idade gestacional e menor o peso ao nascer.

As vacinas conjugadas mostraram-se seguras, bem toleradas, com poucos eventos adversos locais e sistêmicos, sendo indicadas em todas as crianças, mesmo prematuras, a partir de 6 semanas de vida, desde que as condições clínicas do RN permitam.

Existe uma diversidade de calendários da vacina pneumocócica, com uma tendência de reduzir as doses iniciais para duas doses. Crianças vacinadas com o "esquema 2 + 1" de vacinação (duas doses iniciais de vacina aos 2 e 4 meses com reforço aos 12 meses) produziram títulos de anticorpos mais baixos no 1º ano de vida em comparação com o "esquema 3 + 1" de três doses (três doses aos 2, 4 e 6 meses com reforço aos 12 meses), mas títulos semelhantes após o reforço de 12 meses.[12]

A SBP recomenda a realização da vacina pneumocócica conjugada para todos os prematuros, sempre que possível com a vacina 13-valente (VPC13), mesmo aqueles sem comorbidades a partir de 2 meses de idade, no esquema habitual de 3 doses, com intervalo de 2 meses entre elas e um posterior reforço dos 12 aos 15 meses de idade.[13]

O PNI recomenda a vacina pneumocócica conjugada contendo dez sorotipos (VPC10) para todas as crianças, em duas doses (2 e 4 meses idade) antes de 1 ano com reforço aos 15 meses, independentemente da idade gestacional ao nascimento e, desde 2021, disponibiliza para RNPT hospitalizados a VPC13.

Vacinas tríplices bacterianas e suas combinações

Atualmente as vacinas tríplices bacterianas (DTPw ou DTPa) utilizadas em recém--nascidos e crianças menores de 5 anos são combinadas com outros componentes com o intuito de reduzir o número de injeções e otimizar o momento da vacinação.

Basicamente, as vacinas tríplices bacterianas são compostas pelos componentes difteria, tétano e coqueluche (pertússis).

A **difteria** é causada pela bactéria *C. diphtheriae* que, embora não invasiva, causa efeitos sistêmicos graves, ocasionados pela produção da toxina diftérica e pela disseminação hematogênica. Para prematuros, os dados sugerem que a resposta imunológica é melhor quando se inicia a vacina tríplice aos 2 meses de vida, independentemente da idade gestacional.

Tétano é uma doença causada pela ação da exotoxina tetanospasmina, produzida pelo *Clostridium tetani*. O tétano neonatal já está praticamente eliminado no Brasil. A vacinação de gestantes teve papel de destaque no controle e redução no número de casos em recém-nascidos.

A **coqueluche** é uma doença respiratória aguda causada pela *Bordetella pertussis*. Os recém-nascidos e os prematuros são especialmente susceptíveis à doença em sua forma mais grave e nessa faixa etária a letalidade é alta. A vacinação de gestantes, introduzida no Brasil por meio do PNI, reduziu significativamente o número de casos em bebês menores de 6 meses, especialmente os menores de 2 meses. No entanto, muitas crianças prematuras poderão não estar protegidas porque a mãe não teve oportunidade de ser vacinada ou pela baixa transferência de anticorpos em função do parto prematuro.

As vacinas tríplices de células inteiras (DTPw) contêm diversos antígenos da *B. pertussis* e são mais reatogênicas. A vacina de células inteiras utilizada no Brasil, apesar de muito efetiva, é reatogênica, podendo gerar dor, febre, irritabilidade, choro intenso e, mais raramente, eventos adversos de caráter neurológico, como convulsão e episódios hipotônicos hiporresponsivos. Por essa razão, sempre que possível, devemos utilizar vacinas acelulares para os prematuros, com o intuito de minimizar os eventos adversos.

As apresentações disponíveis e licenciadas no Brasil atualmente para bebês a partir de 6 semanas de vida, são as seguintes:

- **Hexavalente acelular:** vacina contra difteria, tétano, coqueluche, *Haemophilus influenzae* tipo b, Hepatite B e poliomielite inativada: DTPa + Hib + HepB + VIP;
- **Pentavalente acelular:** vacina contra difteria, tétano, coqueluche, *Haemophilus influenzae* tipo b e poliomielite inativada: DTPa + Hib + VIP;
- **Pentavalente células inteiras:** vacina contra difteria, tétano, coqueluche, *Haemophilus influenzae* tipo b, Hepatite B. Essa é a vacina utilizada no PNI: DTPw + Hib + HepB.

As doses serão recomendadas aos 2, 4 e 6 meses de idade cronológica. O reforço deve ser aplicado, idealmente aos 15 meses de idade em prematuros, preferencialmente com a uma vacina contendo o componente Hib.

Em prematuros extremos, considerar o uso de analgésicos/antitérmicos profiláticos com o intuito de reduzir a ocorrência de eventos adversos, principalmente cardiorrespiratórios e convulsão.[14]

Vacina *Haemophilus influenzae* tipo b – Hib

*O **Haemophilus influenzae* tipo b* (**Hib**) é uma bactéria que atinge principalmente crianças até 5 anos, causando infecções de mucosa ou invasivas, como sepse e meningite.

A **vacinação** é a única forma de prevenção da doença, e sua eficácia é de 95% a 100% após a aplicação do esquema completo de **imunização**. Depois de implementar programas de **vacinação** abrangentes, vários países praticamente eliminaram as doenças causadas pelo **Hib**.

A vacinação do prematuro para Hib deve respeitar a idade cronológica, iniciando aos 2 meses de vida, de acordo com o calendário de vacinação da criança. O reforço da vacina deve ser aplicado aos 15 meses de vida.

O uso das vacinas combinadas à DTPa (DTPa + HepB + VIP + Hib ou DTPa + VIP + Hib) é preferencial, pois permite a aplicação simultânea e mostrou-se eficaz e segura para os RNPT.

Vacina poliomielite

Os prematuros devem ser vacinados contra a poliomielite de acordo com a idade cronológica, iniciando-se aos 2 meses de vida, com mais duas doses aos 4 e 6 meses, além dos reforços entre 15 e 18 meses e aos 4 anos de idade, de acordo com o calendário de vacinação do PNI e da SBP.

Sempre que possível, preferir as vacinas acelulares combinadas: DTPa-HB-VIP-Hib e DTPa-VIP-Hib.

Vacina Inativada Poliomielite (VIP) —vacina inativada, trivalente e injetável, composta por partículas dos vírus da pólio tipos 1, 2 e 3. É disponível na apresentação isolada (VIP) ou combinada com outras vacinas: DTPa + VIP + Hib e DTPa + VIP + HepB + Hib (para crianças com menos de 7 anos;) e dTpa + VIP (para crianças a partir de 3 anos, adolescentes e adultos).

Vacina Oral Poliomielite (VOP) —vacina oral atenuada bivalente, composta pelos vírus da pólio tipos 1 e 3, vivos, atenuados. A VOP não deve ser administrada em bebês que se encontram hospitalizados.

Desde 2016, o Programa Nacional de Imunizações (PNI) adota a vacina VIP nas três primeiras doses do 1º ano de vida (aos 2, 4 e 6 meses de idade) e a VOP nos reforços e campanhas anuais de vacinação.

Vacina rotavírus

O rotavírus é uma das principais causas de gastroenterite em crianças, com elevada morbidade e mortalidade em todo o mundo. Atualmente, duas vacinas orais de rotavírus (VOR) vivos atenuadas estão licenciadas: a pentavalente (RV5; Rota Teq®, MSD); e a monovalente (RV1; Rotarix®, GSK). A eliminação do vírus vacinal ocorre nas fezes, bem como sua possível transmissão para crianças não vacinadas, o que poderia representar um grande problema dentro das UTIN.

Todavia, sabe-se que o RNPT admitido na UTIN apresenta, em consequência da relativa imaturidade imunológica e dos baixos níveis de anticorpos herdados da mãe, maior risco de gastroenterite grave causada pelo rotavírus após a alta hospitalar e até mesmo dentro das UTIN.[15]

Existem muitas evidências que indicam a segurança e a eficácia da VOR em RNPT a partir de 6 semanas de vida; no entanto, muitos desses prematuros, nascidos com peso inferior a 1.500 g, não conseguem ser vacinados antes das 14 semanas de vida (idade máxima para início do esquema), em função da permanência nas UTIN, enquanto não adquirem peso suficiente para alta.

Alguns estudos com RNPT internados foram realizados com o objetivo de determinar se a vacina RV poderia ser aplicada com segurança em UTIN. Não se observou nenhum achado anormal, incluindo febre, distensão abdominal, hematoquezia, intolerância alimentar e intussuscepção em RN vacinados ou em seus contactantes, embora a eliminação dos vírus vacinais tenha sido detectada nas amostras de fezes coletadas após a primeira dose da vacina. Nos bebês não vacinados, nenhum genoma do vírus vacinal foi detectado em amostras de fezes.[16] No entanto, mais estudos são necessários para elucidar se a simples adoção de precauções-padrão seria suficiente para prevenir a disseminação de cepas de vírus vacinais dentro das UTIN.

Quando o prematuro obtém alta em tempo hábil para fazer a vacinação, segue o mesmo esquema de crianças nascidas a termo.

Vacina influenza

A influenza é uma doença infecciosa aguda, causada pelo vírus influenza, provocando epidemias e eventualmente pandemias. Na maioria das pessoas, a doença é autolimitada, mas sérias complicações secundárias podem se desenvolver em alguns deles, especialmente crianças, idosos, portadores de comorbidades, como doenças cardiopulmonares, metabólicas e imunodeficiências.

A proteção contra a influenza, já indicada rotineiramente para lactentes, tem sua indicação reforçada no caso de bebês prematuros.[17] Nesse grupo, a morbidade e as taxas de hospitalização são muito elevadas, as taxas de complicações e letalidade chegam a 10%, sendo ainda mais altas em recém-nascidos com patologias crônicas respiratórias, cardíacas, renais ou metabólicas. Na primovacinação, são necessárias duas doses, com intervalo de 1 mês entre elas.

Uma estratégia importante é a vacinação da gestante, pois permite que haja a transferência de anticorpos ao bebê através da placenta. Porém, no caso de RNPT, a transferência de anticorpos da classe IgG da mãe para o feto é pequena ou nula, dependendo da idade gestacional. Entretanto, se a mãe for vacinada antes ou imediatamente após o parto, os benefícios para a criança podem se dar em razão do menor risco de contaminação.

Zaman *et al.* demonstraram a redução de casos de influenza em lactentes quando suas mães foram vacinadas na gestação.[17] A proteção indireta também ocorre quando se vacinam os pais, irmãos, outros familiares, cuidadores e profissionais de saúde que lidam com o pré-termo.

Vacinas meningocócicas

O meningococo (*Neisseria meningitidis*), entre os patógenos causadores de meningite bacterina, causa doença endêmica e epidêmica com constantes mudanças em sua epidemiologia.

As doenças invasivas causadas pelo meningococo apresentam evolução aguda e altas taxas de letalidade. Entre os sobreviventes, são comuns as sequelas, incluindo dano cerebral, perda auditiva e amputações de membros.

Os sorogrupos B, C, W e Y continuam sendo os principais causadores da doença meningocócica no Brasil, mas desde 2010 a frequência de casos associados ao sorogrupo C vem diminuindo no país, especialmente na população vacinada, após a incorporação da vacina meningocócica conjugada C pelo PNI. Sendo assim, a meningite B, proporcionalmente, tornou-se a causa mais frequente em crianças menores de 5 anos de idade nos últimos anos.

O PT deve receber as vacinas meningocócicas de acordo com sua idade cronológica, como qualquer criança nascida a termo.

No Brasil, quatro vacinas meningocócicas conjugadas estão licenciadas para crianças: meningocócica C; meningocócica ACWY-CRM e meningocócica ACWY-TT a partir de 2 meses de idade; e a vacina meningocócica ACWY-D, recomendada a partir dos 9 meses de idade.

O esquema primário varia conforme a vacina utilizada: menC e menACWY-TT – duas doses (3 a 5 meses) e reforço entre 12 e 15 meses; menACWY-CRM – duas doses (3 a 5 meses) e reforço entre 12 e 15 meses; menACWY-D – duas doses, com intervalo mínimo de 3 meses, para crianças de 9 a 23 meses de idade. Para todas as vacinas meningocócicas conjugadas, estão recomendados dois reforços: entre 5 e 6 e aos 11 anos de idade (ou 5 anos após a última dose), tendo em vista a perda rápida de proteção.[18]

No PNI, temos disponível a vacina conjugada meningocócica C, recomendada aos 3 e 5 meses, com reforço aos 12 meses de vida. Um reforço com a vacina ACWY é disponibilizado entre 11 e 12 anos.

Para o meningococo B, são recomendadas duas doses da vacina no 1º ano de vida, aos 3 e 5 meses de idade, além de um reforço entre 12 e 15 meses pelo menos 6 meses após o esquema primário.[19]

Tríplice viral e tetra viral

O **sarampo** ainda é uma doença comum em regiões com cobertura vacinal insatisfatória. Em 2018, o Brasil enfrentou a reintrodução da doença, que se mantém circulando. O controle da transmissão e a erradicação global do sarampo são factíveis, mas a extrema contagiosidade requer que boa parte da população mundial esteja imunizada.

A **caxumba** é uma doença viral que se caracteriza pelo aparecimento de edema na região das parótidas. A proteção conferida pelas vacinas caxumba varia entre 54% e 91%.

A **rubéola** é uma doença causada por um RNA vírus da família Togaviridae. Desde 2010, o Brasil não registra mais casos de rubéola congênita. O risco de ocorrência de malformações congênitas, em crianças cujas mães apresentaram rubéola sintomática na gestação, varia conforme a idade gestacional de aparecimento da doença, sendo mais elevado nas primeiras 12 semanas de gestação, quando o risco pode chegar a 85%.[20]

A **varicela** é causada pelo vírus da varicela-zóster (VVZ) pertencente à família Herpesviridae. É de alta contagiosidade. Nos imunocomprometidos, o número de lesões cutâneas costuma ser maior, assim como as taxas de complicações e, nesse aspecto, a preocupação com os bebês menores de 1 ano, especialmente prematuros, é maior. Assim sendo, é desejável que indivíduos suscetíveis, que convivem com crianças antes de 1 ano de idade, estejam adequadamente imunizados.

A varicela em gestantes também é muito preocupante. Mulheres que contraem a varicela 5 dias antes ou até 2 dias após o parto representam risco de varicela grave para o recém-nascido entre 17% e 30%, situação em que está recomendado o uso, no RN, de imunoglobulina específica precocemente.[21]

A combinação das vacinas contra sarampo, rubéola e caxumba é denominada "tríplice viral" (SCR) e, quando acrescida do componente varicela, denomina-se "tetra viral" (SCRV). A SBP recomenda duas doses das vacinas sarampo, caxumba, rubéola e varicela, idealmente aos 12 e 18 meses de idade; enquanto, no PNI, a vacina tríplice viral é recomendada aos 12 meses, com reforço de tetra viral aos 15 meses e mais um reforço de varicela isolada aos 4 anos de idade.[21]

Febre amarela

A febre amarela (FA) é doença infecciosa febril, aguda e grave, para a qual não há ainda tratamento específico, causado por um vírus da família Flaviviridae, A principal forma de proteção é a vacinação com vacinas de vírus vivos atenuados.

A **vacinação do prematuro** com a FA segue as mesmas recomendações que as crianças nascidas a termo, ou seja, devem ser vacinadas a partir de 9 meses de idade cronológica.

Hepatite A

A hepatite A é uma doença cuja epidemiologia está em constante transição. A vacina deve ser dada ao prematuro, de acordo com sua idade cronológica, ou seja, a partir de 1 ano de idade.

Embora o PNI disponibilize a vacina em dose única aos 12 meses de idade, a SBP recomenda duas doses da vacina hepatite A, a partir de 1 ano de idade, com intervalo de 6 meses entre elas.

▸ Proteção indireta

Além da vacinação do RNPT, outras medidas devem ser tomadas no intuito de prevenir doenças nesse grupo de pacientes. Aleitamento materno, não exposição ao tabaco, retardo no início de frequência a escolas e creches e vacinação em dia são fatores de diminuição de risco de aquisição de doenças respiratórias em prematuros.

Os pais, os irmãos e os cuidadores, inclusive os profissionais de saúde que lidam com o prematuro, devem estar imunizados contra coqueluche, difteria, influenza, sarampo e varicela, reduzindo, assim, a transmissão desses agentes ao RNPT.

A vacinação da gestante com dTpa e influenza deve ser indicada durante o pré-natal, porém, como isso nem sempre ocorre, vale ressaltar que o esquema vacinal da mãe pode ser atualizado no puerpério imediato, incluindo a imunização contra o sarampo, caxumba, rubéola e varicela, se suscetível, a fim de beneficiar não apenas a mãe, mas também o RN.

A completa assistência ao RNPT, pelos neonatologistas e pediatras, envolve a imunização do RN e de todos os seus contatos e já deve ser iniciada ainda na unidade neonatal.

▶ Conclusão

A imunização do recém-nascido prematuro é ferramenta crucial na proteção contra diversas doenças que acometem de maneira mais grave essa população. Coqueluche, influenza, vírus sincicial respiratório e infecções pneumocócicas merecem especial atenção em sua profilaxia. O calendário de vacinação do prematuro deve ser cumprido de acordo com a sua idade cronológica e os atrasos devem ser evitados.

▶ Referências bibliográficas

1. Sociedade Brasileira de Pediatria (SBP). Programa Nacional de Educação Continuada em Pediatria (PRONAP). Imunizações: vacinação do prematuro. Ciclo XX. 20/2017:15-30.

2. Chang LY. Rotavirus in the neonatal intensive care unit: different clinical characteristics in premature neonates. Pediatr Neonatol. 2012;53:1.

3. Jmaa WB, Hernández AI, Sutherland MR, Cloutier A, Germain N, Lachance C, et al. More cardio-respiratory events and inflammatory response after primary immunization in preterm infants < 32 weeks gestational age: a randomized controlled study. Pediatr Infect Dis J. 2017;36:988-94.

4. Montague EC, Helsinki JA, Williams HO, McCracken CE, Giannopoulos HT, Piazza AJ. respiratory decompensation and immunization of preterm infants. Pediatrics. 2016;137: e20154225.

5. Brasil. Ministério da Saúde (MS). Secretaria de Vigilância em Saúde. Departamento de Vigilância das Doenças Transmissíveis. Manual de normas e procedimentos para vacinação. Brasília: Ministério da Saúde, 2014;176.

6. Calendário de imunização SBIm do prematuro 2021/2022. [2022 Set. 28] Disponível em <https://sbim.org.br/images/calendarios/calend-sbim-prematuro.pdf>.

7. Sadeck LS, Ramos JL. Resposta imune à vacinação contra a hepatite B em recém-nascidos pré-termo no primeiro dia de vida. J Pediatr (Rio J). 2004;80:113-8.

8. Sociedade Brasileira de Pediatria (SBP). Calendário de vacinação da criança e do adolescente 2021. [2022 Set. 28]. Disponível em: <https://www.sbp.com.br/especiais/pediatria-para-familias/vacinas/calendario-vacinal-do-bebe-prematuro>.

9. Freitas AR, Donalisio MR. Respiratory syncytial virus seasonality in Brazil: implications for the immunisation policy for at-risk population. Mem Inst Oswaldo Cruz. 2016:111: 294-301.

10. Stein RT, Bont LJ, Zar H, Polack FP, Park C, Claxton A, et al. Respiratory syncytial virus hospitalization and mortality: systematic review and meta-analysis. Pediatric Pulmonol. 2017.52:556-69.

11. Kfouri RA, Wagner NH. Infecção pelo vírus sincicial respiratório. In: Neto VA. Imunizações: atualizações, orientações e sugestões. 1 ed. Segmento Farma; 2011;393-403.

12. Kent A, Ladhani SN, Andrews NJ, Scorrer T, Pollard AJ, Clarke P, et al. Schedules for pneumococcal vaccination of preterm infants: an RCT. Pediatrics. 2016;138(3):e20153945.

13. Calendário de Vacinação da Criança (SBIm). [2022 Set. 28]. <https://sbim.org.br/images/calendarios/calend-sbim-crianca.pdf>.

14. Kfouri RA. Controvérsias em imunizações – 2018/Coordenadores Renato de Ávila Kfouri e Guido Carlos Levi. São Paulo: Segmento Farma, 2018;65.

15. Hiramatsu H, Suzuki R, Nagatani A, Boda H, Miyata M, Fumihiko Hattori F, et al. Rotavírus vaccination can be performed without viral dissemination in the neonatal intensive care unit. J Infect Dis. 2018;217:589-96.

16. Esposito S, Pugni L, Mosca F, Principi N. Rotarix® and RotaTeq® administration to preterm infants in the neonatal intensive care unit: Review of available evidence. Vaccine. 2018;36:5430-5434.

17. Zaman K, Roy E, Arifeen SE, Rahman M, Raqib R, Wilson E, et al. Effectiveness of maternal influenza immunization in mothers and infants. N Engl J Med. 2008;359:1555-64.

18. Burger M. Controvérsias em Imunizações – 2017/Coordenadores Renato de Ávila Kfouri e Guido Carlos Levi. São Paulo: Segmento Farma, 2018; p.73.

19. Martinón-Torres F, Safadi MAP, Martinez AC, Marquez PI, Torres JCT, Weckx LY, et al. Reduced schedules of 4CMenB vaccine in infants and catch-up series in children: immunogenicity and safety results from a randomised open-label phase 3b trial. Vaccine. 2017;35:3548-57.

20. Atualizações, orientações e sugestões sobre imunizações/ Editor Vicente Amato Neto. São Paulo: Segmento Farma, 2011; capítulos sarampo, caxumba, rubéola e varicela.

21. Bricks LF, Sato HK, Oselka GW. Varicella vaccines and measles, mumps and varicella vaccine. J Pediatr (Rio J) 2006; 82(3):S101-8.

Repercussões no Neurodesenvolvimento

Coordenadora: Ana Lucia Goulart

Capítulo 14

Fatores de Risco para Distúrbios do Desenvolvimento

Marina Carvalho de Moraes Barros

A prematuridade é um problema de saúde pública consequentemente à sua alta frequência e às repercussões em longo prazo, sobretudo no desenvolvimento da criança. Nos Estados Unidos, em 2020, 10,1% dos nascimentos foram prematuros.[1] No Brasil, em 2019, 11,1% dos nascidos vivos foram pré-termo, sendo 1,6% com idade gestacional inferior a 32 semanas e 0,6% menores do que 28 semanas de gestação. Entre os prematuros menores do que 32 semanas, em 2019, a sobrevida no 1º ano de vida foi de 67%, o que representa a admissão de aproximadamente 30 mil prematuros anualmente nos ambulatórios pediátricos.[2]

Os prematuros representam hoje parcela importante dos neonatos internados nas unidades de terapia intensiva neonatais (UTIN), incluindo desde os mais imaturos com 24 semanas até os menos imaturos com 36 semanas de idade gestacional. Nesse período da gestação, no tocante ao desenvolvimento cerebral, já ocorreram as fases de neurulação, formação do prosencéfalo, proliferação e migração neuronal, mas a organização neuronal ainda está em desenvolvimento. Nessa fase, ocorre a diferenciação dos neurônios da subplaca cortical, o alinhamento e a orientação dos neurônios, formando as camadas corticais, a ramificação dos dendritos e axônios, a formação das sinapses, a morte seletiva dos neurônios e sinapses, e a proliferação e diferenciação das células da glia.[3] Intercorrências clínicas nessa fase da gestação, incluindo as que porventura tenham contribuído para o nascimento prematuro e as complicações neonatais associadas à prematuridade, em uma fase importante do desenvolvimento cerebral, podem contribuir para a ocorrência de alterações do neurodesenvovimento na infância e na adolescência.

▸ Distúrbios do desenvolvimento

Estudos de coorte de prematuros na infância e adolescência mostram as principais alterações do desenvolvimento apresentadas por esses pacientes. Em estudo multicêntrico norte-americano com prematuros menores do que 25 semanas, avaliados aos 18 a 22 meses de idade corrigida, a paralisia cerebral foi observada em 20%, déficit cognitivo (escore mental pela escala Bayley II inferior a 70) em 47%, déficit motor (escore psicomotor inferior a 70) em 16%, déficit auditivo com necessidade de prótese em 2,6% e déficit visual, com visão não funcional, em 1,1%.[4] A frequência de alterações do desenvolvimento é inversamente proporcional à idade gestacional. Paralisia cerebral, perda auditiva ou cegueira foram observados em 73,3% das crianças nascidas prematuras menores de 23 semanas e em 27% daquelas nascidas com 25 a 26 semanas de idade gestacional.[5]

Mais recentemente, em uma coorte multicêntrica francesa de prematuros com idade gestacional entre 22 e 34 semanas, nascidos em 2011, avaliados aos 2 anos de idade corrigida e comparados aos nascidos em 1997, os autores mostraram um aumento, na frequência de sobreviventes sem deficiências motoras ou sensoriais graves ou moderadas, de 45,5% em 1997 para 62,3% em 2011, nos prematuros com 25 a 26 semanas de gestação, sem diferença na faixa de 22 a 24 semanas; no entanto, eles continuam apresentando alto risco para atraso do desenvolvimento.[6]

Em nosso meio, no Ambulatório de Prematuros do Hospital São Paulo, do Hospital Universitário da Escola Paulista de Medicina da Universidade Federal de São Paulo (EPM/Unifesp), em prematuros de muito baixo peso ao nascer, avaliados entre 18 e 24 meses de idade corrigida, por meio das escalas Bayley III de desenvolvimento, escore inferior a 85 foi observado em 7% dos prematuros na escala cognitiva, 7% na motora, 29% na linguagem, 28% na socioemocional e 38% na escala de comportamento adaptativo.[7]

Entre 5 e 6 anos de idade, os estudos mostram maior frequência de alterações comportamentais em crianças nascidas prematuras, como déficit de atenção e hiperatividade, dificuldade de socialização, comportamentos de somatização, internalização e externalização, ansiedade, depressão, agressividade e transtornos do espectro autista, comparados aos nascidos a termo.[8] Na idade escolar, os estudos pontuam menor quociente de inteligência e pior desempenho acadêmico em leitura, compreensão, linguagem e matemática nas crianças nascidas prematuras, comparadas às nascidas a termo.[9] Na adolescência, também são mais frequentes, nos nascidos prematuros, o menor desempenho cognitivo e de aprendizado e os quadros psicopatológicos, comparados aos nascidos a termo.[10]

Entre as doenças decorrentes da prematuridade, a hemorragia peri-intraventricular, a leucomalácia periventricular, a displasia broncopulmonar, a sepse, a meningite, a enterocolite necrosante (ECN) e a retinopatia da prematuridade associam-se a pior desenvolvimento neurológico na infância.[5] Entre as intercorrências antenatais, a corioamnionite materna também se associa a alterações do desenvolvimento neuropsicomotor em prematuros na infância.[11]

Com o objetivo de avaliar a associação das doenças da prematuridade com o desfecho óbito ou sobrevida com pelo menos uma alteração do desenvolvimento, entre déficit motor ou cognitivo, alterações comportamentais, surdez e cegueira, em um estudo multicêntrico, prematuros com peso ao nascer entre 500 g e 1.250 g foram avaliados aos 5 anos de idade. A displasia broncopulmonar, lesão cerebral grave (hemorragia peri-intraventricular graus III e IV e/ou leucomalácia cística) e a retinopatia da prematuridade foram evidenciadas em 43%, 13% e 6% dos prematuros e aumentaram em 2,7, 3 e 4 vezes a chance do desfecho desfavorável, respectivamente. Já a presença das três doenças simultaneamente aumentou em 12,7 a chance de óbito ou alguma alteração do desenvolvimento.[12]

Nessa mesma linha de pesquisa, avaliou-se o acréscimo da sepse neonatal à displasia broncopulmonar, lesão cerebral grave e retinopatia grave da prematuridade na previsão de desfecho desfavorável em prematuros de extremo baixo peso ao nascer. Os autores verificaram que a sepse, meningite e a ECN aumentaram a chance em 1,7, 5,1 e 2,1 vezes de óbito ou atraso cognitivo, motor, perda auditiva grave ou cegueira bilateral, aos 18 meses de idade. Entre as infecções, a meningite é a que mais contribui para o aumento na chance de desfecho negativo (*Odds ratio* – OR 4), seguida da ECN (OR – 1,6) e da sepse (OR – 1,3).[13]

Além da prematuridade e das intercorrências neonatais a ela associadas, fatores pós-neonatais também estão associados a pior neurodesenvolvimento de prematuros na infância. Em prematuros com idade gestacional menor ou igual a 32 semanas, o risco social elevado, caracterizado por menor idade materna, ausência de estrutura familiar, baixo nível de escolaridade do cuidador principal, menor renda familiar, situação do emprego do familiar com maior renda e o idioma falado na família, associou-se a menor quociente de inteligência e pior função executiva, aos 4 anos de idade. Ao se analisarem as características do risco social isoladamente, o menor nível educacional do cuidador principal foi o preditor mais importante para os desfechos analisados.[14]

▸ Fatores de risco

Comentaremos a seguir os principais fatores de risco associados a atraso do desenvolvimento em prematuros: hemorragia peri-intraventricular; encefalopatia da prematuridade; displasia broncopulmonar; retinopatia da prematuridade; e infecção neonatal.

Hemorragia peri-intraventricular

A hemorragia peri-intraventricular (HPIV) é o quadro hemorrágico cerebral mais comum no período neonatal, acometendo os prematuros, sobretudo os com muito baixo peso ao nascer, ou menores do que 34 semanas de gestação. Ela se caracteriza por hemorragia da matriz germinativa que pode se estender para os ventrículos laterais e o parênquima cerebral. A HPIV resulta de uma interação de fatores que alteram o fluxo sanguíneo cerebral ou aumentam a pressão venosa central. Alterações do fluxo sanguíneo cerebral são observadas em prematuros com hipertensão arterial, em ventilação mecânica, com hiper/hipocapnia, na expansão volêmica com fluidos e em procedimentos dolorosos ou estressantes. O aumento da pressão venosa central ocorre no trabalho de parto e parto vaginal e nos quadros respiratórios.[15]

O diagnóstico da HPIV é realizado por meio da ultrassonografia de crânio que deve ser realizada após 72 horas de vida, entre 7 e 10 dias e com 30 dias de vida, em todos os prematuros menores do que 34 semanas. A HPIV é classificada em quatro graus, assim estabelecidos: grau I, quando o sangramento se restringe à matriz germinativa; grau II, quando o sangramento se estende para os ventrículos laterais, mas sem resultar em dilatação; grau III, quando ocorre dilatação ventricular ou quando o sangramento ocupa mais do que 50% dos ventrículos; e grau IV, quando há sangramento no parênquima, o infarto hemorrágico periventricular.[16] As HPIV graus I e II são classificadas como leves e as graus

III e IV como graves. Outra classificação da HPIV considera a presença e a quantidade de sangue na matriz germinativa e nos ventrículos laterais. Ela é classificada em grau I (40% dos casos) se há sangramento na matriz germinativa, sem a presença de sangramento nos ventrículos laterais ou com sangramento em menos de 10% da área dos ventrículos; grau II (25% dos casos) quando o sangramento está presente em 10% a 50% da área dos ventrículos; e grau III (20% dos casos) quando o sangramento acomete mais de 50% da área dos ventrículos laterais, geralmente acompanhada de dilatação ventricular. A hemorragia intraventricular acompanhada do infarto hemorrágico periventricular ocorre em 15% dos casos.[15]

A HPIV acomete 20% a 25% dos prematuros menores do que 1.500 gramas. Em prematuros com idade gestacional entre 22 e 32 semanas, 24% apresentaram hemorragia peri-intraventricular, sendo 16,5% leves e 7,7% graves. A hemorragia grave foi mais frequente nos prematuros de menor idade gestacional, sendo a frequência de 36,1% nos com 22 a 23 semanas, 20,8% nos com 24 a 25 semanas, 9,5% nos com 26 a 27 semanas, 3,3% nos com 28 a 29 semanas e 1,2% nos com 30 a 31 semanas.[17] Em uma coorte da Rede Brasileira de Pesquisas Neonatais, incluindo prematuros menores do que 34 semanas e peso inferior a 1.500 g de 20 centros neonatais universitários públicos, a HPIV grave foi evidenciada em 10% dos prematuros.[18]

O sangramento na matriz germinativa resulta na sua destruição, ativação da microglia e na perda da camada granular externa do cerebelo. A destruição da matriz germinativa e a ativação da microglia acarretam diminuição da proliferação dos pró-oligodendrócitos e dos neurônios gabaérgicos e lesão dos axônios, culminando com alteração na maturação do córtex cerebral e do tálamo e comprometimento da mielinização. Além disso, a perda da camada granular externa do cerebelo compromete o seu desenvolvimento. Essas lesões são determinantes para o prognóstico neurológico em longo prazo das crianças prematuras que apresentaram HPIV no período neonatal.[15]

As repercussões em longo prazo da HPIV dependem da imaturidade do neonato e da gravidade da lesão. Ajustado para variáveis de confusão, os prematuros com HPIV leve, comparados aos sem hemorragia, apresentaram aumento de 41% na chance de evoluir com déficit cognitivo, sem diferença para o desfecho paralisia cerebral. Já aqueles com quadro grave apresentaram uma chance 3,4 vezes e 34% maior de apresentar paralisia cerebral e déficit cognitivo.[19]

Em prematuros com idade gestacional entre 22 e 32 semanas, avaliados aos 2 anos de idade, a paralisia cerebral foi identificada em 8,2% das crianças, sendo o quadro espástico o mais frequente, presente em 72% dos casos, a hemiplegia em 9% e a monoplegia em 10% dos casos. A paralisia cerebral também foi mais frequente nos casos de hemorragia grave. Em crianças sem HPIV, a paralisia cerebral foi observada em 5,5%, naquelas com grau I em 8,1%, grau II em 12,2% e graus III/IV, em 17,9%.[20]

Déficit neurossensorial, caracterizado por cegueira, déficit auditivo, paralisia cerebral moderada ou grave e/ou déficit intelectual moderado ou grave, também é observado em prematuros extremos, estando presente em 15,6% daqueles sem hemorragia e em 10,6%, 20%, 8,3% e em 100% dos com HPIV graus I, II, III e IV. A frequência de quociente de inteligência menor do que menos um desvio-padrão da média também é mais frequente nos quadros mais graves, estando presente em 35,6%, 38,3%, 36%, 58,3% e

100% das crianças sem hemorragia e naquelas com HPIV I, II, II e IV, respectivamente, aos 8 anos de idade. Nos testes que avaliam leitura, escrita e matemática, as crianças com HPIV grau IV também apresentaram pior desempenho, comparadas às demais crianças.[21]

O prognóstico em longo prazo é pior nos casos de infarto hemorrágico periventricular. Em prematuros menores do que 30 semanas, avaliados aos 12 meses de idade, entre os sobreviventes, naqueles com infarto hemorrágico periventricular em região parietal, a paralisia cerebral foi observada em 49%. Nos prematuros com lesão em lobo frontal, o déficit cognitivo foi observado em 28% dos casos, os problemas comportamentais em 14% e o comprometimento visual em 9%. Por fim, naqueles em que houve comprometimento do lobo temporal, a paralisia cerebral foi observada em 10% dos casos, déficit cognitivo em 40%, problemas comportamentais em 70% e alterações visuais em 50%.[22]

Encefalopatia da prematuridade

A encefalopatia da prematuridade engloba lesões de substância branca e cinzenta, secundárias a um processo hipóxico-isquêmico e/ou inflamatório-infeccioso. A leucomalácia periventricular e a lesão difusa compõem o espectro de lesões de substância branca. A leucomalácia periventricular caracteriza-se por necrose focal profunda da substância branca, com perda de todos os elementos celulares e surgimento de cistos, acompanhada de gliose difusa, em localização dorsolateral aos ventrículos laterais. Ela é denominada "cística" quando os cistos apresentam diâmetro superior a 2 mm, podendo ser identificados à ultrassonografia e à ressonância magnética (RM) de crânio, e "não cística", quando os cistos apresentam dimensões menores, sendo identificados apenas à RM de crânio. A lesão difusa da substância branca caracteriza-se por lesão da região central da substância branca, não acompanhada de necrose, mas com perda de oligodendrócitos, gliose e proliferação da microglia, sendo diagnosticada apenas pela RM de crânio. As lesões difusas de substância branca são as mais frequentes, acometendo cerca de 25% a 35% dos prematuros de muito baixo peso, seguida da leucomalácia não cística, em 25% e da forma cística em 5%. As lesões de substância cinzenta ocorrem com maior frequência nos prematuros que apresentam leucomalácia, sendo mais rara naqueles com lesão difusa da substância branca. Na lesão de substância cinzenta, ocorre perda neuronal com evolução para gliose em diferentes sítios, como o tálamo, núcleos da base, córtex cerebral, hipocampo e cerebelo.[23]

As lesões de substância branca resultam em perda das células da glia e axônios, resultando em falha da mielinização. A falha na mielinização provavelmente será permanente, pois ela é acompanhada de perda das células da glia, incluindo os pré-oligodendrócitos e astrócitos, assim como dos axônios que são importantes no processo de mielinização. Na lesão difusa de substância branca, após a lesão aguda, ocorre regeneração de pré-oligodendrócitos, porém, dias a semanas após, observa-se interrupção no processo maturacional, no qual os pré-oligodendrócitos se diferenciam em oligodendrócitos mielinizantes, com consequente comprometimento da mielinização. A lesão de substância cinzenta é caracterizada por perda neuronal e gliose, com ativação da microglia.[23]

As lesões de substância branca e cinzenta associam-se ao atraso de desenvolvimento dos prematuros. As alterações clínicas mais frequentemente associadas à encefalopatia da prematuridade são os quadros motores, sendo a diplegia espástica o mais comum, seguida das alterações cognitivas, comportamentais e visuais. A diplegia espástica, caracterizada por paresia das extremidades, acomete principalmente os membros inferiores, estando presente em 2% a 3% dos prematuros menores que 32 semanas, e em 10% dos prematuros extremos.[24] Além da paralisia cerebral, outros quadros motores podem ser evidenciados, como o atraso do desenvolvimento motor grosso e fino, com comprometimento da integração visomotora, coordenação mão-olho e destreza manual, podendo acarretar dificuldades nas atividades de corrida, jogos com bola e desenho, comprometendo a qualidade de vida.[25]

Além dos déficits motores, a encefalopatia da prematuridade também se associa a maior frequência de déficit cognitivo e visual, e a alterações comportamentais e dificuldades de socialização na infância. Cerca de 30% a 50% dos prematuros menores que 32 semanas apresentam déficit cognitivo, com uma diferença média de 10,9 pontos no quociente de inteligência, em comparação às crianças de mesma idade, nascidas a termo. Também são pontuados em prematuros com lesão cerebral, na infância, diminuição da função executiva e atraso do desenvolvimento da linguagem receptiva e expressiva, acarretando comprometimento do desempenho acadêmico e da qualidade de vida.[26] Estudos também apontam alterações comportamentais, como os transtornos de déficit de atenção e hiperatividade (TDAH) e transtornos do espectro autista em prematuros (TEA) com lesão de substância branca, sendo sua frequência maior naqueles de menor idade gestacional.[27]

As lesões de substância branca e cinzenta em prematuros são identificadas por meio de exames de imagem, principalmente a ultrassonografia e a RM de crânio. Alguns estudos mostram a associação entre alterações cerebrais identificadas em prematuros pelos exames de imagem e alterações do desenvolvimento na infância. Em prematuros menores que 30 semanas, avaliados na idade corrigida de 40 semanas por meio da RM de crânio, e aos 2 anos de idade, pelas escalas Bayley II de desenvolvimento, os autores verificaram uma relação direta entre a gravidade das lesões cerebrais e o comprometimento do desenvolvimento neurológico. A lesão neurológica foi classificada, quando presente, em leve, moderada e grave, de acordo com a natureza e a extensão da lesão, incluindo a alteração de sinal, a redução do volume e a presença de cistos em substância branca, a dilatação ventricular e o afilamento do corpo caloso; e, no tocante à substância cinzenta, a presença de cistos, o alargamento do espaço subaracnóideo e o atraso na maturação dos giros cerebrais. Aos 2 anos de idade corrigida, o déficit cognitivo foi identificado em 17% dos prematuros, 10% apresentavam déficit motor grave, 10% paralisia cerebral e 11% déficit neurossensorial. Quando maiores a gravidade e a extensão da lesão, menor foi o escore de desenvolvimento mental e motor, e maiores a frequência de atraso motor grave, a paralisia cerebral e o déficit neurossensorial. Crianças sem lesão em substância branca apresentaram escore mental e psicomotor de 92 e 95, respectivamente, aquelas com lesão leve, 85 e 91, as com lesão moderada, 80 e 80, e as com lesão grave, escores de 70 e 56. No tocante ao atraso motor grave e à paralisia cerebral, eles foram identificados em 4% e 2% das crianças sem lesão, em 5% e 6% das com lesão leve, em 26% e 24% das com lesão moderada, e em 67% das crianças com lesão grave. Já o déficit neurossensorial visual e/ou auditivo foi evidenciado em 4% das crianças sem lesão de substância branca, em 9% das com lesão leve, em 21% das com lesão moderada e em 50% das crianças com lesão grave de substância branca. Lesões moderadas e graves em substância branca identificadas na idade de termo foram preditoras de atraso cognitivo (*Odds ratio* (OR) 3,6), atraso motor (OR 10,3), paralisia cerebral (OR 9,6) e deficiência neurossensorial (OR 4,2), mesmo após ajuste para variáveis de confusão. Alterações em substância cinzenta também se associaram ao atraso cognitivo, atraso motor e paralisia cerebral, embora a associação tenha sido menos robusta.[28]

Em outro estudo, prematuros menores que 30 semanas foram submetidos à RM de crânio na idade corrigida de 40 semanas, e aos 7 anos foram avaliados quanto ao quociente de inteligência, à função motora, ao desempenho acadêmico e ao comportamento. A maior gravidade e a extensão da lesão cerebral associaram-se a menor quociente de inteligência e a pior desempenho em ortografia, matemática e função motora, mesmo após ajuste para variáveis de confusão.[29]

Displasia broncopulmonar

A displasia broncopulmonar (DBP) é uma doença multifatorial que acomete sobretudo prematuros extremos, caracterizada por dependência de oxigênio por mais de 28 dias. A definição da doença atualmente mais aceita considera também a gravidade da doença. A gravidade é considerada ausente quando o tempo de oxigenoterapia for inferior a 28 dias e o neonato na idade corrigida de 36 semanas ou na alta hospitalar estiver em ar ambiente. Quando o tempo de oxigenoterapia for maior do que 28 dias e, na idade corrigida de 36 semanas ou na alta, o prematuro estiver em ar ambiente, a doença é considerada leve, moderada se em oxigenoterapia com fração inspirada inferior a 30%, grave tipo I se em oxigenoterapia com fração inspirada maior ou igual a 30%, em pressão contínua de distensão de vias aéreas (CPAP) ou em cateter nasal de alto fluxo, e grave tipo II se em ventilação mecânica.[30]

Embora os avanços na assistência neonatal tenham contribuído para o aumento da sobrevida dos prematuros, a prevalência da DBP não diminuiu ao longo dos últimos anos. Em prematuros menores que 32 semanas, a frequência de DBP é 16%, sendo 23,1% dos casos com gravidade ausente, 30,3% leve, 30,2% moderada e 16,4% grave tipo I.[31] Sua incidência é inversamente proporcional à idade gestacional, estando presente em 88% dos prematuros com 22 semanas, 73% daqueles com 23 semanas, 64% nos com 24 semanas, 55% nos com 25 semanas, 44% nos com 26 semanas, 34% nos com 27 semanas e em 23% naqueles com 28 semanas.[32]

A DBP ocorre em prematuros que nascem durante os períodos canalicular e sacular do desenvolvimento pulmonar, quando os pulmões não estão totalmente desenvolvidos. Nessa fase, observam-se imaturidade estrutural pulmonar caracterizada por ausência de alvéolos verdadeiros, menor superfície de troca gasosa e maior permeabilidade do epitélio respiratório, além do menor *pool* de surfactante pulmonar. Fatores agressores ao desenvolvimento pulmonar contribuem para a ocorrência da DBP. No meio intrauterino, a pré-eclâmpsia materna, a exposição a processos inflamatórios e/ou infecciosos, como a corioamnionite a restrição de crescimento, contribuem para o desenvolvimento da doença. Após o nascimento, a necessidade de reanimação, a administração de oxigênio, sobretudo em altas concentrações, a ventilação pulmonar mecânica, os quadros infecciosos, a sobrecarga hídrica, a persistência do canal arterial e a desnutrição pós-natal podem comprometer o desenvolvimento alveolar e vascular pulmonar, favorecendo o surgimento da DBP. Por fim, estudos mostram também a susceptibilidade genética como fator associado à doença.[33]

A DBP é considerada um fator de risco em prematuros para alterações do desenvolvimento cognitivo na infância, uma vez que eles apresentam episódios frequentes de hipoxemia. Em prematuros menores que 32 semanas, avaliados entre 3 e 6 anos de idade, não se observaram diferenças entre aqueles que apresentaram ou não DBP, no tocante ao desenvolvimento motor, cognitivo e de linguagem. No entanto, a gravidade da doença associou-se a pior desenvolvimento motor fino.[34]

Outros estudos avaliam o neurodesenvolvimento de prematuros com DBP que receberam alta hospitalar com oxigênio suplementar. Em prematuros extremos, avaliados aos 18 meses de idade corrigida, não se observou diferença nos escores de desenvolvimento motor, cognitivo e de linguagem entre os prematuros sem a doença ou com doença leve e aqueles com doença moderada ou grave. Diferença no neurodesenvolvimento também não foi observada entre aqueles que necessitaram ou não de oxigênio suplementar na alta hospitalar. No entanto, a necessidade de ventilação mecânica por mais de 28 dias associou-se a pior neurodesenvolvimento.[35] Por fim, outro estudo comparou o desenvolvimento de prematuros extremos com DBP que tiveram alta ou não com oxigenoterapia suplementar com prematuros sem a doença, entre 1 e 4 anos de idade. Com 1 ano, os prematuros sem DBP apresentaram maiores escores mental do que aqueles com a doença, e com 2 anos, maiores escores apenas aqueles com a doença que necessitaram de oxigênio suplementar após a alta hospitalar. No entanto, aos 4 anos de idade, o desempenho dos três grupos foi semelhante. Os autores concluem que prematuros extremos com DBP apresentam atraso do desenvolvimento nos primeiros 2 anos de vida, sobretudo aqueles que necessitam de oxigenoterapia suplementar na alta hospitalar, mas aos 4 anos o seu desenvolvimento já é comparável ao de um prematuro sem a doença.[36]

Vários estudos têm avaliado o uso do corticosteroide na prevenção e/ou tratamento da displasia broncopulmonar. Alguns desses estudos avaliam o seu efeito no desenvolvimento motor de prematuros na infância. O uso do corticosteroide sistêmico, betametasona ou hidrocortisona, em prematuros, na 1ª semana de vida, associou-se a maior chance de paralisia cerebral na infância.[37] No entanto, no estudo PREMILOC que envolveu prematuros extremos, aqueles que receberam hidrocortisona nos primeiros 10 dias de vida, comparados ao grupo controle, apresentaram taxas semelhantes de paralisia cerebral aos 22 meses, 6% e 5%, respectivamente, embora o estudo tenha sido interrompido por questões logísticas antes de atingir o tamanho amostral.[38] Com relação ao uso tardio do corticosteroide sistêmico, ou seja, após a 1ª semana de vida, existem poucas evidências da sua associação com a paralisia cerebral na infância, ou com o desfecho combinado óbito e/ou paralisia cerebral.[39] Ainda são necessários mais estudos para avaliar o efeito do uso de corticosteroide pós-natal na prevenção e/ou tratamento da displasia broncopulmonar no desenvolvimento de prematuros.

Retinopatia da prematuridade

A retinopatia da prematuridade (ROP) é uma doença vasoproliferativa da retina que acomete prematuros, sobretudo os extremos. Em prematuros menores que 28 semanas, a ROP está presente em 29% deles, sendo mais frequente naqueles de menor idade gestacional.[40] A doença decorre da interrupção do desenvolvimento dos vasos da retina após o nascimento, resultado da exposição a tensões de oxigênio mais elevadas do que as do meio intrauterino, que inibem a angiogênese, por supressão dos fatores de crescimento do endotélio vascular (VEGF), fator de crescimento IGF-1 e a eritropoietina, tornando a retina hipóxica. Em resposta à hipóxia, ocorrem vasoproliferação com aumento do número de vasos, ingurgitamento e tortuosidade. Esses vasos não perfundem a retina adequadamente, podendo evoluir com fibrose, descolamento retiniano e cegueira. No entanto, na maioria dos casos, ocorre regressão da doença, podendo a retina vascularizar-se normalmente, embora possa haver perda neuronal, com repercussões visuais em longo prazo. Além da menor idade gestacional e da exposição pós-natal ao oxigênio, são fatores de risco para a doença, o baixo ganho de peso, hiperglicemia, níveis elevados de insulina, sepse e transfusão de hemácias, além da predisposição genética.[41]

Prematuros menores que 32 semanas devem ser submetidos à fundoscopia binocular com 28 dias de vida para o diagnóstico da ROP. A doença pode ser classificada quanto à sua localização em zona 1 quando a lesão está localizada na zona central da retina; zona 2, se a lesão se encontra na zona intermediária, e zona 3, na retina periférica. Quanto à gravidade, a ROP é classificada em cinco graus: no grau 1, identifica-se a linha de demarcação entre a retina vascular e a retina avascular; no grau 2, observa-se espessamento dessa linha; no grau 3, verifica-se a formação de uma crista pelo aumento do número de vasos; no grau 4, observa-se descolamento parcial; e, no grau 5, descolamento total da retina. A presença de ingurgitamento e tortuosidade dos vasos conferem à doença o *status* de doença *plus*, o que indica pior prognóstico. A ROP nos graus 1 e 2, em geral, regride espontaneamente; já no grau 3, a doença pode regredir ou evoluir para o descolamento da retina.[42]

Em virtude da possibilidade de comprometimento visual, os prematuros, sobretudo aqueles com ROP, devem ser acompanhados por oftalmologista, para a avaliação da retina até que esta esteja completamente vascularizada e, depois, anualmente para a avaliação da acuidade visual e para diagnóstico de vícios de refração, principalmente a miopia, e do estrabismo, mais frequentes nos prematuros.

Alguns estudos, que avaliam prospectivamente prematuros com peso ao nascer inferior a 1.250 g que apresentaram ROP e foram ou não tratados por meio da crioterapia, mostram que os não tratados apresentam menor acuidade visual aos 5 anos de idade.[43] O pior desempenho visual aos 5 anos associou-se a maior necessidade de escola especial e a pior desempenho acadêmico aos 8 anos de idade.[44] Outros estudos mostram a presença de miopia em 70% das crianças nascidas prematuras que apresentaram ROP e estrabismo em 80%.[45]

Infecção neonatal

Entre os quadros de infecção neonatal, a sepse, a meningite e a ECN são as doenças associadas a alterações do desenvolvimento em crianças nascidas prematuras. As citocinas inflamatórias desencadeiam um quadro de lesão cerebral, com morte neuronal e comprometimento dos pré-oligodendrócitos, acarretando atraso na mielinização neuronal, o que pode resultar no atraso do desenvolvimento na infância. Em estudo no qual os autores avaliaram prematuros com muito baixo peso ao nascer, a sepse clínica sem identificação bacteriana foi diagnosticada em 25,2% deles, a sepse comprovada em 31,5%, a ECN em 4,6% e a meningite em 3,2%. Na idade corrigida de 18 a 22 meses, os autores verificaram que, comparados aos que não apresentaram infecção, aqueles com sepse clínica, sepse confirmada, sepse com enterocolite e meningite com ou sem sepse apresentaram maior chance de atraso do desenvolvimento. As *Odds ratio* para os quatro grupos foram de 1,3, 1,3, 1,6 e 1,6 para o escore mental menor do que 70, respectivamente; 1,6, 1,5, 2,4 e 1,7 para o escore psicomotor menor que 70; 1,3, 1,4, 1,7 e 1,6 para paralisia cerebral; 1,3, 1,7, 2,0 e 2,2 para déficit visual; e 1,2, 1,8, 3,4 para déficit auditivo, sem diferença para os neonatos com meningite, acompanhada ou não de sepse.[46]

A ECN é uma doença multifatorial do trato gastrointestinal, caracterizada por uma síndrome clinicopatológica com sinais e sintomas gastrointestinais e sistêmicos, consequentes à necrose de coagulação do trato gastrintestinal. Ela decorre da imaturidade estrutural e funcional intestinal, associada à alteração do microbioma intestinal e presença de substrato na luz intestinal, além da predisposição genética. Esses agentes agressores geram um processo inflamatório, com a liberação de inúmeros mediadores que desencadeiam um processo de lesão e necrose da parede intestinal e um quadro com comprometimento sistêmico.[47] Sua incidência é inversamente proporcional à idade gestacional, estando presente em 15% dos prematuros com 24 semanas, 13% naqueles com 25 semanas, 9% nos com 26 semanas, 10% nos com 27 semanas e 8% naqueles com 28 semanas de idade gestacional.[32]

Em uma coorte de prematuros extremos, avaliados na idade corrigida de 18 a 22 meses, as crianças com ECN que necessitaram de tratamento cirúrgico, comparadas às crianças sem a doença e àquelas cujo tratamento da doença foi clínico, desenvolveram leucomalácia com maior frequência. A ECN com tratamento cirúrgico aumentou em 61% e 95% a chance de a criança apresentar escore mental e motor menor que 70, em comparação às crianças que não desenvolveram a doença. Os autores concluem que a ECN com necessidade de tratamento cirúrgico está associada a pior desenvolvimento aos 2 anos de idade; porém, nos quadros em que o tratamento foi apenas clínico, essa associação não foi observada.[48] Em outro estudo, prematuros menores que 32 semanas foram avaliados na idade corrigida de termo pela RM de crânio e, aos 2 anos de idade corrigida, por meio das escalas Bayley de desenvolvimento. Prematuros com ECN apresentaram maior chance de desenvolver HPIV graus III/IV e leucomalácia, comparados aos sem a doença, e a lesão cerebral associou-se a maior risco de paralisia cerebral e a pior desenvolvimento cognitivo.[49] Os estudos mostram que a associação entre a ECN e o atraso do desenvolvimento é mediada pela lesão cerebral secundária ao intenso processo inflamatório que ocorre na doença.

Concluindo, os avanços da medicina perinatal ocorridos nas últimas décadas proporcionaram um aumento da sobrevida de prematuros cada vez mais imaturos. No entanto, esses prematuros são de risco para apresentar alterações do desenvolvimento motor, cognitivo, neurossensorial e de linguagem, além de apresentarem alterações comportamentais, dificuldades escolares e distúrbios psicopatológicos. Assim, faz-se necessário um acompanhamento multidisciplinar desses pacientes durante a infância e a adolescência, com a participação de pediatras, neurologistas, oftalmologistas, fonoaudiólogos, psicólogos, neuropsicólogos e psiquiatras, com o objetivo de otimizar o seu desenvolvimento de forma a contribuir para o desenvolvimento do prematuro.

▶ Referências bibliográficas

1. Hamilton BE, Martin JA, Osterman MJK. Division of vital statistics, National Center for Health Statistics Births: provisional data for 2020. Vital Statistics Rapid Release. 2021;(12). [2022 Set. 28]. Disponível em: <https://www.cdc.gov/nchs/data/vsrr/vsrr012-508.pdf>.

2. Brasil – Ministério da Saúde (MS). Datasus. [Internet]. Estatísticas vitais: nascidos vivos e mortalidade infantil. 2017. [2022 Set. 28]. Disponível em <http:/tabnet.datasus.gov.br/cgi/deftohtm.exe?sinasc/cnv/nvuf.def>.

3. Kinney HC, Volpe JJ. Organizational events. In: Volpe JJ. Volpe's neurology of the newborn. 6. ed. Philadelphia: Elsevier, 2018; p.145-75.

4. Hintz SR, Kendrick DE, Vohr BR, Poole K, Higgins RD. For The National Institute of Child Health and Human Development Neonatal Research Network. Changes in neurodevelopmental outcomes at 18 to 22 months' corrected age among infants of less than 25 weeks' gestational age born in 1993-1999. Pediatrics. 2005;115:1645-51.

5. Mercier CE, Dunn MS, Ferrelli KR, Howard DB, Soll RF, Vermont Oxford Network ELBW Infant Follow-Up Study Group. Neurodevelopmental outcome of extremely low birth weight infants from the Vermont Oxford network: 1998-2003. Neonatology. 2010;97:329-38.

6. Pierrat V, Marchand-Martin L, Arnaud C, Kaminski M, Resche-Rigon M, Lebeaux C et al. Neurodevelopmental outcome at 2 years for preterm children born at 22 to 34 weeks' gestation in France in 2011: EPIPAGE-2 cohort study. BMJ. 2018;38:38-9.

7. Fernandes LV, Goulart AL, Santos AMN, Barros MCM, Guerra CC, Kopelman BI. Neurodevelopmental assessment of very low birth weight preterm infants at corrected age of 18-24 months by Bayley III scales. J Pediatr (Rio J). 2012;88:471-8.

8. Reijneveld SA, Kleine MJK, van Baar AL, Kollée LAA, Verhaak CM, Verbulst FC, et al. Behavioural and emotional problems in very preterm and very low birth weight infants at age 5. Arch Dis Child Fetal Neonatal Ed. 2006;91:F423-8.

9. Odd DE, Emond A, Whitelaw A. Long-term cognitive outcomes of infants born moderately and late preterm. Dev Med Child Neurol. 2012;54:704-9.

10. Johnson S, Hollis C, Kochhar P, Hennessy E, Wolke D, Marlow N. Psychiatric disorders in extremely preterm children: longitudinal finding at age 11 years in the EPICure Study. J Am Acad Child Adolesc Psychiatry. 2012;49:453-63.

11. Pappas A, Kendrick DE, Shankaran S, Stoll BJ, Bell EF, Laptook AR, et al. Eunice Kennedy Shriver National Institute of Child Health and Human Development Neonatal Research Network. Chorioamnionitis and early childhood outcomes among extremely low-gestational-age neonates. JAMA Pediatr. 2014;168:137-47.

12. Schmidt B, Roberts RS, Davis PG, Doyle LW, Asztalos EV, Opie G. Prediction of late death or disability at age 5 years using a count of 3 neonatal morbidities in very low birth weight infants. J Pediatr. 2015;167:982-6.

13. Bassler D, Stoll BJ, Schmidt B, Asztalos EV, Roberts RS, Robertson CMT, et al. Using a count of neonatal morbidities to predict poor outcome in extremely low birth weight infants: added role of neonatal infection. Pediatrics. 2009;123:313-8.

14. O'Meagher S, Kemp N, Norris K, Anderson P, Skilbeck C. Risk factors for executive function difficulties in preschool and early school-age preterm children. Acta Paediatrica. 2017;106:1468-73.

15. Inder TE, Perlman JM, Volpe JJ. Preterm Intraventricular Hemorrhage/Posthemorragic Hydrocephalus. In: Volpe JJ. Volpe's Neurology of the Newborn. 6. ed. Philadelphia: Elsevier. 2018;637-98.

16. Papile LA, Burstein J, Burstein R, Koffler H. Incidence and evolution of subependymal and intraventricular hemorrhage: a study of infant with birth weights less than 1.500 g. J Pediatr. 1978;92:529-34.

17. Handley SC, Passarella M, Lee HC, Lorch AS. Incidence trends and risk factor variation in severe intraventricular hemorrhage across a population based cohort. J Pediatr. 2018;200:24-9. e3.

18. Guinsburg R, Almeida MFB, de Castro JS, Silveira RC, Caldas JPS, Fiori HH, et al. Death or survival with major morbidity in VLBW infants born at brazilian neonatal research network centers. J Matern Fetal Neonatal Med.2016;29:1005-9.

19. Mukerji A, Shah V, Shah PS. Periventricular/Intraventricular hemorrhage and neurodevelopmental outcomes: a meta-analysis. Pediatrics. 2015;136:1132-43. [2022 Set. 28]. Disponível em: <https://doi.org/10.1542/peds.2015-0944>.

20. Ancel PY, Livinec F, Larroque B, Marret S, Arnaud C, Pierrat V, et al. Cerebral palsy among very preterm children in relation to gestational age and neonatal ultrasound abnormalities: the EPIPAGE cohort study. Pediatrics. 2006;117:828-35.

21. Sherlock RL, Anderson PJ, Doyle LW, Victorian Infant Collaborative Study Group. Neurodevelopmental sequelae of intraventricular haemorrhage at 8 years of age in a regional cohort of ELBW/very preterm infants. Early Hum Dev. 2005:81:909-16.

22. Soltirovska SA, GroenendaalF, vanHaastert IC, Rademaker Kj, Benders MJ, Koopman C, et al. Neuroimaging and neurodevelopmental outcome of preterm infants with a periventricular haemorrhagic infarction. Dev Med Child Neurol. 2014;56:547-55.

23. Back SA, Volpe JJ. Encephalopathy of prematurity: pathofisiology. In: Volpe JJ. Volpe's Neurology of the Newborn. 6. ed. Philadelphia: Elsevier. 2018;405-24.

24. Serenius F, Ewald U, Farooqi A, Fellman V, Hafstrom M, Hellgren K, et al. Neurodevelopmental outcomes among extremely preterm infants 6,5 years after active perinatal care in Sweden. JAMA Pediatr. 2016;170:954-63.

25. Neil JJ, Volpe JJ. Encephalopathy of prematurity: clinica-neurological features, diagnosis, imaging, prognosis, therapy. In: Volpe JJ. Volpe's Neurology of the Newborn. 6. ed. Philadelphia: Elsevier. 2018;425-57.

26. Hutchinson EA, De Luca CR,Doyle LW, Roberts G, Anderson PJ, Victorian Infant Collaborative Study Group. School-age outcomes of extremely preterm or extremely low birth weight children. Pediatrics. 2013;131:e1053-e1061.

27. Schieve LA, Clayton HB, Durkin MS, Wingate MS, Drews-Botsch C. Comparison of perinatal risk factors associated with autism spectrum disorder (ASD), intellectual disability (ID), and co-ocurring ASD and ID. J Autism Dev Disord. 2015;45:2361-72.

28. Woodward LJ, Anderson PJ, Austin NC, Howard K, Inder TE. Neonatal MRI to predict neurodevelopmental outcomes in preterm infants. N Engl J Med.2006;355:685-94.

29. Anderson PJ, Treyvaud K, Neil JJ, Cheong JLY, Hunt RW, Thompson DK, et al. Associations of newborn brain magnetic resonance imaging with long-term neurodevelopmental impairments in very preterm children. J Pediatr. 2017;187:58-65.

30. Abman SH, Collaco JM, Shepherd EG, Keszler M, Cuevas-Guaman M, Welty SE, et al. Interdisciplinary care of children with severe bronchopulmonary dysplasia. J Pediatr. 2017;181:12-28.

31. Ehrenkranz RA, Walsh MC, Vohr BR, Jobe AH, Wright LL, Fanaroff AA, et al. Validation of the National Institutes of Health consensus definition of bronchopulmonary dysplasia. Pediatrics. 2005;116:1353-60.

32. Stoll BJ, Hansen NI, Bell EF, Shankaran S, LaptooK AR, Walsh MC, et al. Neonatal outcomes of extremely preterm infants. Pediatrics. 2010;126:443-56.

33. Hwang JS, Rehan VK. Recent advances in bronchopulmonary dysplasia: pathophysiology, prevention, and treatment. Lung. 2018;196:129-38.

34. Newman JB, Debastos AG, Batton D, Raz S. Neonatal respiratory dysfunction and neuropsychological performance at the preschool age: a study of very preterm infants with bronchopulmonary dysplasia. Neuropsychology. 2011;25:666-78.

35. Trittmann JK, Nelin LD, Klebanoff MA. Bronchopulmonary dysplasia and neurodevelopmental outcome in extremely preterm neonates. Eur J Pediatr. 2013;172:1173-80.

36. Moon NM, Mohay HA, Gray PH. Developmental patterns from 1 to 4 years of extremely preterm infants who required home oxygen therapy. Early Hum Dev. 2007;83:209-16.

37. Doyle LW, Cheong JL, Manley B, Hay S, Halliday HL. Early (< 7 days) systemic postnatal corticosteroids for prevention of bronchopulmonary dysplasia in preterm infants. Cochrane Database Syst Rev. 2021;21;10(10):CD001146.

38. Baud O, Alberti C, Mohamed D, Watterberg K. Low-dose hydrocortisone in extremely preterm infants: authors' reply. Lancet. 2016;388:1158-9.

39. Doyle LW. Postnatal corticosteroidsto prevent or treat bronchopulmonary dysplasia. Neonatology 2021;118:244-51.

40. Markestad T, Kaaresen PI, Ronnestad A, Reigstad H, Lossius K, Medbo S, et al. Early death, morbidity, and need of treatment among extremely premature infants. Pediatrics.2005;115:1289-98.

41. Hellström A, Smith LEH, Dammann O. Retinopathy of prematurity. Lancet. 2013;382:1445-57.

42. International Committee for the Classification of Retinopathy of Prematurity. The international classification of retinopathy of prematurity revisited. Arch Ophthalmol. 2005;123:991-9.

43. Cryotherapy for Retinopathy of Prematurity Cooperative Group. Multicenter trial of cryotherapy for retinopathy of prematurity. Snellen visual acuity and structural outcome at 5 1/2 years after randomization. Arch Ophthalmol. 1996;114:417-24.

44. Msall ME, Phelps DL, Hardy RJ, Dobson V, Quinn GE, Summers CG, et al. for the Cryotherapy for Retinopathy of Prematurity Cooperative Group. Educational and social competencies at 8 years in children with threshold retinopathy of prematurity in the CRYO-ROP multicenter study. Pediatrics. 2004;113:790-9.

45. Yang CS, Wang AG, Sung CS, Hsu WM, Lee FL, Lee SM. Long-term visual outcomes of laser-treated threshold retinopathy of prematurity: a study of refractive status at 7 years. Eye (Lond). 2010;24:14-20.

46. Stoll BJ, Hansen NI, Adams-Chapman I, Fanaroff AA, Hintz SR, Vohr B, et al. Neurodevelopmental and growth impairment among extremely low birth weight infants with neonatal infection. JAMA. 2004;292:2357-65.

47. Neu J, Walker W A. Necrotizing enterocolitis. N Engl J Med. 2011;364:255-64.

48. Hintz SR, Kendrick DE, Stoll BJ, Vohr BR, Fanaroff AA, Donovan EF, et al. Neurodevelopmental and growth outcomes of extremely low birth weight infants after necrotizin genterocolitis. Pediatrics. 2005;115: 696-703.

49. Kidokoro H, Anderson PJ, Doyle LW, Woodward LJ, NeiL JJ, Inder TE. Brain injury and altered brain growth in preterm infants: predictors and prognosis. Pediatrics. 2014;134(2):e444-53.

Capítulo 15

Repercussões da HPIV e da Leucomalácia

Catherine Marx

Início aqui com um pequeno relato de caso para demonstrar a importância do acompanhamento neurológico em prematuros. Menino, com 6 meses de vida, deu entrada no pronto-socorro pediátrico apresentando quadro de pneumonia com grave insuficiência respiratória. Permaneceu em UTI por 7 dias, evoluiu de forma bastante satisfatória e sem intercorrências, recebendo alta hospitalar com melhora do quadro pulmonar. Aos 20 meses, como ele ainda não andava, a escola orientou a mãe a procurar um médico. O colega, em seu exame físico, descreveu espasticidade em membros inferiores, sinais de liberação piramidal (clônus aquileu) e relatou à mãe que tudo tinha sido causado pelo quadro pulmonar supradescrito. A mãe, indignada, procurou a justiça para processar médicos e hospital. No entanto, um detalhe importante para o perito médico que recebeu o caso para análise foi a observação de que esse menino tinha nascido prematuro com 34 semanas.

Os cuidados com a prematuridade envolvem múltiplas áreas da esfera médica, paramédica, social, mas também jurídica e, por meio de exames de imagem e neurológico adequados, foi possível constatar que, de fato, o que o lactente apresentava eram sequelas de leucomalácia periventricular atribuídas às complicações da prematuridade ao nascer e não ao quadro de pneumonia que o paciente apresentou aos 6 meses. Frustrou a mãe, desmentiu o médico que avaliara o bebê e sobrecarregou a Justiça com um caso de prematuro mal acompanhado. Mas o principal e pior fator de toda essa história foi a falta de acompanhamento médico adequado de um prematuro desde seu nascimento, que o levou a ficar com sequelas que poderiam ser evitadas ou minimizadas.

Este capítulo aponta as principais consequências neurológicas que podem ocorrer em uma criança nascida antes do termo para as quais devemos ficar atentos e intervir de forma precisa, direcionada e, muitas vezes, profilática evitando ao máximo suas possíveis consequências.

▶ Leucomalácia periventricular

O diagnóstico de leucomalácia periventricular é, na verdade, um diagnóstico anatomopatológico em que os termos "leuco" (branco) e "malácia" (amolecimento) descrevem alterações anatomopatológicas de necrose da substância branca que contorna os ventrículos laterais. O termo, controverso atualmente, foi descrito pela primeira vez em 1962 por Banker e Larroche como uma encefalopatia pós-asfixia por necrose de coagulação, relembrando as descrições de WJ Little, de 1843, das deformidades encontradas nos membros inferiores, sob a forma de contraturas, que foram atribuídas a fatores anormais no período perinatal. Little enfatizou, na época, que a maioria dessas crianças tinha nascido prematuramente e sofrido alguma forma de asfixia.[1]

O diagnóstico é clínico, comprovado por exames de imagem como ultrassonografia transfontanelar (USGTF) e principalmente a RM de crânio que corroboram o diagnóstico, mediante a alteração da ecogenicidade e de intensidade de sinal, nos respectivos exames citados. A leucomalácia pode se apresentar de forma localizada, focal ou multifocal (Figura 15.1) ou difusa (Figura 15.2), tanto na forma cística como nanão cística. Em 2016, Parikhet e *et al.*[2] atribuem a denominação "anormalidade difusa de substância branca" para o que já fora identificado como uma terceira forma de lesão de substância branca atribuída ao nascimento prematuro.[3,4] Nessa terceira forma de lesão, haveria alteração difusa do sinal de substância branca periatrial no exame de RM de crânio: hipersinal periatrial, na sequência T2, hipossinal em T1 e *FLAIR*, poupando o *tapetum* que cerca o átrio dos ventrículos laterais, e que se estenderia perifericamente até as áreas subcorticais. O maior comprometimento a longo prazo parece estar mais associado a déficits cognitivos e ao desenvolvimento de linguagem.[5]

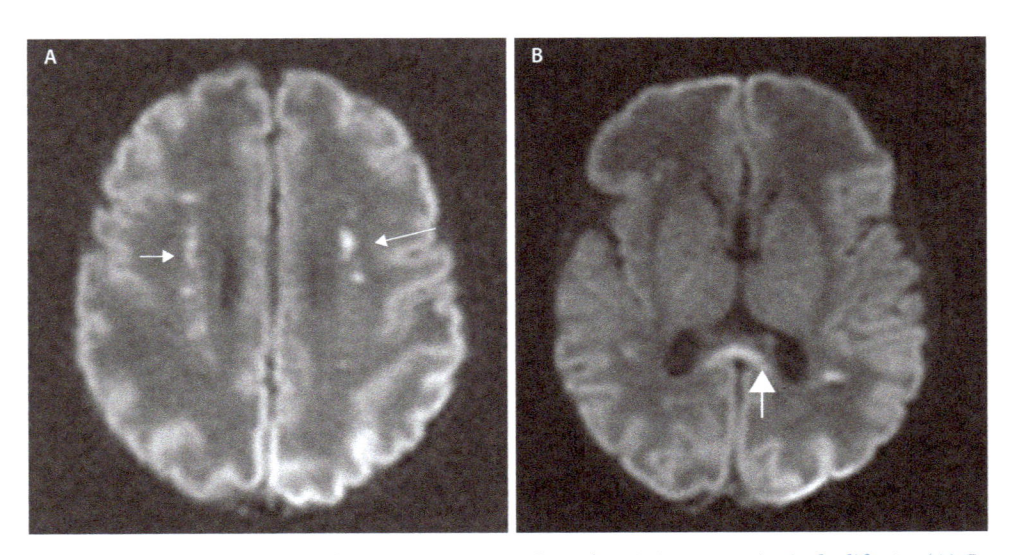

▶ **Figura 15.1. Imagens de exame de ressonância magnética de crânio na sequência de difusão. (A) Corte axial mostrando alteração do sinal com restrição à difusão, compatíveis com leucomalácia multifocal comprometendo a substância branca bilateralmente (setas estreitas). (B) Demonstra a restrição à difusão com envolvimento do corpo caloso (seta larga).**

Fonte: Acervo da autoria.

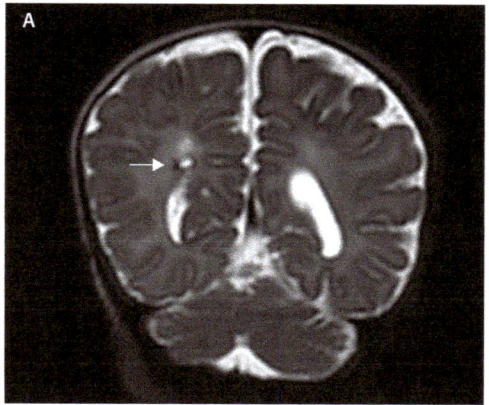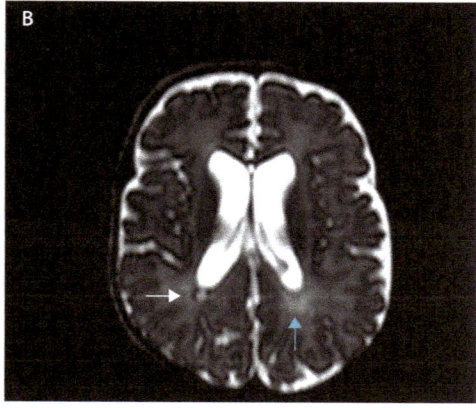

▶ **Figura 15.2. Exame de RM de crânio em corte coronal (A) e sagital (B) na sequência ponderada em T2, demonstrando o hipersinal periventricular (seta azul) associado à redução do volume da substância branca e ao alargamento compensatório dos ventrículos laterais, caracterizando a leucomalácia difusa, além de componente cístico focal periventricular direito (seta branca). Leucomalácia de grau II.**

Fonte: Acervo da autoria.

Cerca de 50% dos prematuros de muito baixo peso apresentam algum grau de lesão de substância branca.[6] O exame de RNM de crânio é capaz de diagnosticar cerca de 32,8% das lesões nas duas formas, cística e não cística, enquanto o exame de USGTF apenas 14,7% dos casos. No entanto, esta é ainda a forma de avaliação preferível para o diagnóstico, principalmente quando realizado de forma sequencial, não só pela facilidade de acesso, mas também pela inocuidade do exame em recém-nascidos.[7,8]

Na avaliação anatomopatológica, o componente focal consiste em necrose localizada profundamente na substância branca periventricular, geralmente em torno dos ângulos superiores e externos dos ventrículos laterais. O componente difuso da leucomalacia periventricular afeta mais amplamente a substância branca cerebral e é caracterizado por astrogliose e acentuada microgliose, inicialmente por uma diminuição dos oligodendrócitos pré-mielinizantes e de neurônios subcorticais. Nos achados anatomopatológicos da anormalidade difusa da substância branca se identificam, assim como na leucomalácia difusa, aumento de celularidade (astrócitos e micróglia), redução da quantidade de oligodendrócitos e astrócitos, menor quantidade e redução do tamanho de fibras radiais da glia, destacando-se a presença de vacúolos que representam a ausência total de células na região.[2]

As consequências clínicas dessa lesão, que afeta cerca de 39,6% dos prematuros com idade gestacional inferior a 28 semanas, 27,4% dos menores de 32 semanas e 7,3% daqueles menores que 37 semanas incluem déficits nas áreas cognitiva, comportamental, atencional e de socialização, afetando 25% a 50% dos prematuros de muito baixo peso ao nascer, enquanto os casos de déficits motores ou paralisia cerebral atingem 5% a 10% dos pacientes.[7]

O comprometimento motor atribuído à leucomalácia tem sido associado também ao comprometimento cerebelar secundário, que ocorre por lesão axonal e de mielinização atribuída ao fenômeno da diásquise, comprometendo principalmente os pedúnculos cerebelares superior e médio. A teoria da diásquise diz que uma lesão focal destrutiva do sistema nervoso provocaria, além da perda funcional resultante da região definitivamente destruída, uma espécie de choque ou depressão da função sináptica neuronal em outras áreas do sistema nervoso central (SNC), remotas à lesão. Esses efeitos remotos resultariam de um processo de deaferentação.[9] A leucomalácia difusa causa o desenvolvimento incompleto do trajeto cérebro-cerebelar ou ainda a perda ou a lesão de células de Purkinje, o que poderia ocasionar uma comunicação insuficiente ente o córtex cerebral e o cerebelo. O comprometimento motor, avaliado pelo sistema de avaliação grosseira da função motora (*gross motor function classification system-GMFCS*), é inversamente proporcional ao grau de lesão desses tratos.[10]

Não existe tratamento curativo para a leucomalácia, mas sabe-se que o uso de corticosteroideterapia no período pré-natal está associado a menor incidência dessa condição neurológica.[11] Por não existir um tratamento específico que cure a leucomalácia, recomenda-se iniciar precocemente as terapias de reabilitação, evitando ao máximo as sequelas clínicas que a leucomalácia possa trazer. Esse trabalho deve ser multidisciplinar, coordenado e precoce de especialidades médicas e paramédicas. Existem muitas terapias de reabilitação, sendo fundamental a reabilitação por profissionais da área de fisioterapia no processo de desenvolvimento motor e da terapia fonoaudiológica no desenvolvimento das dificuldades de fala, linguagem e alimentar, além das terapias ocupacionais, psicoterapia e outras que possam ser necessárias ao longo do desenvolvimento da criança. A precocidade da indicação é fundamental, bem como a qualidade das terapias, e a indicação individualizada para a necessidade de cada criança.

Com relação ao tratamento médico, este dependerá das sequelas que a criança apresente. Em crianças com maior comprometimento motor, por exemplo, é comum o surgimento de espasticidade, podendo se beneficiar do trabalho do fisioterapeuta associado ao uso de medicações orais que auxiliam no relaxamento muscular, como o baclofeno e o diazepam, medicações tópicas (p. ex., toxina botulínica) e, em casos mais graves, tratamentos cirúrgicos com implantação intratecal de bomba de baclofeno, rizotomias, ou procedimentos ortopédicos nos casos que evoluem com escolioses acentuadas, luxação de quadril, encurtamento do tendão de Aquiles, entre outros.

Outra sequela possível de pacientes com leucomalácia são as crises epilépticas, sendo então fundamental o papel do neurologista no manejo medicamentoso, dietético ou cirúrgico destas. As crianças que apresentam leucomalácia podem também evoluir com distúrbios de movimento, como atetose, coreia, distonias, e o tratamento medicamentoso deve ser individualizado para cada tipo de distúrbio e de outras comorbidades que possam apresentar.[12] Portanto, a leucomalácia não é uma patologia com tratamento único e definitivo, mas que depende muito da evolução clínica de cada criança e a necessidade que ela apresentar ao longo dos anos.

▶ Hemorragia peri-intraventricular

A forma mais comum de hemorragia cerebral em recém-nascidos pré-termo (RNPT) é a hemorragia de matriz germinativa. A matriz germinativa (Figura 15.3) é uma estrutura embriológica cerebral localizada na parede dos ventrículos laterais, na cabeça e no corpo do núcleo caudado e na região tálamo-caudado. Trata-se de uma região altamente vascularizada e com uma população celular abundante, de onde migram as células no processo de desenvolvimento cerebral. É fonte tanto de células neuronais comode células da glia, sendo mais ativa entre as 8ª e 28ª semanas de gestação, devendo involuir entre as 30ª e 34ª semanas de gestação, eventualmente permanecendo uma pequena área na região tálamo-caudado.

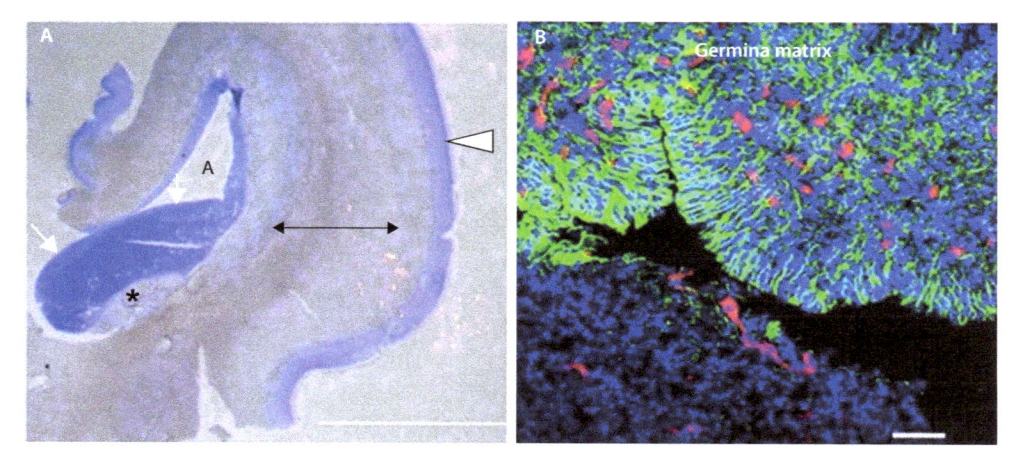

▶ **Figura 15.3. Morfologia da matriz germinativa.** (A) Corte coronal do hemisfério cerebral direito, com coloração de cresil violeta, de um feto de 20 semanas. Camada cortical (cabeça de seta), substância branca (seta com duas pontas) matriz germinativa (seta preta), núcleo caudado (asterisco) e ventrículo lateral (letra V). A matriz germinativa (colorida em violeta) contorna todo o ventrículo, mas é mais evidente sobre a cabeça do núcleo caudado. Barra com escala de 0,5 cm. (B) Representação imunoflurescente de uma criosecção da matriz germinativa de RNPT de 24 semanas, marcada com DAPI (azul), GFAP (verde), e CD34 (vermelho).
Nota: a matriz germinativa é altamente vascularizada (endotélio vascular em vermelho) e enriquecida com células de glia com GFAP (+) (verde).

RNPT: recém-nascido pré-termo.

Fonte: Adaptada de Ballabh P, 2010.

As hemorragias podem ficar localizadas na matriz germinativa, sendo consideradas hemorragia de grau I de acordo com a classificação de Papile ou avançar em volume acometendo os ventrículos laterais (grau II), acometendo os ventrículos laterais e associando-se à sua dilatação (grau III), como pode ser visto na Figura 15.4, ou ocorrer de forma

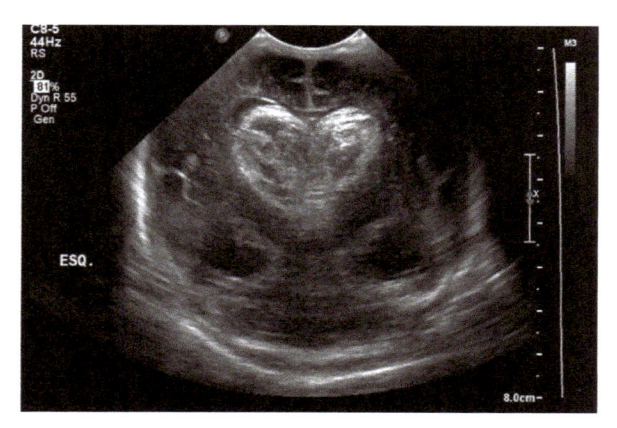

▶ **Figura 15.4. Imagem de ultrassonografia transfontanelar corte coronal evidenciando hemorragia intraventricular com dilatação dos ventrículos laterais bilateralmente acometendo mais de 50% dos ventrículos compatíveis com hemorragia de grau III na classificação de Papile.**

Fonte: Acervo da autoria.

mais extensa comprometendo a drenagem venosa e, assim, causando a hemorragia intra-parenquimatosa (grau IV). A severidade das hemorragias está inversamente relacionada à idade gestacional. Quanto mais extremo for o prematuro, maior a chance de ter hemor-ragias mais graves. Cerca de 60% dos prematuros com 22 semanas de gestação podem apresentar hemorragia de grau III ou IV, essa incidência cai para 33,3% com 23 semanas e 20,8% com 24 semanas. A gravidade das hemorragias (de grau III ou IV), baixos índices de Apgar e sepse precoce implicam maiores taxas de mortalidade.[13]

Além do comprometimento supratentorial, a HPIV tem sido fortemente associada às lesões cereberales, uma vez que os fatores de risco são comuns às duas doenças. A lesão cerebelar pode ocorrer de forma direta, com hemorragia no próprio cerebelo, mas também de forma indireta, por meio de três mecanismos principais: 1) sangramentos de HPIV mais extensos e que causam a hidrocefalia com dilatação do IV ventrículo, podendo causar lesão direta por compressão do cerebelo e tronco cerebral; 2) presença de sangue e seu efeito neurotóxico quando presente no espaço intraventricular (principalmente em contato direto com o cerebelo, quando ocorre sangramento na matriz germinativa no IV ventrículo), intraparenquimatoso ou no espaço subaracnóideo, pode ocasionar a atrofia do cerebelo; 3) por meio de mecanismo de diásquise cerebelar, no qual a área supraten-torial, através do trato corticopontocerebelar, não consegue transmitir impulsos excita-tórios adequados à região cerebelar contralateral e, assim, há um efeito cruzado com lesão supratentorial de um lado e cerebelar de outro.[14] As lesões cerebelares, antes muito ignoradas, têm demonstrado um importante papel na evolução neurológica, associando--se a maior taxa de mortalidade e de morbidade, como os diferentes tipos de paralisia cerebral, microcefalia, alterações cognitivas, auditivas, visuais, comportamentais, de lin-guagem, função executiva, transtornos do espectro autista (TEA) e déficit de atenção e hiperatividade (TDAH).[10,14]

◗ Comprometimentos neurológicos associados à leucomalácia periventricular

O termo mais aceito hoje em dia é "encefalopatia da prematuridade", uma vez que lesão axonal acompanha a lesão de substância branca e é caracterizada pela degene-ração de axônios e de neurônios do tronco cerebral, gânglios da base, tálamo, córtex e cerebelo. O termo "encefalopatia da prematuridade" engloba a constelação de lesões de substância branca, que ocasionam uma lesão trófica secundária da substância cinzenta, com alteração no desenvolvimento do córtex e do tálamo.[15]

A maioria dos artigos que analisam as repercussões neurológicas da leucomalácia envolve aspectos cognitivos, comportamentais, motores, mas também o comprometi-mento visual e auditivo. O acompanhamento realizado até 12 meses de vida, em prema-turos que apresentam leucomalácia do tipo cística, demonstra que há comprometimento auditivo e visual nos que apresentaram leucomalácia do tipo multicística. Um intervalo mais longo de observação desses prematuros, até 7 anos de idade, demonstra haver tam-bém maior chance de deficiência intelectual e dificuldade escolar nas crianças com LPV cística, lesões cerebelares e HPIV.[16] A forma cística da leucomalácia pode estar associada ainda à paralisia cerebral do tipo espástica, com envolvimento bilateral, já a forma difusa geralmente se associa mais ao comprometimento cognitivo, comportamental, problemas de interação social e de atenção.[8]

A leucomalácia cística pode ser classificada em graus de acordo com os achados ultrassonográficos e existem diferentes tipos de classificação. A proposta por Agut *et al.* a classifica em quatro graus, sendo grau I – hiperecogenicidade irregular periventricular de distribuição bilateral e assimétrica, que se estende além da área peritrigonal; grau II – aparecimento de cistos circunscritos; grau III – cistos espalhados e que se estendem além da área frontoparieto-occipital e grau IV – encefalomalacia multicística com cistos que se estendem para a região subcortical.[8]

A localização e a extensão dos cistos são importantes em relação ao prognóstico. Cistos localizados em torno do sulco central podem evoluir com paralisia cerebral do tipo espástica com acometimento bilateral, enquanto cistos exclusivamente frontais podem ter evolução normal. Cistos com envolvimento frontoparieto-occipital apresentam prognóstico motor ruim, geralmente associado a déficit intelectual, comprometimento visual e atraso do desenvolvimento neurológico. Já os cistos parietais podem evoluir com déficit intelectual e comprometimento motor moderado a grave, a depender da extensão da lesão (diparesia espástica, hemiparesia unilateral ou dupla, denominada "quadriparesia" por alguns autores).[17]

O comprometimento neurológico associado à leucomalácia do tipo difusa envolve questões de conteúdo mais comportamental e intelectual como destacado previamente, com dificuldade de aprendizado, além de transtorno de déficit de atenção, comprometimento visomotor e perceptivo, dispraxia construtiva (resulta na dificuldade em seguir instruções passo a passo e longas séries de instruções) e dificuldade de socialização. Registaram-se ainda déficits no reconhecimento de objetos, imaginário visual, habilidades visuais de espaço, memória visual e reconhecimento facial e de letra, embora a ressonância magnética (RM) convencional não tenha encontrado anomalias importantes que sugiram o envolvimento de sistemas de processamento visual mais elevados.

Comprometimentos neurológicos associados à hemorragia peri-intraventricular

Considerando-se inicialmente o aspecto motor, existem várias escalas de avaliação que podem ser aplicadas para avaliar se a criança acompanha parâmetros de normalidade ou não, a fim de se estabelecer um tratamento precoce. O sistema de classificação GMFCS,[18] já validado em nosso país, por exemplo, é uma forma de avaliação das habilidades motoras consideradas mais grosseiras, pontuando questões como o modo de se sentar, as trocas posturais e formas de se deslocar e de segurar objetos que variam conforme a faixa etária, classificando o paciente em níveis de comprometimento motor. Habilidades motoras finas também fazem parte do desenvolvimento neurológico e, igualmente, seu comprometimento pode gerar dificuldades de atividades de vida diária e do desempenho das habilidades escolares. A escala de Bayley[19] é uma das mais completas em relação a esse tipo de avaliação e sua complexidade exige treinamento adequado para sua aplicação. A atual versão está subdividida em cinco domínios: cognição; linguagem (comunicação expressiva e receptiva); motor (grosseiro e fino); social-emocional; e comportamento adaptativo.

Quanto maior o grau de lesão cerebral provocado pela hemorragia, maior a possibilidade de comprometimento neurológico. Pacientes que sofreram hemorragias de graus

III e IV, independentemente do peso ao nascimento, por si só, apresentam maior risco de evoluir com paralisia cerebral e deficiência intelectual. No entanto, mesmo nos casos em que houve hemorragias de menor grau (I e II), é possível verificar a ocorrência de comprometimento do desenvolvimento neurológico, uma vez que lesão nessa importante área pode comprometer o processo de desenvolvimento dos tecidos cerebrais, com trabalhos mostrando 16% de redução volumétrica da substância cinzenta emRNPT.[20] O prognóstico de neonatos que sofreram HPIV depende muito da gravidade da hemorragia, presença de lesão de substância branca associada e de outras complicações como dilatação ventricular pós-hemorrágica e infartos parenquimatosos. A HIPV acompanhada de lesão de substância branca está fortemente associada com paralisia cerebral, comprometimento visual, comprometimento intelectual e motor.[21]

Hemorragia de grau IV unilateral pode causar hemiparesia contralateral pelo comprometimento do trato corticoespinal. Hemorragia talâmica unilateral com envolvimento anterior geralmente apresenta uma evolução mais satisfatória. No entanto, as lesões que acometem a região posterior do tálamo apresentam maior risco de evolução para epilepsia, que pode ter início mais aparente entre 2 e 4 anos (estado de mal eletrográfico do sono), sendo muitas vezes associada a declínio cognitivo. Esse tipo de lesão talâmica e as lesões que acometem a radiação óptica ou área visual podem cursar com déficit visual.[22,23]

Lesões envolvendo as áreas frontal e temporal podem não cursar com comprometimento motor, mas sim com déficit intelectual, visual e comportamental.[24] Já lesões cerebelares, sem outras lesões parenquimatosas evidentes, podem estar associadas com comprometimento do desenvolvimento da linguagem, comportamental e cognitivo.[25]

A depender do grau de evolução da hemorragia é possível ocorrer obstrução da via de drenagem do liquor e, portanto, acúmulo intraventricular com dilatação dos ventrículos cerebrais e necessidade de cirurgia corretiva, que pode ser terceiro ventriculostomia, ou colocação de válvulas de derivação ventrículo peritoneal (DVP). Isso ocorre mais frequentemente em prematuros que sofreram hemorragias de grau IV.

A taxa de mortalidade também é maior entre aqueles com maior grau de hemorragia (36,1% em HPIV grau IV; 21,3% HPIV grau III; 7,8% HPIV grau II e 3,1% HPIV grau I). Outros fatores de risco para maior mortalidade são os prematuros mais extremos, baixo peso, pacientes com necessidade de uso de gastrostomia ou traqueostomia, DVP, pacientes que foram reabordados para revisão de DVP e infecção de DVP.[26]

De forma geral, a leucomalácia focal e bilateral está associada a comprometimento motor dos membros inferiores, com discreta hipotonia inicial, evoluindo para hipertonia e hiporreflexia dos membros, denominada "diparesia espástica". Isso ocorre pela topografia das lesões focais que inclui a região da substância branca atravessada por fibras motoras descendentes, em torno dos ventrículos laterais, área onde ficam representados os membros inferiores no homúnculo de Penfield (Figura 15.5); assim, compromete o trato corticoespinal que se origina no córtex motor e, de forma descendente, passa pelas cápsulas internas, atingindo os bulbos onde cruzam com parte de suas fibras motoras. Há também comprometimento visual, em geral observado clinicamente como estrabismo convergente, uma vez que a lesão por leucomalácia atinge a radiação óptica bilateralmente e provoca alteração de campo visual (Figura 15.6). Lesões mais extensas atingindo o centro semioval e a coroa radiada afetam os quatro membros e causam déficit intelectual.

Não há tratamento curativo para nenhuma das lesões cerebrais associadas às complicações da prematuridade ao nascer. Existem inúmeros fatores de risco para o parto prematuro (gestação gemelar, anormalidades uterinas como o colo uterino curto, infecção urinária, mães com diagnósticos de doenças crônicas como diabetes, hipertensão arterial, distúrbios de coagulação), cada um deles com um tratamento ou terapia específico. Um dos fatores de risco mais relacionados ao aparecimento de lesões cerebrais é a presença de um processo infeccioso inflamatório durante a gestação, como a corioamnionite. O uso de corticosteroide materno injetável, de forma profilática, no período pré-natal, até o momento é o único método que auxilia na redução da incidência dessas lesões e de outras complicações relacionadas à prematuridade.

Uma vez instaladas as lesões, quanto mais precoce e mais abrangente for a intervenção, melhores serão os resultados. Portanto, o trabalho de uma equipe multidisciplinar coordenada, tendo o pediatra, como regente principal dessa intervenção, é fundamental na melhora clínica do paciente, pois é ele quem realiza os primeiros contatos com o bebê e a família. O pediatra direciona os atendimentos multidisciplinares, incluindo o neurologista infantil, oftalmologista, fisioterapeuta, terapeuta ocupacional, terapeuta fonoaudiológico, psicólogo, dentista, nutricionista, assistente social, e todos os profissionais que possam contribuir para reduzir ao máximo o que essas lesões poderiam causar no futuro, reabilitando o paciente de forma precoce.

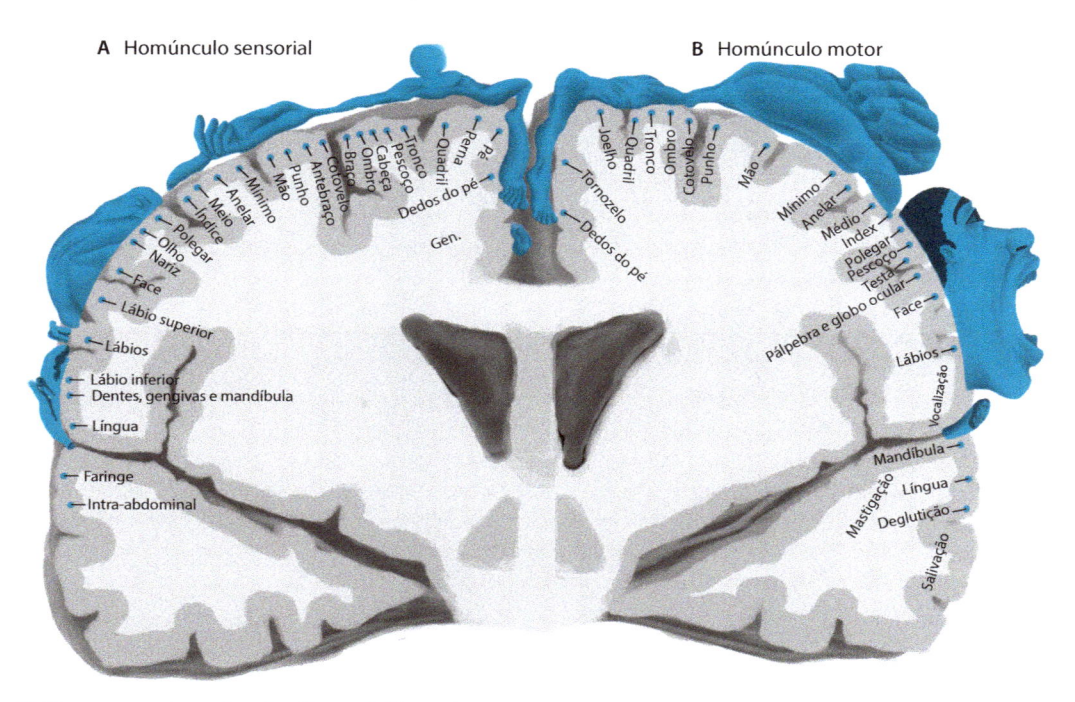

▶ **Figura 15.5. Homúnculo de Penfield. As lesões periventriculares mais próximas aos ventrículos estão associadas a comprometimento de fibras do trato motor que representam os membros inferiores e, quando mais extensas, envolvendo o centro semioval, acometem também os membros superiores e a face.**

Fonte: Adaptada de Rasmussen T, Penfield W, 1947.

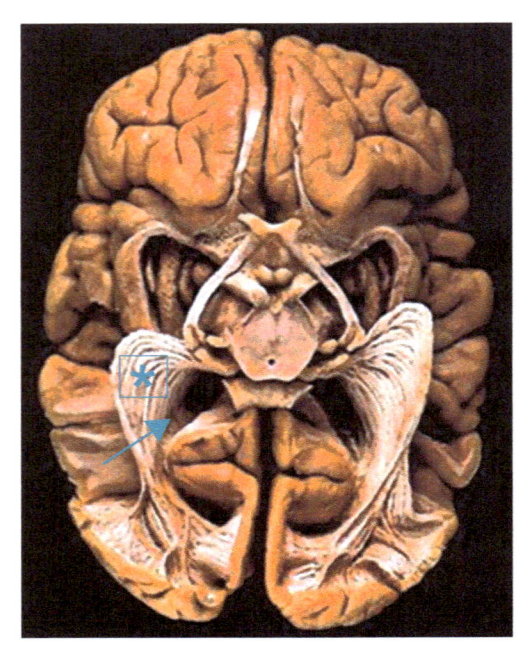

Figura 15.6. Esquema de representação dos ventrículos laterais (seta larga) em relação à radiação óptica.

Fonte: Adaptado de Sherbondy AJ, 2008.

Referências bibliográficas

1. Banker BQ, Larroche JC. Periventricular leukomalacia of infancy. A form of neonatal anoxic encephalopathy. Arch Neurol. 1962;7:386-410.

2. Parikh NA, Pierson CR, Rusin JA. Neuropathology associated with diffuse excessive high signal intensity abnormalities on magnetic resonance imaging in very preterm infants. Pediatr Neurol. 2016;65:78-85.

3. Khwaja O, Volpe JJ. Pathogenesis of cerebral white matter injury of prematurity. Arch Dis Child Fetal Neonatal Ed. 2008;93(2):F153-61.

4. Volpe JJ. Confusions in Nomenclature: "Periventricular Leukomalacia" and "White Matter Injury" identical, distinct, or overlapping? Pediatr Neurol. 2017;73:3-6.

5. Parikh NA, He L, Bonfante-Mejia E, Hochhauser L, Wilder PE, Burson K, et al. Automatically quantified diffuse excessive high signal intensity on MRI predicts cognitive development in preterm infants. Pediatr Neurol. 2013;49(6):424-30.

6. Inder TE, Wells SJ, Mogridge NB, Spencer C, Volpe JJ. Defining the nature of the cerebral abnormalities in the premature infant: a qualitative magnetic resonance imaging study. J Pediatr. 2003;143(2):171-9.

7. Romero-Guzman GJ, Lopez-Munoz F. [Prevalence and risk factors for periventricular leukomalacia in preterm infants. A systematic review]. Rev Neurol. 2017;65(2):57-62.

8. Agut T, Alarcon A, Cabañas F, Bartocci M, Martinez-Biarge M, Horsch S, et al. Preterm white matter injury: ultrasound diagnosis and classification. Pediatr Res. 2020;87(1):37-49.

9. Meyer JS, Obara K, Muramatsu K. Diaschisis. Neurol Res. 1993;15(6):362-6.

10. Wang S, Fan GG, Xu K, Wang C. Altered microstructural connectivity of the superior and middle cerebellar peduncles are related to motor dysfunction in children with diffuse periventricular leucomalacia born preterm: a DTI tractography study. Eur J Radiol. 2014;83(6):997-1004.

11. Hershkovich Shporen C, Reichman B, Zaslavsky-Paltiel I, Lerner-Geva L, Flidel-Rimon O, Network IN. Antenatal corticosteroid therapy is associated with a lower risk of cystic periventricular leukomalacia. Acta Paediatr. 2021;110(6):1795-802.

12. Sadowska M, Sarecka-Hujar B, Kopyta I. Cerebral palsy: current opinions on definition, epidemiology, risk factors, classification and treatment options. Neuropsychiatr Dis Treat. 2020;16:1505-18.

13. Hosono S, Ohno T, Kimoto H, Shimizu M, Harada K. Morbidity and mortality of infants born at the threshold of viability: ten years' experience in a single neonatal intensive care unit, 1991-2000. Pediatr Int. 2006;48(1):33-9.

14. Tam EWY. Cerebellar injury in preterm infants. Handb Clin Neurol. 2018;155:49-59.

15. Volpe JJ. Encephalopathy of prematurity includes neuronal abnormalities. Pediatrics. 2005;116(1):221-5.

16. Hintz SR, Vohr BR, Bann CM, Taylor HG, Das A, Gustafson KE, et al. Preterm Neuroimaging and School-Age Cognitive Outcomes. Pediatrics. 2018;142(1).

17. Fawer CL, Diebold P, Calame A. Periventricular leucomalacia and neurodevelopmental outcome in preterm infants. Arch Dis Child. 1987;62(1):30-6.

18. Hiratuka E, Matsukura TS, Pfeifer LI. Cross-cultural adaptation of the gross motor function classification system into Brazilian-Portuguese(GMFCS). Rev Bras Fisioter. 2010;14(6):537-44.

19. Del Rosario C, Slevin M, Molloy EJ, Quigley J, Nixon E. How to use the Bayley Scales of infant and toddler development. Arch Dis Child Educ Pract Ed. 2021;106(2):108-12.

20. Vasileiadis GT, Gelman N, Han VK, Williams LA, Mann R, Bureau Y, et al. Uncomplicated intraventricular hemorrhage is followed by reduced cortical volume at near-term age. Pediatrics. 2004;114(3):e367-72.

21. O'Shea TM, Allred EN, Kuban KC, Hirtz D, Specter B, Durfee S, et al. Intraventricular hemorrhage and developmental outcomes at 24 months of age in extremely preterm infants. J Child Neurol. 2012;27(1):22-9.

22. Kersbergen KJ, de Vries LS, Leijten FS, Braun KP, Nievelstein RA, Groenendaal F, et al. Neonatal thalamic hemorrhage is strongly associated with electrical status epilepticus in slow wave sleep. Epilepsia. 2013;54(4):733-40.

23. Merlini L, Hanquinet S, Fluss J. Thalamic hemorrhagic stroke in the term newborn: a specific neonatal syndrome with non-uniform outcome. J Child Neurol. 2017;32(8):746-53.

24. Soltirovska Salamon A, Groenendaal F, van Haastert IC, Rademaker KJ, Benders MJ, Koopman C, et al. Neuroimaging and neurodevelopmental outcome of preterm infants with a periventricular haemorrhagic infarction located in the temporal or frontal lobe. Dev Med Child Neurol. 2014;56(6):547-55.

25. Limperopoulos C, Chilingaryan G, Sullivan N, Guizard N, Robertson RL, du Plessis AJ. Injury to the premature cerebellum: outcome is related to remote cortical development. Cereb Cortex. 2014;24(3):728-36.

26. Han RH, McKinnon A, CreveCoeur TS, Baksh BS, Mathur AM, Smyser CD, et al. Predictors of mortality for preterm infants with intraventricular hemorrhage: a population-based study. Childs Nerv Syst. 2018;34(11):2203-13.

27. Ballabh P. Intraventricular hemorrhage in premature infants: mechanism of disease. Pediatr Res. 2010;67(1):1-8.

28. Rasmussen T, Penfield W. Further studies of the sensory and motor cerebral cortex of man. Fed Proc. 1947;6(2):452-60.

29. Sherbondy AJ, Dougherty RF, Napel S, Wandell BA. Identifying the human optic radiation using diffusion imaging and fiber tractography. J Vis. 2008;8(10):12.1-1.

▶ Bibliografia consultada

Lagercrantz H, Hanson M, Ment L, Peebles D (eds.). (2010). The newborn brain: neuroscience and clinical applications2. ed. Cambridge: Cambridge University Press. doi: 10.1017/CBO9780511711848.

Gotardo JW, Volkmer NFV, Stangler GP, Dornelles AD, Bohrer BBA, Carvalho CG. Impact of peri-intraventricular haemorrhage and periventricular leukomalacia in the neurodevelopment of preterms: a systematic review and meta-analysis. PLoS One. 2019;10;14(10):e0223427. doi: 10.1371/journal.pone.0223427. PMID: 31600248; PMCID: PMC6786801.

Vohr BR, Allan WC, Westerveld M, Schneider KC, Katz KH, Makuch RW, et al. School-age outcomes of very low birth weight infants in the indomethacin intraventricular hemorrhage prevention trial. Pediatrics. 2003;111(4 Pt 1):e340e6.

Volpe, JJ. Neurology of the newborn. 4. ed. By Joseph J. Volpe, 912 pp., illustrated. Philadelphia: WB Saunders Company, 2001, ISBN 0-7216-8448-3. 2001.

Capítulo 16

Repercussões no Neurodesenvolvimento Auditivo

Marisa Frasson de Azevedo
Elaine Colombo Sousa
Cyntia Barbosa Laureano Luiz

A deficiência auditiva é uma das alterações congênitas mais frequentes em recém-nascidos (RN), ocorrendo em cerca de 1 a 3 por 1.000 nascimentos na população geral.[1] A incidência aumenta em RN com indicadores de risco para deficiência auditiva (IRDA), sendo de 2% a 4%,[2] principalmente naqueles que necessitaram de cuidados intensivos o nascimento, como os prematuros. RN pré-termo de muito baixo peso apresentam maiores índices de falha na triagem auditiva neonatal e maior frequência de alteração auditiva (3,6%), quando comparados a RN a termo com IRDA (0,2%).[3] Os IRDA utilizados na Universidade Federal de São Paulo (Unifesp) foram adaptados do Joint Committee on Infant Hearing (2019) e são apresentados no Quadro 16.1.

▶ **Quadro 16.1 Indicadores de risco para deficiência auditiva**

Permanência em UTI por mais de 5 dias.

História familiar de perda auditiva (precoce, progressiva ou tardia) permanente na infância, presença de consanguinidade associada a histórico familiar.

Infecções congênitas: citomegalovírus, toxoplasmose, rubéola, sífilis, herpes, zikavírus, HIV.

Anomalias craniofaciais: microtia, atresia e/ou displasia de orelhas, microcefalia, hidrocefalia, fissura palatina, anormalidades do osso temporal.

Síndromes genéticas associadas a perdas auditivas progressivas ou tardias.

Aspectos físicos associados a síndromes que incluem perda auditiva permanente.

Hiperbilirrubinemia com necessidade de exsanguino transfusão.

Uso de medicamentos ototóxicos por mais de 5 dias (antibióticos como aminoglicosídeos e outros, diuréticos).

Infecções bacterianas ou virais pós-natais associadas à perda auditiva: meningite, herpes, varicela, citomegalovírus, encefalite.

Eventos associados à perda auditiva: traumatismo cranioencefálico (especialmente na base do crânio e osso temporal), quimioterapia.

(Continua)

Oxigenação extracorpórea.

Hemorragia peri-intraventricular.

Asfixia ou encefalopatia hipóxico-isquêmica.

Alcoolismo materno e/ou uso de drogas ilícitas na gestação.

Suspeita familiar de atraso ou regressão de desenvolvimento de audição, fala ou linguagem.

Distúrbios neurodegenerativos.

Fonte: Adaptado do JICH, 2019.

A triagem auditiva neonatal tem por objetivo a identificação precoce da perda auditiva, possibilitando diagnóstico e intervenção fonoaudiológica imediata. Desde agosto de 2010, a Lei Federal n. 12.303 tornou obrigatória, em todos os hospitais e maternidades, a realização da triagem com emissões otoacústicas evocadas de pacientes nascidos em suas dependências. A triagem deve ser universal, ou seja, mais de 95% de todos os RN devem ser triados até a alta hospitalar ou, quando não houver essa possibilidade, devem ser triados em âmbito ambulatorial com até 1 mês de vida.[1]

A deficiência auditiva tem impacto negativo no desenvolvimento de fala, linguagem, acadêmico, socioemocional e nos níveis de empregabilidade na idade adulta. Sendo assim, o impacto é diretamente proporcional ao grau de deficiência auditiva. Tendo em vista essas repercussões nas etapas do desenvolvimento linguístico e a maior plasticidade neuronal nos primeiros meses vida, torna-se imprescindível realizar o diagnóstico e a intervenção em momento oportuno.

Ressalta-se que a prematuridade isolada, por si só, não representa risco para perda auditiva. Entretanto, em virtude do alto índice de nascimentos prematuros que necessitam de internação em UTI, entende-se que é necessário o monitoramento do desenvolvimento auditivo, de fala e linguagem a cada 6 meses, durante os 3 primeiros anos de vida. Na Unifesp, o monitoramento é realizado no ambulatório de Audiologia Infantil.

Dessa forma, recomenda-se que a triagem auditiva, o diagnóstico e a intervenção sejam realizados, respectivamente, em até 1, 2 e 3 meses de idade para um melhor prognóstico em relação ao desenvolvimento de linguagem e acadêmico.[4-8]

Crianças com perda auditiva de grau profundo, que não apresentem bom desempenho com próteses auditivas, devem ser encaminhadas para cirurgia de implante coclear até 2 anos de vida em virtude da plasticidade neural e a fim de se evitarem as consequências nocivas da privação sensorial.

Avanços na neurociência demonstraram a presença da plasticidade funcional do sistema nervoso central (SNC), a existência de períodos críticos de estimulação e a possibilidade de fortalecimento das ligações sinápticas pós-experienciação nos primeiros anos de vida.[7] A privação sensorial desorganiza os mapas corticais pelo desequilíbrio nas entradas do sistema e a maturação depende da estimulação. Dessa forma, quando há privação sensorial por 3 ou 4 anos, o cérebro se reorganiza e as áreas corticais de recepção auditiva tornam-se visuais, limitando o sucesso do implante coclear.

Os procedimentos que compõem a triagem auditiva neonatal consistem no teste de emissões otoacústicas evocadas por estímulo transiente (EOAT), potenciais evocados auditivos de tronco encefálico (PEATE) e pesquisa do reflexo cocleopalpebral.[8]

As emissões otoacústicas evocadas por estímulo transiente (EOAT) são eliciadas por estímulo sonoro denominado "clique", de espectro amplo, abrangendo ampla gama de frequências sonoras, que permite a estimulação da cóclea como um todo. A presença de resposta revela a integridade das células ciliadas externas da cóclea, sugerindo função coclear normal. O teste com EOAT tem sido o mais indicado para a triagem neonatal por ser objetivo, não invasivo, rápido, além de ter alta sensibilidade e especificidade (superior a 90%). Os equipamentos para realização das EOA apresentam versões portáteis, que são mais rápidas, sofrem menos interferência de ruído e são as mais recomendadas para RN sem IRDA.[9]

O potencial evocado auditivo de tronco encefálico automático (PEATE- a) é comumente realizado na triagem auditiva de RN com IRDA e/ou para reteste das falhas com EOA, sendo aplicado em equipamento portátil. A pesquisa do PEATE é realizada com estímulo sonoro denominado clique a 35 dBnNA (nível mínimo de resposta dentro normalidade), a fim de se excluírem a presença de perdas auditivas bem como a eventual possibilidade de espectro da neuropatia auditiva na população de risco.[10]

A pesquisa do RCP tem sido um procedimento complementar ao uso das EOA e/ou PEATE. O RCP ocorre em 100% das crianças prematuras ou nascidas a termo com audição normal e sua ausência pode sugerir perda auditiva bilateral ou alteração central. A pesquisa é realizada com estímulo sonoro intenso (agogô – 100 dBNPS) e a resposta é considerada presente quando há contração do músculo orbicular do olho, observado por movimentação palpebral.[11]

No Programa de Triagem Auditiva Neonatal da Unifesp, realizado no Hospital São Paulo, hospital universitário da Unifesp, além das EOA e RCP, realiza-se, antes da alta hospitalar, o PEATE em equipamento diagnóstico nos RN prematuros que apresentaram um ou mais IRDA durante a internação. O PEATE diagnóstico é um exame que apresenta alta sensibilidade (98%) e especificidade (96%),[10] avalia a integridade das vias auditivas aferentes por meio do registro detalhado de sua atividade neuronal, permite o monitoramento da maturação da via, além de possibilitar a identificação do tipo e grau de perda auditiva. Desta maneira, a intervenção em caso de alterações torna-se mais precoce.

Os recém-nascidos que falham na triagem auditiva ao nascimento devem ser reavaliados em até 1 mês de vida e, se a falha persistir, encaminhados para o diagnóstico audiológico, que compreenderá avaliação otorrinolaringológica e audiológica. Como procedimentos de avaliação audiológica diagnóstica, dispõem-se de exames que avaliam a orelha média, função coclear, nervo auditivo e vias auditivas centrais, que identificam as alterações desde a detecção do som até o processamento da informação acústica nas diversas estações da via auditiva até o córtex, a saber:

- **Medidas de imitância acústica:** avaliam a integridade da orelha média e identificam as alterações condutivas, como otites, responsáveis por alterações auditivas transitórias. Curva timpanométrica tipo A com pico de compliância próximo do 0 da Pa de pressão (-100 a +100) indica normalidade. Curva tipo B, plana sem pico indica presença de líquido na orelha média (otites) e tipo C, pico deslocado para pressão negativa sugere disfunção da tuba auditiva.

- **Emissões otoacústicas:** avaliam a função coclear. Considera-se resposta presente quando a relação sinal ruído for igual ou superior a 3 dB em 1.000 Hz e igual ou superior a 6 dBNPS em RN e lactentes até os 6 meses de idade e a 3 dB a partir de 6 meses, nas bandas de frequências de 2.000 Hz, 3.000 Hz e 4.000 Hz.[12]

- **Potencial evocado auditivo de tronco encefálico (PEATE):** avalia a integridade no nervo auditivo e das vias auditivas aferentes centrais (protocolo neurológico), por meio do registro das ondas I, III e V que representam, respectivamente, a passagem do som nas estruturas anatômicas da via no nervo auditivo, nos núcleos cocleares e no lemnisco lateral. A pesquisa é realizada com estímulo sonoro denominado "clique a 80 dBnNA". Em RN com ausência de EOAT e suspeita de perda, realiza-se o PEATE (protocolo limiar eletrofisiológico) para registro dos níveis mínimos de respostas com estímulo clique e por frequências específicas (500, 1.000, 2.000 e 4.000 Hz), estabelecendo o tipo, grau e configuração audiométrica da perda auditiva. A obtenção dos níveis mínimos eletrofisiológicos permite a correlação destes com os limiares auditivos comportamentais.

- **Avaliação comportamental:** tem por objetivo avaliar as habilidades auditivas de detecção, localização, reconhecimento e compreensão de fala. Aos 6 meses, a audiometria com reforço visual é recomendada como padrão-ouro para estabelecimento do grau da perda auditiva e configuração audiométrica e aos 2 anos deve ser realizada a audiometria lúdica condicionada.[13] A audiometria estabelece os limiares por via aérea e via óssea definindo se a perda é condutiva (via aérea rebaixada com óssea normal), ou neurossensorial (vias aérea e óssea rebaixadas), indicando alteração na cóclea ou nervo auditivo.

No Quadro16.2 é apresentado o protocolo de monitoramento audiológico dos prematuros recomendado pela Disciplina de Audiologia do Departamento de Distúrbios da Comunicação Humana da Unifesp com os procedimentos de cada consulta. Quando há suspeita de alteração de orelha nédia em qualquer idade, complementa-se a avaliação com medidas de imitância acústica.

▶ **Quadro 16.2 Monitoramento dos prematuros: protocolo UNIFESP faixas etárias e procedimentos**

Ao nascimento	EOAT e PEATE
Aos 6 meses	Observação das habilidades auditivas e audiometria com reforço visual
Aos 12 meses	Observação das habilidades auditivas, audiometria com reforço visual e reconhecimento de ordens
2 a 3 anos	Audiometria lúdica em cabina acústica
6 a 7 anos	Avaliação do processamento auditivo central

Fonte: Desenvolvido pela autoria.

O monitoramento auditivo é indicado para crianças com IRDA (Quadro16.1). Sendo assim, todos os RN prematuros nascidos com idade gestacional abaixo de 34 semanas e IRDA são acompanhados, por equipe multiprofissional no Ambulatório de Prematuros da Unifesp, com monitoramento da audição e linguagem.

Os RN que apresentaram EOAT presentes e alteração no PEATE são monitorados, com repetição do PEATE em até 3 meses após a alta hospitalar. O monitoramento é necessário, pois algumas alterações manifestam-se transitoriamente, uma vez que a maturação da via auditiva central ocorre até os 18 ou 24 meses

Além do monitoramento com PEATE, entre 6 e 18 meses de idade as habilidades auditivas são avaliadas por meio de respostas comportamentais de acordo com o esperado para a faixa etária (Quadro 16.3), complementando-se com audiometria de reforço visual, medidas de imitância acústica e reconhecimento de comandos verbais.[14]

▶ **Quadro 16.3 Níveis de referência das respostas auditivas em crianças nascidas a termo e sem IRDA**

0 a 3 meses	Atenção e/ou orientação ao som
3 a 6 meses	3 meses – Atenção ao som 4 meses – Procura da fonte sonora 5 meses – Localização lateral
6 a 9 meses	Localização Lateral Localização indireta para baixo e indireta para cima
9 a 13 meses	Localização lateral Localização direta para baixo e indireta para cima Reconhecimento de ordens: dá tchau, joga beijo e bate palma
13 a 18 meses	Localização lateral Localização direta para baixo e direta para cima 13 a 15 meses – Reconhecimento de ordens: cadê a chupeta, cadê a mamãe, cadê o sapato. 15 a 18 meses – Reconhecimento de ordens: cadê o cabelo, cadê a mão, cadê o pé. 18 a 24 meses – Reconhecimento de palavras (aponta figuras solicitadas)

Fonte: Desenvolvido pela autoria.

Observa-se atraso no desenvolvimento auditivo (transitório ou permanente) quando as respostas obtidas nas avaliações eletroacústicas e comportamentais se encontram abaixo do padrão esperado para a idade, sendo descrita a recuperação deste atraso até o último trimestre do primeiro ano de idade corrigida,[14] especialmente em prematuros sem comprometimento neurológico. Esses atrasos são frequentemente encontrados em crianças ouvintes nascidas prematuras. A presença de atraso pode estar relacionada ao processo de maturação do SNC e/ou a alterações transitórias do deste, resultantes das intercorrências clínicas neonatais. O distúrbio do desenvolvimento ocorre quando as respostas obtidas em todas as avaliações se mantêm sempre abaixo do padrão de normalidade, observado em crianças nascidas a termo e sem IRDA, frequentemente encontrado em crianças ouvintes com alteração do processamento auditivo central.[8]

A presença de comportamentos atípicos, como a reação exacerbada a sons (assusta-se com sons fracos), dificuldade de localização sonora, aumento da latência de resposta, ausência do RCP com EOAT presentes, inconsistências de respostas para tons puros na audiometria e atraso de reconhecimento de ordens, sugere alteração do sistema auditivo central.[10] As crianças que apresentam esses comportamentos são consideradas de risco para atraso de linguagem e aprendizado. De fato, estudo realizado com 54 prematuros identificou relação entre as habilidades auditivas no 1º ano de vida e o diagnóstico de linguagem entre 2 e 4 anos: crianças com atraso no reconhecimento de ordens verbais entre 12 e 18 meses apresentaram chance 12,25 vezes maior de alteração de linguagem entre 2 e 4 anos. As que tiveram EOAT presentes com RCP ausente apresentaram chance 4,52 vezes maior de alteração de linguagem. Crianças com alteração da localização sonora entre 6 e 18 meses tiveram chance 1,68 vezes maior de atraso de linguagem.[15]

A partir de 2 anos, realiza-se a audiometria lúdica condicionada em cabina acústica, limiar de recepção de fala, índice percentual de reconhecimento de fala e imitância acústica. Considera-se audição normal, limiares entre 0 e 15 dBNA, perda auditiva de grau mínimo entre 16 e 25 dBNA, grau leve 26 e 40 dBNA, moderado 41 e 55 dBNA, moderadamente severo 56 e 70 dBNA, severo 71 e 90 dBNA e profundo superior a 90 dBNA.[15] As perdas condutivas não ultrapassam 60 dBNA, são transitórias e necessitam de acompanhamento otorrinolaringológico. As perdas neurossensoriais de até 70 dBNA necessitam de adaptação de próteses auditivas. As crianças com perda auditiva superior de 70 dBNA sem ganho com próteses auditivas tornam-se candidatas à cirurgia do implante coclear. Todas as crianças com perdas neurossensoriais necessitam de terapia fonoaudiológica para o desenvolvimento adequado de linguagem.

A partir dos 6 anos, complementa-se o diagnóstico com avaliação do processamento auditivo central, que avalia a compreensão auditiva em situação de escuta desfavorável, como presença de ruído e mensagens competitivas. Crianças com transtorno do processamento auditivo central podem, apesar da audiometria normal, apresentar dificuldade de atenção, memória, linguagem e aprendizado escolar. Alguns sinais importantes já podem ser observados na anamnese com familiares, como trocas na fala e na escrita, desatenção, uso de excessivo de "hã?", "o quê?", só ouve o que quer, não responde quando a TV está ligada, dificuldade de seguir e memorizar instruções orais.

As crianças que apresentam alterações de caráter permanente devem ter acompanhamento otorrinolaringológico, tratamento por meio da colocação de dispositivos de amplificação sonora ou intervenção cirúrgica para colocação de implante coclear, sempre a critério médico. Todas devem ser encaminhadas para terapia e reabilitação fonoaudiológica.

A seguir, serão apresentados alguns casos clínicos típicos de diferentes diagnósticos audiológicos, realizados em crianças atendidas pelo programa da Unifesp.

▸ Casos clínicos

Caso 1 – Normal

RN pré-termo, com 35 semanas de idade gestacional, permaneceu em UTI por 12 dias. Apresentou EOAT presentes bilateralmente (Figura 161A), RCP presente e curva timpanométrica do tipo A em ambas as orelhas (Figura16.1B). No PEATE a 80 dBnNA, verificaram-se latências absolutas das ondas I, III e V e intervalos interpicos I-III, III-V e I-V dentro dos padrões de normalidade bilateralmente (Figura 16.1C).

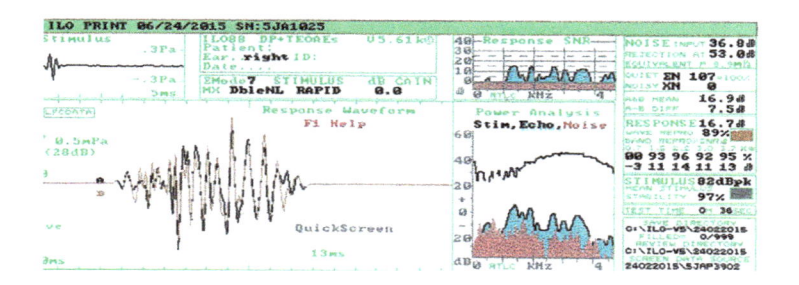

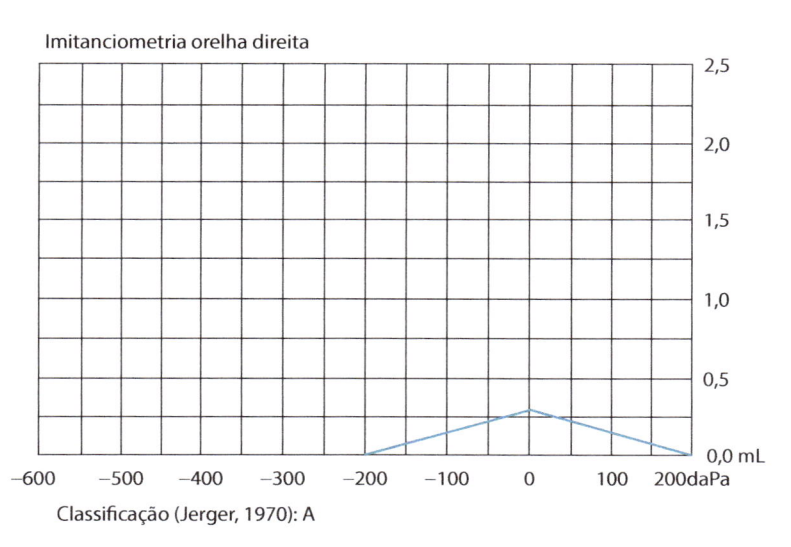

Imitanciometria orelha direita

Classificação (Jerger, 1970): A

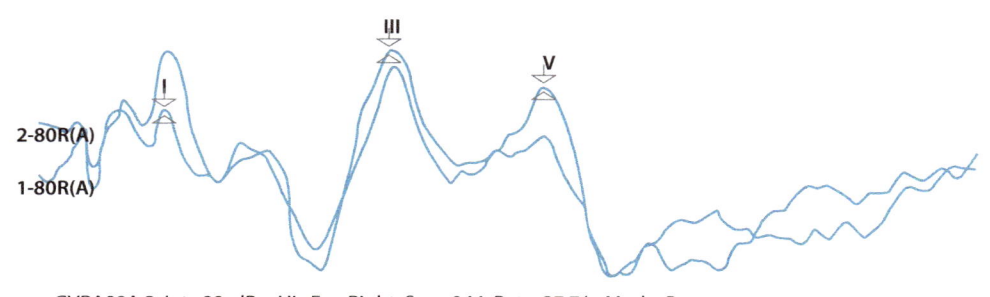

GVRA80A.2 Int: 00 dB nHL Ear: Right Swp: 044 Rate: 27.7/s Mode: Rare
Amp: 0.36uV Gain: 100.0K Fltr: 100.0-1500.0Xr Chn: Right
I: 1.75 0.00uV III: 4.85 0.00uV
V: 4.95 0.00uV
III-I: 3.1Cms V-III: 2.1Cms
V-I: 5.20ms

Caso 2 – Perda auditiva condutiva

Criança de 4 meses, nascida pré-termo que evoluiu com displasia broncopulmonar. Apresentou EOAT ausentes bilateralmente, RCP ausente e curva timpanométrica do tipo B (Figura 16.2A) em ambas as orelhas. No PEATE a 80 dBnNA, verificaram-se atraso das latências absolutas das ondas I, III e V e intervalos interpicos preservados bilateralmente (Figura 16.2B). Os limiares eletrofisiológicos estiveram moderadamente elevados para estímulo clique via aérea (Figura 16.2B) e normais para estímulo clique via óssea (Figura 16.2C). No monitoramento, apresentou vários episódios de otite média nos primeiros anos de vida. A audiometria aos 3 anos revelou perda condutiva e foi indicada cirurgia para colocação de tubo de ventilação.

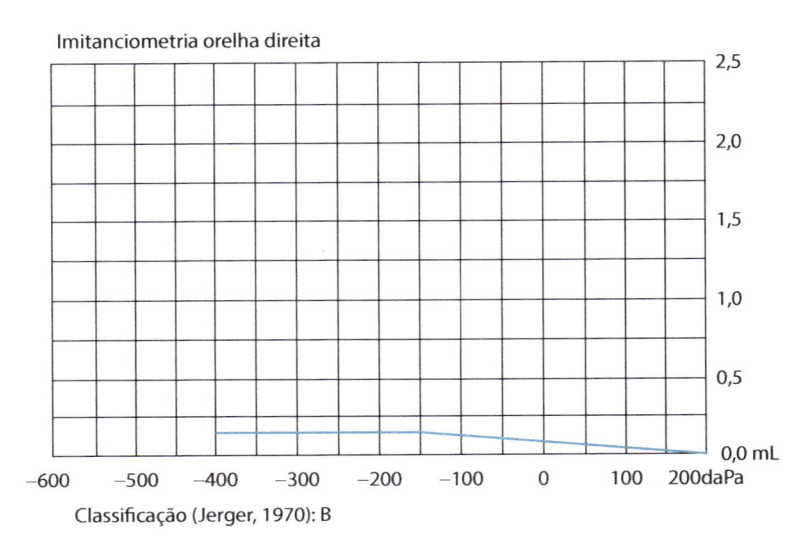

Classificação (Jerger, 1970): B

▶ Figura 16.2A.

Fonte: Acervo da autoria.

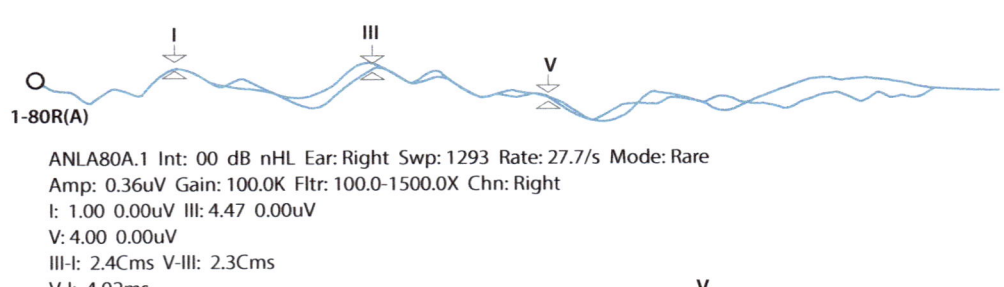

1-80R(A)

ANLA80A.1 Int: 00 dB nHL Ear: Right Swp: 1293 Rate: 27.7/s Mode: Rare
Amp: 0.36uV Gain: 100.0K Fltr: 100.0-1500.0X Chn: Right
I: 1.00 0.00uV III: 4.47 0.00uV
V: 4.00 0.00uV
III-I: 2.4Cms V-III: 2.3Cms
V-I: 4.92ms

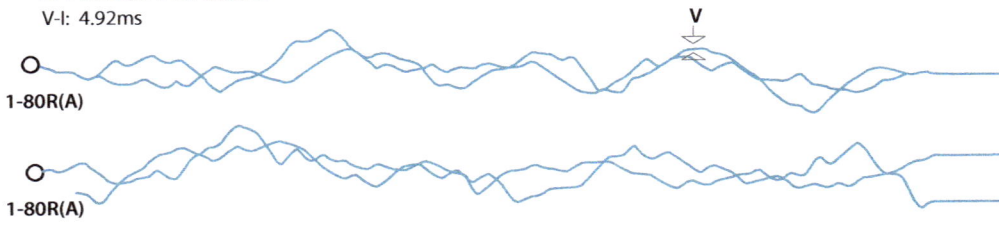

1-80R(A)

1-80R(A)

▶ Figura 16.2B.

Fonte: Acervo da autoria.

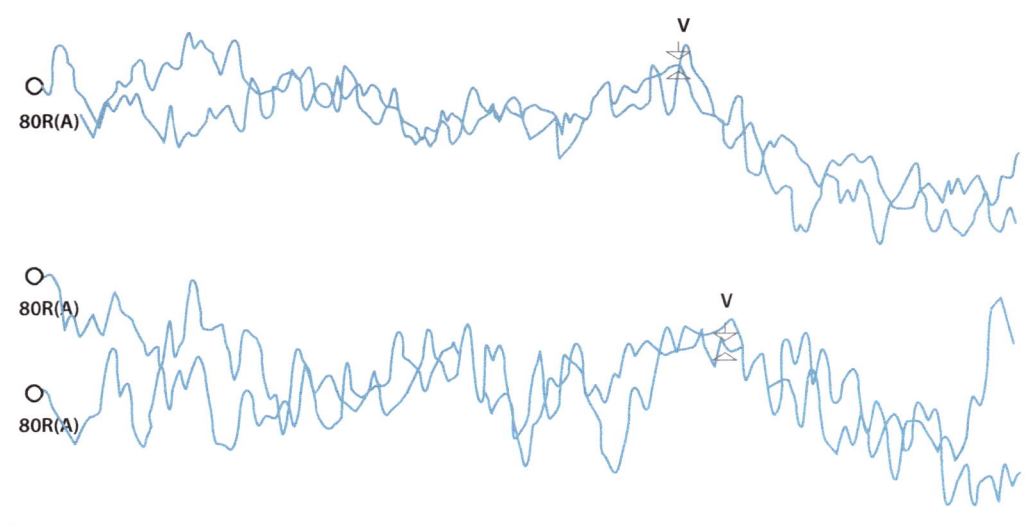

> **Figura 16.2C.**

Fonte: Acervo da autoria.

Caso 3 – Perda auditiva neurossensorial de grau severo bilateral

RN nascido pré-termo, com antecedente familiar de perda auditiva. Apresentou EOAT ausentes bilateralmente, RCP ausente e curva timpanométrica do tipo A em ambas as orelhas. No PEATE a 80 dBnNA, verificou-se presença apenas da onda V. Os limiares eletrofisiológicos, para estímulo clique, estiveram elevados (Figura 16.3A). O paciente foi encaminhado para avaliação otorrinolaringológica para indicação de amplificação sonora, além de início da terapia fonoaudiológica.

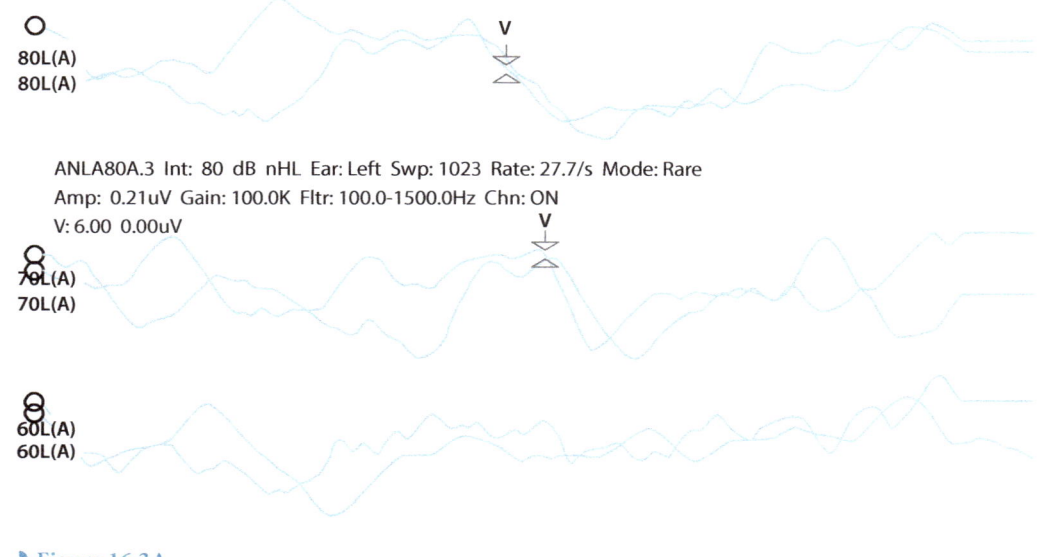

> **Figura 16.3A.**

Fonte: Acervo da autoria.

(Continua)

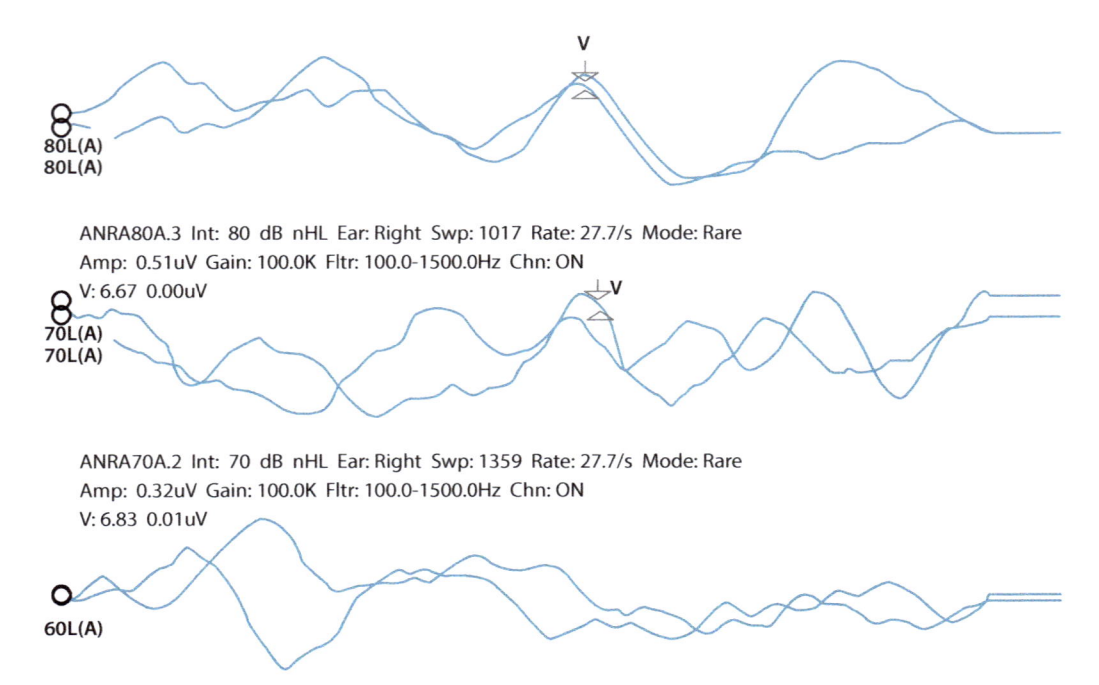

ANRA80A.3 Int: 80 dB nHL Ear: Right Swp: 1017 Rate: 27.7/s Mode: Rare
Amp: 0.51uV Gain: 100.0K Fltr: 100.0-1500.0Hz Chn: ON
V: 6.67 0.00uV

ANRA70A.2 Int: 70 dB nHL Ear: Right Swp: 1359 Rate: 27.7/s Mode: Rare
Amp: 0.32uV Gain: 100.0K Fltr: 100.0-1500.0Hz Chn: ON
V: 6.83 0.01uV

▶ **Figura 16.3A.** (*Continuação*)

Fonte: Acervo da autoria.

Frente ao exposto, ficam claros a relevância do tema, seu impacto no desenvolvimento infantil e a necessidade de diagnosticar e intervir no momento oportuno, além de monitorar a evolução dessas crianças, pelo menos até o final da aquisição e desenvolvimento das habilidades auditivas essenciais para o adequado desenvolvimento da linguagem. Um programa de saúde auditiva criterioso, que acompanha de perto a evolução, em especial de crianças que nasceram prematuras e necessitaram de cuidados em UTI neonatal, garante um indivíduo bem inserido na escola e na sociedade.

▶ Referências bibliográficas

1. Tu S, Mason CA, Rooks-Ellis D, Lech P. Odds of autism at 5 to 10 years of age for children who did not pass their automated auditory brainstem response newborn hearing screen, but were diagnosed with normal hearing. JEAD. 2020;5(1):1-138.
2. Allen SG, Bartlett C, Cohen N, Epstein S, Hanin L, Treni K. Maximizing auditory and speech potencial for deaf and hard-of-hearing children proceedings of a clinical roundtable the hearing. Hear J. 1999;32:1-16.
3. Onoda RM; Azevedo MF, Santos AMN. Triagem auditiva neonatal: ocorrência de falhas, perdas auditivas e indicadores de riscos. Braz J Otorhinolaryngol. 2011; 77(6):775-83.
4. Joint Committee on Infant Hearing. Year 2019 Position statement: principles and guidelines for early hearing detection and intervention orograms. JEHDI. 2019;4 (2):891-44.
5. Brasil. Ministério da Saúde (MS). Secretaria de Atenção à Saúde. Departamento de Ações Programáticas Estratégicas. Diretrizes de Atenção da Triagem Auditiva Neonatal/Ministério da Saúde e Departamento de Atenção Especializada. Brasília: Ministério da Saúde, 2012. 32 p.: il. ISBN 978-85-334-1980.

6. Azevedo MF. Programa de prevenção e identificação precoce dos distúrbios da audição. In: Schochat E. Processamento auditivo. São Paulo: Lovise, 1996; p.75-105.

7. Chermak, GD, Musiek, FE. Mananging central auditory processing disorders in children and youth. Am. J. Audiology, 1992:1(3):61-5.

8. Azevedo MF. Triagem auditiva neonatal. In: Fernandes FDM, Mendes BCA, Navas ALPGP. Tratado de Fonoaudiologia. 2. ed. São Paulo: Roca, 2009; p.65-77.

9. Azevedo MF. Emissões otoacústicas. In: Figueiredo MS. Emissões otoacústicas e BERA. São José dos Campos: Pulso,2003; p.35-83

10. Angrisani RMG, Suzuki MR, Pifaia GR, Testa JR, Sousa EC, Gil D, Azevedo MF. PEATE automático em recém-nascidos de risco: estudo da sensibilidade e especificidade. Rev CEFAC. 2012;14(2):223-33.

11. Angrisani RMG, Suzuki MR, Pifaia GR, Testa JR, Sousa EC, Gil D, Azevedo MF. Triagem auditiva neonatal com emissões otoacústicas e reflexo cócleo-palpebral: estudo da sensibilidade e especificidade. Rev. CEFAC. 2012;14(5):844-52

12. Finitzo T, Albright K, O'Neal J. The newborn with hearing loss detection in the nursery. Pediatrics. 1998;102:1452-60.

13. Grimes AM, Sininger Y, Hunter L et al. clinical guidance document assessment of hearing in infants and young children. American Academy of Audiology Assessment of Hearing in Infant and Young Children, 2020.

14. Azevedo MF. Avaliação audiológica no primeiro ano de vida. In: Lopes Filho O, Campiotto AR, Levy, CCAC, Redondo, MC, Anelli W. Novo Tratado de Fonoaudiologia. 3.ed. Barueri: Manole, 2013; p.149-65.

15. Luiz CL, Garcia MV, Perissinoto J, Goulart AL, Azevedo MF. Relação entre as habilidades auditivas no primeiro ano de vida e o diagnóstico de linguagem em prematuros. Rev. CEFAC. 2016;18(6):1316-22.

Capítulo 17

Repercussões no Neurodesenvolvimento da Linguagem

Selma Mie Isotani
Jacy Perissinoto

Nos últimos anos, estudos epidemiológicos sobre a aquisição e o desenvolvimento de linguagem vêm demonstrando que prejuízos de linguagem acarretam um problema de alto custo para o indivíduo e para a sociedade. Do ponto de vista individual, esses prejuízos acometem o desempenho acadêmico, com consequente diminuição do número de anos de escolarização e da chance de inserção profissional. Do ponto de vista da sociedade, maiores são os gastos com educação especial e menores são os índices de cidadãos inseridos no mercado de trabalho.

O desenvolvimento da linguagem em condições específicas tem sido estudado no intuito de se compreenderem o ritmo e as características particulares desse desenvolvimento em cada situação e assim promover condições de promoção da saúde da comunicação e projetos de intervenção e remediação de processos alterados.

O nascimento prematuro vem sendo discutido como circunstância que coloca em risco o desenvolvimento da linguagem, uma vez que gera uma série de condições prejudiciais à criança, como a maior suscetibilidade a doenças, exposição a fatores iatrogênicos e maior chance de complicações futuras, que, de acordo com a intensidade e duração, podem resultar em sequelas transitórias ou permanentes que interferirão em diferentes aspectos da vida da criança.

Este capítulo tem como objetivo discutir a atuação fonoaudiológica no acompanhamento do desenvolvimento de linguagem de crianças nascidas pré-termo.

▸ Fundamentos

A linguagem, em sua especificidade, se desenvolve em conformidade com os outros aspectos do desenvolvimento infantil. No estudo desse desenvolvimento, alguns fatores parecem ser primordiais no processo evolutivo da criança que, agindo em conjunto e equilíbrio, permitem que esta adquira conhecimento e mantenha-se em constante evolução.

Os fatores do ambiente que circundam a criança e os da sua própria constituição orgânica e psíquica são considerados os principais responsáveis e decisivos para o seu desenvolvimento. Contribuindo para o desenvolvimento, estão os fatores de proteção que agem neste processo de forma a resguardá-lo frente a eventuais adversidades. Assim, por um lado deve-se considerar o ambiente em que a criança interage e engaja-se desde cedo num contexto mais próximo, como sua família. Por outro lado, consideram-se a constituição da criança, inclusive o funcionamento do SNC, e sua especificidade para diferentes habilidades do comportamento humano. Como produto desta interação, entre ambiente e criança, acontece o desenvolvimento e o aprendizado.

O desenvolvimento da linguagem, em seu processo, pode ser estudado neste contexto, considerando-se como referência a proposição de Vieira[1] que, ao estudar a mente humana, descreveu a linguagem como responsável pela organização dos registros das experiências vivenciadas pelo ser humano ao longo de sua existência, no ambiente e em convivência com outros seres humanos, e suas inter-relações. Assim, a linguagem possibilita o conhecimento sobre si mesmo, sobre o mundo e sobre seus semelhantes, uma vez que, em seu processo de evolução, promove o registro, a organização e a evocação de memórias de experiências, palavras e gestos, na relação comunicativa. Sob esta perspectiva teórica, a constituição física e psíquica do ser humano e suas circunstâncias sustentam o processo de evolução da linguagem, e a linguagem, como tal, é considerada em qualquer modalidade de comunicação que utilize sistemas de códigos.

Desta forma, é possível considerar a linguagem como estrutura organizadora, capaz de ordenar ideias e pensamentos, e viabilizar a conduta interativa, condição esta essencial para a comunicação e a socialização do ser humano. O processo de evolução da linguagem pode ser acompanhado por meio da observação de sua manifestação, ou seja, da observação de comportamentos comunicativos, utilizando sistemas de códigos verbais e não verbais, ao longo do tempo. Assim, é possível identificar conjuntos de manifestações que compõem etapas de desenvolvimento. É de consenso que estas etapas são previsíveis e ocorrem num suceder universal, ainda que haja diferenças individuais, particulares de cada um.

As evidências deste processo de evolução podem ser identificadas, na atividade clínica e de pesquisa, por meio do uso de instrumentos de maior amplitude abrangendo várias facetas, os multifásicos, ou os unifásicos focando especificamente um aspecto do desenvolvimento. Para tanto, é possível verificar o uso de roteiros, escalas e de testes padronizados na avaliação do desenvolvimento, inclusive o da linguagem. Alterações neste processo podem ser inferidas e identificadas por meio da manifestação de comportamentos não esperados àquela etapa de desenvolvimento relativa à faixa etária.

Ao considerar que a constituição, biológica e psíquica, é fundamental para o processo de desenvolvimento e, em especial, o da linguagem, torna-se relevante para a compreensão do processo de desenvolvimento da linguagem a identificação dos fatores de risco e de proteção deste desenvolvimento. A consideração parte do conceito de risco, referindo-se ao aumento da probabilidade de ocorrência de uma dada desordem nos indivíduos expostos a este. Desta forma, é possível considerar que condições adversas ao nascimento, como a prematuridade e o baixo peso ao nascer[2] estão associados ao desenvolvimento,[3] em especial o da linguagem,[4] uma vez que afetam diretamente a constituição da criança.

A prematuridade e o baixo peso ao nascer compõem uma situação singular para o desenvolvimento infantil e para o desenvolvimento da linguagem. A criança nascida pré-termo e de baixo peso ainda não está pronta para a vida extraútero, apresentando imaturidade fisiológica e neurológica. A imaturidade afeta o SNC e reflete-se no desenvolvimento, principalmente nos primeiros anos de vida. A imaturidade manifesta-se por uma condição transitória de despreparo do bebê nascido pré-termo para aproveitar os estímulos oferecidos pelo meio que o cerca. Para que este bebê possa receber e processar as informações advindas do ambiente e desenvolver-se, passa a ser necessária uma forma de estimulação diferenciada. Neste sentido, as circunstâncias sociais e educacionais das famílias das crianças nascidas pré-termo podem agravar ou minimizar o risco constitucional destas.

Ainda considerando a existência da imaturidade biológica nos prematuros, a correção da idade cronológica é uma tentativa de compensar o período em que o desenvolvimento estaria sob efeito desta imaturidade. Todavia, o uso deste recurso pode mascarar alterações no processo de desenvolvimento destas crianças. Desvios no processo evolutivo de crianças nascidas pré-termo têm sido descritos ao se considerarem os vários aspectos do desenvolvimento, desde os primeiros anos de vida até o ajuste social e acadêmico em jovens e adolescentes. Da mesma forma, defasagens de linguagem foram observadas e descritas ao longo do desenvolvimento, independentemente da correção da idade cronológica.

▶ Acompanhamento do desenvolvimento da linguagem

O acompanhamento das etapas do desenvolvimento de crianças nascidas pré-termo vem sendo realizado em vários programas de seguimento a bebês considerados de risco. Estes visam a detecção de indícios de alterações relacionadas ao desenvolvimento motor, cognitivo, de linguagem, afetivo, físico e sensorial, de forma que se possa intervir precocemente, prezando pela integridade do desenvolvimento dessas crianças.

A vigilância do desenvolvimento de linguagem e fala de crianças nascidas pré-termo e de baixo peso se faz necessária uma vez que esta condição está comumente associada a outros fatores como a maior suscetibilidade a doenças, exposição a fatores iatrogênicos (p. ex., incubadora, fototerapia e ingestão de drogas), e outras intercorrências neonatais que, de acordo com a intensidade e duração, podem resultar em sequelas transitórias ou permanentes, que interferirão em diferentes aspectos da vida da criança.[5]

A rotina de acompanhamento do desenvolvimento de linguagem e fala do Departamento de Fonoaudiologia da Unifesp é adotada desde a década de 1980 tendo como referência para a atuação clínica a atualização por meio de pesquisas e a formação profissional, na constante busca de caracterização do perfil, único, deste grupo de crianças. O acompanhamento realizado no Ambulatório de Prematuros está integrado à ação do Núcleo de Investigação Fonoaudiológica em Linguagem da Criança e do Adolescente (NIFLINC), do Departamento de Fonoaudiologia da Unifesp, de maneira a haver oportunidade de acompanhamento do desenvolvimento, orientação parental e referências para avaliação fonoaudiológica e intervenção terapêutica.

A utilização de protocolos de avaliação na rotina de seguimento segue a proposição de que a linguagem pode ser analisada em suas diferentes dimensões, em integração com avaliações fonoaudiológicas de motricidade orofacial e de audição, para o diagnóstico em equipe multidisciplinar de pediatria, neurologia, nutrição, odontologia e serviço social. Desta maneira, são adotados referenciais comuns à equipe multidisciplinar para diagnóstico amplo do desenvolvimento, diagnóstico de audição e de rastreio de sinais de risco para transtorno de desenvolvimento, por exemplo os transtornos do espectro do autismo (TEA).[6]

Associado a esta visão abrangente, há o acompanhamento específico fonoaudiológico, em que o relato da família e a observação clínica se completam.[5] Para isso, iniciamos a observação, o registro e a orientação à família já no 1º ano de vida. Este período, reconhecido como pré-verbal, é de sustentação para a fase seguinte, denominada "verbal ou linguística". Neste período, a criança participa da comunicação com gestos e expressões faciais e/ou corporais e sons vocálicos ou de sílabas repetidas com variedade melódica.[7] São utilizadas entrevistas com pais sobre presença e evolução de habilidades comunicativas pré-verbais e verbais desde o transcorrer do 1º ano de vida[8] e sobre a emergência e evolução do vocabulário expressivo.[9]

Ao se considerar a relação entre a atividade lúdica e o desenvolvimento de linguagem, na ação clínica direta com a criança, são proporcionadas situações com brinquedos e brincadeiras, envolvendo a família e o profissional. Observam-se habilidades de compartilhamento da atenção;[10] de exploração e atividade lúdica,[11] e de funcionalidade comunicativa, nos aspectos pragmáticos[11] da linguagem verbal e não verbal em diferentes situações e interlocutores.

Para sustentar o acompanhamento do desenvolvimento de linguagem oral, em suas vertentes receptiva (compreensão) e expressiva (produção de sons e de fala),[12] são adotados instrumentos em que aspectos de conteúdo, forma e funcionalidade da linguagem verbal são registrados em sua evolução. Selecionamos, também, proposições para avaliação de vocabulário receptivo e expressivo,[13] da velocidade de fala, quebras de fluência e elementos de prosódia,[11] de processos fonológicos[11] e de compreensão e expressão de narrativas.[14] Nas idades escolares e na adolescência, a avaliação das competências comunicativas tem focalizado a linguagem narrativa[15] em sua modalidade oral e escrita,[16] considerando-se também habilidades metalinguísticas de compreensão e expressão de sentenças ambíguas, inferências e de linguagem figurada.[17]

Condições socioeconômicas e o envolvimento das famílias no processo de desenvolvimento infantil têm estado cada vez mais em evidência.[18] A participação ativa dos pais no processo de avaliação[4,19] e intervenção fonoaudiológica torna-se elemento facilitador do desenvolvimento da linguagem verbal e não verbal de seus filhos.[20] Esses resultados reforçam o princípio de que a ampliação de conhecimentos do adulto torna-se elemento propulsor do desenvolvimento infantil de linguagem. Justificam, então, o fornecimento de um suporte comunicativo para a criança e para os pais ou cuidadores, a partir de uma intervenção específica e apropriada para cada dupla interlocutor/criança como parte fundamental da atuação de proteção e promoção do desenvolvimento da linguagem e prevenção de desvios em seu processo de evolução. Neste sentido, a atuação fonoaudiológica com pais tem como objetivo a sensibilização para o desenvolvimento da linguagem, verbal e não verbal, além de promover estratégias e atividades como sugestões de estimulação deste desenvolvimento,[7] por meio de oficinas para pais de crianças entre 8 e 24 meses de idade cronológica denominadas "Brinquedos e Brincadeiras".

Focando o desenvolvimento da conduta interativa e das habilidades precursoras da linguagem oral, estudo realizado considerando crianças no 1º ano de vida observou que as crianças nascidas pré-termo são menos ativas e menos responsivas, vocalizando e sorrindo menos frequentemente, apesar do constante estímulo de suas mães, quando comparadas às nascidas a termo.[21] Concluíram que estes comportamentos podem estar relacionados aos atrasos de linguagem. Para caracterizar habilidades comunicativas anteriores à emergência da fala, Perissinoto *et al.* verificaram o desenvolvimento das habilidades de iniciar atenção conjunta e iniciar troca de turno em lactentes prematuros acompanhados no Ambulatório de Prematuros da Unifesp, comparados com lactentes nascidos a termo.[22] As crianças prematuras apresentaram pior desempenho nas habilidades de iniciativa de atenção conjunta e troca de turno e apresentaram ritmo de evolução mais lento do que as crianças a termo.

A produção linguística em prematuros foi relatada em estudo de acompanhamento de um grupo de lactentes nascidos de baixo peso, durante os 12 primeiros meses de vida.[23] Foi observado que, até o 6º mês, os lactentes apresentaram desempenho esperado para idade e que, a partir do 9º mês, as crianças começaram a dar indícios de atraso na manifestação linguística, sendo o atraso comprovado aos 12 meses. Ainda, Pereira e Funayama, ao analisarem a presença dos indicadores da aquisição e desenvolvimento da linguagem receptiva e expressiva, de crianças nascidas pré-termo dos 6 aos 18 meses de vida, observaram que na recepção da linguagem houve maior índice de adequação do que na expressão.[24] Por sua vez, Farias observou que o desempenho dos prematuros foi pior na recepção da linguagem em comparação aos seus pares nascidos a termo, em estudo que buscou caracterizar os comportamentos de linguagem relativos à recepção e à emissão de crianças nascidas pré-termo aos 12 meses de idade.[25] Isotani analisou a linguagem de prematuros com idade cronológica entre 5 e 36 meses, nos aspectos de emissão e recepção, e observou que o desempenho dos prematuros em relação ao dos nascidos a termo foi pior, principalmente no 3º ano de vida.[26] Mesmo com a correção da idade, a diferença de desempenho entre os grupos estudados se manteve em relação à emissão da linguagem. Nesse estudo, foi possível discutir a presença de fatores protetores no desenvolvimento da linguagem, como a escolaridade materna, em contraposição aos riscos da prematuridade.

Desta forma, indícios de desvios na aquisição da linguagem durante o 1º ano de vida ficam evidentes, desde os aspectos reativos e interativos até o início da manifestação linguística no que se refere à recepção e à emissão da linguagem. Essas manifestações podem ser interpretadas como um primeiro anúncio de falhas no processo da linguagem e podem estar relacionadas a alterações futuras.[27] Neste sentido, Casiro *et al.* acompanharam uma amostra de crianças nascidas pré-termo e de muito baixo peso para determinar a história natural e o valor preditivo de atrasos de linguagem aos 3 anos em relação à avaliação realizada no 1º ano de vida.[28] Observaram que o desempenho da linguagem esteve associado significantemente com variáveis perinatais aos 12 meses, e que nenhuma criança com perfil normal de linguagem aos 12 meses apresentou atraso aos 36 meses.

Ainda, Perissinoto *et al.* objetivaram caracterizar a evolução da linguagem de crianças prematuras aos 3 anos e correlacioná-la aos achados de avaliação fonoaudiológica realizada no período entre 12 e 24 meses de idade.[29] Observaram correlação positiva entre indícios de alteração da linguagem em avaliações realizadas na idade entre 12 e 24 meses e comprovação de classificação de atraso nas crianças aos 3 anos de idade, evidenciando possibilidade de predição por meio da existência de pistas que antecedem as alterações da linguagem. Em estudo semelhante, foi observado que prejuízos na atenção em crianças prematuras aos 18 meses é sinal preditor de alterações de linguagem aos 36 meses.[30] Sinais de alterações do desenvolvimento cognitivo observados no 1º ano de vida estiveram associados ao desenvolvimento da linguagem oral em prematuros.[31]

A partir do 2º ano de vida, com o aumento da produção verbal, a análise da manifestação linguística torna-se mais complexa. Isotani *et al.*, ao observarem o desenvolvimento de crianças nascidas pré-termo e de baixo peso, durante o 3º ano de vida, relataram que o grupo de crianças nascidas pré-termo obteve desempenho significativamente pior do que o grupo de nascidos a termo.[32] Com relação ao vocabulário receptivo e expressivo, Isotani e Perissinoto realizaram estudo considerando crianças nascidas pré-termo e de baixo peso com idade cronológica entre 18 e 36 meses e observaram que tanto o vocabulário receptivo comoo expressivo estiveram defasados nos prematuros.[33] Ainda analisando o desenvolvimento lexical, Isotani *et al.* compararam a linguagem expressiva de crianças nascidas pré-termo com o de crianças nascidas a termo aos 2 anos de idade cronológica por meio do vocabulário expressivo.[20] Observaram que as crianças nascidas pré-termo e de baixo peso apresentaram maior ocorrência de atraso na linguagem expressiva, com vocabulário expressivo significantemente menor do que crianças nascidas a termo da mesma idade, em todas as categorias semânticas analisadas.

Holdgrafer analisou as habilidades sintáticas de crianças nascidas pré-termo em idade pré-escolar, com *status* neurológico normal e subnormal e observou que o desempenho das crianças com condição neurológica normal foi significantemente maior do que as com alteração neurológica.[34] Porém, quando comparadas à referência de crianças nascidas a termo, mesmo com avaliação neurológica normal, apresentaram habilidades sintáticas reduzidas, demonstrando uso limitado de sentenças interrogativas e negativas, além de utilizarem menos conjunções para a elaboração de sentenças mais complexas. Ao estudar a linguagem verbal com base na conversação de crianças aos 6 anos e meio de idade que necessitaram de cuidados intensivos neonatais, Jennische e Sedin observaram que desvios foram mais comuns naqueles nascidos entre 28 e 31 semanas.[35] Apontaram ainda dificuldade nas áreas de discriminação auditiva, imitação de posições articulatórias e sentenças, compreensão de estruturas gramaticais lógicas, reconto e fluência verbal.

Aram *et al.* avaliaram a fala e a linguagem de uma coorte de crianças com 8 anos de idade nascidas de muito baixo peso (MBP) e observaram que a incidência de distúrbios específicos de linguagem foi alta, indicando que os nascidos de MBP apresentam maiores riscos para problemas de desenvolvimento mais pervasivos.[36]

No estudo de jovens adultos, Hack *et al.* avaliaram sujeitos nascidos pré-termo e com muito baixo peso aos 20 anos de idade e verificaram que entre os homens um menor número de prematuros estudou além do ensino médio e que estes apresentaram médias de escores menores quando analisados o QI (quociente de inteligência) e as habilidades acadêmicas.[37] Os autores puderam concluir que a desvantagem educacional em nascidos com muito baixo peso persiste na idade adulta. Também Hansen *et al.* realizaram estudo com o objetivo de examinar o quanto a *performance* escolar de jovens nascidos pré-termo e com baixo peso está reduzida e o quanto esta *performance* esteve associada à condição cognitiva avaliada aos 4 anos de idade.[38] Os autores verificaram que a condição cognitiva esteve associada ao sucesso acadêmico, de modo que maiores índices no teste cognitivo atuaram como fator protetor da escolarização mais adiante. Fatores como peso ao nascimento e *status* socioeconômico também estiveram proporcionalmente associados ao melhor desempenho acadêmico. Desta forma, desvios da linguagem são descritos ao longo do processo de evolução de nascidos pré-termo, incluindo crianças em idade escolar e adolescentes, comprometendo seu desempenho acadêmico e inserção social. Resnick *et al.* discutem a influência de fatores sócio-demográficos no desenvolvimento de prematuros ao longo dos anos e descrevem-nos como fatores fundamentais para adequação ou desvio deste processo.[39]

Na composição entre a atuação clínica e a pesquisa, evidenciam-se o impacto da prematuridade sobre o desenvolvimento da linguagem, especialmente na primeira infância, e a importância de fatores ambientais como protetores deste desenvolvimento. A ação clínica para a promoção do desenvolvimento e para a prevenção de transtornos de linguagem em prematuros pressupõe a continuidade e a complementaridade entre comunicação não verbal e a verbal. Deste modo, frente aos riscos de alteração no processo da linguagem, a equipe de profissionais valoriza a presença e a funcionalidade dos comportamentos comunicativos desde os primeiros meses de vida.

Na confluência entre avaliação e intervenção, objetivamos obter o maior número de informações sobre o ritmo de desenvolvimento da linguagem que permitam definir e priorizar condutas, integrar a família e a equipe e intervir diretamente no processo de evolução, sem perdermos de vista a particularidade de cada indivíduo e de seu ambiente. A valorização do conhecimento da família sobre o desenvolvimento e sua participação ativa durante a avaliação da criança propiciam o estabelecimento de vínculos fundamentais à atuação clínica. A construção de equipe atenta ao desenvolvimento sustenta que cada criança possa ser avaliada e assistida por profissionais de diferentes áreas de especialização, com instrumentos de avaliação e vocabulários técnicos distintos em benefício da criança e de sua família.

▶ Referências bibliográficas

1. Vieira RM. A mente humana: uma aproximação filosófica no seu conhecimento [tese doutorado]. São Paulo: Escola Paulista de Medicina. Universidade Federal de São Paulo (UNIFESP); 1985.
2. Organização Mundial da Saúde (OMS). CID-10. 8. ed. São Paulo: Edusp, 2000.
3. Fernandes LV, Goulart AL, dos Santos AM, Barros MC, Guerra CC, Kopelman BI. Neurodevelopmental assesstment of very low birth weight preterm infants at corrected age of 18-24 months by Bayley III scales. J Pediatr. 2012;88(6):471-8.
4. Perissinoto J. Atuação fonoaudiológica com o bebê prematuro: acompanhamento do desenvolvimento. In: Andrade CRF (org.). Fonoaudiologia em berçário normal e de risco. São Paulo: Ed. Lovise, 1996; p.129-48.
5. Perissinoto J, Isotani SM. Desenvolvimento da linguagem: programa de acompanhamento de recém-nascidos de risco. In: Hernandez AM (org.). O neonato. São José dos Campos: Ed. Pulso, 2003.

6. Lederman VRG, Goulart AL Santos AMN dos Schwartzman JS. Rastreamento de sinais sugestivos de TEA em prematuros com muito baixo peso ao nascer. Revista Psicologia: Teoria e Prática, São Paulo2018;20(3)72-85.

7. Perissinoto J, Isotani SM, Tamanaha AC. Fonoaudiologia – desenvolvimento da linguagem. In: Odontopediatria – a transdisciplinaridade na saúde integral da criança. Barueri: Manole, 2015; p.231-41.

8. Brocchi B S; Osborn E; Perissinoto J. Translation of the Parental Inventory "Language Use Inventory" into Brazilian Portuguese. CODAS, v.31, p.e201801292019.

9. Capovilla FC; Capovilla AGS. Desenvolvimento linguístico na criança dos dois aos seis anos: tradução e estandardização do Peabody Picture Vocabulary Test de Dunn &Dunn, e da language development survey de rescorla. Ciência Cognitiva: teoria, pesquisa e aplicação. 1997;1(1):353-80.

10. Mundy P, Delgado C, Block J, Venezia M, Hogan A, Seibert J. A Manual for the abridged Early Social Communication Scales (ESCS). Universityof Miami, 2003.

11. Andrade CRF, Befi-Lopes DM, Fernandes FDM, Wertzner HF. ABFW: teste de linguagem infantil nas áreas de fonologia, vocabulário, fluência e pragmática. Pró-Fono, 2000.

12. Menezes MLM. ADL 2 – Avaliação do Desenvolvimento da Linguagem; Rio de Janeiro, 2019.

13. Capovilla FC, Negrão VB, Damázio M. Teste de vocabulário aditivo e teste de receptivo: validados e normatizados para o desenvolvimento da compreensão da fala dos 18 meses aos 6 anos de idade. São Paulo: Memnon, 2011.

14. Befi-Lopes DM, Bento ACP, Perissinoto J. Narração de histórias por crianças com distúrbio específico de linguagem. Pró-Fono Revista de Atualização Científica. 2008;20(2):93-8.

15. Perissinoto J, Avila CRB, Kida ASB, Armonia AC, Chang EM. Efeitos da tutela em construção de narrativa oral infantil. In: Competência pragmática e linguística na leitura de imagens: reflexões interdisciplina-res. Editora CRV, 2016; p.41-80.

16. Beltrame JM, Avila CRB, Perissinoto J, Isotani SM. Manifestações dos transtornos de leitura e de es-crita presentes em crianças e adolescentes nascidos prematuros. Suplemento Especial da Revista da Sociedade Brasileira de Fonoaudiologia.2011;706-06.

17. Wiig EH, Secord W. Test of language competence – expanded edition. San Antonio, The Psychological Corporation, 1989.

18. Caetano SC, Ribeiro MVV, Askari MS, Sanchez ZM, do Rosário MC; Perissinoto J, et. al. An epidemio-logical study of childhood development in an urban setting in Brazil. Revista Brasileira de Psiquiatria, 2020;42.

19. Tamanaha AC, Perissinoto J. A abordagem fonoaudiológica no autismo infantil: um estudo sobre o trabalho terapêutico de linguagem. Infanto Revista de Neuropsiquiatria da Infância e Adolescência, 1999;7(3):137-142.

20. Isotani SM, Azevedo MF, Chiari BM, Perissinoto J. Linguagem expressiva de crianças nascidas pré-termo e termo aos 2 anos de idade. Pró-Fono. 2009;21(2):155-60.

21. Strid K, Tjus T, Smith L, Meltzoff AN, Heimann M. Infant recall memory and communication predicts later cognitive development. Infant Behavior and development. 2006;29:545-53.

22. Perissinoto J, Borsato JMS, Santos AM. Diferenças entre iniciar atenção compartilhada entre lactentes pré-termo e termo. In: Anais do Ier Séminaire International Transdisciplinaire de la clinique et de lare-cherchesurlebébé. 2009.

23. Oliveira LN, Lima MCMP, Gonçalves VMG. Acompanhamento de lactentes com baixo peso ao nasci-mento: aquisição da linguagem. Arq Neuro-Psiquiatr. 2003;61(3B): 802-7

24. Pereira MR, Funayama CAR. Avaliação de alguns aspectos da aquisição e desenvolvimento da lingua-gem de crianças nascidas pré-termo. Arq Neuro-Psiquiatr. 2004;62(3-A): 641-8.

25. Farias SR. Caracterização dos comportamentos de linguagem de crianças nascidas a termo e pré-termo aos 12 meses de idade: escala de Linguagem do pré-escolar – 3 (PLS-3) [monografia especialização]. São Paulo: Universidade Federal de São Paulo; 2002.

26. Isotani SM. Desenvolvimento da linguagem de crianças nascidas pré-termo com peso abaixo de 2.000 g na primeira infância [tese doutorado]. São Paulo: Universidade Federal de São Paulo; 2008.

27. Ballot DE, Potterton J, Chirwa T, Hilburn N, Cooper PA. Developmental outcome of very low birth weight infants in a developing country. BMC Pediatrics. 2012;12:11.

28. Casiro OG, Moddemann DM, Stanwick RS, Cheang MS. The natural history and predictive value of early language delays in very low birth weight infants. EarlyHumDev. 1991;26:45-50.

29. Perissinoto J, Isotani SM, Tsutsumi. Predição de alterações no desenvolvimento de neonatos de risco através de comportamentos na área da linguagem. In: X Congresso Brasileiro de Fonoaudiologia; 2002; Belo Horizonte. Anais. Sociedade Brasileira de Fonoaudilogia; 2002.

30. Ribeiro LA, Zachrisson HD, Schjolberg S, Aase H, Rohrer-Baumgartner N, Magnus P. Attention problems and a language development in preterm low-birth –weight children: cross-lagged relations from 18 to 36 months. BMC Pediatrics, 2011;11:59.

31. Belcher HME, Gittlesohn A, Capute AJ, Allen MC. Using the clinical linguistic and auditory milestone scale for developmental screening in high-risk preterm infants. Clin Pediatr. 1997;36:635-42.

32. Isotani SM, Pedromônico MRM, Perissinoto J, Kopelman BI. O desenvolvimento de crianças nascidas pré-termo no terceiro ano de vida. Folha Médica. 2002;121(2):85-92.

33. Isotani SM, Perissinoto J. Receptive and expressive vocabulary in pre-term and low birthweight children [abstract]. 2007 [Presented at 27th World Congress of the International Association of Logopedics and Phoniatrics; 2007 Aug 5 – 9; Copenhagen, Denmark].

34. Holdgrafer G. Syntatic abilities of neurologically normal and suspect preterm children. Perceptual and motor skills. 1996;83:615-618.

35. Jennische M, Sedin G b. Speech and language skills in children who required neonatal intensive care: evaluation at 6,5 years of age based on interviews with parents. Acta Paediatr. 1999;88:975-82.

36. Aram DM, Hack M, Hawkins S, Weissman BM, Borawski-Clark E. Very low birth weight children and speech and language development. J Speech and Hear Res. 1991;34:1169-79.

37. Hack M, Flannery DJ, Schluchter M, Cartar L, Borawski E, Klein N. Outcomes in young adulthood for very low birth weight infants. N Engl J Med. 2002;346(3):149-157.

38. Hansen BM, Dinesen J, Hoff B, Greisen G. Intelligence in preterm children at four years of age as a predictor of school function: a longitudinal controlled study. Developmental medicine and Child neurology. 2002:44:517-21.

39. Resnick MB, Stralka K, Carter RL, Ariet M, Bucciarelli RL, Furlough RR, Evans JH, Curran JS, Ausbon WW. Effects of birth weight and sociodemographic variables on mental development of neonatal intensive care unit survivors. Am J Abstet Gynecol. 1990;163:374-78.

Capítulo 18

Abordagem da Criança com Paralisia Cerebral

18.1 Fisioterapia

Cláudia R. M. Alcântara de Torre
Sonia Gusman (*in memoriam*)

Este capítulo teve seu início no ano de 2010, quando a ilustre fisioterapeuta Sonia Gusman foi convidada a escrever sobre este tema. Sonia, então, estendeu o convite a mim uma vez que eu já trabalhava ao seu lado há muitos anos e compartilhávamos do mesmo enfoque profissional e sintonia pessoal. Infelizmente, desde maio de 2012, ela não está mais presente entre nós. Procurei manter a essência do que preparamos juntas neste capítulo, fazendo alguns acréscimos e atualizações. Sonia foi uma fisioterapeuta brilhante e é com muita satisfação que colaboro para que este conhecimento seja apresentado: nosso trabalho dedicado a crianças com paralisia cerebral, sempre unindo a teoria com a prática, sensibilidade para com as crianças e suas famílias e tornando-as participativas no processo terapêutico.

A paralisia cerebral (PC) compreende um grupo de desordens no desenvolvimento da postura e do movimento, causando limitação das atividades em consequência de distúrbios não progressivos que ocorreram no cérebro durante o período fetal ou da infância. As desordens motoras são frequentemente acompanhadas de distúrbios sensoriais, cognitivos, perceptuais, comunicacionais e comportamentais, bem como de crises convulsivas e problemas musculoesqueléticos secundários.[1] Conhecer a PC possibilita que a avaliação seja realizada no amplo espectro das suas características. Uma avaliação detalhada e aprofundada da criança e do adolescente com PC possibilitará planejar o tratamento mais assertivo.[2] O objetivo de tratamento precoce da criança com PC é transmitir e integrar maior quantidade possível de experiências sensório-motoras típicas de maneira ativa.[3]

A fisioterapeuta irlandesa Eirene Collins, nos anos 1940, iniciou o tratamento precoce baseando-se no desenvolvimento motor normal, instruindo os pais a movimentar o bebê na direção desejada por meio de brinquedos e orientação para as atividades do dia a dia.[3] Nos anos seguintes, a fisioterapeuta Berta Bobath, de forma empírica, direcionou o trabalho de intervenção terapêutica nos distúrbios neurológicos.

A observação clínica dos movimentos espontâneos de bebês é o instrumento diagnóstico mais confiável para detectar crianças potencialmente portadoras de PC. Os bebês usam movimentos para se comunicar e interagir fisicamente com objetos ou pessoas, para mudar posturas e acomodarem-se em posições mais confortáveis. Os movimentos ativos também são importantes para o aporte sensorial e desenvolvimento perceptual.[4]

A fisioterapia terá como metas desenvolver os aspectos sensoriais e perceptuais, usos funcionais dos movimentos e prover a mobilidade necessária para prevenir encurtamentos musculares. Atualmente, o enfoque do tratamento destes distúrbios neuromotores está também baseado na Classificação Internacional da Funcionalidade (CIF), a qual aborda o indivíduo em relação aos aspectos estruturais e funcionais do corpo, atividades e participação social de acordo com sua idade.

Há uma porcentagem relevante de indivíduos com paralisia cerebral que apresentaram prematuridade entre suas possíveis causas.[5] Bebês prematuros constituem 43% de todos os casos de paralisia cerebral em estudo de população australiana.[6] Crianças nascidas prematuramente têm pontuações mais baixas nas escalas motoras do que crianças nascidas a termo mesmo com a idade ajustada.[4]

Nas últimas décadas, várias escalas e avaliações têm sido desenvolvidas para auxiliar na detecção precoce de alterações neurológicas em bebês e também no planejamento da intervenção, mencionaremos algumas delas. Conhecer profundamente o desenvolvimento sensório motor típico é um ponto de partida essencial para a avaliação e intervenção em bebês e para a sua continuidade.

▶ Características do bebê a termo, prematuro e avaliações

Nas primeiras semanas depois do nascimento, há uma redução do tônus flexor em virtude parcialmente da perda gradual do efeito da postura intrauterina, mais evidente na observação em supino na redução da flexão e da adução dos membros. Os bebês pré-termo tendem a ter menos tônus flexor do que os bebês a termo, o que é mais nitidamente observado nos membros superiores do que nos inferiores. Em avaliações realizadas entre 39 e 42 semanas de idade corrigida, foi observado que o controle de cabeça na postura sentada apresentou pontuações menores para o tônus extensor e flexor comparando com as crianças a termo. Esse estudo indica que os escores ótimos para os bebês a termo não são apropriados para os prematuros em razão da variabilidade observada nestes, porém são um guia útil para avaliação dos prematuros na idade a termo.[7]

A avaliação neurológica neonatal de Hammersmith (HNNE) ou avaliação neurológica neonatal de Dubowitz e a avaliação neurológica infantil de Hammersmith (HINE) têm sido propostas como ferramentas de diagnóstico de alterações neurológicas da PC. A Avaliação Neurológica de Dubowitz pode ser usada tanto em bebês a termo como em prematuros de idade gestacional corrigida de 40 semanas. A HINE pode auxiliar na detecção precoce de risco de desenvolver PC. Pode ser usada em bebês com idades entre 2 e 24 meses, de baixo e de alto risco, bebês a termo e também para prematuros, visando diagnóstico, prognóstico e reabilitação como também provê informação adicional em relação ao tipo e gravidade da sequela motora.[8,9]

O método Prechtl para avaliação qualitativa de movimentos gerais em prematuros, a termo e na infância (Prechtl) indicou que a mobilidade autogerada durante o desenvolvimento precoce desempenha um importante papel na adaptação e na sobrevivência e que a qualidade da mobilidade espontânea, especialmente a qualidade dos movimentos gerais (*general movements (GM)*), reflete acuradamente a condição do sistema nervoso do feto e do bebê jovem. GM consistem em uma série de movimentos grossos de amplitude e velocidade variáveis que envolvem todas as partes do corpo. Existem características específicas de acordo com a idade. Os GM definitivamente anormais são caracterizados por uma repentina ocorrência de movimento em bloco no qual o tronco e os membros são flexionados ou estendidos rígida e sincronicamente.[10] Foi desenvolvido um *checklist* de GM normais e anormais para guiar a avaliação dos GMe fornecer informações quantitativas.[11]

O TIMP (*Test of Infant Motor Performance*) avalia a postura – controle da posição no espaço para estabilidade, orientação e controle motor seletivo funcional necessário na vida diária do bebê, no plano de intervenção, e seu efeito. O profissional deve ter conhecimento do desenvolvimento infantil e ter experiência em avaliações e intervenção em crianças de alto risco prematuras e a termo até 4 a 5 meses de idade (corrigidas para prematuros, se necessário).[12,13]

▶ Paralisia cerebral

Crianças com PC podem ter problemas em um ou mais processamentos no sistema sensorial além de dificuldades de postura e movimento.[14] Em todos os tipos de PC, há hiporresponsividade para a propriocepção e hiper e hiporresponsividade para o sistema vestibular.[15,16] Problemas de controle motor ou de planejamento motor podem estar presentes com os seguintes sinais precoces: diminuição ou aumento do tônus postural; diminuição da força e frouxidão ligamentar; diminuição do repertório da sinergia dos movimentos; dificuldades com transição dos movimentos; sequência de movimentos com pouca variação; *feedback* sensorial pobre; diminuição do controle postural antecipatório; diminuição do nível de atividade; movimentos nos planos frontal e sagital.[17]

Sinais sensoriais em bebês

Hiper-reativo: o bebê empurra-se para longe, chora ou fica assustado e temeroso em resposta ao estímulo sensorial.[18,19] Hiporreativo: o bebê pode aparentar ser um bebê "bonzinho", ser difícil para interagir e ter alerta.[14]

Hiporreatividade ao estímulo táctil gera respostas diminuídas ou lentas quando os bebês são tocados ou têm dor e causa a diminuição da consciência do alimento na boca e da procura pelo estímulo do toque.[18] Hiporreatividade ao estímulo vestibular resulta em ausência ou atraso nos ajustes posturais da cabeça, do corpo e dos braços quando são movimentados. A criança tem preferência por atividades de movimento como pular, rodar e balançar.[18] Hiporreatividade à propriocepção: os bebês não sustentam peso nas pernas quando de pé, mesmo com suporte; enchem demais a boca na alimentação; graduação e *timing* prejudicados para a força e para o movimento, além de respostas de proteção ineficientes.

Hiper-reatividade ao estímulo táctil pode fazer o bebê responder negativamente ao ser banhado e enxugado com toalha, na troca de roupa e em outros cuidados. Com a hiper-reatividade ao estímulo vestibular, a criança poderá não gostar quando for balançada nos braços, levantada no alto etc.[14] Hiper-reatividade ao estímulo auditivo e visual pode ocorrer diante de uma pessoa fantasiada como palhaços, por exemplo, bem como estímulos auditivos mais altos como aspirador de pó, liquidificador e outros.

A intervenção fisioterapêutica no bebê prematuro

O bebê nascido prematuramente é frágil e apresenta um sistema nervoso central (SNC) imaturo que está num período crítico de rápido crescimento e desenvolvimento. O cuidado que o bebê recebe nesta fase deve ser sensível e visar um ambiente apropriado para protege-lo de riscos e garantir seu desenvolvimento. É importante observarmos o estado comportamental da criança, ajudando-a a encontrar seu equilíbrio entre os sistemas e conservar energia para o crescimento, promovendo um cuidado individualizado de acordo com as suas necessidades. Devem ser observados os subsistemas: fisiológico/autonômico (cor rósea da pele, batimentos cardíacos estáveis, respiração regular, digestão confortável); motor (organização motora-tônus muscular modulado, movimentos suaves, movimentos organizados com flexão ativa, padrões de movimentos variados); estado de alerta (nível de alerta e habilidade para alcançar e manter o sono profundo e o estado de despertar e fazer a transição suave entre esses estados); atenção e interação (olhar e seguir estímulos visuais, ouvir, procurar o som com os olhos e a cabeça e imitar expressões faciais) e autorregulação. O choro, aversão ao olhar, engasgar, espirrar, bocejar, empurrar a língua para fora, extensão, mãos para cima são sinais de comportamentos defensivos. Ao nos tornarmos familiarizados com estes sinais e aprendermos a interpretá-los, podemos ajustar nosso manuseio e expectativas da criança a se ajudar a estar em equilíbrio.[20] Quando a criança se encontra em comportamentos aversivos, devemos verificar a possível causa e modificá-la para um comportamento que favoreça a abordagem para os cuidados e o nosso manuseio.

É muito importante a influência da família no desenvolvimento da criança. Esta experiência pode ser difícil pela prematuridade ou nascimento traumático. É necessário ajudar os pais a se adaptarem às necessidades de um bebê pequeno e eventualmente doente para que possam ganhar confiança e envolver-se efetivamente no cuidado do bebê.[20]

Desenvolvimento do feto e do bebê prematuro

O bebê de 23 a 25 semanas intraútero já faz movimentos exploratórios, tocando as paredes do útero, membros, cabeça e face e agarra o cordão umbilical. Isso é mais difícil para o bebê que já nasceu nesta idade, pois seu tônus muscular é baixo e ele tem de lidar com o efeito da gravidade sem a flutualibilidade proporcionada pelo líquido amniótico no espaço intraútero. Os movimentos tendem a ser súbitos e aos "trancos" (espasmódicos) e o bebê tende a ficar rapidamente cansado.[20] O bebê de 28 a 30 semanas pode controlar sua respiração sem ajuda, mas pausas periódicas na respiração são comuns e o suporte de ventilatório pode ser necessário. O cuidado num ambiente quieto e de baixa luminosidade facilita o bebê abrir os olhos e responder às vozes. A utilização do Método Canguru facilita a aproximação com os pais. Para o bebê de 31 a 33 semanas, o espaço no útero fica mais restrito, ele não pode se mover muito e a mão fica próxima da face. Se o bebê já nasceu, os movimentos dos membros inferiores tendem a ser súbitos e espasmódicos, entretanto pode dobrar as pernas ajustando-se a uma posição confortável e, se está em prono, pode trazer os joelhos fletidos sobre o seu corpo. Respostas reflexas como os quatro pontos cardeais, preensão, Moro, colocação de pé e a marcha automática podem ser elicitadas no bebê prematuro. Gosta de ser seguro junto aos pais e posicionado em flexão quando no berço. De 34 a 36 semanas o bebê começa a olhar mais ao redor, e demonstra mais controle dos movimentos, que são mais variados e harmoniosos. É capaz de fletir braços e pernas. Quando puxado para sentar, começa a trazer a cabeça, mas não pode segurá-la. Pode ser capaz de virar para lateral. A partir desta fase, o bebê já se mostra mais apto a prestar atenção ao ambiente e responderá diferentemente a vários estímulos. É capaz de virar os olhos e a cabeça para seguir um objeto em movimento ou face ou localizar um som. Pode demonstrar reconhecimento à voz da mãe, já familiar desde o útero. Se um estímulo é muito forte, ele pode se tornar hiperalerta ou se fechar em sonolência ou dormir. Os bebês de 37 a 40 semanas, com os movimentos muito restritos pelo espaço no útero, adotam características da posição fetal. O tônus muscular do bebê recém-nascido é alto e é o estágio em que há maior limitação da amplitude dos movimentos. Os padrões dos movimentos são suaves e gerais e gradualmente tornam-se mais livres e variados. Quando puxado para a posição sentada, o bebê pode manter a cabeça elevada brevemente, em prono, joelhos fletidos sob o corpo e quadril elevado.[20]

Desenvolvimento motor

O bebê prematuro é predominantemente hipotônico, com pouca resistência ao movimento passivo, e seus membros podem ser movidos em grande amplitude de movimento. Os bebês muito prematuros não são capazes de mover-se contra a gravidade pela falta de força e acomodam-se à superfície onde são colocados. A atividade é cíclica e pode necessitar de um período de descanso antes de reassumir a estabilidade e recuperar seu nível de energia necessário para interações como na alimentação.[20] Postura em decúbito tende a ser plana. Tônus muscular anormal com persistência de hipertonicidade (espasticidade) resulta em movimentos empobrecidos e pode indicar um diagnóstico de PC.[20] Entre os prematuros, muitos podem desenvolver diplegia espástica, sendo o tipo mais comum de PC em prematuros em que o tônus muscular aumentado é mais óbvio nos membros inferiores.[20] Uma observação clínica cuidadosa é essencial, geralmente não são capazes de elevar os membros inferiores contra a gravidade. Apenas quando estendem as pernas é que aparece discreta espasticidade extensora com leve adução dos quadris e uma discreta flexão plantar dos tornozelos.[3]

Preparando para a intervenção

O bebê frágil ou prematuro pode facilmente tornar-se prostrado por esforços para elicitar comportamentos interativos e pode reagir com irritabilidade, evasão e fechar-se ou apresentar desorganização fisiológica. Para se conseguir o melhor desempenho do bebê, o ambiente deve ser estruturado com estímulos adequados à sua habilidade. É importante dar tempo para as reações uma vez que estas são frequentemente atrasadas nos primeiros estágios. O bebê pode necessitar de um suporte considerável para organizar sua atenção como segurar as mãos para conter movimentos excessivos. Considerar as estratégias que ajudam o bebê a alcançar um estado comportamental quieto, alerta, atento e desperto. Demonstrar aos pais a competência do bebê, o que os deixará contentes, dando-lhes suporte para fazer o contato do olhar e, obter um sorriso do bebê.[20]

▶ Tratamento Neuroevolutivo – Conceito Bobath – Modelo Contemporâneo

A escolha das autoras pelo conceito Bobath resultou do processo detalhado de avaliação e direcionamento para a intervenção. O conceito Bobath é um modelo holístico e interdisciplinar de prática clínica baseado em pesquisas atuais.[21] Ele incorporou o modelo da CIF à sua prática. Dessa forma, o fisioterapeuta estabelece uma abordagem de resolução de problemas para avaliar a atividade e a participação, com a finalidade de identificar e priorizar aspectos íntegros e deficiências relevantes para o estabelecimento de resultados atingíveis para pacientes e cuidadores. O conceito privilegia uma compreensão aprofundada do desenvolvimento típico e atípico, bem como a análise do controle postural, do movimento, da atividade e da participação durante toda a vida do indivíduo, formando a base para a avaliação e a intervenção. O manuseio terapêutico utilizado durante a avaliação e a intervenção consiste em uma interação recíproca e dinâmica entre o paciente e o fisioterapeuta para a ativação do processamento sensório-motor ideal, o desempenho da tarefa e a aquisição por parte do paciente de competências para a realização de atividades significativas e para melhor participação social.[22]

Atualmente, as teorias do controle motor, aprendizado motor e neuroplasticidade embasam o conceito Bobath contemporâneo. O embasamento teórico e o processo de avaliações e de reavaliações frequentes, mensuráveis e documentadas apoiam o conceito Bobath na prática baseada em evidências.[23] Estudo da influência do conceito Bobath no desempenho motor de bebês nascidos prematuramente e de alto risco para disfunção neurológica, de 35 semanas de gestação ou menos e peso abaixo de 1.800 g, cujo grupo de intervenção recebeu tratamento duas vezes ao dia por 12 a 15 minutos, revelou que a intervenção foi eficaz no controle postural nessas crianças.[4] Efeitos positivos de programa de fisioterapia para desenvolvimento motor em bebês pré-termos foram comprovados também em estudo de ensaio clínico controlado e randomizado realizado por Lekskulchai e Cole.[24]

Avaliação

Na avaliação fisioterapêutica, é importante observar o controle postural em várias posições e como a criança realiza as transições posturais. O profissional deve observar a simetria entre os dois hemicorpos e, também, em relação aos membros superiores e inferiores. Devem ser observados o alinhamento da cabeça em relação à linha média e o controle da cabeça que pode ser constatado em prono, ao bebê ser puxado para se sentar, na postura sentada e em pé. A qualidade do tônus deve ser observada nas diversas posturas e a resistência encontrada nos movimentos passivos. Devemos ter conhecimento do desenvolvimento motor típico das faixas etárias de modo que nos sirvam de referência para detectar um atraso ou alterações.

A avaliação deve verificar quais são as deficiências primárias que impedem ou prejudicam a eficiência de uma função motora. As deficiências primárias são resultado direto de uma lesão ou de um distúrbio que ocorrem no encéfalo em desenvolvimento como alterações de sinergia muscular, de controle postural e de coordenação motora. Com o tempo, muitas crianças com PC desenvolverão deficiências secundárias, como diminuição de amplitudes de movimento, produção de força e resistência que também devem ser avaliadas. O tratamento deve visar agir sobre as deficiências primárias. Com base no conceito da CIF e no conceito Bobath, a avaliação da criança com PC deve ser capaz de identificar não somente as deficiências apresentadas pelo paciente, mas também suas capacidades e potencialidades, em um contexto significativo, e direcionar o profissional para a escolha de uma intervenção adequada e individualizada.[2]

O profissional que avalia e trata esses bebês deve ter percepção aguçada e gentileza no tocar e segurar, suas mãos devem ser sensitivas quando toca o bebê para guiar, facilitar e assistir seus movimentos.

Intervenção e tratamento

Depois de avaliar o bebê, deve-se pensar nos objetivos de curto, médio e longo prazo, em acordo com a família, e, então, traçar o programa de intervenção. Quando a criança já for capaz de se expressar, ela deve também participar da escolha dos objetivos. Após estabelecido o objetivo, deve-se realizar um pré-teste, com documentação preferencialmente de vídeo, para que, após o período programado da intervenção, os resultados possam ser apreciados em um pós-teste nas mesmas condições do pré-teste. A intervenção profissional deve começar com o posicionamento adequado do bebê.

A intervenção de tratamento durante o período em que o bebê ainda está no hospital, com cuidados médicos específicos, deve ser cuidadosa, respeitando-se o estado em que a criança se encontra e suas condições clínicas.

A primeira recomendação brasileira de fisioterapia para estimulação sensório-motora de recém-nascidos e lactentes em unidade de terapia intensiva (UTI) teve como objetivo apresentar as diretrizes de estimulação sensório-motora. Os procedimentos devem ser adaptados às necessidades específicas da criança e as intervenções, realizadas por profissionais experientes.[25]

A criança prematura pode apresentar diminuição do tônus proximal e aumento do tônus distal. É comum apresentar também dificuldade para manter o alerta. Algumas não têm boa interpretação proprioceptiva (usam a visão). A deficiência sensorial é comum e pode ser primária. Podem se assustar com facilidade. Falam com dificuldade porque tentam manter o controle do diafragma para manter o tronco. As costelas podem estar aladas em decorrência da falta de ação dos músculos oblíquos.[26]

O tratamento das crianças prematuras, com o passar do tempo, deve visar atividades em posturas mais altas, proporcionando aumento da cocontração proximal. O tratamento deve ajudar a criança a perceber a sua base de suporte, estimular a estabilidade e a manutenção do controle do tronco ativando os músculos abdominais e oblíquos, nas três dimensões. Em razão da frequente alteração sensorial, deve-se propiciar a iniciação da atividade dirigida pela criança, pois ela pode se assustar se não souber o que vai acontecer. Deve-se estimular a memória proprioceptiva. Podem ser usados alguns recursos complementares para dar maior suporte ao paciente durante o tratamento ou para dar continuidade a este em outro período do dia como as vestes compressivas que promovem estímulo táctil e proprioceptivo e suporte postural, melhorando a consciência corporal e o alinhamento, entre outros benefícios, o que facilitará o controle postural e a ação muscular por parte do paciente.[27]

A seguir, serão mostradas algumas fotos de intervenção fisioterapêutica em um bebê de 5 meses de idade cronológica, nascido com idade gestacional de 34 semanas, peso de 2.360 g, que apresentou asfixia perinatal (Figuras 18.1.1 a 18.1.12).

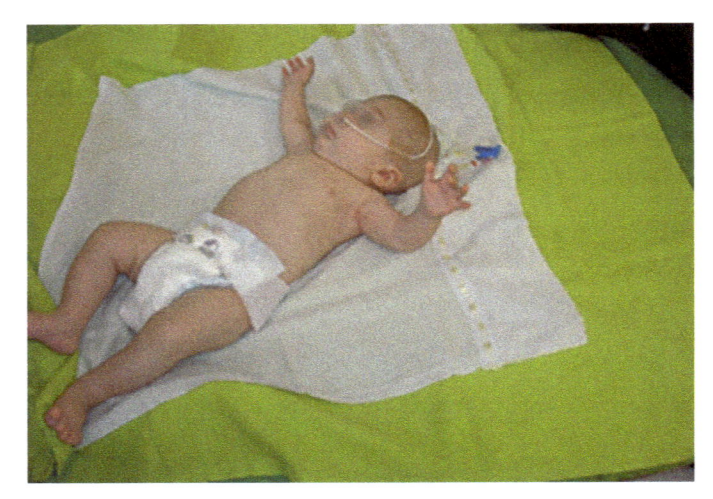

▶ Figura 18.1.1. Criança com tônus elevado nos quatro membros, ombros elevados e os membros superiores não seguravam objetos com suas mãos. Os membros superiores permaneciam mais em abdução acarretando retração de escápulas. Membros inferiores com pouca movimentação, o bebê não os eleva contra a gravidade.

Fonte: Acervo da autoria.

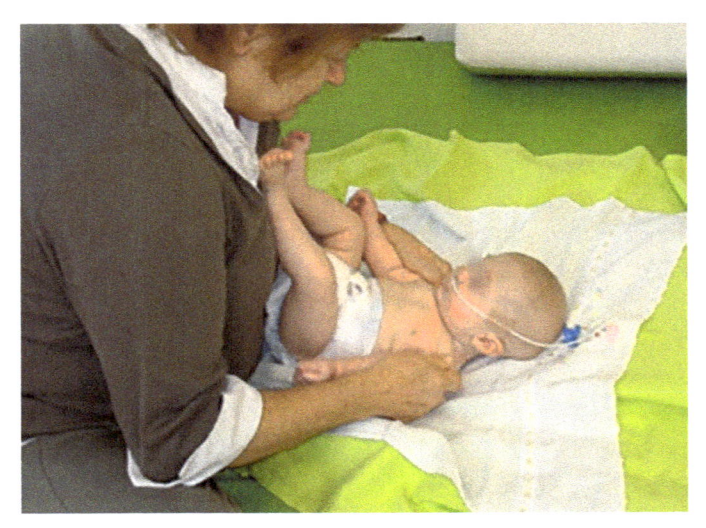

▶ Figura 18.1.2. Com o bebê em supino e seu quadril elevado, faz-se o alongamento da cadeia muscular posterior; abaixando-se os ombros, alongando os músculos trapézio superior e esternocleidomastóideo e os extensores cervicais, o que prepara o bebê para o alcance e direciona os membros superiores e a cabeça para a linha média.

Fonte: Acervo da autoria.

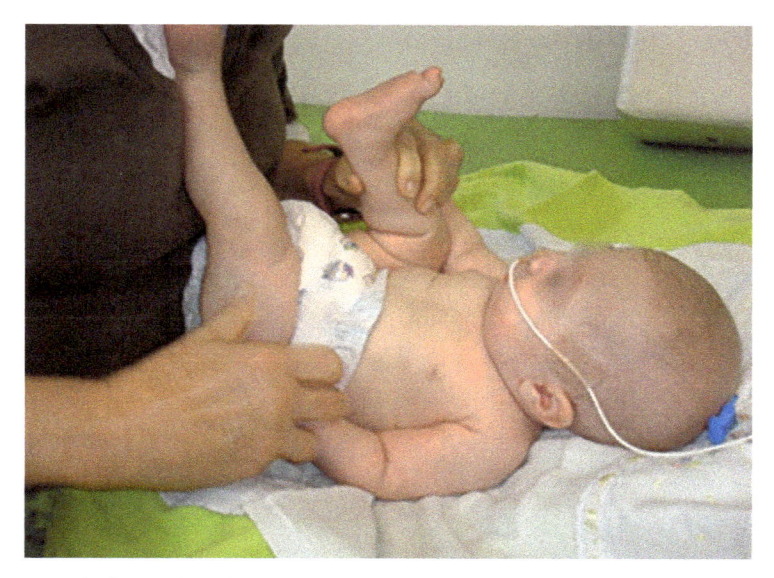

▶ Figura 18.1.3. Na linha média, dissociam-se os movimentos do quadril, o bebê alcança a perna e desenvolve a percepção do seu corpo por meio da propriocepção, do tato e da visão.

Fonte: Acervo da autoria.

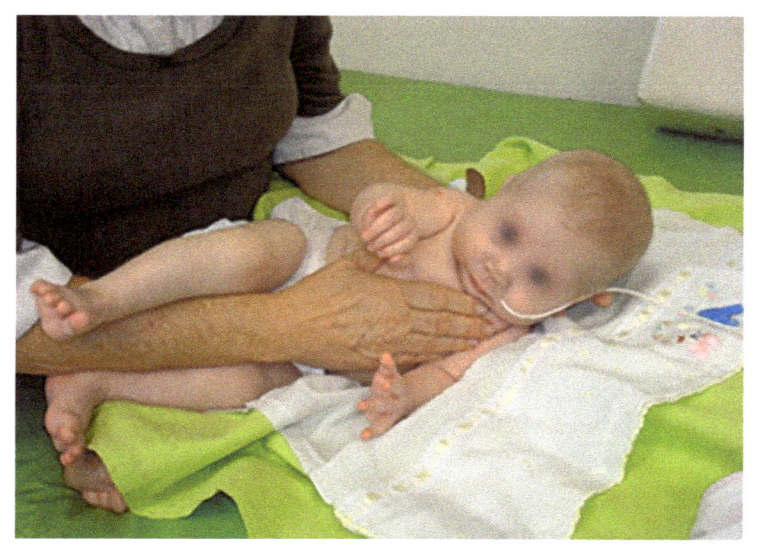

▶ Figura 18.1.4. A fisioterapeuta facilita a transição para decúbito lateral, com o bebê apoiado no cotovelo, trabalhando a musculatura dos ombros, tracionando o esterno para baixo para controlar o movimento. Mover a criança também contribui para diminuir o tônus por meio da movimentação. A mão do terapeuta pode ser deslocada para os abdominais do bebê, estimulando e facilitando para sentar e acionando a flexão lateral da cabeça. O antebraço da terapeuta se posiciona para manter a abdução dos membros inferiores.

Fonte: Acervo da autoria.

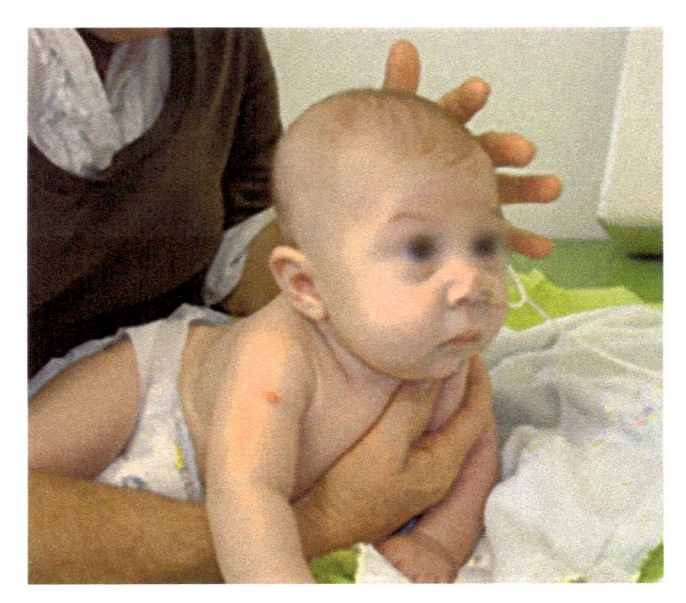

▶ Figura 18.1.5. A fisioterapeuta facilita a transição para a posição prona, controlando pela cabeça do bebê e esterno e em prono; o bebê, apoiando-se no cotovelo, mantém a simetria. A mão da terapeuta está estabilizando o ombro visando o controle e o alinhamento deste.

Fonte: Acervo da autoria.

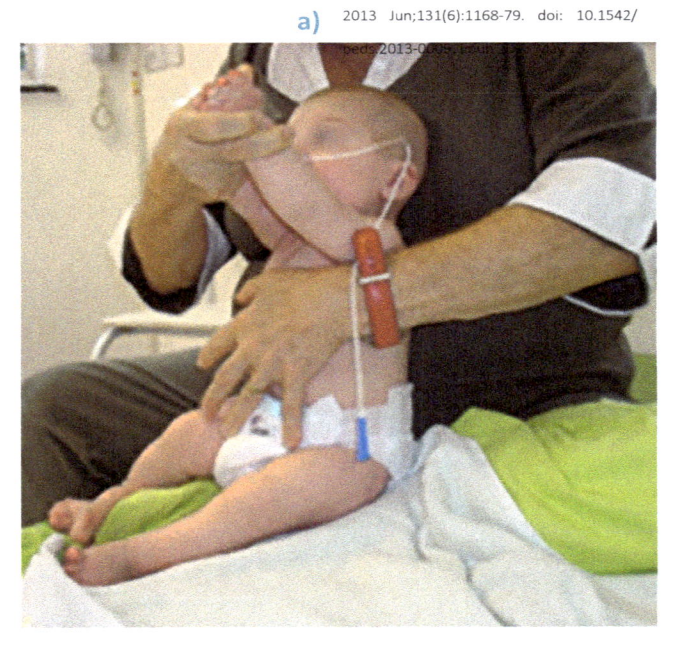

▶ Figura 18.1.6. Com a criança sentada sobre a perna da terapeuta, esta promove a retificação e o alinhamento do tronco da criança por meio da elevação dos braços e do alongamento dos músculos latíssimo do dorso e redondo maior. A mão da terapeuta colocada no abdome provoca a transferência de peso lateralmente. Podem ser facilitados também o alcance da cabeça, a estimulação tátil das mãos e a percepção da cabeça.

Fonte: Acervo da autoria.

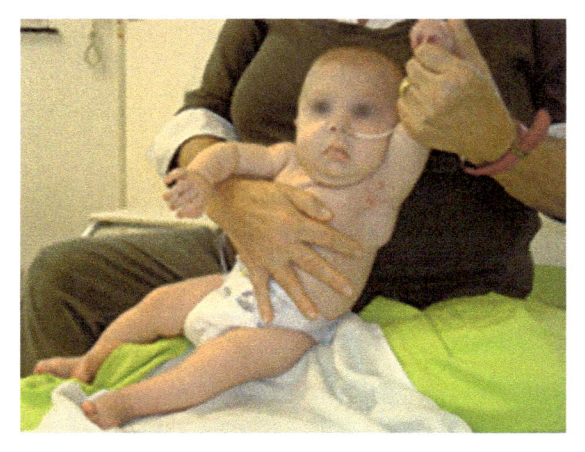

▶ **Figura 18.1.7. Facilitação da transferência de peso pelo abdome, com o alongamento de toda a lateral do tronco com supinação do antebraço e extensão do cotovelo. Deve-se observar se a escápula não faz uma abdução excessiva o que indicaria encurtamento do redondo maior.**

Fonte: Acervo da autoria.

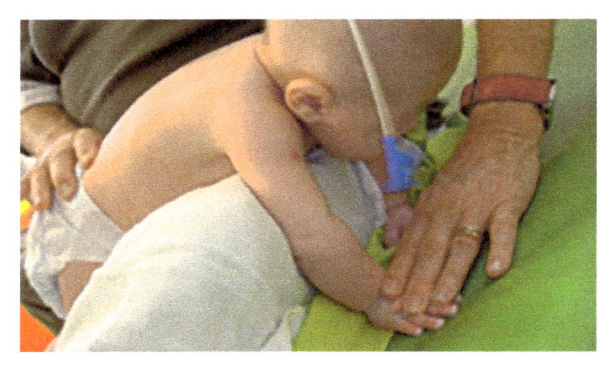

▶ **Figura 18.1.8. A terapeuta facilita o apoio das mãos do bebê com suporte de peso nos braços, provocando a propriocepção dos membros superiores, o estímulo tátil das mãos e a ativação da musculatura da cintura escapular. Preparo para o brincar.**

Fonte: Acervo da autoria.

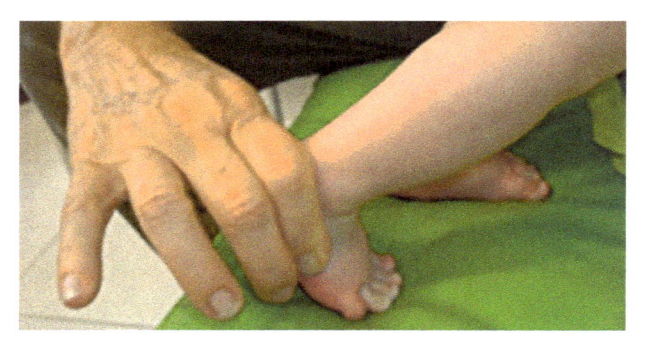

▶ **Figura 18.1.9. Sobre a perna da fisioterapeuta, é facilitado o trabalho da musculatura dos pés, levando à extensão dos artelhos e ao alongamento do tendão de Aquiles, mantendo o alinhamento do pé.**

Fonte: Acervo da autoria.

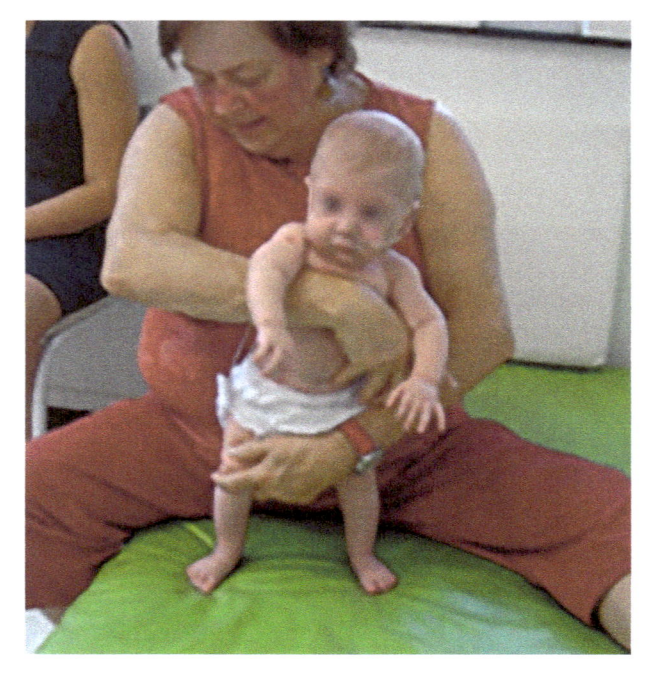

▶ Figura 18.1.10. Facilitação do posicionamento em pé com abdução dos membros inferiores, movendo lateralmente para transferência de peso, preparando para a marcha futura. Notar o apoio adequado dos pés.

Fonte: Acervo da autoria.

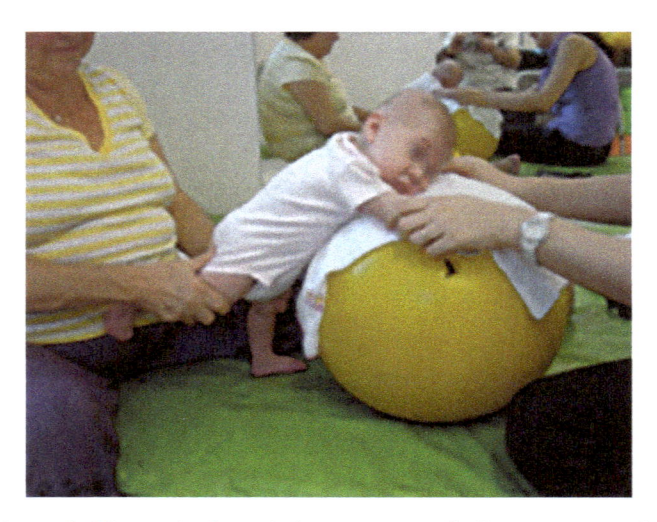

▶ Figura 18.1.11. Com o bebê em pé sobre a bola, a terapeuta facilita a extensão de um dos membros inferiores e o apoio do outro com suporte de peso e o joelho em extensão. Assim está sendo estimulada a dissociação pélvica e faz-se o alongamento dos flexores do quadril, o que prepara o paciente para a futura marcha.

Fonte: Acervo da autoria.

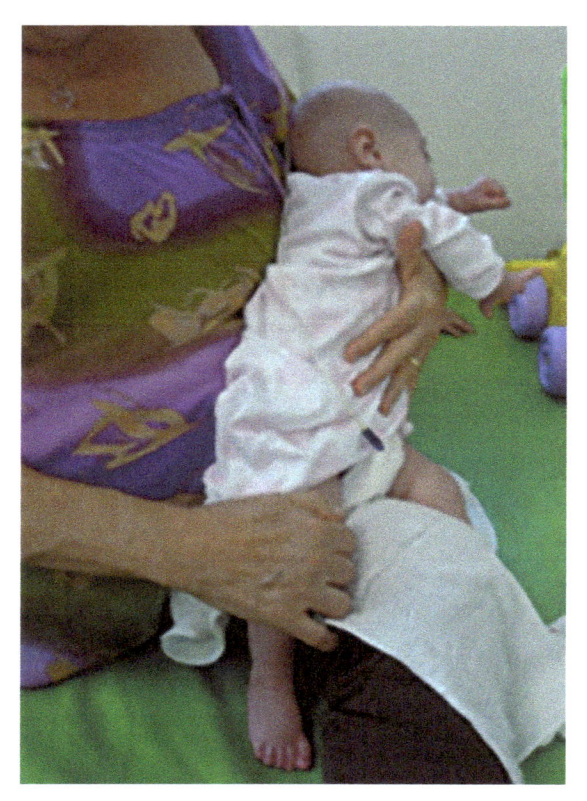

Figura 18.1.12. Com a criança sentada com abdução dos membros inferiores, faz-se a rotação do tronco, que é muito importante para o seu controle, o que propiciará mais variabilidade, amplitude e alcance de movimentos; e mobilização na articulação coxofemoral, que é útil para a integridade articular e para a propriocepção da posição de pé. Esta rotação do tronco com o fêmur estável provoca o alongamento dos oblíquos abdominais, iliopsoas e adutores.

Fonte: Acervo da autoria.

O trabalho baseado na neurociência atual, o estudo continuado, ouvir os pais, seus questionamentos e observações como também traçar objetivos em conjunto com a família e a própria criança, quando possível, são premissas que devem ser valorizadas para bons resultados e satisfação para todos os envolvidos. As orientações a serem dadas devem ser práticas e com relevância para que os pais possam se sentir seguros a dar continuidade no seu dia a dia.

▶ Referências bibliográficas

1. Rosenbaum P, Paneth N, Leviton A, Goldstein M, Bax M, Damiano D, et al. A report: the definition and classification of cerebral palsy. Dev Med Child Neurol Suppl. 2007;109:8-14

2. Torre CA, Carvalho RP. Avaliação da criança com paralisia cerebral. In: Associação Brasileira de Fisioterapia Neurofuncional. Garcia CSNB, Facchinetti LD (org.). PROFISIO Programa de Atualização em Fisioterapia Neurofuncional: Ciclo 5. Porto Alegre: Artmed Panamericana; 2018;127-87. (Sistema de Educação Continuada a Distância, v. 4).

3. Kong E. Diagnóstico e tratamento precoce dos distúrbios do movimento causados por lesões centrais. Traduzido e publicado no Boletim Informativo da ABRADIMENE Ano IV, Nº 1, 2001, publicado originalmente no Kinderärztliche Praxis, Nº 4, S. 222-34. Kirchheim – Verlag Mainz, 1999.

4. Girolami GL, Campbell SK. Efficacy of a neuro- developmental treatment program to improve motor control in infants born prematurely. Pediatr Phys Ther. 1994;6:175-84.

5. Torre CA. Etiologia da paralisia cerebral na associação dos portadores de paralisia cerebral de santos. Arquivos Brasileiros de Paralisia Cerebral. 2007;2(6):8-13.

6. Register ACPR. Report of the Australian Cerebral Palsy Register: birthyears 1995-2012. 2018.

7. Mercuri E, Guzzetta A, Laroche S, Ricci D, et al. Neurologic examination of preterm infants at term age: comparison with term infants. J Pediatr. 2003;142(6)647-55.

8. Romeo DM, Cioni M, Scoto M, Mazzone L, Palermo F, Romeo MG. Neuromotor development in infants with cerebral palsy investigated by the Hammersmith infant neurological examination during the first year of age. Eur J Paediatr Neurol. 2008;12(1):24-31.

9. Romeo DM, Ricci D, Brogna C, Mecuri E. Use of the Hammersmith Infant Neurological Examination in infants with cerebral palsy: a critical review of the literature. Dev Med Child Neurol. 2016. doi:10.1111/dmcn.12876.

10. Hadders-Algra M. Effect of early intervention on motor development- a review. Dev Med Child Neurol. 2004.

11. Aizawa CYP, Einspieler C, Genovesi FF, Ibidi SM, Hasue RH. The general movement checklist: a guide to the assessment of general movements during preterm and term age. J Pediatr (Rio J). 2021. [2022 Out. 06]. Disponível em: <https://doi.org/10.1016/j.jped.2020.09.006>

12. Campbell SK. The test of infant motor performance. Test users manual. version 1.4 c2001;1-22.

13. Girolami GL. The test of infant motor performance (TIMP): development of an outcome measure for high risk infants. National Conference NDTA: the foundation of treatment for babies during the first year of life. 2008;39-61.

14. Blanche EL, Botticelli TM e Hallway MK. Combining neuro-developmental treatment and sensory integration principles. Therapy Skill Builders. 1995.

15. Gordon V. Agitation as a nursing-sensitive patient outcome in the neurologic patient population. Outcomes Manag Nurs Pract 1999;3(4):153-9; quiz 159-60.

16. Krumlinde-Sundhom L, Eliasson AC. Comparing tests of tactile sensibility: aspects relevant to testing children with spastic hemiplegia. Dev Med Child Neurol. 2002;44(9):604-12.

17. Blanche EI. & Hallway M. Historical perspective: neurodevelopmental treatment in occupational therapy. Developmental Disabilities Special Interest Section. Quartely. 1998;21(3):1-3.

18. Dunn W. The impact of sensory processing abilities on the daily lives of young children and their families: a conceptual model Infants and Young Children. 1997;9(4):23-35.

19. Wiener A, Long T, DeGangi G, Battaille B, Sensory processing of infants born prematurely or with regulatory disorders. Phys Occup Ther Pediatr. 1996;16(4):1-7.

20. Warren I. Guidelines for infant development in the neonatal nursery. 2. ed. 2000. Copies available from Inga Warren, Winnicott Baby Unit, St Marys Hospital, London W2 1 NY.

21. Bierman JC, Franjoine MR, Hazzard CM, Howle JM, Stamer M. Neuro-Developmental Treatment. A guide to NDT clinical practice. Thieme Publishers. 2016.

22. Cayo C, Diamond M, Bovre T, Mullens P, Ward P, Haynes M, et al. The NDT/Bobath (neuro-developmental treatment/Bobath) approach. NDTA Network. 2015;22(2):1.

23. Alcântara de Torre CRM, Golineleo MTB. Conceito Bobath contemporâneo. In: Tudella E, Formiga C. Fisioterapia neuropediátrica – abordagem biopsicossocial. Manole. 2021; p. 343-353.

24. Lekskulchai R e Cole J. Effect of a developmental program on motor performance in infants born preterm. Aust J Physiother. 2001;47(3):169-76.

25. Johnston C, Stopiglia MS, Ribeiro SNS, Baez CSN, Pereira SA. Primeira recomendação brasileira de fisioterapia para estimulação sensório-motora de recém-nascidos e lactentes em unidade de terapia intensiva. Ver Bras Ter Intensiva. 2021;33(1):12-30.

26. Maes JP. Fonte de informação baseada em palestras proferidas por Jean-Pierre Maes, Senior Bobath Tutor, 2010.

27. Gusman S, Torre CRMA. Habilitação e Reabilitação – Fisioterapia. In: Diament A, Cypel S, Reed UC. Neurologia Infantil. 5. ed. São Paulo: Atheneu, 2010; p. 1754-75.

Arthur Pinto dos Santos Junior

Os avanços tecnológicos e científicos na assistência neonatal têm contribuído para o aumento da sobrevivência de recém-nascidos prematuros, porém essas crianças têm maior probabilidade de apresentar problemas em seu desenvolvimento.[1] A prematuridade é uma das principais causas de morbimortalidade e de alteração do desenvolvimento neurológico infantil.[2] Mesmo em países com altos índices socioeconômicos e com melhor assistência à saúde, a prematuridade continua sendo a principal causa de morbidade e de mortalidade infantil.[3] Crianças nascidas prematuras e de muito baixo peso são mais propensas a apresentarem problemas motores e cognitivos em comparação com crianças nascidas a termo.[4] Além da imaturidade neurobiológica, as complicações no período perinatal e neonatal podem influenciar negativamente o desenvolvimento desses neonatos. Recém-nascidos prematuros podem apresentar diversas intercorrências, aumentando o risco para complicações neurológicas.[5] O risco de paralisia cerebral é maior em bebês nascidos prematuros do que em bebês nascidos a termo e esse risco aumenta com a diminuição da idade gestacional, estudos com prematuros extremos relataram a prevalência de paralisia cerebral variando de 7% a 20%.[6]

▸ Avaliação do desenvolvimento

A avaliação do desenvolvimento é um processo contínuo de coleta e organização de informações relevantes para planejar e implementar um tratamento efetivo,[7] os principais instrumentos utilizados para avaliação do desenvolvimento neuropsicomotor em crianças são o teste de Denver II, a escala motora de desenvolvimento Peabody (escala PDMS II), a medida de função motora grossa (GMFM), escala motora infantil de Alberta (AIMS), escala *Bayley* de desenvolvimento infantil (Bayley III), avaliação pediátrica do inventário de deficiência (PEDI), escala de desenvolvimento do comportamento da Criança (EDCC)[8] e a escala *general movements assessment* (GMA) que tem alto valor preditivo para detecção da paralisia cerebral e fr problemas do desenvolvimento.[9]

A GMA foi desenvolvida por um médico, zoologista e antropólogo, Heinz F. R. Prechtl (1927-2014). Prechtl observou primeiramente o movimento de animais e, depois, verificou que os bebês humanos de alto risco se movimentavam de forma diferente daqueles que apresentavam desenvolvimento típico e estruturou a avaliação dos GM.[10] Os GM têm início por volta da 10ª semana gestacional, envolvem geralmente todo corpo do bebê (extremidades superiores, inferiores, pescoço e tronco), têm aparência fluente e complexa e variam em velocidade, amplitude e intensidade.[11] *Writhing movements* (WM) são um tipo de GM observado nos bebês com desenvolvimento típico desde a 10ª semana gestacional até por volta da 6ª até a 10ª semana de vida, quando começam a ser inibidos e progressivamente emergem os *fidgets movements* (FM).[11,12] FM são movimentos de pequena amplitude, velocidade moderada e com aceleração variável do pescoço, boca, tronco e membros em todas as direções. Estão presentes sempre que o bebê está acordado, exceto durante a fixação visual, choro e uso de chupeta.[13] Os FM são a calibragem do sistema proprioceptivo, sendo este um gerador de padrão central transitório precursor para outros geradores efetivos, como visão, audição, motricidade, etc.[13] A qualidade e a intensidade dos FM podem ser indicadores da integridade funcional do sistema nervoso central (SNC) da criança e vários padrões de anormalidade em sua expressão estão relacionados a uma evolução neurológica insatisfatória.[13,14] Os FM são progressivamente inibidos e desaparecem à medida que a movimentação voluntária surge entre a 16ª e a 20ª semana de vida.[13]

Entre os padrões patológicos de movimentos avaliados pela escala GMA, estão o *poor repertorie* (PR), que são movimentos monótonos, com pouca fluência, repetitivos e com pouca variação de amplitude, velocidade e direção.[12,15,16] Os PR têm baixo valor preditivo para problemas do desenvolvimento, podendo se normalizar e a criança ter um desenvolvimento típico posteriormente;[14,17] entretanto, estudos relacionam o PR com paralisia cerebral,[18] erro inato do metabolismo,[19] síndrome de Down[20] e transtorno do espectro autista.[21] Outro tipo de movimento patológico avaliado pela GMA é o *cramped synchronised* (CS) que são movimentos com pouca variabilidade apresentados no PR acompanhados de movimentos rígidos simultâneos verificados principalmente nos membros inferiores, mas podem também ser observados nos membros superiores,[22] os CS são marcadores específicos para paralisia cerebral espástica, quando observados de maneira constante.[23] Outro tipo de movimento patológico é o *chaotic* (CH), que abrange movimentos rápidos, abruptos, descoordenados, bruscos, de grande amplitude, podendo ser acompanhados de tremores, são marcadores para paralisia cerebral espástica.[15] *Fidgety* normais, juntamente com um desempenho motor típico posterior, indicam resultado neurológico normal, mesmo em bebês que apresentaram movimentos PR e/ou CS.[13,14,24] Os bebês que realizam FM tendem a ter uma evolução neuropsicomotora satisfatória, estudos atuais têm sido publicados relatando como estratégia de intervenção precoce a estimulação dos FM.[25]

▶ Intervenção precoce

A fisioterapeuta irlandesa Eirene Collins, nos anos 1940, foi a primeira a tratar bebês antes que os padrões atípicos de movimento, tônus e postura se estabelecessem, sendo a pioneira em tratamento precoce de bebês de risco.[26] Eirene Collins propôs uma abordagem a partir da imitação do desenvolvimento sensório-motor típico. Ela instruía os pais a movimentar o bebê na direção desejada por meios lúdico funcionais. Isso se mostrou pouco eficiente, pois o bebê não se movia de forma típica, sendo, por isso, difícil para os pais realizarem as manobras. Ela também aconselhou os pais no manejo das crianças nas atividades de vida diária. Com isso, reconheceu a importância da participação dos pais na terapia. Nos distúrbios leves, Eirene Collins obteve sucesso, entretanto os casos mais graves não foram influenciados. Coube à fisioterapeuta Berta Bobath, em Londres, nos anos seguintes e, na mesma época, a Václav Vojta, na República Tcheca, ambos de forma empírica, desenvolverem uma abordagem de terapia precoce.[26]

Programas de Intervenção precoce são essenciais para prevenir problemas do desenvolvimento de crianças prematuras, a intervenção precoce em bebês de risco tem importante significado no sentido de fortalecer e/ou formar novas conexões neuronais, estimulando a melhora do desenvolvimento desses bebês.[27]

Relato de atendimento

Exemplificando a intervenção precoce em bebês de risco para o desenvolvimento, será relatada a história clínica e a intervenção precoce utilizada em S., nascida prematura de 27 semanas e 1 dia, extremo baixo peso (720 g), com peso adequado para idade gestacional, Apgar 9 e 10, parto cesáreo. SCFP apresentou choque cardiogênico, parada cardiorrespiratória por tempo indeterminado revertida com um ciclo de reanimação, hemorragia peri-intraventricular grau IV (HPIV GIV), leucomalácia periventricular, síndrome convulsiva e displasia broncopulmonar. Necessitou de 90 dias de internação na unidade neonatal, permanecendo por 36 dias em ventilação mecânica invasiva, 11 em ventilação não invasiva e 6 dias no CPAP.

Iniciou o tratamento fisioterapêutico após a alta da unidade neonatal no Ambulatório de Prematuros da Escola Paulista de Medicina da Universidade Federal de São Paulo (EPM/Unifesp). Na avaliação fisioterapêutica inicial, realizada com 3 meses e 13 dias de idade cronológica e 33 dias de idade corrigia, apresentou padrão CS, segundo a escala GMA. Após algumas semanas de tratamento, foram observados movimentos do tipo FM e, posteriormente, movimentação voluntária ativa. A criança realiza tratamento fisioterapêutico com base nos princípios do conceito neuroevolutivo Bobath para bebês (baby Bobath), três vezes por semana, com duração de aproximadamente 1 hora. Será apresentado a seguir o atendimento de SCFP aos 6 meses de idade corrigida. Enfatizaram-se, neste atendimento, o alinhamento corporal, a ativação de tronco por meio de atividades lúdico funcionais, vivência de posturas ativas e trocas posturais, de acordo com a faixa etária (Figuras 18.2.1 a 18.2.28).

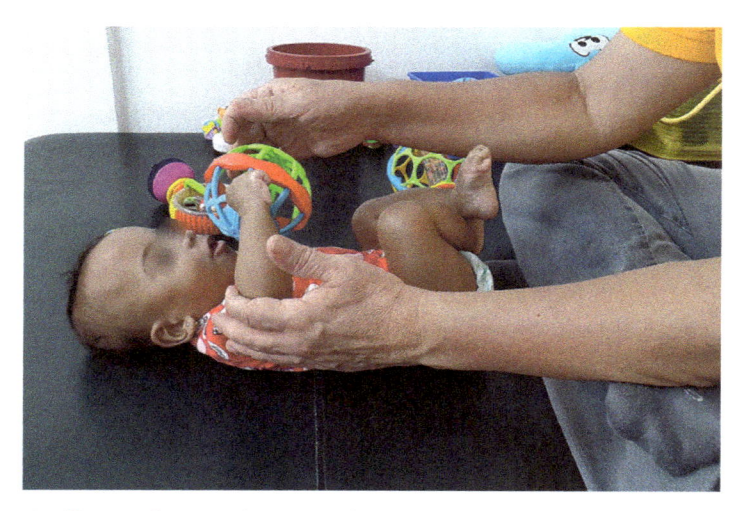

▶ **Figura 18.2.1. Facilitação da simetria corporal com ativação da musculatura anterior de tronco e cervical, por meio de atividade lúdico funcional. Realizou-se uma suave elevação de cintura escapular, direcionando-se o movimento para o brinquedo.**

Fonte: Acervo da autoria.

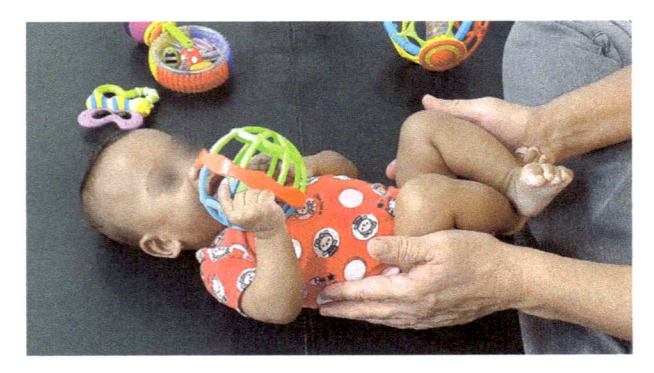

▶ **Figura 18.2.2.** Facilitação da simetria corporal, ativação da musculatura anterior de tronco e cervical, por meio de atividade lúdico funcional (o bebê segurar e explorar uma bola na linha média). É realizada uma suave retroversão pélvica, com estímulo proprioceptivo em tronco, sendo, desta forma, facilitada a elevação de membros inferiores.

Fonte: Acervo da autoria.

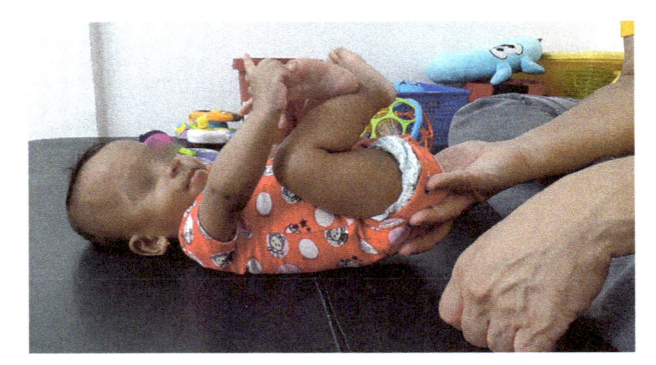

▶ **Figura 18.2.3.** Facilitação da simetria corporal, ativação da musculatura anterior de tronco e cervical, por meio de atividade lúdico funcional. É realizada uma suave retroversão pélvica, facilitando a bebê segurar seus pés.

Fonte: Acervo da autoria.

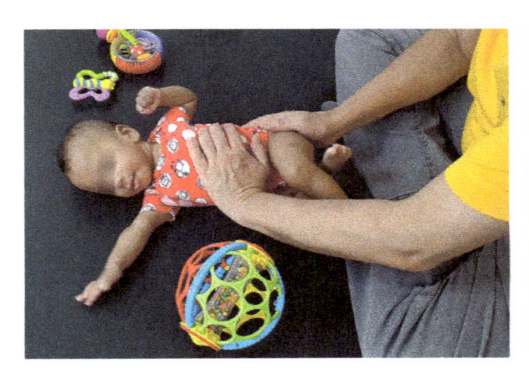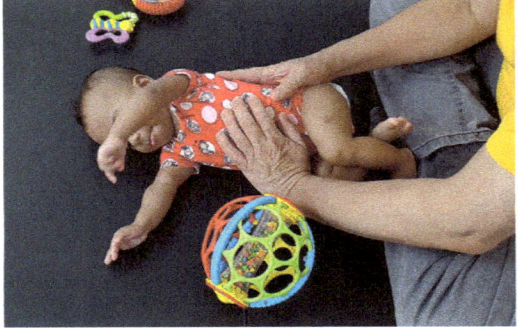

▶ **Figuras 18.2.4. e 18.2.5.** Mostram a facilitação da passagem de supino para decúbito lateral por meio da ativação de tronco e quadril. Foi mostrado um brinquedo na lateral, de modo a direcionar o movimento do bebê para o lado.

Fonte: Acervo da autoria.

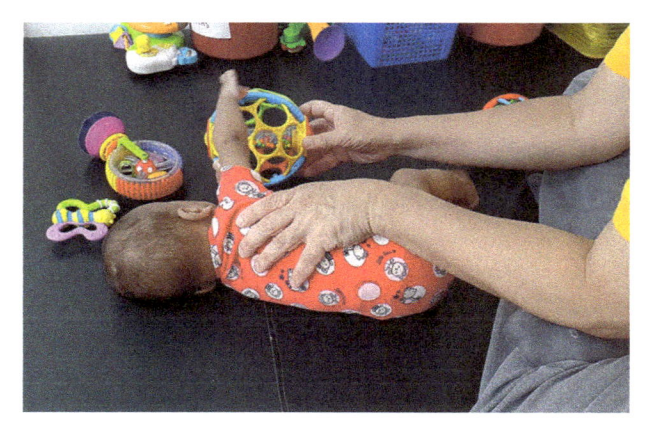

▶ **Figura 18.2.6 Exploração de brinquedo em decúbito lateral, em que é realizado o alcance de membro superior direito, a atividade foi repetida no decúbito lateral oposto.**

Fonte: Acervo da autoria.

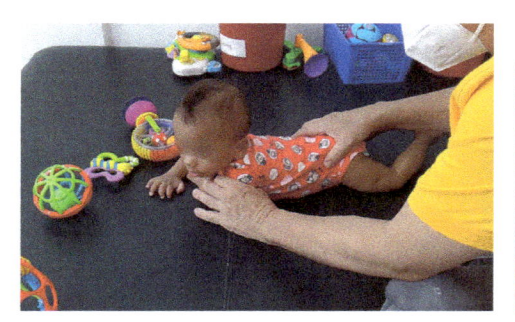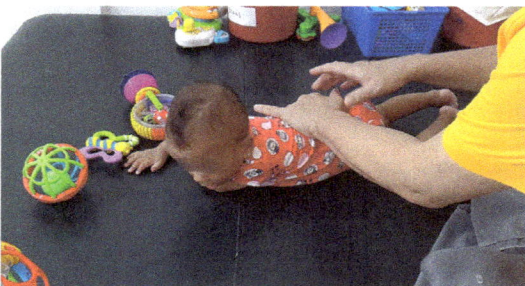

▶ **Figuras 18.2.7. e 18.2.8. Mostram a facilitação do rolar para a posição prona.**

Fonte: Acervo da autoria.

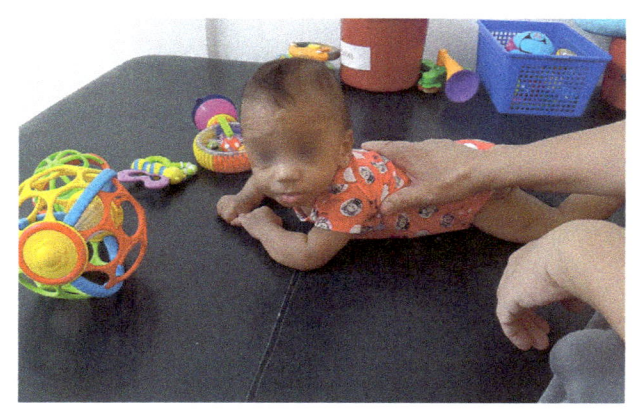

▶ **Figura 18.2.9. Facilitação da posição prona com estímulo proprioceptivo em tronco, colocação de membros superiores à frente do corpo, com apoio de antebraços permitindo a transferência lateral de peso e rotação de cabeça.**

Fonte: Acervo da autoria.

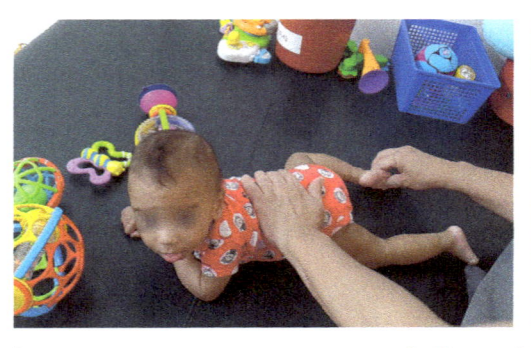 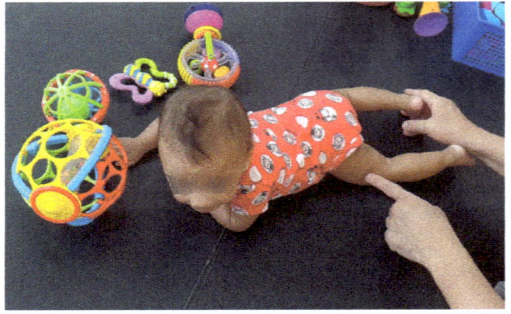

▶ **Figuras 18.2.10. e 18.2.11.** Mostram a facilitação do rastejar: estímulo da reação de anfíbio e colocação dos pés para propulsão.

Fonte: Acervo da autoria.

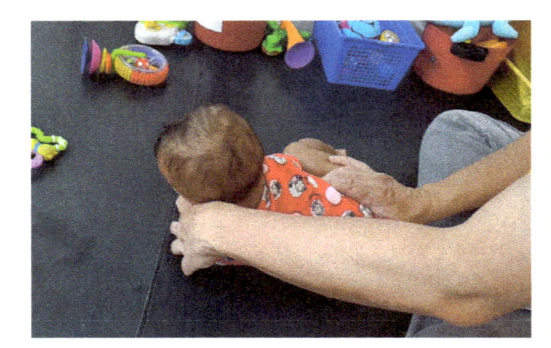 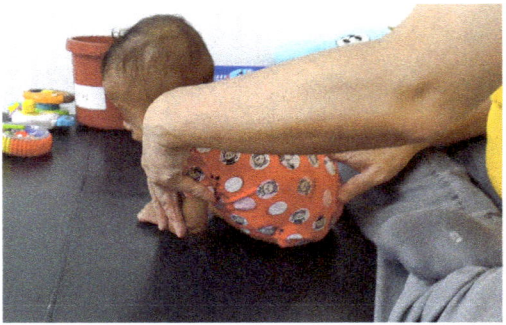

▶ **Figuras 18.2.12. e 18.2.13.** Mostram a facilitação da passagem da postura prono para sentada.

Fonte: Acervo da autoria.

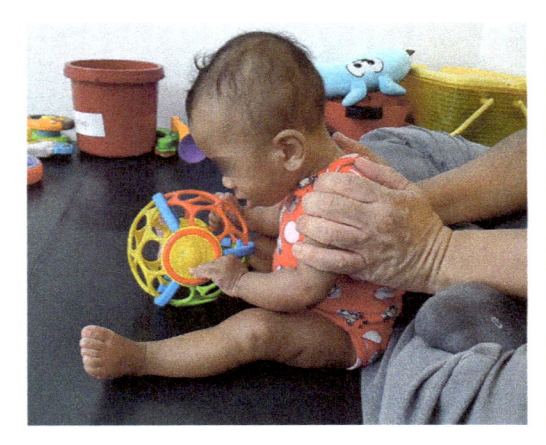 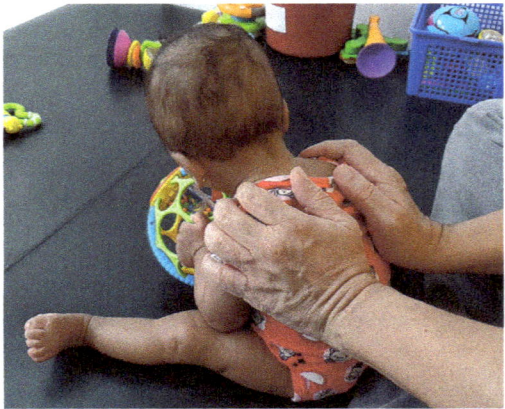

▶ **Figuras 18.2.14. e 18.2.15.** Mostram a facilitação da postura sentada: ativação de tronco posterior, direcionando o peso para a região isquiática e distribuição de peso nos membros inferiores em rotação lateral e abdução.

Fonte: Acervo da autoria.

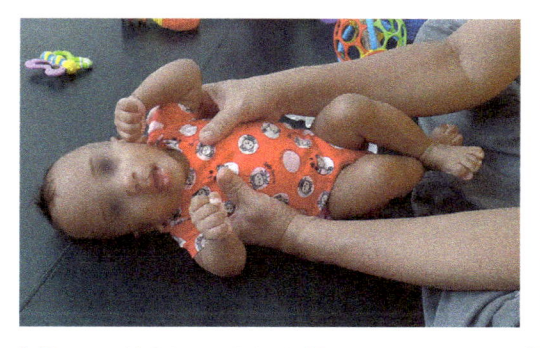 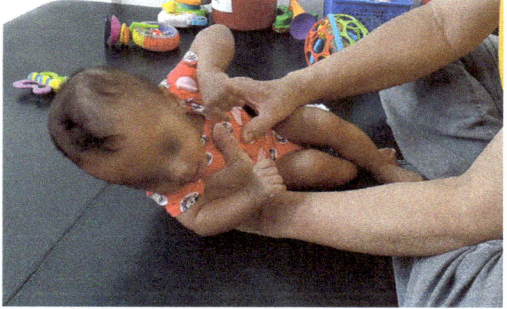

▶ **Figuras 18.2.16. e 18.2.17.** Mostram a passagem da postura supino para sentada, com rotação lateral de tronco e contração ativa da musculatura abdominal.

Fonte: Acervo da autoria.

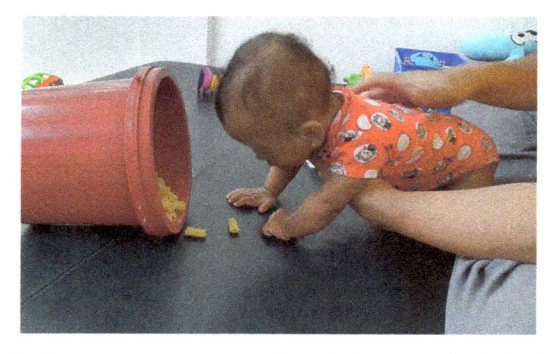

▶ **Figura 18.2.18.** Estímulo da postura de gato, sendo enfatizada a atividade funcional em um contesto lúdico. É realizada a facilitação do apoio das mãos para estímulo proprioceptivo e tomada de peso nos membros superiores.

Fonte: Acervo da autoria.

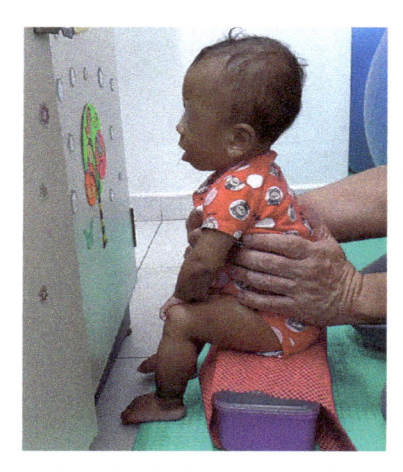 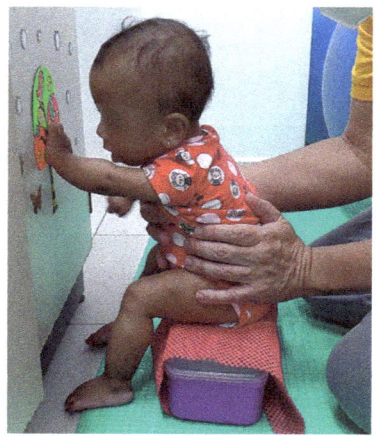

▶ **Figuras 18.2.19. e 18.2.20.** Postura sentada com apoio de pés, em que está sendo ativado o tronco com distribuição do peso corporal na região isquiática e pés, permitindo a liberação dos membros superiores para realização de atividade lúdico funcional.

Fonte: Acervo da autoria.

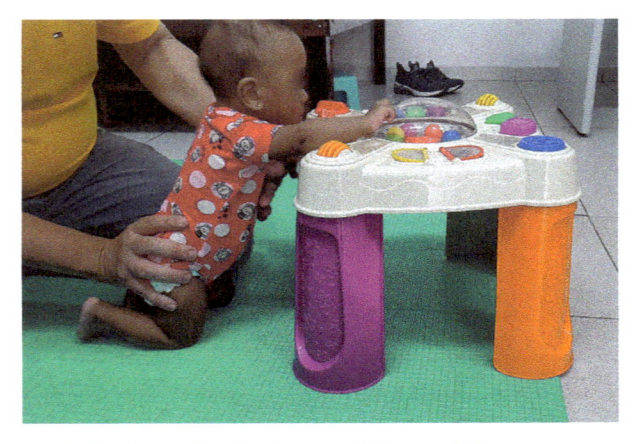

▶ **Figura 18.2.21. Postura de joelhos, ativação de controle de quadril e tronco.**

Fonte: Acervo da autoria.

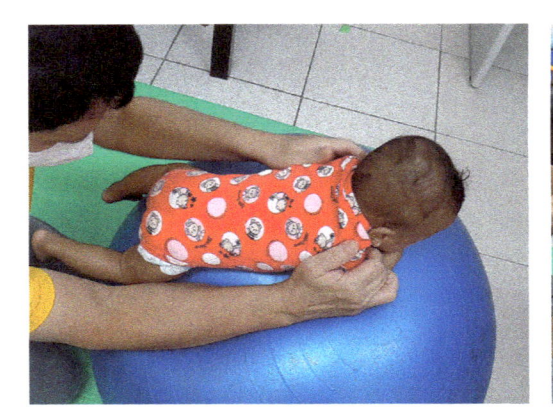 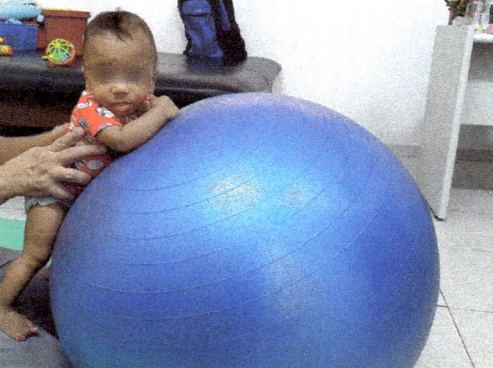

▶ **Figuras 18.2.22. e 18.2.23. Utilização da bola terapêutica para facilitar a troca postural de prono para ortostase, em que são enfatizados o apoio proprioceptivo nos pés e o aumento de tônus global, não são permitidas compensações nem movimentos atípicos.**

Fonte: Acervo da autoria.

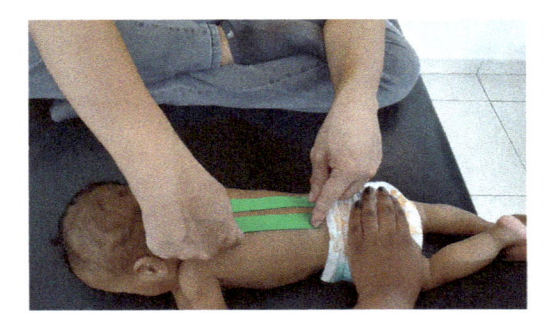 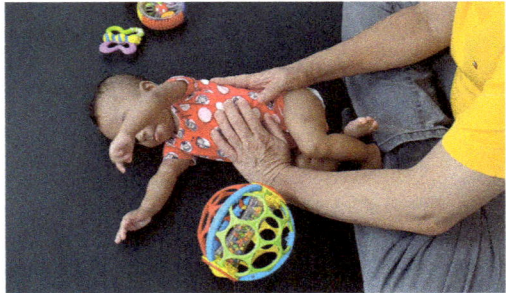

▶ **Figuras 18.2.24. e 18.2.25. Colocação de bandagem elástica funcional.**

Fonte: Acervo da autoria.

Bandagem elástica funcional ou *Kinesio Taping*® (KT) é uma ferramenta auxiliar aplicada com o objetivo de aprimorar o controle voluntário e melhorar a coordenação por meio da estimulação de receptores cutâneos.[28]

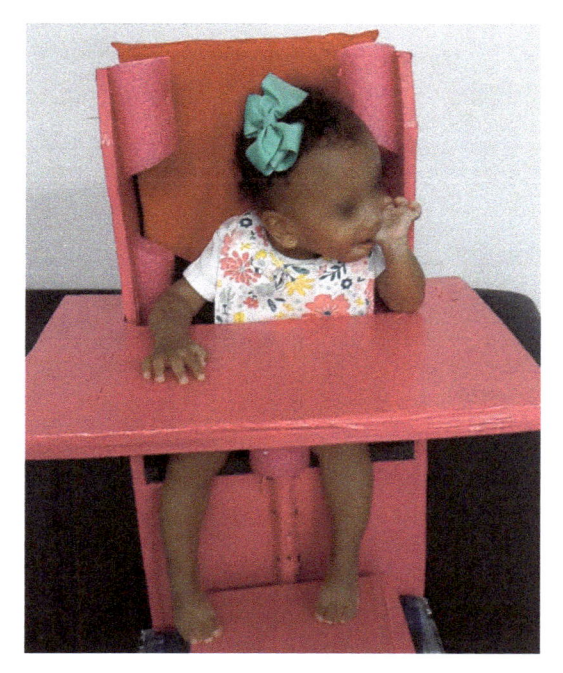

▶ **Figura 18.2.26. Utilização de mobiliário de baixo custo para uso domiciliar.**
Fonte: Acervo da autoria.

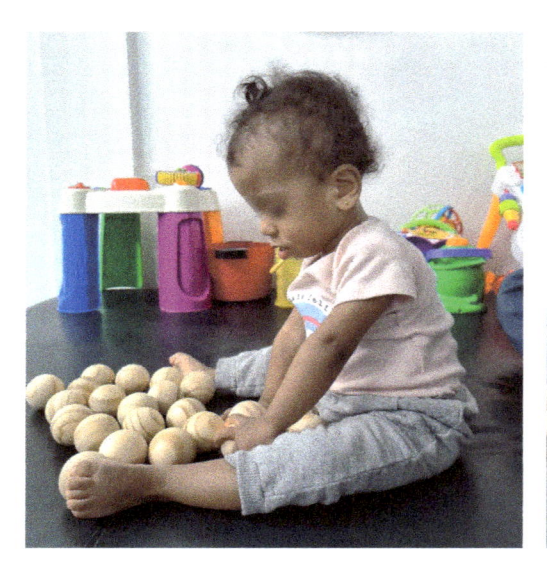 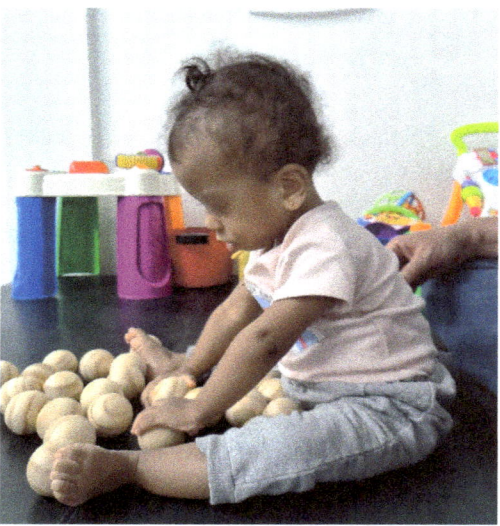

▶ **Figuras 18.2.27. e 18.2.28. SCFP com idade corrigida de 1 ano e 2 meses, apresentando controle de tronco na postura sentada, possibilitando a liberação dos membros superiores para exploração de objetos.**
Fonte: Acervo da autoria.

▶ Referências bibliográficas

1. RugoloLMSS. Crescimento e desenvolvimento a longo prazo do prematuro extremo. J Pediatr (Rio J). 2005;81(1):S101-10.

2. Goldenberg RL, Culhane JF, Iams. The epidemiology and etiology of preterm birth. Lancet. 2008; 371:75-84.

3. Finch-Edmondson M, Morgan C, Hunt RW, Novak I. Emergent prophylactic, reparative and restorative brain interventions for infants born preterm with cerebral palsy. Front Physiol. 2019;28;10:15.

4. Oliveira GE, Magalhães IC, Salmela LFT. Relação entre muito baixo peso ao nascimento, fatores ambientais e o desenvolvimento motor e o cognitivo de crianças aos 5 e 6 anos. Revista Brasileira de Fisioterapia. 2011;15(2):138-45.

5. Goulart AL. Assistência ao recém-nascido pré-termo. In: Kopelman BI, Santos AMN, Goulart AL., et al. Diagnóstico e tratamento em neonatologia.2004;17-23.

6. Hafström M, Källén K, Serenius F. Cerebral palsy in extremely preterm infants. Pediatrics. 2018;141(1):e20171433.

7. Tecklin JS. Fisioterapiapediátrica. 3 ed. Porto Alegre: Artmed; 2002;35-38.

8. Russell DC, Scholtz C, Greyling P, Taljaard M, Viljoen, E, Very C. A pilot study on high dosage intervention of children with CP using combined therapy approaches. South African Journal of Occupational Therapy. 2018;48(2):26-33.

9. Einspieler C, Marschik PB, Bos AF, Ferrari F, G Heinz, Prechtl FR. Early markers for cerebral palsy: insights from the assessment of general movements. Future Neurology. 2012:709-717.

10. Einspieler C, Marschik PB, Bos AF, Ferrari F, Cioni G. Heinz F. R. Prechtl, 1927-2014 crossing the borders. Developmental Psychobiology. 2014;56(7):1609-11.

11. Einspieler C, Prayer D, Prechtl H. Clinics in Developmental Medicine. 189. London: Mac Keith Press; 2012. Fetal behaviour: A neurodevelopmental approach.

12. Einspieler C, Prechtl HF, Bos AF, Ferrari F, Cioni G. Prechtl's method on the qualitative assessment of general movements in preterm, term and young infants.Clin Dev Med. 2004:1-91.

13. Einspieler C, Peharz R, Marschik PB. Fidgety movements: tiny in appearance, but huge in impact. J Pediatr. 2016;92(3 Suppl 1):64-70.

14. Prechtl HF, Einspieler C, Cioni G, Bos AF, Ferrari F, Sontheimer D. An early marker for neurological deficits after perinatal brain injuries. Lancet. 1997:1361-3.

15. de VriesNKS, Bos AF. The quality of general movements in the first ten days of life in preterm infants. Early Hum Dev. 2010:86(4):225-9.

16. de Vries NKS, Bos AF. The motor repertoire of extremely low-birthweight infants at term in relation to their neurological outcome. Dev Med Child Neurol. 2011:53(10):933-7.

17. Nakajima Y et al. Does a detailed assessment of poor repertoire general movements help to identify those infants who will develop normally? Early Human Development. 2006:82(1):53-9.

18. Einspieler C, Cioni G, Paolicelli PB, Bos AF, Dressler A, Ferrari F, et al. The Early Markers for Later Dyskinetic Cerebral Palsy are Different from Those for Spastic Cerebral Palsy. Neuropediatrics. 2002;33(2):73-8.

19. Bruggink JL, Einspieler C, Butcher PR, Stremmelaar EF, Prechtl HF, Bos AF. Quantitative aspects of the early motor repertoire in preterm infants: do they predict minor neurological dysfunction at school age. Early Hum Dev. 2009;85(1):25-36.

20. Mazzone L, Mugno D, Mazzone D. The general movements in children with Down' syndrome. Early Hum Dev. 2004;79:119-30.

21. Einspieler C, Sigafoos J, Bartl-Pokorny KD, Landa R, Marschik PB, Bölte S. Highlighting the first 5 months of life: general movements in infants later diagnosed with autism spectrum disorder or Rett syndrome. Res Autism SpectrDisord. 2014;8(3):286-91.

22. Prechtl HF. Qualitative changes of spontaneous movements in fetus and preterm infant are a marker of neurological dysfunction. Early Hum Dev. 1990;23(3):151-8.

23. Einspieler C, Prechtl HF. Prechtl's assessment of general movements: a diagnostic tool for the functional assessment of the young nervous system. Ment Retard Dev Disabil Res Rev. 2005;11(1):61-7.

24. Einspieler C, Marschik PB, Bos AF, Ferrari F, Cioni G, Prechtl HF. Early markers for cerebral palsy: insights from the assessment of general movements. Future Neurol. 2012;7:709-17.

25. Soloveichick M, Marschik PB, Gover A, MoladM, Kessel, Einspieler C, et al. Movement Imitation therapy for preterm babies (MIT-PB): a novel approach to improve the neurodevelopmental outcome of infants at high-risk for cerebral palsy. J DevPhysDisabil.2020;32(4):587-98.

26. Kong E. Diagnóstico e tratamento precoce dos distúrbios do movimento causados por lesões centrais, traduzido e publicado no Boletim Informativo da ABRADIMENE, Ano IV, Nº 1, 2001, tendo sido publicado originalmente no KinderärztlichePraxis, Nº 4, S. 222-34. Kirchheim – Verlag Mainz, 1999.

27. Formiga CKMR, Ramos BA. Programas de intervenção precoce: orientações gerais e experiências. Revista Diálogos e Perspectivas em Educação Especial. 2016;3(2):111-16.

Péssia Meyerhof

> *Na vida não existem soluções. Existem forças em marcha que devem ser*
> *cultivadas e as soluções surgirão.*
>
> **Saint-Exupéry**

Um bebê pré-termo não pode ser comparado a um bebê a termo típico ou atípico, nem a um feto. Ele é um organismo único, bem equipado e funcionando adequadamente dentro do seu estágio de desenvolvimento.[1] Ele é o produto da evolução cultural e um "artefato" médico com necessidades de cuidados especiais,[2] que provavelmente há meio século não teria sobrevida. A ampliação do desenvolvimento tecnológico aplicado à saúde tem propiciado maior sobrevida de recém-nascidos (RN) com idade gestacional (IG) e peso ao nascimento progressivamente menor. O neonato pré-termo é monitorado em sua fragilidade clínica por meio de técnicas cada vez mais pontuais resultando numa sobrevida mais sadia. Do ponto de vista de qualidade de vida, como afirmado por Meyerhof,[3] as necessidades do neonato pré-termo têm sido assistidas por meio de um conjunto sistemático de medidas em relação ao meio ambiente, das intervenções no neonato e da orientação aos pais/cuidadores. Isso permite que o desenvolvimento típico (inato do neonato) possa competir com o atípico (decorrente de provável lesão), ocasionando intervenções pontuais nos sistemas motor, sensorial e comportamental e outras que se fizerem necessárias para que o neonato possa se ajustar ao meio ambiente de acordo com suas possibilidades. Estudos apontam que, por meio dessas medidas, o bebê tem um controle significativamente maior dos estados comportamentais e da estabilidade autônoma e permanece um tempo menor na unidade neonatal.[3]

Durante anos, atribuiu-se o desenvolvimento motor apenas à maturação do sistema nervoso central (SNC), com o referencial do modelo hierárquico. Atualmente, é visto como o conjunto de níveis funcionais interligado com as funções do corpo, estruturas, atividade e participação que são influenciadas pela saúde da criança como também pelos fatores intrínsecos e do ambiente (extrínsecos).

Com relação à teoria dos sistemas dinâmicos, o desenvolvimento das habilidades dos bebês é o resultado de várias interações que ocorrem em tempo real, inclusive pela maturação do sistema nervoso. O desenvolvimento motor emerge como função de vários subsistemas no contexto da tarefa. O comportamento é determinado pela delimitação da tarefa. Assim, esta teoria explica as semelhanças globais e as diferenças individuais no desenvolvimento humano, considerando o processo das atividades diárias executadas pelas crianças e como estas criam mudanças no desenvolvimento. A teoria da percepção ativa propõe que neonato típico é muito competente e seus movimentos são organizados como ações que respondem às suas motivações, definidas como um objetivo e guiadas pela informação.[4] Estudos apontam que o neonato consegue controlar o olhar e dirige-o para informações significativas como o rosto e os olhos. Mas essas ações são dependentes da interação com o meio. Essa teoria propõe que o desenvolvimento da percepção, da cognição e da motivação é resultante da interação entre as ações e processos neurais (como o crescimento, a migração e a diferenciação celular). Segundo a teoria de seleção de grupos neurais, o desenvolvimento não é apenas o efeito da determinação genética ou da delimitação da tarefa e da organização do ambiente, mas sim a somatória de todos os fatores.

Prechtl descreveu a continuidade das funções neurais da vida pré-natal à pós-natal. Enquanto o nascimento é uma descontinuidade ambiental por excelência, o repertório comportamental complexo exibe uma continuidade impressionante da vida intrauterina para a extrauterina. Por volta dos 3 meses de idade, aumentam qualitativamente o repertório dos movimentos gerais, a sucção e o comportamento visual.[5]

No capítulo da fisioterapia, é apresentada a observação de que neonatos pré-termo e bebês de alto risco se movem de forma diferente em comparação aos bebês com desenvolvimento típico, marcando uma nova abordagem para avaliar o jovem sistema nervoso: avaliação dos movimentos gerais (GMA – *general movements assessment*) de Prechtl.[5,6] Esses movimentos espontâneos são indicadores sensíveis de um cérebro em desenvolvimento típico e atípico.

- **Lactentes pré-termo:** a presença dos movimentos espontâneos com escore anormal em idade inferior a 37 semanas e entre 37 e 40 semanas de idade corrigida foi associada a um pior desenvolvimento neurológico aos 12 meses de idade em crianças nascidas prematuras antes de 30 semanas de idade gestacional;[7] além disso, há, inclusive, anormalidades específicas que permanecem no período de 10 a 15 semanas de idade que podem indicar lesão da microestrutura da substância branca, acarretando atrasos cognitivos, de linguagem e motores na idade de 2 anos.[8] A prematuridade é um indicador de risco para o desenvolvimento motor, incluindo marcadores de posturas antigravitacionais, como a distância entre as mãos e o corpo dos lactentes, movimentos referentes ao tocar pé com pé, mão na mão e mão na boca. O estudo de Miyagishima *et al.* demonstra que esses movimentos caracterizam um desempenho de qualidade motora inferior nos lactentes prematuros extremos.[9]
- **Lactentes com diagnóstico de paralisia cerebral:** os estudos da avaliação dos movimentos gerais demonstram alta correlação com a paralisia cerebral em idades futuras quando há presença de *Cramped Synchronized* (câimbra sincronizada) e ausência de movimentos *fidgety*. Em bebês, os sinais e sintomas clínicos de paralisia cerebral surgem e evoluem antes dos 2 anos. Novak *et al.* sugerem que ferramentas padronizadas devem ser usadas para prever o risco em conjunto com a história clínica. Antes da idade corrigida de 5 meses, as ferramentas mais preditivas para detectar risco são imagens de ressonância magnética (sensibilidade de 86% a 89%), a avaliação qualitativa dos movimentos gerais de Prechtl (sensibilidade de 98%) e o exame neurológico infantil de Hammersmith (sensibilidade de 90%).[10]

Brogna[11] encontrou uma correlação significativa entre os movimentos gerais e o resultado tanto no período de *writhing movements* (R = 0,68; p < 0,001) como na idade dos movimentos *fidgety* (R = 0,78; p < 0,001). As avaliações no 1º mês de vida mostraram 100% de sensibilidade e 86% de especificidade ao prever o desfecho de paralisia cerebral (PC). Aos 3 meses, na reavaliação, manteve índice de 100% de sensibilidade e aumentou para 97% o índice de especificidade.

Para tantos desfechos diversos do desenvolvimento em relação às anormalidades motoras, os MG têm sido destaque recente também como uma forma de intervenção. Em um dos estudos mais recentes, quatro lactentes foram recrutados por apresentarem escore de CS e exame de imagem característicos de hemorragia intraventricular grau III (n= 3) e hemorragia intraventricular com infarto hemorrágico periventricular aparente (n = 1). Após 3 dias de nascimento, um programa de intervenção precoce foi iniciado. Em cada momento que os lactentes apresentavam o movimento CS, os familiares, orientados pelo terapeuta, guiavam suavemente os membros do bebê para rotações e suavizavam a tensão, imitando o mais próximo possível as sequências normais dos movimentos gerais, pelo menos por 10 minutos, cinco vezes ao dia, com frequência crescente em 10 a 12 semanas. Após esse período, os movimentos aumentaram sua fluência e elegância, além do escore para movimentos *fidgety* ter sido normal em três dos bebês, um deles permaneceu com escore anormal. Na idade pré-escolar, todos os participantes tiveram um resultado neuroevolutivo normal. Apesar disso, os autores lembram que os resultados devem ser interpretados com cautela e estudos de replicação em amostras maiores devem ser realizados.[12]

Em resumo, teorias atuais do desenvolvimento parecem enfatizar que a maturação do SNC é apenas um dos fatores que contribui para a evolução e a coordenação de movimentos complexos e está sujeito a muitas influências.[13] Entende-se que a manipulação do ambiente pode ter grande importância no desenvolvimento e, ainda mais, na prevenção de possíveis complicações clínicas.[14] A época, a intensidade e a natureza dos estímulos exógenos são importantes para o desenvolvimento neurossensorial. Estímulos sensoriais, quando apresentados em momentos não adequados, por exemplo, de forma precoce, podem interferir no desenvolvimento de outros sistemas sensoriais de forma negativa, ocasionando alterações na modulação sensorial.[15]Considerando-se a pluralidade dos fatores que interferem no pleno desenvolvimento do bebê e da criança, o período sensível que está predisposto a fazer conexões cerebrais por meio das janelas de oportunidades e da plasticidade neuronal, a realização do diagnóstico precoce de qualquer alteração do desenvolvimento permitirá a intervenção, habilitação e a reabilitação precoce dessas alterações. O desafio do terapeuta ocupacional é ter um profundo conhecimento da observação do neonato e do desenvolvimento infantil para detectar e compreender precisamente qualquer alteração que possa acarretar prejuízos, desde a manipulação mais adequada na unidade neonatal do pré-termo, com acompanhamento na orientação domiciliar, até a realização de atividades que envolvem o cotidiano da criança.

▶ Desenvolvimento humano

De acordo com Bobath, o desenvolvimento motor normal faz-se numa sequência ordenada de fatos individualizada no *timing* de cada bebê típico.[16] O estudo desse desenvolvimento ressalta a importância quanto à evolução das reações posturais automáticas sobre as quais repousam as atividades funcionais e ocupacionais da criança. Essas reações formam a base da postura e do movimento que a criança adota quando aprende a executar qualquer atividade mais específica como rolar, manter-se sentada, ficar em pé, andar, alcançar, pegar e manusear objetos. Os primeiros 18 meses de vida representam a grande transição na evolução da espécie humana, pois a criança aprende por meio das experiências sensório-motoras e pelas sensações provocadas pelos movimentos que são fornecidas pelos *inputs* sensoriais (visual, auditivo, tátil e proprioceptivo). Além disso, é o período em que se processam as grandes modificações e os maiores saltos evolutivos em curtos períodos em virtude da plasticidade neuronal.[17]

O desenvolvimento funcional do cérebro humano acha-se fortemente influenciado pela variação ambiental, o fornecimento de informações é um dos fatores responsáveis pelo desenvolvimento de suas vias sensoriais. O aprendizado da criança está na dependência da qualidade e da quantidade de estímulos ou de informações que o cérebro consegue acumular.[17] A capacidade de recepção sensorial do recém-nascido e dos bebês está relacionada às mudanças no processamento dos estímulos. Assim, vão se desenvolvendo sensibilidades básicas, como a sensibilidade proprioceptiva, tátil, vestibular, visual e auditiva, de acordo com a capacidade do cérebro em receber, elaborar e conservar as informações, criando programas de ações motoras próprias, bem como a regulação e o controle da execução desses programas.

Os métodos ontogenéticos consistem em seguir a ordem da evolução motora no aprendizado das habilidades; nesse caso, a escala de desenvolvimento motor da criança acompanha as atividades normais no que se refere ao controle da cabeça e do tronco e à reação de retificação, de equilíbrio e de proteção, assim como ao uso dos membros superiores e inferiores coordenadamente. O aperfeiçoamento na acomodação ocular e a possibilidade de manter mais atenção permitirão as primeiras tentativas de preensão manual. Ao controlar o tronco, a criança poderá sentar-se e, nessa posição, o campo visual estará mais amplo. A percepção visual é dirigida pelas apreciações cinestésicas, e os atos preensores começam a adquirir grande dinamismo, notando-se a tendência a mover ambas as mãos simultaneamente para executar determinada tarefa.[18,19]

Vários estudos relacionam locais específicos de lesão em bebês de termo e pré-termo com a função visiomotora. Testes eletrofisiológicos e psicofísicos têm contribuído para entender a relação entre a desordem visual e o prejuízo do membro superior e da função manual em crianças, assim como nos mecanismos que dão a base para a ligação entre as duas funções.[20] Com o conhecimento de como acessar vários aspectos da função visual no bebê, houve uma atenção especial na ocorrência dos problemas visuais, perceptuais e motores na criança com lesões cerebrais. Com relação a pacientes com paralisia cerebral, estudos recentes mostram que vários aspectos da função visual podem estar comprometidos mesmo se não houver uma lesão visual severa.[21] Alterações no campo visual, atenção visual, estereopsia, incapacidade para discriminar movimento ou cores têm um impacto grande na maturação de vários aspectos neuroevolutivos como a coordenação olho-mão, o alcance e o equilíbrio. Contudo, a avaliação será mais precisa quando os aspectos corticais da função visual – processamento de informação visual se torna mais estruturado e a atenção visual se torna mais madura.

O movimento das extremidades superiores é detectado no útero. A partir da 20ª semana de gestação, por meio do modelo síncrono ativo,[1] o feto traz a mão à face. Esse movimento seria relacionado à maturação do sistema nervoso intraútero; conduções diretas do trato piramidal para os neurônios motores estão presentes antes do nascimento.[22] Estudos também mostram que a partir de 3 meses de idade, ao eliminar o controle postural estabilizando o tronco, o bebê segue visualmente um objeto em movimento e movimenta o braço tentando alcançá-lo. No movimento de alcance e preensão típicos, os olhos, cabeça e membros superiores se movem sequencialmente ou em conjunto, dependendo das delimitações da tarefa, promovendo a harmonia do movimento.[23] Nas crianças com paralisia cerebral, o movimento pode não ter uma organização sequencial pela falta de controle motor e de *timing* do movimento. A habilidade de controlar o corpo no espaço para estabilidade e orientação espacial é um meio de estabilizar as forças da gravidade, agindo sobre o corpo sem intervir na atividade de manipulação. Por exemplo, ao alcançar um objeto, a organização da cabeça, do pescoço e do tronco no espaço é a referência moldada para o planejamento apropriado da trajetória da mão e do braço.

O ato de preensão funcional também sofre mudanças: aparece entre o 4º e o 5º mês de forma rudimentar. Aos 6 meses, o bebê desenvolve habilidade de alcançar o objeto, orientado a uma determinada tarefa, ajustando a mão sobre o objeto, com base nas dicas visuais e táteis. A manipulação bimanual do objeto aparece e a exploração com os dedos pode ser iniciada com uma mão enquanto a outra estabiliza o objeto. Entre 8 e 12 meses, a oponência do polegar e a individualização dos dedos começam a surgir, dando maior flexibilidade e amplitude aos padrões de preensão que serão mais precisos entre 12 e 18 meses de idade. Soltar o objeto voluntariamente é iniciado ao redor dos 6 meses de idade, quando o bebê joga o objeto utilizando o padrão sinérgico da tenodese (flexão de punho e extensão de dedos). Quando há o equilíbrio entre flexores e extensores da mão e dos dedos, o soltar voluntário graduado aparece. O bebê sabe dar voluntariamente.

A dinâmica do alcançar e apreender um objeto envolve a transformação de um espaço visual para um sistema coordenado centrado no corpo e a geração de um movimento direto e suave desde uma posição inicial até o objeto com aceleração, seguido de desaceleração conforme a mão se aproxima do objeto. Simultaneamente, o braço deve se sustentar contra a gravidade e gerar coordenação apropriada entre os músculos agonistas e antagonistas para mover a mão até o objeto e gerar forças coordenadas para moldar a mão e pegar o objeto sem amassá-lo ou derrubá-lo. Finalmente, o sistema neuromotor deve contar com forças passivas e elásticas geradas pelo movimento. Portanto, é importante entender a contribuição dos vários sistemas que interagem no controle motor do membro superior.[24] O ato de pegar objetos envolve a coordenação do movimento e o *timing* de todos os sistemas. A acuidade do movimento é possível devido aos graus de liberdade das articulações dos membros superiores, essa flexibilidade contribui para a adaptação no contexto ambiental e é crucial para o desenvolvimento de funções como vestir-se, escrever, comer, fazer atividades esportivas além de outras.[24] O bebê utiliza o mecanismo de retroalimentação (*feedback*), em que a informação sobre a tarefa executada é processada concomitantemente ao ato. O alcance e a preensão madura utilizam o mecanismo de controle antecipatório (*feedforward*) desenvolvido durante a infância.

No período de 0 a 3 anos, destaca-se a impulsividade dos movimentos por insuficiência do controle do freio inibitório. Sua aquisição progressiva se evidencia com o aumento da precisão dos gestos a partir dos 3 anos; consequentemente, o dinamismo manual evidencia maior acuidade; os gestos são cada vez mais diferenciados e permitem o aperfeiçoamento da coordenação visomotora. O refinamento da habilidade manual é desenvolvido ao redor dos 7 anos de idade, quando o ajustamento do objeto dentro da mão (*in-hand manipulation*) é desenvolvido. Por *in-hand manipulation*,[25] entende-se: a habilidade de mover um objeto desde os dedos até a palma da mão e vice-versa (translação), por exemplo, mover uma moeda da palma da mão até os dedos para colocar numa máquina; a habilidade de girar um objeto entre os dedos (rotação), por exemplo, girar uma caneta entre os dedos, e a habilidade de mover um objeto numa direção linear na superfície do dedo (deslocamento), por exemplo, mover um lápis na mão de tal forma que os dedos possam se aproximar mais da ponta do lápis. Essa habilidade funcional é necessária para escrever, abotoar, entre outras, porque permite que o objeto seja posicionado mais eficientemente dentro da mão. A preensão, portanto, não é um ato isolado, mas dependente da volição, da percepção visoespacial, sensório motora, postural, cognitiva e da capacidade motora global da criança.

Na criança com paralisia cerebral, o *feedback* sensorial dos movimentos compensatórios pode alimentar compensações. O *feedback* não adequado pode provocar outras distorções de movimentos e de sensações que, com o tempo, podem causar contraturas e deformidades, além de influenciar desfavoravelmente o desenvolvimento emocional e acadêmico da criança.[26]

▶ Paralisia cerebral: breve panorama atualizado

Paralisia cerebral (PC) é um termo usado para descrever uma gama de desordens de movimentos, posturais e da função motora em consequência de uma lesão ou de desordem não progressiva no cérebro. As desordens relativas ao cérebro são caracterizadas por paralisia, espasticidade, controle anormal do movimento ou de postura. A lesão central é considerada estática, mas o padrão do prejuízo sensório motor pode mudar com o tempo.[27] O termo "paralisia cerebral" é geralmente empregado para lesões cerebrais que ocorrem nos períodos pré, peri e/ou neonatal.

Essa definição de PC foi elaborada pelo *Surveillance of Cerebral Palsy in Europe* (SCPE) e vai de encontro à definição proposta internacionalmente: as desordens de postura e da função motora devem ser definidas neurologicamente. Assim, as disfunções associadas (cognitivas, comportamentais e sensoriais) não são consideradas incluídas nessa definição. A SCPE considera que há três tipos de PC: discinética; atáxica; e espástica. Esta última tem dois subtipos: unilateral (hemiplegia/paresia); e bilateral (diplegia/paresia ou tetraplegia/paresia).[27]

Recomendam-se utilizar classificações que têm como objetivo traçar o perfil funcional de indivíduos com paralisia cerebral, descrevendo, categorizando e prevendo aspectos do desenvolvimento funcional e documentando mudanças do indivíduo ao longo do tempo. Destacam-se o Sistema de Classificação da Função Motora Grossa (GMFCS – *gross motor function classification system*),[28] já utilizado amplamente e descrito como indicador da mobilidade, e o Sistema de Classificação de Habilidade Manual (MACS – *Manual Ability Classification System*),[29] – que será descrito a seguir, como um bom indicador para função manual.[30] O MACS classifica a competência da criança na manipulação dos objetos em atividades diárias relevantes, por exemplo, lúdicas e de lazer, na escola, em casa (vestir-se, comer), entre outras. Ele é adaptado para ser usado em crianças entre 4 e 18 anos de idade. No MACS, a função manual pode ser classificada em cinco níveis:

I. Manipula os objetos facilmente e com sucesso. Tem apenas limitações nas tarefas manuais que requerem rapidez e precisão. É independente nas atividades da vida diária;

II. Manipula a maioria dos objetos, mas com menor qualidade e/ou velocidade. Geralmente as dificuldades não restringem a independência nas atividades da vida diária;

III. Manipula objetos com dificuldade. Necessita de ajuda para preparar e/ou modificar a atividade. Tem desempenho e sucesso limitado;

IV. Manipula uma quantidade limitada de objetos colocados em situações adaptadas. O desempenho é parcial, mesmo com equipamento adaptado e apoio contínuo;

V. Não manipula objetos e tem limitações graves na realização de qualquer atividade, mesmo em ações muito simples. Requer assistência total.

O MACS é complementado pelo Mini MACS, que avalia crianças entre 1 e 4 anos, todavia ainda não foi validado para a população brasileira.

Estudos mostram que bebês nascidos com muito baixo peso (menos de 1.500 g) ou muito imaturos (idade gestacional menor do que 32 semanas) tem 40 a 100 vezes mais probabilidade de apresentarem PC do que bebês de termo ou de baixo peso.[31] Atualmente, sabe-se que a ressonância nuclear magnética (RNM) do crânio na idade equivalente de termo combinada com a avaliação dos movimentos gerais de Prechtl, (*general movements asssessment* – GMA) aos 3 meses de idade corrigida mostram a melhor acuidade preditiva dos desfechos motor e neuroevolutivo com 1, 2 e 5 anos de idade.[32]

▸ Terapia ocupacional

É um campo de estudo que objetiva usar a ocupação, isto é, qualquer atividade ou tarefa da vida cotidiana considerada essencial para a promoção e manutenção da saúde, de forma que o indivíduo possa se adaptar ao meio e ser autônomo naquilo que faz. A terapia ocupacional (TO) visa maximizar o potencial do desenvolvimento da criança por meio de atividades intencionais e funcionais, facilitando sua integração social dentro de sua realidade. Há diferentes tempos e espaços de atuação do terapeuta ocupacional. A intervenção deve ser iniciada nas unidades de terapia intensiva neonatal (UTIN) e pediátrica (UTIP), realizada no atendimento primário de saúde, nas chamadas unidades básicas de saúde (UBS), assim como a intervenção pode ser realizada mais em longo prazo nos centros de reabilitação especializados, sempre compondo uma equipe de trabalho multi ou interdisciplinar. O objetivo da TO é promover a otimização do ajuste entre as características intrínsecas da criança e o ambiente em que vive.[33] Isso se torna possível quando a criança, no seu dia a dia, domina com êxito atividades da vida diária, o brincar, atividades escolares e sociais.

A motivação e a estimulação sensorial adequada podem tornar a criança, que apresenta dificuldades, independente, chegando a ser hábil; porém, frequentemente, ela utiliza movimentos atípicos e posturas que podem provocar contraturas e a sérias deformidades. Dessa maneira, o enfoque da TO está em promover o desenvolvimento das potencialidades funcionais da criança por meio da facilitação de movimentos típicos durante as atividades funcionais e ocupacionais. Isso deve ser feito de maneira que a criança tenha prazer na execução de tarefa de maneira adequada, promovendo, assim, a repetição desses movimentos típicos e, consequentemente, aprendizagem deles. Para que esses objetivos sejam atingidos, são adaptados os ambientes que a criança frequenta e podem ser utilizados recursos de tecnologia assistiva no sentido de facilitar e ampliar sua participação na casa e na escola, entre outros espaços. Na habilitação e/ou reabilitação de crianças com alterações no desenvolvimento, a TO deve lançar mão dos mais variados processos de avaliação, recursos e técnicas de intervenções assim como de tecnologia assistiva, visto a pluralidade das apresentações clínicas.

Avaliação em terapia ocupacional

Avaliação se refere ao processo dinâmico de obtenção e interpretação de informações, que termina com alta do paciente. Na criança com paralisia cerebral, devem ser considerados os aspectos da criança, da criança na família e da criança no meio ambiente. Na avaliação, a criança será observada durante atividades funcionais compatíveis com seu nível de desempenho envolvendo os aspectos psíquicos, sensórios e motores. Serão anotadas as áreas envolvidas, as dificuldades e suas consequências no desenvolvimento global da criança em todas as situações. Desta forma, serão vistas as habilidades, as prioridades e o interesse da criança e da família.

As evidências encontradas na literatura, assim como as influências sobre o desenvolvimento e as possíveis repercussões de uma intervenção adequada e precoce na infância, chamaram a atenção para a importância do diagnóstico confiável e preciso. No Brasil, já há vários instrumentos de avaliação do desenvolvimento infantil validados para nossa população. Esse aspecto é relevante para nortear a necessidade de iniciar as intervenções necessárias no *timing* adequado. Alguns autores relatam a dificuldade de diagnosticar precocemente o atraso do desenvolvimento infantil mais leve apenas pela avaliação clínica quando esses sinais são pouco sensíveis.[34] Outros revelam que menos de 30% das crianças com atraso do desenvolvimento neuropsicomotor são identificadas apenas pela observação clínica.[35]

Intervenção na terapia ocupacional

Abordaremos a intervenção da TO com crianças que apresentam riscos de alterações do desenvolvimento (alterações transitórias), assim como de crianças com alterações permanentes do desenvolvimento após uma lesão do sistema nervoso central (SNC). Os referenciais teóricos para a intervenção são sustentados pelo tratamento neuroevolutivo – conceito Bobath, que é uma abordagem de solução de problemas, de avaliação e de tratamento para indivíduos com distúrbio de função do movimento e do controle postural consequentemente a lesões do SNC.[36,37] O tratamento se baseia hoje em dia no controle motor, na aprendizagem motora, na plasticidade neural e muscular e biomecânica. Também depende da experiência dos terapeutas que, com os quesitos do paciente, elaboram um plano de tratamento. Outro referencial é a terapia de integração sensorial cujo princípio é fornecer e controlar a entrada de estímulos sensoriais, especialmente os estímulos do sistema vestibular, proprioceptivos e tácteis de tal forma que a criança espontaneamente forme as respostas adaptativas que integram todas as sensações.[38]

Contensão induzida, uma das terapias que têm demonstrado grandes resultados tem como foco principal a desprogramação do desuso motor, e não apenas da disfunção motora manifestada pelo indivíduo hemiparético. Nessa terapia, o paciente tem seu membro não afetado imobilizado durante 90% do tempo em que permanecer acordado, recebe sessões de terapias para treino do uso do membro superior parético e é estimulado a reproduzir os movimentos nas suas atividades da vida diária e prática. Essa terapia baseia-se no fundamento de que o uso forçado do membro superior parético favorecerá o aprendizado motor. Dessa forma, são características dessa técnica de tratamento, o uso máximo do membro afetado, a inserção do sujeito em atividades funcionais e cotidianas e a restrição do membro superior saudável nas tarefas do dia a dia, entre outros.

A seguir, será abordada a atuação do terapeuta ocupacional em unidade neonatal de cuidados especiais, onde ele é chamado quando o neonato é de risco, e será abordado o seguimento desse paciente em domicílio e/ou na clínica especializada, conforme se fizer necessário.

- **Unidade neonatal de cuidados especiais:** a orientação neste setor é, hoje, feita por uma equipe multi e transdisciplinar com o intuito de dar um grande apoio ao neonato, à família e aos profissionais que ali atuam. Aqui, resumiremos o papel da terapia ocupacional na intervenção precoce dentro da unidade neonatal. Antes de iniciar uma intervenção direta com o bebê, devemos apenas observá-lo. As atitudes comportamentais do neonato darão "dicas" da necessidade da intervenção direta. Quando o neonato estiver muito desorganizado, por vezes a presença ou a fala, do familiar e/ou do cuidador, é suficiente para que ele se auto-organize.

Também devemos ser capazes de responder algumas perguntas como: que tipo de intervenção levará o bebê a dar respostas adequadas para o seu desenvolvimento? Em que ocasião o bebê consegue emitir a melhor resposta? Quanto tempo de manipulação o neonato tolera? O que promove ou impede o equilíbrio dos subsistemas fisiológico, motor e/ou controle de estados? Está estável fisiologicamente? O bebê necessita de ajuda para afastar ou aproximar os estímulos novos que aparecem?[1,39]

O principal objetivo da intervenção precoce é o de facilitar o desenvolvimento harmonioso de todas as funções do sistema nervoso, por meio da realização de estímulos externos que facilitem a autorregulação sensório-motora do bebê prematuro. As técnicas utilizadas na intervenção são baseadas na integração sensorial, facilitação neuromuscular e proprioceptiva, posicionamento terapêutico e inúmeros outros procedimentos que possam contribuir para o desenvolvimento e crescimento do bebê prematuro. A intervenção envolve tanto a inibição como a estimulação. O terapeuta deverá estruturar o ambiente de tal forma que o bebê consiga a melhor auto-organização.[3] As respostas adaptativas do bebê podem apresentar um grande impacto no relacionamento pais-bebê. A organização de um programa de intervenção precoce requer noções específicas do desenvolvimento típico do bebê, de intervenção precoce, de apoio e educação aos pais e de interação multi e interdisciplinar, promovendo melhor qualidade de vida do neonato.[35]

- **Clínica:** a partir da identificação da necessidade da criança em participar de um programa de habilitação pediátrico, é fundamental ao terapeuta ocupacional realizar a abordagem por meio do brincar, incorporando aspectos motores, perceptuais e cognitivos às atividades do dia a dia da criança e em seus cuidados diários. O brincar é a primeira ocupação da criança e é considerada uma atividade espontânea ou organizada que provê satisfação, entretenimento ou diversão. O brincar difere de outras ocupações em virtude da motivação intrínseca presente nessa ocupação, do foco centrado no processo e não no resultado, da possibilidade de suspensão da realidade e da necessidade de participação ativa do indivíduo.[40]

As atividades devem ser planejadas para cada criança de acordo com sua etapa do desenvolvimento e necessidades apresentadas. É fundamental a participação dos pais e de cuidadores nas sessões para que sejam observadas as posturas e facilitações necessárias para estimular e ampliar a participação da criança e generalizar essas orientações para a casa. Outro aspecto que deve ser valorizado é o planejamento das atividades por parte da criança. Aspectos intrínsecos à atividade ou brincadeira como sequência, organização do espaço, preparação e finalização da tarefa, tempo de execução e gasto energético devem ser considerados, além dos aspectos emocional, neuroperceptivo sensorial e motor.[41] Quando necessário, a TO utiliza adaptações e recursos de tecnologia assistiva como órtese, diferentes materiais para adequar a preensão, equipamentos para facilitar o sentar (cantinhos, cadeira e mesa de madeira) e muitas outras. Deve trabalhar em parceria com a fisioterapia, a fonoaudiologia, a psicologia e a escola, além de promover a inclusão dos pais, para sugerir e adaptar dispositivos para locomoção e ainda recursos para o banho, alimentação, maneira de dormir, lazer e transporte da criança.

Atividade significa que a criança é um participante ativo durante a terapia. A prática da atividade não são exercícios, mas meios de exercitar atividades diárias e outras funções. Assim, há necessidade de acriança aprender a razão da manipulação e de que maneira o posicionamento adequado facilita a prática da tarefa a ser atingida. É importante que ela saiba como o equipamento é utilizado e o motivo da utilização de uma órtese, por exemplo. Para que a prática da atividade seja efetiva, todos os sistemas devem estar otimizados da melhor maneira possível: sensório-perceptivo; cognitivo; biomecânico; motor; emocional; e clínico. O sistema sensorial controla movimentos para aprendizagem; com ele, aprende-se a sensação do movimento ao executar a atividade. A percepção é importante para o indivíduo identificar objetos e movimentar-se no espaço de maneira prazerosa e segura.

Do ponto de vista cognitivo, a criança deve engajar-se na atividade e entender sua importância, além de ter oportunidades de resolver problemas relacionados com a tarefa. Do ponto de vista motor e biomecânico, os músculos devem ser suficientemente longos e fortes para executar movimentos. Assim, pode haver necessidade de manipulação quando a criança aprende a ideia do movimento para poder treinar o controle do tono muscular a fim de possibilitar que o movimento seja praticado mais facilmente. Por vezes, para manter essa condição, utiliza-se uma órtese, tipo abdutor do polegar para poder facilitar o uso do polegar e permitir a preensão em pinça (polpa do dedo indicador e polegar). A vestimenta deve ser de *lycra*, fabrifoam (Theratogs) ou outro tipo de material, que permite maior alinhamento funcional do tronco, liberdade de movimento dos membros superiores e, consequentemente, maiores experiências de exploração global e autonomia.

O terapeuta ocupacional pode elaborar inúmeras adaptações para capacitar o bebê a manter-se em posturas mais retificadas, propiciando maior controle do tronco para que os membros superiores sejam utilizados mais adequadamente de acordo com a necessidade da criança conforme ela evolui. Citaremos apenas algumas destas adaptações que são mais utilizadas: um "cantinho", elaborado pelo Centro Bobath e aperfeiçoado por Meyerhof e Gusman para que o bebê possa sentir a experiência de se manter sentado com o tronco mais retificado, libera as mãos e propicia novas experiências visuais e motoras; o parapódio propicia que a criança transfira o peso do corpo para seus pés e libera as mãos para brincar; a adaptação do carrinho para que o bebê possa participar mais ativamente do meio ambiente quando transportado.

O objetivo do tratamento pode ser o que a criança deseja desenvolver (criança maior) ou o que os pais percebem que deveria ser o próximo passo do desenvolvimento da criança. Por exemplo, ela já se senta, mas só sabe usar as mãos para manipular o brinquedo quando deitada. Como ela poderá brincar sentada? Toda terapia deve considerar a criança como um todo, e todos os profissionais devem falar a mesma linguagem e ter objetivos comuns. Entender o contexto familiar e saber como a criança brinca e executa as atividades diárias é um denominador comum para seu efetivo tratamento. O progresso deve ser monitorado a cada terapia. A terapia sempre deve ser prazerosa para o paciente e para o terapeuta.

- **Orientação domiciliar:** são muitas as orientações recebidas pelos pais pelos diversos profissionais que compõem uma equipe de reabilitação pediátrica. Assim, generalizar as orientações dadas durante as terapias para suas casas e para a rotina da vida diária da criança passa a ser um desafio. São introduzidas orientações domiciliares, sempre respeitando os hábitos socioculturais da família, ajudando-os nas adaptações necessárias à criança e à rotina normal dessa família. Isso permite que os pais aceitem rapidamente as orientações dadas, uma vez que não acarretam grandes mudanças na vida familiar e facilitam o manuseio da criança. Por exemplo, durante o banho a mãe tem dificuldades porque o bebê é muito agitado; ele está começando a se manter sentado e, portanto, não quer ficar reclinado. Se sentado sobre um antiderrapante na banheira, sobre o ísquio, ele poderá sentir o tronco mais estável, conseguindo tentar alcançar um brinquedo espontaneamente; importante estar no lado da banheira onde o encosto é mais vertical. As adaptações sempre devem ser iniciadas pelos recursos já disponíveis na casa e somente solicitadas alterações estruturais e definitivas quando realmente forem necessárias.

- **Orientação escolar:** as principais orientações, respeitando o currículo escolar e o método utilizado pela escola, referem-se às posturas adequadas e às adaptações necessárias para serem usadas na sala de aula. Na avaliação em TO, caso a criança esteja frequentando uma escola e não consiga seguir o conteúdo e programa escolar, pode ser elaborada uma programação com conteúdo paralelo àquele desenvolvido na escola, assim o paciente recebe o mesmo tipo de informação na escola e nos tratamentos. Crianças com problemas visuais aliados às disfunções motoras podem receber atenção especial em relação ao caderno (com pautas maiores e mais salientadas) ou uso do caderno eletrônico, *notebook*, *tablet* ou computador, quando assim se fizer necessário. Dialogando com professores, orientadores pedagógicos e diretores de escola, elaboramos a orientação adaptada às necessidades de cada criança. Os ajustes são sugeridos tentando aproveitar o material já existente na escola e procurando diferenciar a criança dos outros o mínimo possível, facilitando sua integração com o grupo. Como a inclusão escolar atualmente é lei e é importante, caso uma criança tenha um comprometimento mais grave, pode-se sugerir um acompanhante terapêutico para auxiliá-la na adaptação do material escolar orientado por uma psicopedagoga, psicóloga, terapeuta ocupacional e/ou fonoaudióloga, dependendo da necessidade.

Descrição de um tratamento clínico

Gestação gemelar monocoriônica diamniótica. Mãe teve síndrome de transfusão fetofetal e ablação com 20 semanas de gestação. As meninas nasceram com 26 5/7 semanas, por trabalho de parto prematuro e bolsa rota. D pesou 770 g, Apgar 9 e 9, ficou em ventilação mecânica por 7 dias e teve pneumotórax, necessitando de drenagem torácica, permaneceu 30 dias em CPAP e 30 dias com cateter nasal. Recebeu alta hospitalar com 77 dias com peso de 2.230 g. Na RM de crânio, aos 75 dias, foram observados sinais compatíveis com malformação cortical cerebral à esquerda e, aos 4 anos, os achados foram de malformação do desenvolvimento cortical associada à assimetria dos hemisférios cerebrais com acentuada redução volumétrica do hemisfério cerebral esquerdo. B nasceu com 820 g, Apgar 8 e 10. Ficou em ventilação mecânica por 5 dias, CPAP por 30 dias e cateter nasal por 30 dias. Recebeu alta hospitalar com 77 dias, pesando 2.065 g.

Ambas fizeram fisioterapia motora na maternidade. Logo após a alta, receberam orientações semanais de fisioterapia e terapia ocupacional em domicílio por 2 meses e, depois, começaram a frequentar a clínica. No início, durante as sessões de terapia ocupacional em domicilio, foi orientado o uso de objetos para que elas pudessem visualizar e tocar com as mãos ao acaso, quando eram colocadas em supino ou decúbito lateral alternando entre esquerdo e direito. Desta forma, foram desenvolvendo o prazer de olhar e alcançar objetos, ao acaso, que tinham cores com alto contraste, faziam ruído e tinham texturas diferentes. A mãe participava ativamente e sempre contava entusiasticamente como D e B repetiam as ações inúmeras vezes (aprendizagem motora). Naquela ocasião, também foi orientado como dar banho, vestir, carregar, além de posturas para serem alimentadas, sempre propiciando gasto mínimo de energia com máximo desempenho visossensório-motor possível para cada uma. Os pais estavam sempre muito entusiasmados com cada conquista das meninas. As evoluções eram lentas, mas constantes. Depois, as irmãs foram para o chão; tiveram contato com vários obstáculos diferentes inclusive com dois cachorrinhos que eram bem brincalhões. Os pais foram orientados a como incluir na rotina da vida diária todas as orientações, de forma a evitarem ficar sobrecarregados com tarefas além do necessário.

Foi observado que D apresentava movimentos gerais espontâneos do lado direito não tão elegantes e fluentes quanto os do lado esquerdo e a frequência da movimentação, além da variedade dos movimentos, era diferente de ambos os lados. A mãe foi orientada a reforçar mais movimentos do lado direito e com a introdução do tratamento neurofuncional,[42,43] que facilita o direcionamento do movimento mais adequado (típico), sobrepujando o padrão motor atípico, ajudando a regular o tônus postural, proporcionando ao bebê uma variabilidade de experiências sensório-motoras direcionadas a objetivos funcionais. D conseguiu começar a utilizar ambos os lados do corpo de maneira mais típica apesar de os exames de imagem apontarem para uma assimetria cortical importante. A experimentação e a repetição dos movimentos estabeleceram uma precisão crescente da integração sensório-motora. Estas, com o tempo, formam a base para o aprendizado de habilidades futuras e resultam na imagem corporal quando as variações das experiências sensório-motoras são eficientes. Com a intervenção precoce, conseguiu-se integrar experiências sensório-motoras normais ativas antes que padrões de movimento anormais pudessem se tornar um hábito, tendo a imagem corporal desempenhando um grande papel neste processo. Foi aqui possível uma intervenção eficiente.[44,45]

Os pais mudaram para uma casa no interior de São Paulo buscando melhor qualidade de vida para todos quando as meninas completaram 2 anos de idade. Atualmente, elas frequentam escola com crianças da mesma idade cronológica (6 anos), e os professores estão muito satisfeitos com suas performances. Antes da pandemia de covid-19, complementavam o currículo escolar com aulas de musicalização e natação. Fazem controle com o neuropediatra a cada 6 meses e D não tem necessidade de tomar nenhuma medicação, apesar de o eletroencefalograma ter mostrado alguma alteração, pois nunca apresentou crises epilépticas. O caso de D e B mostra a importância da intervenção precoce para habilitar a criança, não permitindo que os padrões motores patológicos sobrepujem os padrões motores típicos.[46] As orientações em terapia ocupacional foram incluídas na rotina das crianças, envolvendo os pais, para permitir que estes participassem ativamente da evolução das crianças, sobrecarregando-os o mínimo possível.

Ressalta-se que o processo de reabilitação pediátrica deve ocorrer de maneira holística. A criança deve ser vista em sua totalidade por uma equipe transdisciplinar que esteja integrada em seus objetivos e de acordo com as necessidades da criança e seus familiares. A participação dos pais, outros cuidadores e de demais membros da família deve ser estimulada no sentido de incluí-los como agentes em todo esse processo que, muitas vezes, é longo e cheio de nuances. O terapeuta ocupacional é um desses profissionais responsáveis pelo alinhavo no sentido de a resposta funcional da criança ser resultado da interação de todos os sistemas e funções corticais estimulados especificamente em cada área, por cada profissional. Além disso, quanto maiores a autonomia e independência da criança, maior sua participação social e cultural, caminhando para a somatória dos papéis ocupacionais que devem ser desempenhados por um ser humano.

▶ Referências bibliográficas

1. Als H. A Synactive model of neonatal behavioral organization? Framework for the assessment and support of the neurobehavioral development of the premature infant and his parents in the environment of the neonatal intensive care unit. Physical and Occupational Therapy in Pediatrics. London. 1986;6(3/4):3-53.

2. Wolke D. Enviromental and developmental neonatology. Journal of Reproductive and Infant Psychology (Abingdon). 1987;5:17-42.

3. Meyerhof, PG. Qualidade de vida: estudo de uma intervenção em unidade de terapia neonatal de recém-nascidos pré-termo. Tese de Doutorado, Instituto de Psicologia, Universidade de São Paulo (USP). 1997. doi:10.11606/T.47.2018.tde-29112018-113325.

4. Von Hofsten C, Fazel-zandy S. Development of visually guided hand orientation in reaching. J Exp. Child Psychol (Amsterdam). 1984;38:208-19.

5. Prechtl HFR. Continuity of neural functions from prenatal to postnatal life. Clinics in developmental medicine 94. Oxford: Blackwell Scientific Publications Ltd. 1984. Philadelphia: J. B. Lippincott Co.

6. Prechtl HFR. Developmental medicine and child neurology. London. 2001;43(12): 836-42.

7. Olsen JE, Allinson LG, Doyle LW, Brown NC, Lee KJ, Eeles AL, et al. Preterm and term-equivalent age general movements and 1-year neurodevelopmental outcomes for infants born before 30 weeks' gestation. Dev Med Child Neurol. 2018;60:47-53.

8. Peyton C, Yang E, Msall ME, Adde L, Støen R, Fjørtoft T, et al. White matter injury and general movements in high-risk preterm infants. Am J Neuroradiol. 2017,38:162-9.

9. Miyagishima S, Asaka T, Kamatsuka K, Kozuka N, Kobayashi M, Igarashi R, et al. Characteristics of antigravity spontaneous movements in preterm infants up to 3 months of corrected age. Infant Behav Dev. 2016;44:227-39.

10. Novak I, Morgan C, Adde L, Badawi N, Blackman J, Boyd R, et al. Early, accurate diagnosis and early intervention in cerebral palsy: advances in diagnosis and treatment. JAMA Pediatrics. 2017;171(9):897-907.

11. Brogna C, Romeo DM, Cervesi C, Scrofani L, Romeo MG, Mercuri E, et al. Prognostic value of the qualitative assessments of general movements in late-preterm infants. Early Hum Dev. 2013;89:1063-6.

12. Soloveichick M, Marschik PB, Gover A. et al. Movement imitation therapy for premature babies (MIT-PB): a new approach to improve the outcome of neurodevelopment of babies at high risk of cerebral Palsy. J Dev Phys Disabil. 2020;32:87-598.

13. Papalia DE; Olds SW; Feldman RT. Desenvolvimento humano. Porto Alegre: Artemed, 2006.

14. Als H. Neurobehavioral development of preterm infant. In: Fanarof AA. Neonatal perinatal medicine diseases of the fetus and infant. Ed. St. Louis: Mosby; 2002;947-72.

15. Shumway-Cook A, Woolcott MH. Controle motor: teoria e aplicações práticas. 2. ed. Barueri: Manole; 2003.

16. Karel Bobath. A deficiência motora em pacientes com paralisia cerebral. Barueri: Manole; 1989.

17. Coelho MS. Avaliação neurológica infantil nas ações primaria de saúde. São Paulo: Ed Ateneu; 1999.

18. Prado TFA. Intervenção visomotora na paralisia cerebral. In: Dury VCR, Brandão MB. Reabilitação em paralisia cerebral. Rio de Janeiro: Medbook Ed. Científica Ltda.; 2011;81-94.

19. Meyerhof PG. Terapia ocupacional; desenvolvimento das habilidades motoras da criança. In: Takaoka L, Coutinho L, Weiler RME. Odonto Pediatria. A tansdisciplinaridade na saúde integral da criança. Barueri: Manole; 2016;269-79.

20. Mercuri E, Guzzetta A, Cioni G. Visual Impairment and consequences for hand function. In: Eliasson AC; Burtner PA. Improving hand function in children with cerebral Palsy: Theory, Evidence and Intervention. London: Mc Keith Press; 2008;124-133.

21. Guzetta A, Mercuri E, Cioni G. Visual disorder in Children with brain lesions: visual impairment associated with cerebral palsy. Eur. J. Paedritr. Neurol Amsterdam. 2001;5:115-9.

22. Eyre JA, Tylor JP, Villagra F, Smith M, Miller S. Evidence of activity dependent withdrawal of corticospinal projections during human development. Neurology (Minneapolis). 2001;57:1543-54.

23. Meyerhof PG. O Neonato de Risco – Proposta de Intervenção no Ambiente e no Desenvolvimento. In Kudo A, Marcondes E, Lins L, Moriyama LT, Juliani Rc, Pierni AS. Fisioterapia, terapia ocupacional e fonaudiologia em pediatria. 2. ed. São Paulo: Savier; 1994;204-23.

24. Jeanne RC. Typical and atypical development of the upper limb in children. In: Eliasson AC, Burtner P. Improving hand function in children with cerebral palsy: theory, evidence and intervention. London: Mc Keith Press; 2008;147-159.

25. Exner CE. Development of hand skills. In: Case-smith J, Allen AS, Pratt PV. Occupational therapy for children. 3. ed. St. Louis. Mosby. 1996.

26. Gordon CY, Brandão MB. Treinamento intensivo da função manual. In: Cury VCR, Brandão MB. Reabilitação em paralisia cerebral. Rio de Janeiro: Medbook; 2011;283-300.

27. Krageloh-Mann I. Clinical outcome: neurological sequelae following preterm birth. In: Nosarti C, org. Neurodevelopmental outcomes of preterm birth. Cambridge: Cambridge University Press; 2010:30-38.

28. Palisano R. et al. Gross motor function classification system for cerebral palsy. Dev Med Child Neur. 1997;37:214-23.

29. Eliasson A.C et al. The manual ability classification system (MACS) for Children with cerebral palsy: scale development and evidence of validity and reliability. Dev Med Child Neur. 2006;48:549-54.

30. Chagas PSC, Defillipo EC, Lemos RA, Mancini MC, Fronio JS, Carvalho RM. Classificação da função motora e do desempenho funcional de crianças com paralisia cerebral. Ver. Bras Fisioter. São Carlos. 2008;12(5):409-16.

31. Platt MJ, Cans C, Johnson A, Surman G, Topp M, Torrioli MG, et al. Trends in cerebral palsy among infants of very low birthweight (less than 1.500 g) or born prematurely (less than 32 weeks). In: 16 European Centers: a Data Base Study. Lancet. 2007;6;369(9555):43-50.

32. George J, Boyd RN, Colditz PB, Rose SE, Pannek K, Fripp J, et al. PPREMO: a prospective cohort study of preterm infant brain structure and function to predict neurodevelopmental outcome. BMC Pediatrics. 2015;15:123.

33. Case-Smith J. An overview of occupational therapy wth children. In: Case Smith J, Allen AS, Pratt PN. Occupational therapy for children. St. Louis: Mosbby; 1996;3-17.

34. Blair M, Hall D. From health surveillance to health promotion. The changing focus in preventive children´s services. London: Arch Dis Chil. 2006;91:730-5.

35. Campos D, Santos CCD, Gonçalves GMV. Agreement between scales for screening and diagnosis of motor development at 6 months. Porto Alegre: Jornal de Pediatria; 2006;82(6):470-474.

36. Raine S. The current theoretical assumptions of the bobath concept as determined by the members of BBTA. London: Physiother Theory Pract; 2007;23(3): 137-52.

37. Mayston M. Therapists and therapies in Cerebral palsy. In Rosenbaum P, Resenbloom L. Cerebral palsy. From Diagnosis to Adult Life. London: Mc Keith Press; 2012:124-148.

38. Magalhães IC, Goodrich Z, Oliveira MC. Terapia de integração sensorial na paralisia cerebral. In: Cury VCR, Brandão MB, Reabilitação em Paralisia Cerebral. Rio de Janeiro: Medbook Editora Científica Ltda.; 2011:169-187.

39. Brazelton TB, Nugent JK. Neonatal behavioural assessment scale. Clinics in developmental med. Nº 137, 3rd Ed. Mac Keith Press. London. 1995.

40. Rigby P, Roger, S. Developing as a player. In Roger S, Siviani J, Occupational therapy with children: understanding children's occupations and enabling participation. Oxford. BlackwellPub. 2006;177-99.

41. Sant'Anna MMM, Blascovi-Assis SM, Magalhães LC. Adaptação transcultural dos protocolos de avaliação do modelo Lúdico. Ver. Ter. Ocup. da Universidade de São Paulo (USP).2008;19(1).

42. Bobath B. The very early treatment of cerebral palsy. Developmental medicine and child neurology. 1967;9;373-90.

43. Quinton MB, Nelson CA. Concepts and guidelines for baby treatment. Clinician's View. Albuquerque. USA. 2002.

44. Quinton, MB. Structure of NDT baby treatment. In: book of abstracts. The First World Congress of the Neuro-Developmental Treatment Concept. Ljubljana, Slovenia. 1997;13:16;44-5.

45. Meyerhof PG, Prado, TFA. Intervenção precoce em paralisia cerebral. In: Souza AMC, Ferraretto I. Paralisia cerebral: aspectos práticos. São Paulo: Memnon Editora Científica; 1998;251-69.

46. Gusman S, Torre CA. Fisioterapia em paralisia cerebral. In: Souza AMC, Ferraretto I. Paralisia cerebral: aspectos práticos. São Paulo: Memnon Editora Científica; 1998;169-200.

Regina Donnamaria Morais

A paralisia cerebral (PC) é uma deficiência motora heterogênea observada em bebês nascidos com qualquer idade gestacional, sendo mais comum em bebês nascidos prematuros.[1]"Paralisia cerebral" é um termo genérico para descrever um grupo de distúrbios permanentes do desenvolvimento da postura e do movimento, causadores delimitação de atividade, que são atribuídos a alterações não progressivas que ocorreram no desenvolvimento do cérebro fetal ou infantil.[2]O nascimento prematuro expõe um cérebro vulnerável a um ambiente extrauterino, durante seu período crítico de desenvolvimento, sendo um risco para alteração da trajetória normal de desenvolvimento.[3] Apesar de a prematuridade ser o maior fator de risco para a PC, existe uma proporção maior de crianças com formas mais leves de PC do que daquelas nascidas a termo.[4] Em análises uni e multivariada, a prematuridade, o baixo peso para a idade gestacional (pequeno para idade gestacional) e a malformação congênita foram fortemente associados às desordens alimentares pela *Internacional Classification of Diseases 10th Revision* (CID-10).[5]

Pesquisas apontam um número crescente de crianças prematuras extremas encaminhadas para tratamento de problemas alimentares significativos e persistentes, incluindo a presença de vômitos constantes, seletividade por tipo ou textura de alimento, ingestão de pequenas porções, dificuldades na transição para alimentos texturizados ou recusa alimentar.[6] Prematuros de muito baixo peso ao nascer (< 1.500 g) e particularmente de extremo baixo peso (< 1.000 g) têm mostrado alto risco para problemas alimentares, quando comparados com a população em geral. Em prematuros de muito baixo peso, a prevalência de problemas de alimentação apresenta um decréscimo gradual de 25% nos primeiros anos de vida para 6% na idade escolar,[7] no entanto, até 2 anos de idade, a idade gestacional, a ventilação mecânica invasiva e a presença de hipotonia em idade equivalente ao termo da gestação têm sido identificadas como preditivo para problemas de alimentação.[8]

Em um estudo com prematuros de extremo baixo peso (< 25 semanas de idade gestacional e peso de nascimento < 1.000 g), os problemas de alimentação estiveram presentes em 35% dos prematuros aos 6 anos de idade, comparados a 13% em nascidos a termo pareados por idade. Neste mesmo estudo, a resposta exacerbada a estímulos intraorais (hipersensibilidade) e a dificuldade oromotora foram mais comuns entre os prematuros de extremo baixo peso, além da deficiência cognitiva e a incapacidade neuromotora, provavelmente associada, nesta amostra, à dificuldade motora oral e à hipersensibilidade.[9]

A prematuridade extrema também é fortemente associada à disfagia, manifestação caracterizada por desordem no processo de deglutição por distúrbio na sucção, na coordenação respiração-deglutição para a propulsão do bólus alimentar para a faringe, o esôfago e o estômago. Em geral, a disfagia coexiste com a doença do refluxo gastroesofágico, esofagite e atraso no neurodesenvolvimento.[10] Essas patologias necessitam de um acompanhamento médico com atenção ao monitoramento nutricional consequente ao baixo ganho de peso e às doenças pulmonares, principalmente nos casos de disfagia e ao refluxo gastroesofágico, com aspiração silenciosa. Além desses fatores, crianças com esse quadro de disfagia apresentam pouco desenvolvimento motor oral, o que dificulta muito a transição da consistência dos alimentos.[11]

O trabalho de acompanhamento dos bebês prematuros, na visão fonoaudiológica, tem como objetivo detectar qualquer sinal preditivo de desvio do processo de desenvolvimento da motricidade oral, em consequência das comorbidades existentes. A habilidade na motricidade oral para amamentação, alimentação complementar e desenvolvimento da fala se desenvolve a partir dos movimentos e das posturas dos elementos do sistema orofacial durante as primeiras funções de nutrição, inicialmente de maneira reflexa, evoluindo para movimentos dissociados e volitivos. A função respiratória também tem um papel primordial no estabelecimento da coordenação dos movimentos, desde sucção e deglutição, até a produção da fala com a integração funcional dos lábios, mandíbula, língua, palato, faringe e esôfago e requer um complexo funcionamento do sistema nervoso central (SNC).[12]

▶ Avaliação fonoaudiológica da motricidade oral

Ao iniciarmos uma avaliação da motricidade oral, é necessário o conhecimento prévio das etapas do desenvolvimento motor global e oral típicos, a fim de facilitar o diagnóstico de uma disfunção ou defasagem. O histórico médico e alimentar durante o período de internação fornece dados que auxiliam a entender as possíveis inadequações das funções orais avaliadas. Esses dados podem ser obtidos em relatórios de alta hospitalar e complementados com informações dos pais ou responsáveis.

Para a avaliação da função alimentar, os itens a serem investigados devem levantar dados sobre o aparato anatômico oral como frênulo lingual, palato (largura, comprimento e altura), mobilidade de palato mole e rebordo gengival, para registro de qualquer anormalidade que possa comprometer a função. Na investigação sobre os reflexos orais (busca e sucção), é importante considerar a idade da criança no momento da avaliação e a época em que esses reflexos são substituídos por ações volitivas. A presença do reflexo de vômito tem importância na defesa das vias aéreas durante a deglutição. No entanto, é importante diferenciar uma reação de proteção de uma resposta exacerbada ou da ausência total de resposta. Tanto a hiporresponsividade como a hiperresponsividade podem resultar em problemas desde a amamentação, alimentação complementar e até mesmo a aquisição de fonemas.

Na avaliação da sucção não nutritiva (SNN), é importante observar a força de preensão (normalmente do dedo mínimo do terapeuta), as atividades dos lábios e da mandíbula e a forma e a posição da língua ao redor do dedo. Durante a SNN, a fase faríngea da deglutição é minimamente ativada, permitindo que a sucção e a respiração funcionem de forma independente uma da outra e em um ritmo mais rápido (dois ciclos de sucção por segundo) do que na sucção nutritiva; consequentemente, a SNN é um bom marcador da motricidade, mas não pode ser preditivo da coordenação entre sucção, deglutição (faríngea e esofágica) e respiração.[13]

A avaliação da função alimentar com o uso da mamadeira fornece vários dados a respeito da dinâmica da alimentação, sobretudo do porquê e quando esse utensílio foi introduzido: se por um problema originário do próprio mamilo (bifurcado, invertido, invaginado ou ausência); diminuição da produção de leite; presença de dor e/ou fissuras decorrentes de uma pega inadequada; frênulo lingual curto ou como suporte nutricional. O mais importante na avaliação do uso da mamadeira é verificar se o tamanho do bico é menor do que a distância entre o rebordo gengival superior (anterior) e a linha divisória entre o palato duro e mole (linha S); se o fluxo de leite, originado a partir do tamanho do furo de bico está adequado à capacidade da criança em coordenar sucção, deglutição e respiração; se a criança pode sugar, utilizando um sistema de selamento labial, formação de vácuo e respiração nasal; se a escolha do bico favorece a forma de concha na língua e permite a elevação do dorso da língua contra o palato.

Crianças nascidas a termo ajustam a amplitude da sucção para alterar a taxa de fluxo de leite, mas as crianças prematuras apresentam dificuldade neste ajuste frente a um fluxo elevado, apresentando engasgos ou fadiga alimentar.[14] O padrão motor de sucção durante a alimentação com mamadeira é distinto do da amamentação. Os bebês amamentados apresentam maior organização fisiológica em razão do fato de conseguirem controlar melhor o fluxo de leite durante a amamentação ao peito do que coma mamadeira,[15] em que alternam entre sucções vigorosas com pausas respiratórias e períodos respiratórios, com interrupção do fluxo de leite.[16] Além disso, os grupos musculares que participam do padrão de sucção na mamadeira são distintos dos que são acionados durante a amamentação. A mamadeira se diferencia da mama tanto no formato como na vazão; portanto, não é esperado que a ação de extração seja igual e, de fato, estudos que medem a função dos músculos orofaciais demonstraram atividade reduzida do músculo masseter e maior ativação do músculo bucinador.[17]

O uso do copo para oferta alimentar em prematuros é mais frequente nas unidades de terapia intensiva (UTI), em substituição ao uso da mamadeira como suplementação alimentar e facilitador da transição e/ou manutenção da amamentação. Após a alta hospitalar, é menos frequente as famílias utilizarem o copo para a alimentação, porém o tempo de permanência com treino do copo até a amamentação exclusiva fornece dados importantes sobre o modelo de sucção atual, uma vez que os bebês não sugam o leite do copinho, eles só deglutem, e o movimento da língua durante a alimentação com o copo é diferente do necessário para a amamentação.[18]

◗ Avaliação postural global

A avaliação da motricidade oral na função alimentar deve levantar dados sobre a postura corporal adotada pelo binômio mãe (cuidador)/bebê, no momento da oferta do alimento, seja amamentação natural, seja artificial (mamadeira). Os desequilíbrios na postura corporal, com predomínio de uma postura em extensão ou flexão, são sinais preditivos importantes preditivos de desvio da função que compromete o desempenho do aprendizado motor.[19] A postura mais adequada para a alimentação natural ou artificial é a postura mais flexora com as pernas mais próximas do tronco, braços mais na linha média contra o peito e a cabeça com menor extensão possível. É a posição de se aninhar! Os bebês prematuros costumam ter um baixo tônus muscular passivo, mas parecem desenvolver uma potência muscular ativa exagerada, mais evidente em tronco e pernas, descrita como hiperextensão após a idade de termo.[20] No entanto, a discrepância entre o baixo tônus muscular e a exagerada potência parece ser de natureza central, influenciando no movimento eferente e no desenvolvimento das funções futuras. A discrepância entre o tônus muscular e a força, de natureza central, influencia no movimento eferente, afetando a formação neurogênica e o desenvolvimento posterior.[19]

É a constante presença de uma qualidade de movimentos atípicos que estabelece um desenvolvimento motor também atípico. Impedimentos primários, frequentemente observados como pobre qualidade de movimento, fazem o bebê desenvolver compensações que, combinadas com as consequências disfuncionais, provocam limitação articular, deformidades e impedimentos adicionais. Todo movimento compensatório altera a biomecânica dos movimentos e o desenvolvimento perceptivo motor global e oral.[21] O objetivo do tratamento de uma disfunção oral, como consequência de uma alteração motora global, é identificar os impedimentos primários, eliminar os bloqueios, facilitar os movimentos globais para que o complexo oral possa ser funcional.

Crianças com hiperextensão apresentam aumento do tônus cervical, elevação anterior do tronco e limitação da região hioidea – importante centro do movimento de sucção e deglutição.[22] A extensão cervical impossibilita a ação do lábio superior, limita os movimentos da mandíbula, altera a posição da língua na cavidade oral e dificulta a preensão do mamilo. A ineficiência de preensão impossibilita a criação de vácuo para a ordenha.[17] Com relação à respiração, a elevação do cadeado costal limita a descida do centro frênico, diminui o volume inspiratório, favorecendo a extensão abdominal, alterando a biomecânica do movimento e comprometendo o sistema motor oral funcional.[23]Comumente, as mães referem que, de tempos em tempos, durante a amamentação, retiram o peito ou a mamadeira da boca do bebê, a fim de permitir uma reorganização respiratória. Classificam seus filhos como "bebês esganados" ou "agitados". Em realidade, a postura gera uma série de disfunções, comprometendo o ritmo, o sincronismo e a função de alimentação.

◗ Orientação e plano terapêutico

A partir de um levantamento prévio das necessidades básicas da criança prematura ou com diagnóstico de paralisia cerebral, estabelecem-se as prioridades de tratamento para o desenvolvimento do aprendizado motor oral bem como adequação dos movimentos existentes, facilitando ações mais funcionais. A intervenção precoce permite que as orientações possam ser introduzidas em um período de rápida maturação do SNC e desenvolvimento musculoesquelético. Preferencialmente, essa atuação é realizada por uma equipe multiprofissional de reabilitação motora global especializada (fisioterapeutas, fonoaudiólogos e terapeutas ocupacionais).

O atendimento fonoaudiológico na área da motricidade oral deve estar apoiado no reconhecimento das interferências das posturas e dos movimentos globais atípicos sobre o sistema orofacial, gerenciamento das comorbidades e prevenção das complicações secundárias. As mudanças preconizadas devem ser apresentadas aos cuidadores e experimentadas com a criança de forma lenta, permitindo que tanto a criança como os familiares sintam-se capazes de enfrentar os desafios sem o temor de produzir um sentimento de impotência no alimentador, salvaguardando o vínculo mãe-filho ou desencadeando uma recusa aos novos modelos de alimentação por parte da criança.

Um aspecto de muita relevância a respeito da recusa das crianças a novos modelos de postura para a alimentação resulta da alteração que a postura ocasiona no padrão respiratório. Não devemos esquecer que a respiração é vital para qualquer função e as novas propostas devem permitir que a criança possa encontrar novas formas de respirar com novas posturas. Assim, as mudanças devem ser lentas e cuidadosas. Uma criança habituada a uma sucção com extensão cervical apresenta um padrão respiratório com volume e amplitude limitada e, para uma deglutição segura, busca movimentos compensatórios. Essa compensação, em especial na deglutição, é a elevação do osso hioide e da laringe contra a epiglote, como proteção de via aérea, em razão da ineficiência de ativação da fase faríngea por alteração da biomecânica.

A extensão cervical por falta de controle da cabeça se alterna com a flexão, ambas no plano de movimento sagital; esse plano de movimento é também observado na língua e na mandíbula. Na extensão, a língua é posicionada mais posteriormente na cavidade oral e, às vezes, acoplada ao palato; na flexão, a língua é posicionada mais anteriormente entre os rebordos gengivais. Uma vez limitada neste único plano de movimento, a língua apresenta dificuldade em movimentos laterais necessários no momento da introdução de alimentos semissólidos, permanecendo exclusivamente em líquidos e pastosos.

A permanência de alimentos de mesma textura não favorece uma alimentação complementar equilibrada, além de aumentar a agnosia oral. Na realidade, a causa principal dessa agnosia está na pouca variabilidade de posição da língua dentro da cavidade oral, em decorrência de um plano fixo de movimento. Além das texturas, essas crianças não toleram o uso da colher ou a higiene oral, respondendo com reflexo de vômito ou mordida tônica, ao que se denomina "hiper-reatividade". No desenvolvimento motor normal, os diferentes planos de movimento favorecem mudanças da posição da língua dentro do espaço oral, facilitando a aferência sensorial. É esta estratégia reabilitadora que propicia maior mobilidade desses elementos orais, associando-a a estímulos orais, de preferência com alimentos.

Outra fase do desenvolvimento que depende dos planos de movimento é a função de mastigação. A mastigação efetiva dependente da lateralização da mandíbula e estabelece-se aos 3 anos de vida, porém tem seu início a partir dos 6 meses, com as rotações de tronco de supino para prono, induzindo pequenos deslocamentos da mandíbula a favor e contra a gravidade. Introduzir e estimular a função de mastigação mantendo a criança em plano sagital é contraproducente, uma vez que a mandíbula, nesta posição, terá inevitavelmente o movimento de elevação e abaixamento, próprio da função de mordida e não da mastigação.

Mediante a associação do desenvolvimento motor global com as habilidades orais, a introdução de alimentos de novas texturas deve ser facilitada pela mudança postural. Essa é a intervenção dentro do conceito neuroevolutivo e deve estar de acordo com as necessidades nutricionais da criança.

O aumento da sobrevida de prematuros, principalmente dos de muito baixo peso ao nascimento, bem como os esforços para otimizar seu crescimento e desenvolvimento têm aumentado o interesse na alimentação dessas crianças. Além da implementação de medidas seguras que proporcionam experiências com a alimentação oral precoce e o aleitamento materno, o acompanhamento ambulatorial, por uma equipe multiprofissional, incluindo a fonoaudiologia, tem por objetivo a manutenção da amamentação, experiências orais para mudanças alimentares, introdução de alimentos de diferentes texturas, diminuição das respostas exacerbadas, possibilitando uma variabilidade de movimentos orais para a aquisição de pontos articulatórios dos fonemas da fala. Quando novas possibilidades se abrem como resultado do estabelecimento de novas vias neuronais, melhorias da percepção ou mudanças biomecânicas, as crianças se mostram ansiosas para explorar suas possibilidades de ação.

▶ Referências bibliográficas

1. Stavsky M, Mor O, Mastrolia SA, Greenbaum S, Than NG, Erez O. Cerebral palsy-trends in epidemiology and recent development in prenatal mechanisms of disease, treatment, and prevention. Front Pediatr. 2017;13;5:21. doi: 10.3389/fped.2017.00021.

2. Rosenbaum P, Paneth N, Leviton A, Goldstein M, Bax M. A report: the definition and classification of cerebral palsy April 2006. Dev Med ChildNeurolSuppl. 2007;109:8-14. PMID: 17370477.

3. Spittle AJ, Orton J. Cerebral palsy and developmental coordination disorder in children born preterm. Semin Fetal Neonatal Med. 2014;19(2):84-9. doi: 10.1016/j.siny.2013.11.005.

4. Spittle AJ, Catherine Morgan C, Olsen JE, Novak I, Cheong JLY.Early diagnosis and treatment of cerebral palsy in children with a history of preterm birth. Clin Perinatol. 2018;45(3):409-420. doi: 10.1016/j.clp.2018.05.011.

5. Hvelplund C, Hansen BM, Kock SV, Andersson M, Skpvgaard AM. Perinatal risk factors for feeding and eating disorders in children age 0 to 3 years. Pediatrics. 2016;137(2):e20152575. doi: 10.1542/peds.2015-2575.

6. Field D, Garland M, Williams K. Correlates of specific childhood feeding problems. J PaediatrChild Health. 2003;39(4):299-304. doi: 10.1046/j.1440-1754.2003.00151.x.

7. Zehetgruber N, Boedeker RH, Kurth R, Faas D, Zimmer KP, Heckmann M. Eating problems in very low birth weight children are highest during the first year and independent risk factors include duration of invasive ventilation. Acta Paediatr. 2014;103(10):424-38.

8. Crapnell TL, Rogers CE, Neil JJ, Inder TE, Woodward LJ, Pineda RG. Factors associated with feeding difficulties in the very preterm infant. Acta Paediatr. 2013;102(12):e539-45. doi: 10.1111/apa.12393.

9. Samara M, Johnson S, Lamberts K, Marlow N, Wolke D. Eating problems at age 6 years in a whole population ample of extremely preterm children. Dev Med ChildNeurol. 2010;52(2):e16-22. doi: 10.1111/j.1469-8749.2009.03512.x.

10. Arvedson JC, Lefton-Greif MA. Anatomy, embryology, physiology and normal development. In: Arvedson JC, Brodsky L, Lefton-Greif MA. Pediatric swallowing and feeding: assessment and management. 3. ed. San Diego (CA): Plural Publishing, 2020; p.11-74.

11. Novak I, Msall M. Cerebral palsy. In: Malcom WF, editor. Beyond the NICU: comprehensive care of the high-risk infant. Blacklick (OH): McGraw Hill Professional. 2014.

12. Gewolb IH, Vice FL. Abnormalities in the coordination of respiration and swallow in preterm infants with bronchopulmonary dysplasia. Dev Med Child Neurol. 2006;48(7):595-9.

13. Lau C. Development of suck and swallow mechanisms in infants. Ann NutrMetab. 2015;66;Suppl 5(0 5):7-14. doi:10.1159/000381361.

14. Rudolph CD, Link DT. Feeding disorders in infants and children. Pediatr Clin North Am. 2002;49(1):97-112, vi. doi: 10.1016/s0031-3955(03)00110-x.

15. Dowling DA. Physiological responses of preterm infants to breast-feeding and bottle-feeding with the orthodontic nipple. Nurs Res. 1999;48(2):78-85. doi: 10.1097/00006199-199903000-00006.

16. Meier PP. Bottle – and breast-feeding: effects on transcutaneous oxygen pressures and temperature in preterm infants. Nurse Res. 1988;37(1):36-41. PMID: 3340577.

17. Geddes DT, Kent JC, Mitoulas LR, Hartmann PE. Tongue movement and intra-oral vacuum in breastfeeding infants. Early Hum Dev. 2008;84(7):471-7. doi: 10.1016/j.earlhumdev.2007.12.008.

18. Rocha NM, Martinez FE, Jorge SM. Cup or bottle for preterm infants: effects on oxygen saturation, weight gain, and breastfeeding. J Hum Lact. 2002;18(2):132-8. doi: 10.1177/089033440201800204.

19. De Groot L. Posture and motility in preterm Infants. Dev Med Child Neurol. 2000;42:65-8.

20. Samsom JF, De Groot L, Hopkins B. Muscle power in "high-risk" preterm infants at 12 and 24 weeks corrected age: a measure for early detection. Acta Paediatr. 2001;90(10):1160-6. doi: 10.1080/080352501317061576.

21. Bly L. An analysis of the atypical motor development process. In: components of typical and atypical motor development. Laguna Beach (CA): The Neuro-Developmental Treatment Association. 2011; p. 23-48.

22. Berzier MM, Hunsinger Y. O bebê e a coordenação motora. São Paulo: SummusEdtorial; 1992.

23. Morais RD. Fonoaudiologia: desenvolvimento da motricidade oral. In: Takaoka L, Coutinho L, Weiler, RME.Odontopediatria: a transdisciplinaridade na saúde integral da criança. Barueri: Manole; 2016; p. 217-30.

Alexandre Francisco de Lourenço

A prematuridade é uma das principais causas da paralisia cerebral. Alguns preferem chamar a paralisia cerebral de "encefalopatia crônica estática infantil". O fato é que paralisia cerebral (PC) é um termo consagrado e cabe aos profissionais que atuam junto à criança esclarecer, sobretudo aos pais, que a parte cognitiva não está necessariamente comprometida.[1,2] A vantagem da denominação encefalopatia crônica estática infantil é que ela encerra em si a própria a definição da PC, ou seja, uma lesão no cérebro imaturo, de caráter crônico e não evolutiva. Um ponto importante a lembrar é que, embora a lesão cerebral seja estática, a repercussão motora é progressiva e demanda a ação de uma equipe multidisciplinar, na qual atua a ortopedia.

Sabemos que as causas da PC podem ter sua origem no período pré-natal (da concepção até início do trabalho de parto), natal (do início do trabalho de parto até o nascimento) e pós-natal (do nascimento até 2 anos). Embora a prematuridade seja considerada uma causa natal, é inegável que pode haver uma sobreposição das causas da PC e torna-se difícil estabelecer quando exatamente ocorreu a lesão.[3,4] Entre as causas de PC com origem pré-natal, podemos citar infecções, malformações, asfixia, uso de drogas ilícitas e álcool; ao nascimento incluem prematuridade e asfixia e pós-natais as infecções e traumas.

▶ Área de lesão

A paralisia cerebral causa alterações dos movimentos e da postura conforme a área da lesão encefálica. As principais alterações são a espasticidade, a atetose, a ataxia e a mista. Menos frequentemente temos situações de alteração do tônus muscular com hipotonia generalizada (*floppy baby*) ou com hipertonia manifestada por rigidez dos membros. A espasticidade é caracterizada por aumento do reflexo de estiramento, aumento do tônus muscular e clônus; a atetose por movimentos involuntários (distonia, coreia, balismo) e a ataxia por perda do equilíbrio. A alteração mais comum na forma mista é espaticoatetoide.

Diagnóstico

O diagnóstico de PC deve ser feito o mais precocemente possível. Como já foi exposto anteriormente, a prematuridade, o baixo peso ao nascimento e a hipóxia são frequentemente associados com PC. Em geral, cerca de 40% dos pacientes não têm etiologia clara da paralisia cerebral; porém, todas as crianças que se apresentam com fatores de risco devem ter um acompanhamento médico adequado com especial atenção ao atraso do seu desenvolvimento neuropsicomotor. Quanto mais discreto for esse atraso, mais tempo leva-se para chegar ao diagnóstico.[6] Existem vários testes que servem como instrumentos para estabelecer o diagnóstico de desenvolvimento anormal de recém-nascidos prematuros e, no Brasil, o teste de Denver II e a escala motora infantil de Alberta estão entre as mais usadas, segundo Santos *et al.* (2008).[7]

Não é raro que o diagnóstico seja feito por ortopedista, quando a criança é levada para examinar um atraso ou uma alteração da marcha, principalmente quando ocorre a marcha na ponta dos pés (marcha equina). Os marcos do desenvolvimento neuropsicomotor devem ser bem conhecidos desde a aquisição progressiva do controle cervical, postura sentada, postura ereta e a marcha. Mesmo quando o ortopedista for o primeiro a ser procurado, é importante que o diagnóstico seja estabelecido pelo neurologista, a quem cabe decidir quais exames devem ser indicados.[8]

A prematuridade extrema confere um risco cem vezes maior do que uma gestação de termo (O'Shea, 2008) para PC.[9] Nelson & Ellenberg (1979), num estudo com 54 mil crianças, estimaram o risco de PC em torno de 90/1000 se o peso de nascimento fosse menor do que 1.500 g e em torno de 3/1000 se o peso de nascimento fosse acima de 2.500 g. Contudo, esses autores advertem que cerca de 50% das crianças que apresentam PC tiveram peso acima de 2.500 g e gestação de termo.[10] Estudos mais recentes indicam que mesmo prematuros extremos têm hoje melhor prognóstico em relação a vários parâmetros e uma diminuição do risco de apresentar paralisia cerebral (Robertson *et al.*, 2009).[11] De todo modo, não se deve esquecer que mesmo prematuros de idade gestacional maior, 34 a 36 semanas, também têm risco de apresentar PC.[12]

Prognóstico de marcha

No tratamento de crianças com acometimento neurológico, sobretudo uma que leva o nome de paralisia, uma das primeiras perguntas que os pais fazem ao ortopedista é se o seu filho ou filha vai andar. Por mais compreensível que seja essa preocupação dos pais, é importante lembrar que a marcha ocupa um lugar abaixo de outras prioridades na reabilitação, como comunicação, atividades de vida diária, mobilidade adequada, postura e educação.

De todo modo, os critérios de Bleck podem ajudar a determinar o prognóstico de deambulação da criança com paralisia cerebral. A persistência de sinais e de reflexos primitivos e a ausência de sinais e reflexos de maturidade podem ser usadas como parâmetros para o prognóstico de marcha para crianças acima de 12 meses de idade.[12] Assim, é feita uma pontuação com a persistência dos reflexos primitivos (Moro, tônico cervical simétrico, tônico cervical assimétrico, reflexo de endireitamento e reflexo de reação positiva de apoio) e a ausência de reflexos de maturidade neurológica (reflexo de paraquedas e reflexo de colocação dos pés). A cada uma dessas situações é atribuído 1 ponto. Quando a soma é igual ou superior a 2 pontos, o prognóstico de marcha é ruim.[13] Ainda com relação ao prognóstico de marcha, sabe-se que crianças que não têm equilíbrio de tronco (não conseguem se sentar sem apoio) aos 2 anos de idade, dificilmente serão deambuladoras mais tarde.

▸ Grau de acometimento motor

Com relação à capacidade de deambulação, usualmente classificam-se os portadores de PC como deambuladores funcionais (comunitários ou domiciliares) ou não funcionais (terapêuticos), além do grupo de não deambuladores (cadeirantes).[14] Deambuladores comunitários são independentes para marcha em todos os ambientes; deambuladores domiciliares conseguem andar em ambientes fechados ou pequenas distâncias, porém usam cadeira de rodas para distâncias maiores; deambuladores terapêuticos conseguem andar com aparelhos especiais apenas curtas distâncias durante sessões de terapia, porém não têm marcha funcional. Mais modernamente, tem sido usada a escala de mobilidade funcional ou FMS, da sigla em inglês, que descreve o desempenho da marcha em três distâncias: 5; 50; e 500 metros.[15]

Palisano *et al.* (1997) desenvolveram um sistema de classificação da função motora global (GMFCS, *gross motor function classification system*), que tem sido muito usado. Essa classificação é feita de acordo com a idade e apresenta um valor prognóstico para as crianças portadoras de PC.[16,17]

▶ **Quadro 18.5.1 GMFCS para crianças abaixo de 2 anos de idade**

Nível I	Consegue ficar sentada sem apoio; engatinha; levanta-se com apoio; troca passos apoiada nos móveis; inicia marcha entre 18 meses e 2 anos de idade sem uso de aparelhos ortopédicos auxiliares de marcha
Nível II	Tem equilíbrio sentado, mas precisa usar apoio das mãos; rasteja de barriga ou engatinha; pode ficar de pé e andar apoiada nos móveis
Nível III	Fica sentada com apoio do tronco; consegue rolar e rastejar para frente de barriga
Nível IV	Tem controle de cabeça, porém necessita de apoio de tronco para se sentar no chão; consegue rolar para a posição supina e pode rolar para a posição prona
Nível V	As deficiências físicas limitam o controle voluntário do movimento; sem controle de cabeça e tronco na postura sentada e prona e necessita de auxílio para rolar

Fonte: Desenvolvido pela autoria.

A GMFCS é definida para as outras faixas etárias e tem características para cada um dos seus cinco níveis diferentes. Assim, há uma GMFCS de 2 a 4 anos; uma para a faixa etária de 4 a 6 anos; outra de 6 a 12 anos; e, finalmente, uma para adolescentes de 13 a 18 anos. Além do prognóstico, a GMFCS é bastante útil para o acompanhamento da criança com PC. Em termos gerais, as diferenças por faixa etária podem mudar positivamente para os níveis GMFCS até 12 anos e pode ser observada uma piora na adolescência após 13 anos de idade. O prognóstico geral para cada nível pode ser mais bem entendido no Quadro 18.5.2.

▶ **Quadro 18.5.2 Prognóstico da paralisia cerebral de acordo com a GMFCS**

Nível I	Anda sem limitação
Nível II	Anda com limitação
Nível III	Anda com apoio manual (andador, muletas)
Nível IV	Mobilidade com limitação; pode usar cadeira de rodas elétrica
Nível V	Transportado em cadeira de rodas manual

Fonte: Desenvolvido pela autoria.

Tratamento ortopédico

O tratamento ortopédico deve ser inserido no contexto dos cuidados multidisciplinares exigido pela PC. Uma boa integração entre os membros dessa equipe é fundamental, mesmo quando o tratamento é realizado em consultórios ou em mais de um lugar. Todos os tratamentos para PC são paliativos e devemos sempre lembrar aos pais que, após qualquer modalidade de terapia, a criança pode melhorar, mas ainda será portadora de paralisia cerebral.

O tipo clínico espástico, o mais frequente que corresponde a cerca de 70% dos casos, é aquele que mais precisa dos cuidados ortopédicos. Um cuidado especial deve-se ter quando existe um tipo misto com espasticidade associada à atetose porque uma indicação cirúrgica inadequada pode propiciar uma inversão da deformidade que primariamente se tentava corrigir.

A espasticidade afeta o crescimento normal do músculo e acarreta contraturas e deformidades articulares. Ziv*et al.* (1984) estudaram o crescimento muscular longitudinal de ratos normais em comparação com ratos espásticos e observaram que, nos espásticos, o crescimento é reduzido em cerca de 45%, resultando em contraturas.[18] Segundo esses autores, ocorrem três estágios no encurtamento muscular (Quadro 18.5.3).

▶ **Quadro 18.5.3 Estágios do encurtamento muscular na PC espástica**

Grau I (dinâmico)	Presença de espasticidade sem deformidade
Grau II Fixo (muscular)	Contraturas musculares
Grau III (osteoarticular)	Deformidades ósseas e articulares

Fonte: Desenvolvido pela autoria.

Como já frisado inicialmente, a PC tem uma lesão estática, porém as alterações nos membros são progressivas e cabe à equipe multidisciplinar impedir que seus efeitos nocivos piorem ainda mais as condições das crianças portadoras dessa complexa afecção.

No estágio I de espasticidade, sem contraturas, o papel do ortopedista é prescrever órteses para posicionamento adequado dos membros. Nessa fase, é fundamental a função da fisioterapia e da terapia ocupacional. Ainda nessa fase, o ortopedista pode indicar bloqueios motores com toxina botulínica e/ou fenol. Atualmente, alguns protocolos de tratamento associam a toxina botulínica seriada, seguida de imobilização gessada e fisioterapia intensiva.[19] A adoção dessa conduta tem mostrado resultados promissores, evitando cirurgias precoces em muitos casos. A toxina botulínica do tipo A bloqueia a transmissão na placa mioneural, pela inibição da acetilcolina. As doses dependem da massa muscular local, com a dose máxima de 15 U/kg de peso corporal, nunca excedendo 400 U numa única sessão. As aplicações não devem ser realizadas em intervalos inferiores a 3 meses, pois esse é o tempo mínimo de duração dos efeitos relaxantes. Outro ponto a ressaltar é que esse procedimento deve ser realizado com a criança anestesiada, uma vez que são usados vários pontos de injeção muscular profunda. Para se obter maior acurácia na identificação do músculo indicado, é imprescindível o uso de aparelho de ultrassonografia ou de eletroestimulador ao se aplicar a toxina botulínica (Figura 18.5.1).

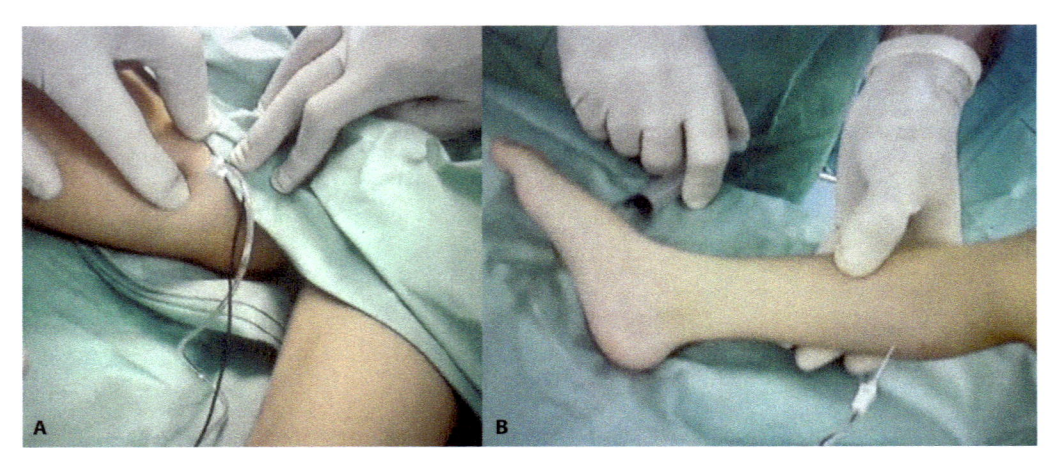

▶ **Figura 18.5.1. Aplicação de toxina botulínica com uso de eletroestimulador. (A) Injeção nos adutores do quadril. (B) Injeção no tríceps sural.**

Fonte: Acervo da autoria.

As órteses usadas nos membros inferiores geralmente são curtas, abaixo do joelho e podem ser fixas ou articuladas nos tornozelos, de acordo com o equilíbrio geral da criança e de seu desempenho na marcha. Muitas vezes, esse tipo de órtese é chamado pela sua sigla em inglês, AFO, que significa *ankle foot orthosis*. Também são comumente empregadas talas de lona para os joelhos, geralmente para dormir ou nas sessões de fisioterapia, nos pacientes que apresentam tendência para deformidade em flexão dessas articulações. Nos membros superiores, usam-se talas de posicionamento dos punhos, com apoio ventral ou dorsal, de acordo com a deformidade, assim como órteses para corrigir a frequente deformidade do polegar na palma. De maneira geral, estas órteses são confeccionadas por terapeutas ocupacionais a quem cabe também fazer as devidas adaptações para as atividades de vida diária.

Como regra, no estágio II do encurtamento muscular pela espasticidade, os bloqueios químicos não estão indicados. Quando já existe retração (contratura) definida dos grupos musculares, o tratamento cirúrgico está indicado e, sendo aplicado oportunamente, podemos evitar, em muitos casos, a progressão para o grau III de encurtamento com deformidades osteoarticulares.

Cirurgias ortopédicas

Geralmente as cirurgias ortopédicas são realizadas após os 5 anos de idade, priorizando até então os bloqueios com toxina botulínica, gesso, fisioterapia e órteses. Contudo, quando estamos diante de deformidades mais graves como uma contratura em flexoadução do quadril e a fisioterapia e os bloqueios químicos não foram suficientes, as cirurgias podem ser realizadas mais precocemente porque o risco de uma luxação dessa articulação é muito grave.

As cirurgias ortopédicas feitas nos membros inferiores, de modo geral, são realizadas simultaneamente nos quadris, joelhos e pés.[20] A tendência atual é corrigir todas as deformidades numa única anestesia para possibilitar uma reabilitação melhor na PC e evitar procedimentos cirúrgicos repetidos. Todavia, quando as cirurgias são feitas simultaneamente em todos os segmentos, existe pouca margem para erro de julgamento para diferenciar as alterações primárias, que devem ser corrigidas, das alterações compensatórias que o paciente pode estar apresentando para lidar com sua falta de equilíbrio e posturas inadequadas.

Tecnicamente, a maior parte das cirurgias ortopédicas na PC é fácil, visto que a maioria consiste em alongamentos e transferências musculares. A dificuldade está em saber o momento certo de indicar a cirurgia e quanto de alongamento um determinado grupo muscular precisa. Infelizmente, a facilidade técnica das cirurgias ortopédicas na PC induz, com frequência, médicos sem a devida experiência nessa área a fazerem procedimentos que acabam prejudicando ainda mais a criança com essa alteração. Embora não seja o escopo deste livro a discussão de cirurgias ortopédicas, podemos dizer que o alongamento excessivo do tendão calcâneo representa uma das maiores geradoras iatrogênicas de sequelas na PC. Mesmo leigos observam, com razão, que a marcha, após uma cirurgia inadequada do tendão calcâneo, ficou muito pior e a isso se deve a má reputação que acompanha, muitas vezes, a cirurgia ortopédica na PC. O tríceps sural é um importante músculo antigravitacional e a fraqueza causada pelo seu alongamento exagerado provoca o colapso dos membros inferiores, podendo ser observada principalmente a postura em flexão exagerada dos joelhos após esses procedimentos cirúrgicos inadequados.

De todo modo, é preciso reconhecer que a maioria das crianças portadoras de PC necessitará de algum tipo de tratamento cirúrgico. Aquelas com potencial de marcha terão um tipo de indicação; porém, mesmo aquelas que não deambulam devem ser contempladas com tratamento cirúrgico quando indicado para não comprometer ainda mais seu quadro geral. É frequente pais de pacientes gravemente acometidos, com uma tetraparesia e deficiência mental associada e que têm um quadril em risco, relutarem em permitir um tratamento cirúrgico mais simples como uma liberação de partes moles e que acabam por ter seus filhos com condições ainda mais agravadas depois que ocorre a luxação (Figura 18.5.2).[21,22,23]

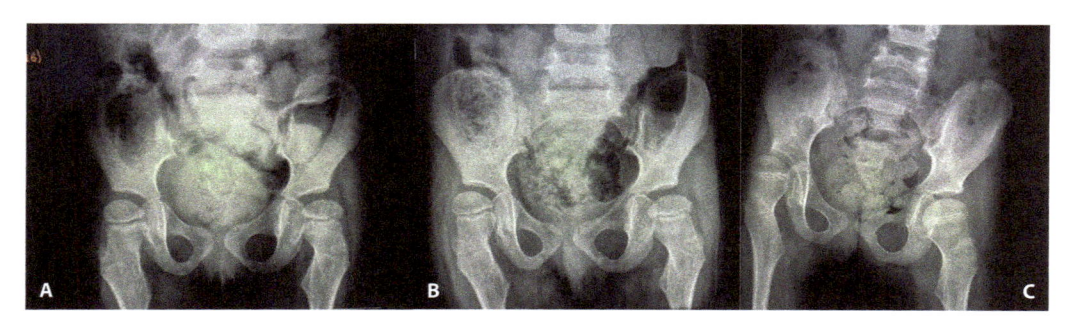

▶ **Figura 18.5.2. A displasia do quadril na PC ocorre por desequilíbrio muscular. Radiografias de uma criança com PC diplégica com maior acometimento do lado direito. (A) 4 anos. (B) 7 anos. (C) 10 anos. Evolução mostra a progressiva subluxação do quadril direito e a obliquidade pélvica, causando desvio da coluna vertebral.**

Fonte: Acervo da autoria.

O tratamento cirúrgico ortopédico deve estar fundamentado num exame físico minucioso, exame da marcha (quando possível, o uso de laboratório de marcha é útil, como veremos a seguir) e exame sob anestesia no centro cirúrgico. O exame físico deve ser realizado em ambiente calmo, aquecido e sem interferência de ruídos exagerados. Essas exigências se prendem ao fato de que o tônus desses pacientes pode sofrer alterações com o ambiente e também com a emotividade. Assim, deve-se também evitar fazer uma programação cirúrgica fundamentada apenas num único exame físico. É recomendável rever a criança e repetir o exame antes de se decidir o procedimento cirúrgico. O paciente portador de PC pode apresentar muitas alterações e há vários testes propedêuticos que devem ser pesquisados. Os principais testes propedêuticos procuram pesquisar o grau de encurtamento muscular. Nos quadris, observam-se principalmente a abdução brusca e o grau de contratura em flexão pelo teste de Thomas (Figuras 18.5.3 e 18.5.4).

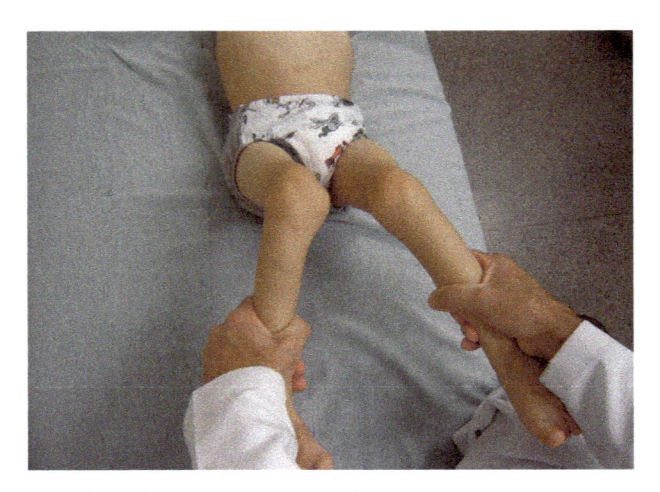

▶ **Figura 18.5.3. Manobra de abdução brusca para avaliar a espasticidade dos adutores.**
Fonte: Acervo da autoria.

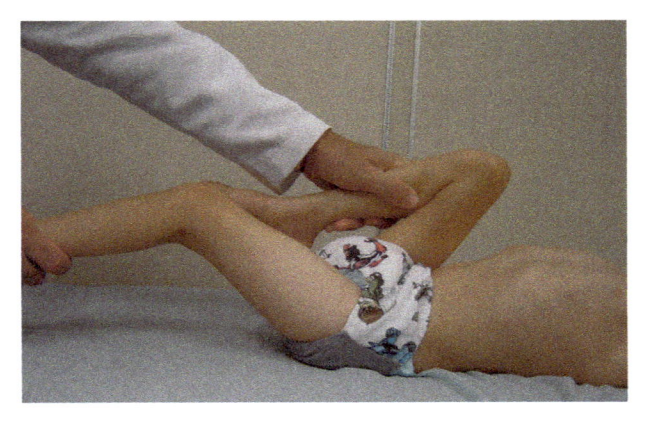

▶ **Figura 18.5.4. Manobra de Thomas para pesquisar a contratura em flexão dos quadris. A magnitude da deformidade é dada pelo ângulo formado entre o eixo da coxa e o eixo do tronco (mesa), após retificada a lordose.**
Fonte: Acervo da autoria.

O paciente deambulador com encurtamento da musculatura adutora tem a típica marcha em tesoura, com os membros inferiores cruzando alternadamente a linha média ao andar. Ainda na avaliação dos quadris, devem-se fazer radiografias periódicas da bacia para avaliar grau de extrusão da cabeça femoral e verificar sinais de risco de luxação.[24] Normalmente, menos de 20% da cabeça femoral está lateral à linha de Perkins e quando mais de 66% da cabeça está lateral já é considerada uma luxação (Quadro 18.5.4).

▶ **Quadro 18.5.4 Índice de Reimers (avaliação da luxação do quadril)**

Grau de extrusão	Classificação
< 20%	Normal
De 20 a 33%	Displásico
De 33 a 66%	Subluxado
> 66%	Luxado

Fonte: Desenvolvido pela autoria.

Nos joelhos, é importante a avaliação do encurtamento dos isquiotibiais pelo ângulo poplíteo (Figura 18.5.5). Quando os isquiotibiais estão encurtados, durante a marcha pode ocorrer uma acentuada flexão dos joelhos durante a fase de apoio, caracterizando a marcha agachada ou *crouch gait*. Ainda no joelho pode haver um encurtamento do reto anterior da coxa, acarretando uma extensão dessa articulação na fase de balanço, resultando no padrão de marcha com joelhos rígidos, a chamada *stiff knee gait*. Com relação aos pés, uma das queixas mais frequentes que podem aparecer para o ortopedista é a da criança que anda na ponta dos pés, ou seja, com marcha tipo equino. Sem dúvida, o equinismo é uma das alterações mais presentes e facilmente observadas nas crianças com PC. Ele pode ser consequência de encurtamento dos gastrocnêmios ou do tríceps como um todo e isso pode ser diferenciado na manobra de Silfverskiöld (Figura 18.5.6).

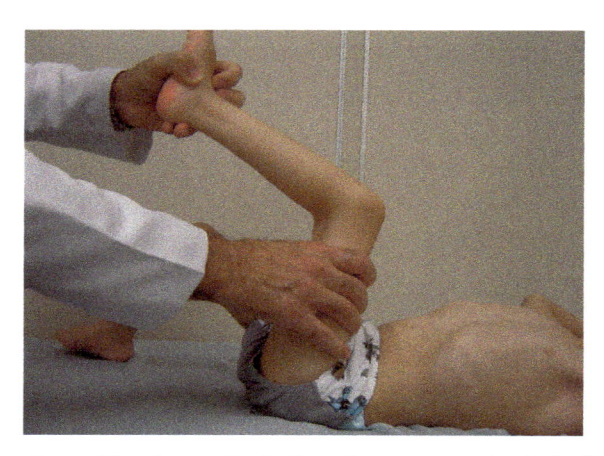

▶ **Figura 18.5.5. O ângulo poplíteo é pesquisado fazendo-se a extensão do joelho com o paciente em decúbito ventral, com o quadril fletido em 90°.**

Fonte: Acervo da autoria.

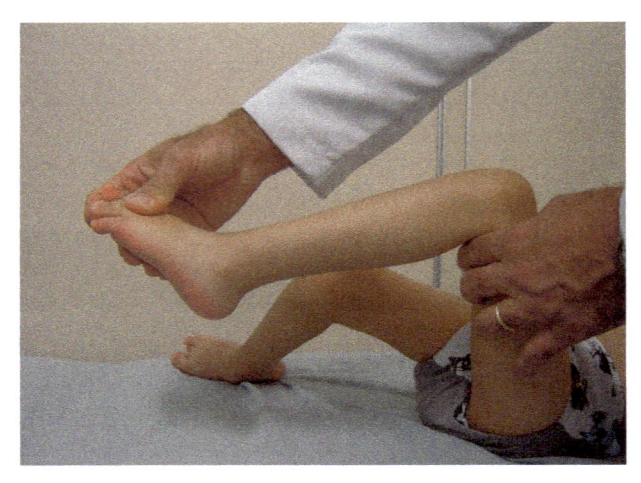

▶ **Figura 18.5.6. A manobra de Silverskiöld serve para diferenciar a deformidade em equino causada apenas pelos gastrocnêmios e aquela que envolve também o solear, quando não há redução com os joelhos em flexão.**

Fonte: Acervo da autoria.

Como já salientado, outro ponto fundamental para o ortopedista no tratamento da PC é a análise da marcha. Muito do que se faz atualmente na PC se deve aos conhecimentos advindos do uso do laboratório de marcha. Gage (1991) observou que, antes do laboratório de marcha, o tratamento ortopédico, empiricamente formulado e instituído, modificava os pacientes, mas nem sempre permitia assegurar que eles melhorariam. Por meio do laboratório de marcha, a análise da marcha pode ser avaliada cinética e cinematicamente e, quando complementado pela eletroneuromiografia dinâmica, permite saber também onde exatamente residem os desequilíbrios musculares. É evidente que, com dados específicos, o ortopedista pode planejar abordagens específicas.[26] Infelizmente o laboratório de marcha ainda não é uma realidade para a maioria das crianças portadoras de PC no Brasil. Existem menos de seis laboratórios de análise de marcha em todo o país, sendo dois deles em São Paulo, porém nenhum em instituição pública.

Quando a avaliação em laboratório de marcha não é disponível e a criança já consegue trocar passos, recomenda-se pelo menos a gravação metódica da marcha do paciente no pré e pós-operatório, o que já permite um grau maior de documentação dos tratamentos propostos e realizados. É muito importante também a repetição do exame físico antes da cirurgia para avaliar o arco de movimento passivo com a criança anestesiada. Com isso, é possível diferenciar as contraturas e as alterações dinâmicas da espasticidade. Caso a deformidade avaliada no ambulatório desapareça totalmente no momento da anestesia, pode ser melhor uma aplicação de toxina botulínica no lugar de um alongamento cirúrgico.

Com relação aos membros superiores, são várias as deformidades que podem surgir e ter indicação de tratamento cirúrgico. De preferência, as cirurgias de membros superiores devem ser feitas após a criança já ter um desenvolvimento adequado para colaborar na sua reabilitação.

O tronco também é bastante acometido na PC, principalmente nos casos mais graves e seu tratamento é bastante complexo, muitas vezes com a necessidade de cirurgias bastante invasivas, uma vez que a resposta para correções com fisioterapia e coletes ortopédicos é muito limitada.

Para finalizar, devemos refletir que qualquer tratamento ortopédico traz grandes repercussões na vida adulta dos pacientes portadoras de PC e isso deve estar na mente de todos que tratam dessas crianças.

▶ Referências bibliográficas

1. Bleck EE. Orthopedic management in cerebral palsy. Mac Keith Press. Oxford Blackwell Scientific Publications Ltda. Philadelphia J B Lippincott Co. 1987.

2. Birch, JG. Orthopedic Management of Neuromuscular disorders in children. Semin Pediatr Neurol 5:78-91, 1998.

3. Graham HK, Thomason P, Novacheck TF. Cerebral palsy in lovell & Winter's pediatric orthopedics. 7. ed. Lippincott Williams & Wilkins, 2014.

4. Karol LA. Cerebral palsy in Tachdjian's pediatric orthopedics: from the Texas Scotish Rite Hospital for Children – Saunders. 5. ed., 2014.

5. A classification of cerebral palsy. Pediatrics 18:841,1956.

6. Rang, M – Cerebral Palsy in Lovell & Winter's Pediatric Orthopedics. Philadelphia J B Lippincott Co, 1991.

7. Santos RS, Araujo AP, Porto MA. Early diagnosis of abnormal development of preterm newborns: assessment instruments. J Pediatr (Rio J). 2008;84(4):289-99.

8. Haynes KB, Wimberly RLW, VanPelt JM, Jo C, Riccio AI, Delgado MR. Toe walking: a neurological perspective after referral from pediatric orthopaedic surgeons. J PediatrOrthop. 2018;38(3):152-6.

9. O'Shea M. Cerebral palsy. Semin Perinatol 2008;32(1):35-41.

10. Nelson KB, Ellenberg JH. Neonatal signs as predictors of cerebal palsy. Pediatrics. 1979;64(2):225-32.

11. Robertson CM, Watt MJ, Dinu IA. Outcomes for the extremely premature infant: what is new? And where are we going? Pediatr Neurol. 2009;40(3):189-96.

12. Petrini JR, Dias T, McCormick MC, Masolo ML. Increased risk of adverse neurological development for late preterm infants. J Pediatr. 2009;154(2):169-76.

13. Bleck EE. Locomotor prognosis in cerebral palsy. Dev Med Child Neurol. 1975;17:18-25.

14. Hoffer MM. Management of the hip in cerebral palsy. J Bone Joint Surg. 1986;68:629.

15. Graham HK, Harvey A, Rodda J, Nattrass GR. The functional mobility scale (FMS). J Pediatr Orth. 2004;24;5:514-20.

16. Palisano R, Rosenbaum P, Walter S, Russell D, Wood E, Galuppi BE. Development and reliability of a system to classify gross motor function in children with cerebral palsy. Dev Med Child Neurol. 1997;39:214-23.

17. Rosenbaum PL, Walter SD, Hanna SE, Palisano RJ, Russel DJ, Raina P, et al. Prognosis for gross motor function in cerebral palsy: creation of motor development curves. JAMA 2002;18;288(11):1357-63.

18. Ziv I, Blackburn N, Rang M, Koreska J. Muscle growth in normal and spastic mice. Dev Med Child Neurol. 1984;26(1):94-9.

19. Molenaers G, Desloovere K, De Cat J. Botulinum toxin A in the treatment of infantile cerebral palsy. Taking into account multilevel, integrated treatment. Orhopade. 2004;33(10):1119-28.

20. Norlin R, Tkaczuk H. One-session surgery for correction of lower extremity deformities in children with cerebral palsy. J PediatrOrthop. 1985;5:208.

21. Pinto JÁ, Masiero D, Milani C, Ishida A, Dobashi ET, Saad EA. Avaliação tomográfica em quadris de pacientes diplégicos espásticos. Rev Bras Ortop. 1996;31(12):1013-18.

22. Samilson RL, Tsou P, Aamoth G, Green WM. Dislocation and subluxation of the hip in cerebral palsy. J Bone Joint Surg Am. 1972;54:863-73.

23. Howard CB, Mckibbin B, Williams LA, Mckaie I. Factores affecting the incidence of hip dislocation in cerebral palsy. J Bone Joint Surg. 1985;67B:530-2.
24. Reimers J. The stability of the hip in children. A radiological study of the results of muscle surgery in cerebral palsy. Acta Orthop Scand. 1980;184:1-100.
25. Gage JR. The role of gait analysis in the treatment of cerebral palsy. J PediatrOrthop. 1994;14(6):701-2.
26. Sees JP, Truong WH, Novacheck TF, Miller F, Georgiadis AG. What's New in the Orthopaedic Treatment of Ambulatory Children With Cerebral Palsy Using Gait Analysis. J PediatrOrthop. 2020;40(6):498-503.

Capítulo 19

Repercussões na Saúde Mental

19.1 Repercussões Neuropsicológicas

Claudia Berlim de Mello
Elaine Girão Sinnes
Mauro Muszkat

Embora as taxas de mortalidade dos bebês prematuros tenham sido reduzidas significativamente nas últimas décadas, muitos sobreviventes permanecem vulneráveis a complicações que podem persistir por toda a vida.[1] Quanto mais baixo o peso de nascimento, maior a probabilidade de a criança evoluir com problemas de desenvolvimento ou alterações neuropsicológicas sutis. Com frequência, os prejuízos cognitivos só são detectados na medida em que as demandas sociais e escolares se tornam mais exigentes. Desta forma, é necessário um acompanhamento a longo prazo bem como a formação de profissionais da saúde e da educação que possam contribuir para a intervenção precoce e assistência integrada, visando o aumento da qualidade de vida e do bem-estar psicológico, social e adaptativo dessa população.

Neste sentido, a capacitação de profissionais de saúde e da educação na identificação de eventuais disfunções neuropsicológicas precocemente deve ser vista como ação prioritária para favorecer a qualidade de vida da criança, não apenas no domínio fisiológico, como também psicológico, social e adaptativo. O presente capítulo tem por objetivo principal a delimitação dos principais problemas neuropsicológicos associados à prematuridade, excluindo-se aqueles decorrentes de anormalidades estruturais maiores, como na deficiência mental e na paralisia cerebral, relacionados às consequências neurológicas.

Fatores neurobiológicos e prematuridade

O impacto da prematuridade no neurodesenvolvimento deve ser visto em uma ótica interdisciplinar uma vez que o desenvolvimento é multidimensional e resultado de interações neurobiológicas, sociais e culturais que são interdependentes, e não hierárquicas. Mesmo componentes estruturais do sistema nervoso central (SNC) e genéticos são suscetíveis às influências da modulação ambiental. Por exemplo, a exposição precoce a estressores ambientais relacionados a condições metabólicas é fator de risco para o desenvolvimento cognitivo.[2]

Nesta perspectiva, a prematuridade pode associar-se a eventos que aceleram o processo de apoptose (morte neuronal programada) em áreas cerebrais importantes para a organização do comportamento, como hipocampo, córtex pré-frontal e temporal, cerebelo e córtex associativo posterior, ou interferem em vias de substância branca, resultando em alterações neuropsicológicas expressas muitas vezes em fases mais posteriores do desenvolvimento, como na adolescência. Para investigar associações entre consequências cerebrais e neuropsicológicas na prematuridade, Norsati *et al.* compararam dados de voxietria e morfometria obtidos por ressonância magnética (RM) estrutural de 218 adolescentes com história de nascimento e com menos de 33 semanas de gestação e 128 controles.[3] Os autores evidenciaram indicadores de redução significativa do volume de áreas neocorticais, como dos córtices frontal e temporal, e de substância branca. A redução foi relacionada a um baixo desempenho em tarefas neuropsicológicas tanto de linguagem como de funções executivas como planejamento, organização e autorregulação.

Outra região de grande suscetibilidade em prematuros abrange as áreas associativas posteriores do cérebro, mais particularmente o lobo parietal, importante sede de modulação das atividades ligadas ao esquema corporal, à integração visoperceptiva e visoconstrutiva, como a representação das imagens, do pensamento espacial, do grafismo e transposição grafofonêmica. Diferentemente das envolvidas na linguagem, esta região tem maior vulnerabilidade a alterações estruturais e menor potencial de neuroplasticidade. Mais especificamente, quanto às áreas sensoriais, é conhecido que o pico de sinaptogênese das áreas visuais e auditivas é bem precoce, em geral anterior aos 6 meses de vida, o que destaca a importância da estimulação visual e auditiva em prematuros de risco.[4] Problemas na proliferação sináptica nessas áreas têm consequências no desenvolvimento de outras áreas a elas conectadas, mas espacialmente distantes.

Os paradigmas de desenvolvimento do cérebro do prematuro são bastante diferentes dos da criança nascida a termo, uma vez que a reorganização neuronal, incluindo a transmissão inter-hemisférica por meio do corpo caloso, pode resultar ema reorganização atípica na linguagem e em outras funções complexas como a memória, a atenção e as habilidades executivas. Portanto, para uma compreensão adequada das repercussões neurocognitivas relacionadas à prematuridade, é preciso se ter em conta a interdependência dos fatores estruturais e funcionais relacionados aos períodos sensíveis do desenvolvimento e a capacidade de superar e resistir a adversidades estruturais e psíquicas e ao enriquecimento sensorial e afetivo fornecido no ambiente familiar e escolar. Esses fatores ambientais podem facilitar e reconectar funcionalmente áreas neocorticais e límbicas do

cérebro e são dependentes de variáveis fluidas como as relacionadas ao vínculo pais-
-criança, à privação ou à adequada condição socioeconômica e cultural.

Alguns autores referem que o vínculo mãe-bebê influencia o desenvolvimento global do bebê pré-termo.[5] Alguns pais de prematuros desenvolvem a chamada "síndrome
da criança vulnerável", concentrando-se mais nas deficiências do que nos recursos do
bebê, protegendo-o em excesso e superestimando sua vulnerabilidade. Em contraparti-
da, a mediação e a aprendizagem por meio de intervenções precoces constituem variáveis
importantes para ativar potencialidades ou minimizar efeitos adversos da vulnerabilidade
biológica da criança pré-termo de extremo baixo peso. Repercussões neuropsicológicas
da prematuridade são ainda associadas a fatores fluidos como os relacionados à plasticidade neuronal, que se estrutura de formas distintas de acordo com a susceptibilidade das
várias áreas sensoriais, motoras e associativas do cérebro.[6]

▸ Perfil neuropsicológico na prematuridade

O seguimento longitudinal do desenvolvimento de crianças prematuras revela que
as alterações neuropsicológicas são múltiplas e complexas. Os problemas podem estar
relacionados a prejuízos nos domínios cognitivos que sustentam os processos de aprendizagem[7] e a regulação comportamental.[8] Crianças com peso de nascimento abaixo de
1.500 g tendem a apresentar maior prevalência de deficiência intelectual[9] e deficiências
sensoriais, por exemplo do tipo auditivo.[10]

Deve-se enfatizar que o prognóstico em termos do desenvolvimento neuropsicológico de prematuros não depende apenas de parâmetros de idade gestacional e peso
de nascimento, mas também da presença de complicações pós-natais, da dinâmica e estrutura familiar e de condições socioeconômicas favoráveis. Enquanto os bebês a termo
desenvolvem-se normalmente quanto aos aspectos motores, de fixação aos estímulos e
de atenção visual e auditiva, os bebês pré-termo saudáveis podem apresentar um padrão
mais instável de desenvolvimento nos 6 primeiros meses. Na população de prematuros
tardios (os nascidos com idade gestacional de 34 a 36 semanas e 6 dias), por terem seu
desenvolvimento físico mais adequado, podem ser negligenciados nos aspectos cognitivos e, assim, terem reconhecidas as alterações apenas na idade escolar.[9]

A plasticidade, no sentido de modificação e recuperação funcional, é mais exuberante nas áreas relacionadas à linguagem na criança; áreas envolvidas no processamento
visoespacial e as filogeneticamente mais recentes como o córtex pré-frontal amadurecem
mais tardiamente e expressam sua vulnerabilidade, muitas vezes quando a criança se encontra já na fase escolar.[6] Nesta perspectiva, a memória operacional, função relacionada à
capacidade de manutenção temporária e à manipulação mental das informações; a atenção seletiva, que diz respeito à habilidade de focar em estímulos relevantes; e o controle
inibitório, relacionado à autorregulação motora e dos impulsos são algumas das funções
executivas ligadas às áreas neocorticais pré-frontais que amadurecem mais tardiamente
e que podem ser susceptíveis aos danos hipoxicoisquêmicos e funcionais (apoptose) liga-
dos à prematuridade.[11]

Estudo de metanálise com revisão sistemática envolvendo 64.061 crianças indicou
que bebês nascidos prematuramente apresentam mais complicações cognitivas do que físicas, resultando em risco aumentado para atrasos na linguagem, problemas intelectuais,

emocionais e comportamentais, bem como para transtornospsiquiátricos.[9] Essas alterações podem ser observadas desde muito cedo e continuar ao longo de sua vida, sendo necessário que pais, educadores, profissionais de saúde e legisladores considerem suas necessidades acadêmicas, emocionais e comportamentais.

Um perfil de alterações globais no funcionamento executivo em crianças prematuras pode justificar falhas de inibição de resposta, de controle emocional e de flexibilidade cognitiva, podendo comprometer o desempenho acadêmico e comportamental no futuro.[11] Há ainda evidências de níveis mais elevados de sintomas de transtorno do espectro autista (TEA) e transtorno do déficit de atenção e hiperatividade (TDAH), sugerindo que a prematuridade seja um fator de risco para esses transtornos do neurodesenvolvimento.[12]

Transtorno do déficit de atenção e hiperatividade

A atenção é uma das funções frequentemente investigadas em estudos sobre as alterações neuropsicológicas associadas à prematuridade. Vários fatores fisiopatológicos podem auxiliar na compreensão da prevalência aumentada de TDAH em crianças prematuras. Esses fatores expressam, na verdade, diferentes graus de vulnerabilidade do cérebro a fatores ambientais e físicos que afetam a neuromodulação, indicando que as áreas pré-frontais estejam envolvidas com perda neuronal associada à apoptose da prematuridade.

Estudos com neuroimagem incluindo medidas de tratografia apontam para alterações nas conexões entre o córtex frontal e áreas subcorticais, abrangendo o núcleo caudado e o cerebelo, em crianças com antecedentes de prematuridade e baixo peso, sugerindo um substrato neurobiológico para as disfunções da atenção e falhas executivas nelas observadas.[13] O maior ou menor comprometimento ou hipofunção dessas vias estaria associado aos diferentes graus de comprometimento das funções comportamentais relativas aos domínios da motivação, do processamento temporal das informações e do planejamento e organização motora, que compõem a base neuropsicológica das disfunções executivas, de atenção seletiva e sustentada e da inibição do comportamento.

A ocorrência aumentada de TDAH na prematuridade tem sido atribuída a uma somatória de complicações observadas durante a gestação, parto ou período neonatal, e não a um fator de risco isolado.[14] Embora os sintomas apresentem-se de maneira bastante semelhante nas crianças prematuras ou com baixo peso ao nascer, expressam-se mais precocemente nos prematuros extremos. Flutuações do ciclo sono-vigília, irritabilidade e movimentação intensa são frequentes mesmo nos lactentes, em um perfil diferente do observado em crianças sem antecedentes de prematuridade.[15] Presença de humor negativo com baixa adaptabilidade e irregularidade no padrão sono-vigília no início da vida são, portanto, fortes indicativos de risco precoce para o desenvolvimento de TDAH nos casos de prematuridade.

Em suma, crianças prematuras parecem apresentar de forma consistente fragilidades amplas no funcionamento executivo típicas do TDAH. Nos estudos analisados, as alterações identificadas parecem associar-se mais à dimensão da atenção e menos à agitação motora e à impulsividade, sendo que os pré-termo tardios e sem complicações neonatais apresentam padrões de desempenho semelhantes a crianças de termo saudáveis.

Transtornos da linguagem e da aprendizagem da leitura e escrita

A linguagem é uma das mais complexas funções humanas e abrange múltiplos domínios: o fonológico, relativo à percepção e produção dos sons que constituem as palavras; o semântico, relativo ao seu significado; o gramatical, que compreende as regras sintáticas e morfológicas; e o pragmático, que diz respeito ao uso na linguagem no contexto social.[16] Seu desenvolvimento depende, assim, tanto da integridade de áreas do córtex temporal auditivo primário responsáveis por processos de discriminação auditiva como das áreas associativas do córtex posterior e regiões pré-frontais, moduladas por fatores socioculturais e emocionais, envolvidas nas capacidades de simbolização.

Crianças prematuras, mesmo as identificadas como de baixo risco neurológico, podem apresentar dificuldades de linguagem desde a fase pré-linguística, quando vocalizam apenas fonemas. As disfunções podem envolver tanto os processos mais básicos de percepção auditiva como os mais complexos, a exemplo do processamento fonológico.[17] Na fase pré-escolar, essas disfunções podem se expressar em problemas de narrativa e de vocabulário expressivo.[18] Há evidências, entretanto, de bom desenvolvimento de expressão de habilidades semânticas e sintáticas a partir dos 7 anos de idade, possivelmente por influência da educação parental.[19] Intervenções precoces são, assim, relevantes, principalmente nos 4 primeiros anos de vida, fase de maior plasticidade das áreas primárias e associativas cerebrais.

Crianças prematuras também têm risco aumentado de apresentar dificuldades de aprendizagem da leitura e da escrita, incluindo dislexia.[20] Tem sido relatada uma associação entre alterações periventriculares e baixo desempenho em testes de leitura e de soletração.[21] O processamento linguístico da leitura, pelo qual é feita a conversão grafema-fonema (via não lexical) ou a leitura global da palavra com acesso ao significado (via lexical), se dá nas áreas associativas do cérebro. A atividade funcional dessas áreas permite que a criança reconheça que há letras que não representam o som da fala, já que a leitura alfabética associa um componente auditivo (fonêmico) a um componente visual (grafema), o que é denominado "correspondência grafofonêmica". É necessária a conscientização da estrutura fonêmica da linguagem (decomposição das palavras) e das unidades auditivas, que são representadas por diferentes grafemas, que envolve diversas regiões cerebrais, entre elas a área parieto-occipital. A região occipital, o córtex visual primário, é o responsável pelo processamento dos símbolos gráficos, e as áreas do lobo parietal são responsáveis pelas questões visoespaciais da grafia e da leitura. As informações processadas nestas áreas são reconhecidas e decodificadas na área de Wernicke, responsável pela compreensão da linguagem, e a expressão da linguagem escrita envolve a ativação de áreas do córtex motor primário e da área de Broca. Para todo este processo ocorrer, é importante que as fibras de associação intra-hemisféricas e calosas estejam funcionalmente íntegras. Sabe-se que essas áreas podem se apresentar no prematuro de maneira menos desenvolvida, com menor sinaptogênese ou de forma mais suscetíveis aos efeitos do estresse físico e funcional.

Uma questão que vem sendo discutida na literatura é se os prejuízos de leitura e escrita associados a casos de prematuridade não seriam mais bem explicados por fatores genéticos ou ambientais associados. Para avaliar essa possibilidade, Breslau, Paneth e Lucia[21] avaliaram longitudinalmente o desempenho em testes padronizados de leitura e de matemática de dois grupos de alunos do ensino médio (12 anos de escolaridade), sendo um com histórico de baixo peso ao nascimento (igual ou menor que 2.500 g), procedentes de duas comunidades socioeconômica, racial e geográfica distintas. Os resultados mostraram que, aos 17 anos, os participantes com baixo peso tinham 50% mais chances de apresentar baixo desempenho nos testes, levando, assim, à conclusão de que os efeitos da prematuridade dependem menos de questões socioeconômicas e familiares.

Dificuldades visoconstrutivas e transtorno não verbal de aprendizagem (TNVA)

Crianças com história de prematuridade apresentam maior frequência de dificuldades relacionadas ao processamento não verbal da informação (visopercepção) e sua posterior transposição para áreas motoras do cérebro (visoconstrução).[22] O chamado "transtorno não verbal de aprendizagem"(TNVA) é um termo de base neuropsicológica para denominar um conjunto de dificuldades de percepção somatossensorial e no planejamento motor, da cognição visoespacial e das habilidades relacionadas às inferências indutivas como aritmética.[23] Estima-se que crianças prematuras tenham risco aumentado para desenvolvimento de anormalidades neuropsicológicas que caracterizam o TNVA.

As principais queixas de pais e educadores de crianças com TANV incluem descoordenação, dificuldades para aprender a andar de bicicleta ou amarrar os cadarços, grafismo imaturo para a idade e muitas dificuldades com aritmética. Do ponto de vista fisiopatológico, essas dificuldades podem estar associadas a comprometimentos da substância branca como os observados nas anormalidades cerebrais secundárias à leucomalácia periventricular, apoptose, hemorragia periventricular da prematuridade. Atualmente acredita-se que o comprometimento do hemisfério direito é condição necessária, enquanto o comprometimento da substância branca é condição suficiente para a ocorrência das manifestações de TNVA. Como no hemisfério esquerdo predominam as fibras de conexão corticocortical de curta distância (fibras arciformes ou fibras em U), o hemisfério pode se caracterizar por um estilo mais analítico de processamento de informação. O hemisfério direito, por sua vez, funciona de modo mais holístico em decorrência do maior volume de fibras de conexão corticocortical de longa distância. Lesões ou disfunções da substância branca podem, portanto, repercutir mais sobre as funções do hemisfério direito.

A avaliação neuropsicológica nas crianças com TANV geralmente revela um padrão de dissociação dos escores de inteligência da bateria Weschler (WISC), inversamente ao encontrado na dislexia, ou seja, QI de execução muito inferior ao QI verbal. Nas escalas verbais, é típico o déficit de desempenho no subteste aritmética. A avaliação psicomotora, abrangendo tarefas de orientação direita-esquerda, topognosia, gnosias digitais, estereognosia, grafoestesia, ritmo, persistência motora, é particularmente indicada.

Desenvolvimento socioemocional

Além de possíveis déficits neuropsicológicos, têm sido investigadas as repercussões da prematuridade no desenvolvimento socioemocional. Alguns estudos apontam que os problemas emocionais e comportamentais variam conforme o peso ao nascimento e o gênero, entre outros fatores determinantes. Por exemplo, num estudo, que envolveu a análise de inventários comportamentais respondidos concomitantemente por adolescentes entre 13 e 18 anos com histórico de muito baixo peso ao nascimento e por seus pais, as meninas relataram mais problemas emocionais e comportamentais do que os meninos e manifestaram mais problemas do tipo externalização (agressividade, comportamento opositor, hiperatividade) que não foram reconhecidos por seus responsáveis.[24] O baixo peso ao nascimento como fator de risco para problemas comportamentais também foi identificado em um estudo envolvendo gêmeos mono e dizigóticos, investigados com base no ChildBehavior Checklist (CBCL).[25] Outra pesquisa procurou investigar possíveis repercussões sobre a formação de traços específicos de personalidade.[26] Uma amostra de indivíduos adultos com histórico de extremo baixo peso e sem distúrbios associados foi submetida a várias escalas comportamentais com foco em dimensões como temperamento, motivação, cognição e afeto. Os participantes relataram maior grau de timidez e inibição, menores sociabilidade e sensação de bem-estar emocional do que os controles (com peso normal ao nascimento). Os autores concluíram que essas possíveis características de personalidade de jovens adultos, que foram prematuros, implicam a necessidade de avaliar riscos para problemas emocionais ou psiquiátricos futuros.

Um estudo nacional realizado na região de Ribeirão Preto[27] detectou que crianças nascidas pré-termo apresentaram mais indicadores de dificuldades comportamentais quando comparadas às sem história de prematuridade. Aquelas com histórico de muito baixo peso (< 1.500 g) apresentaram significativamente maior frequência de agitação, apego intenso à mãe, impaciência e inquietude e recusa escolar, além de queixas de enurese. Problemas comportamentais incluem ainda prejuízos nos comportamentos adaptativos relacionados à comunicação, habilidade de vida diária, socialização e motricidade.

As dificuldades neuropsicológicas associadas à prematuridade são múltiplas e complexas. Acompanhar a trajetória de desenvolvimento nas diferentes etapas evolutivas é fundamental para implementar medidas preventivas e reduzir o risco de problemas de aprendizagem. Dois períodos são de especial importância: os 3primeiros anos de vida, marcados pela aquisição de uma gama de habilidades psicomotoras e de linguagem e pelo estabelecimento do apego com figuras de vínculo; e o período em torno de 6 a 7 anos, quando a criança se prepara para enfrentar os desafios da entrada no mundo do aprendizado escolar formal. O seguimento longitudinal deve contemplar questões da criança e da família, a fim de manejar consequências negativas das condições adversas de nascimento que tornam a criança vulnerável fisiológica e psicologicamente e fragilizam os pais emocionalmente, bem como implementar medidas terapêuticas ou educacionais.

Avanços na compreensão da neurobiologia dos processos de desenvolvimento da linguagem e aprendizagem certamente contribuirão para uma melhoria na identificação e na seleção precoce de estratégias educacionais e de programas de reabilitação cognitiva. Também uma avaliação sistemática de marcadores do neurodesenvolvimento pode direcionar o profissional de saúde na escolha da melhor estratégia de reabilitação neuropsicológica e do melhor tratamento indicado para cada caso.

Ainda são muitas as questões relacionadas às consequências do baixo peso ao nascimento e da prematuridade sobre o desenvolvimento cognitivo e neuropsicológico das crianças. Delimitar com maior propriedade os fatores de fragilidade e os fatores de resiliência e plasticidade que contribuem para esta grande variabilidade dos achados é ainda uma proposta futura. Embora muitas crianças prematuras tenham dificuldades em várias dimensões neuropsicológicas, como descrito neste capítulo, muitas com os mesmos fatores de risco se desenvolvem sem quaisquer alterações. Entender esta variabilidade envolve um aprofundamento das fronteiras interdisciplinares e do contato dos vários profissionais, médicos pediatras, neurologistas, psicólogos e fonoaudiólogos que lidam com as crianças nas várias fases da ontogênese. A perspectiva requer novos olhares para a singularidade do neurodesenvolvimento considerando tanto o impacto dos eventos neurobiológicos relacionados à prematuridade como os fatores de plasticidade implicados em melhor evolução. Ampliar essas fronteiras em bases neurobiológicas cada vez mais sólidas permitirá melhor planejamento e intervenções precoces, bem como a criação de efetivos programas de capacitação profissional e de reabilitação nos âmbitos social, educacional e de saúde integrados na tarefa de melhorar a qualidade de vida da criança prematura.

▶ Referências bibliográficas

1. Te Pas AB. Improving neonatal care with technology. Front Pediatr. 2017;15;5:110. doi: 10.3389/fped.2017.00110. PMID: 28555182; PMCID: PMC5431213.

2. Ream MA, Lehwald L. Neurologic consequences of preterm birth. Curr Neurol Neurosci Rep. 2018;16;18(8):48. doi: 10.1007/s11910-018-0862-2. PMID: 29907917.

3. Nosarti C, Giouroukou E, Healy E, Rifkin L, Walshe M, Reichenberg A, et al. Grey and white matter distribution in very preterm adolescents mediates neurodevelopmental outcome. Brain. 2008;131(1):205-17. [2022 Out. 08]. Disponível em: <https://doi.org/10.1093/brain/awm282>.

4. Stiles J. Neural plasticity and cognitive development. Dev Neuropsychol, 2000;18(2):237-72. [2022 Out. 08]. Disponívelem: <https://doi.org/10.1207/S15326942DN1802_5>.

5. Wilfong EW, Saylor C, Elksnin N. Influences on responsiveness: interactions between mothers and their premature infants. Infant Mental Health Journal.1991;12(1):31-40. Disponível em: https://doi.org/10.1002/1097-0355(199121)12:1%3C31::AID-IMHJ2280120104%3E3.0.CO;2-G.

6. Muszkat M. Desenvolvimento e neuroplasticidade. In: CB Mello, Miranda MC, Muszkat M. Neuropsicologia do desenvolvimento, conceitos e abordagens. São Paulo: Memnon Ed., 2005; p. 26-45.

7. Ross G, Lipper E, Auld PAM. Cognitive abilities and early precursors of learning disabilities in very low birthweight children with normal intelligence and normal neurological status. International Journal of Behavior Development. 1996;19(3):563-80.

8. Brandt P, Magyary D, Harnmond M, Barnard K. Learning and behavioral-emotional problems of children born pre-term at second grade. Journal of Pediatric Psychology. 1992;17(3):291-311.

9. Allotey J, Zamora J, Cheong-See F, Kalidindi M, Arroyo-Manzano D, Asztalos E, et al. Cognitive, motor, behavioural and academic performances of children born preterm: a meta-analysis and systematic review involving 64.061 children. BJOG: an international journal of obstetrics and gynaecology. 2018;125(1):16-25. [2022 Out. 08]. <https://doi.org/10.1111/1471-0528.14832>.

10. Wroblewska-Seniuk K, Greczka G, Dabrowski P, Szyfter-Harris J, Mazela J. Hearing impairment in premature newborns-analysis based on the national hearing screening database in Poland. PloS one. 12(9):e0184359. [2022 Out. 08]. Disponível em: <https://doi.org/10.1371/journal.pone.0184359>.

11. Taylor HG, Clark CA. Executive function in children born preterm: risk factors and implications for outcome. Seminars in perinatology, 2016;40(8):520-529. [2022 Out. 08]. Disponível em: <https://doi.org/10.1053/j.semperi.2016.09.004>.

12. Bröring T, Oostrom KJ, van Dijk-Lokkart EM, Lafeber HN, Brugman A, Oosterlaan J. Attention deficit hyperactivity disorder and autism spectrum disorder symptoms in school-age children born very preterm. Res. Dev. Disabil.2018;74:103-12. doi: 10.1016/j.ridd.2018.01.001.

13. Skranes J, Vangberg TR, Kulseng S, Indredavik MS, Evensen AI, Martinussen M, Dale AM, Haraldseth O, Brubakk A-M. Clinical findings and white matter abnormalities seen on diffusion tensor imaging in adolescents with very low birth weight. Brain. 2007;130:654-66.

14. Adelar PF, Bolat GU, Bolat H, Matijasevich A, Santos IS, Silveira RC, et al. Attention-deficit/hyperactivity disorder and very preterm/very low birth weight: a meta-analysis. Pediatrics. 2018;141(1)e20171645. doi:10,1542/peds.2017-1645.

15. Caravale B, Sette S, Cannoni E, Marano A, Riolo E, Devescovi A, et al. Sleep characteristics and temperament in preterm children at two years of age. J Clin Sleep Med. 2017;13(9):1081-88. [2022 Out. 08]. Disponível em: <https://doi.org/10.5664/jcsm.6728>.

16. Campbell KL, Tyler LK. Language-related domain specific and domain-general systems in the human brain. CurrOpinBehav Sci. 2018;21:132-7.

17. Şahlı A, Sungur G, Tayman C. Comparison of early language skills of premature and full-term infants. Tü rkiyeÇocukHastalıklarıDergisi, 2020;1-6. doi: 10.12956/tchd.780093.

18. Lamônica DAC, Becaro CK, Borba AC, Maximino LP, Costa ARAD, Ribeiro CDC. Communicative performance and vocabulary domain in preschool preterm infants. J Appl Oral Sci. 2018;26(0):e20170186. [2022 Out. 08]. Disponívelem: <http://dx.doi.org/10.1590/1678-7757-2017-0186>. PMid:30020349.

19. Kovachy VN, Adams JN, Tamaresis JS, Feldman HM. Reading abilities in school-aged preterm children: a review and meta-analysis. Dev Med child Neurol. 2015;57(5):410-9. [2022 Out. 08]. Disponível em: <https://doi.org/10.1111/dmcn.12652>.

20. Downie ALS, Frisk V, Jakobson LS. The impact of periventricular brain injury on reading and spelling abilities in the late elementary and adolescent years. Child Neuropsychology. 2005;11(6):479-95. [2022 Out. 08]. Disponível em: <https://doi.org/10.1080/09297040591001085>.

21. Breslau N, Paneth NS, Lucia VC. The lingering academic deficits of low birth weight children. Pediatrics. 2004;114(4):1035-40.

22. Butcher PR, Bouma A, Stremmelaar EF, Bos AF, Smithson M, Van Braeckel KNJA. Visuospatial perception in children born preterm with no major neurological disorders. Neuropsychology. 2012:26(6):723-34. [2022 Out. 08]. Disponível em: <https://doi.org/10.1037/a0029298>.

23. Patil YJ, Metgud D. Comparison of non verbal learning difficulties in preschoolers nas preterm with the term born peers. Indian J Pediatr. 2014;81:346-9. [2022 Out. 08]. Disponível em: <https://doi.org/10.1007/s12098-013-1254-x>.

24. Dahl LB, Kaaresen PI, Tunby J, Handegård BH, Kvernmo S, Rønning JA. Emotional, behavioral, social, and academic outcomes in adolescents born with very low birth weight. Pediatrics. 2006;118:449-59.

25. Van Os J, Wichers M, Danckaerts M, Van Gestel S, Derim C, Vlietinck R. A prospective twin study of birth weight discordance and child problem behavior. Biological Psychiatry. 2001;15;50(8):593-9.

26. Schmidt LA, Miskovic V, Boyle MH, Sagai S. Shyness and timidity in young adults who were born at extremely low birth weight. Pediatrics. 2008;122(1):181-7.

27. Linhares MBM, Chimello JT, Nordim MBM, Carvalho AMV, Martinez FE. Desenvolvimento psicológico na fase escolar de crianças nascidas pré-termo em comparação com crianças nascidas a termo. Psicologia, Reflexão e Crítica. 2005;18(1):109-117.

19.2 Transtornos do Espectro do Autismo

José Salomão Schwartzman
Vivian R. G. Lederman

Os prematuros são grupo de risco para o transtorno do espectro do autismo (TEA) e, embora sua frequência seja mais comum nesta população do que na população de crianças nascidas a termo, nem sempre os profissionais da saúde estão familiarizados com este transtorno e suas características. Este capítulo busca apresentar as principais características do TEA, explorar a relação entre TEA e prematuridade, bem como descrever seu processo de rastreio, diagnóstico e possíveis intervenções.

▶ Definição de transtornos do espectro do autismo e principais características

Os transtornos do desenvolvimento neurológico podem ser descritos como condições que se manifestam no início do período de desenvolvimento e acarretam dificuldades no funcionamento pessoal, social, acadêmico ou profissional. Entre eles, está o TEA que se caracteriza pelo desenvolvimento acentuadamente atípico na interação social e na comunicação e pela presença de um repertório comportamental marcadamente restrito de atividades e interesses. Os comprometimentos nessas áreas estão presentes antes dos 3 anos de idade.[1]

Ainda de acordo com a 5ª edição do *Manual Diagnóstico e Estatístico de Transtornos Mentais*(DSM-5),[1] o diagnóstico de TEA deve considerar prejuízos na área sociocomunicativa e os comportamentos repetitivos, bem como as características descritas por meio de especificadores como: com ou sem comprometimento intelectual concomitante; com comprometimento da linguagem ou não; associado com uma condição médica ou genética conhecida ou com fator ambiental; associado a outro transtorno do desenvolvimento neurológico, mental ou de comportamento; com catatonia. Esses especificadores permitem aos clínicos considerar a variação nos sintomas e comportamentos individuais, uma vez que algumas pessoas apresentam alguns sintomas de forma leve e outros, de forma severa. São descritos três níveis de severidade: nível 1 – necessidade de apoio; nível 2 – necessidade de apoio substancial; nível 3 – necessidade de apoio muito substancial.

Conforme os critérios do DSM-5,[1] podem-se observar nos indivíduos com TEA:

a) Prejuízos persistentes na comunicação e na interação social em diversos contextos, como déficits na reciprocidade socioemocional, desde abordagem social anormal e dificuldade para estabelecer conversa, a compartilhamento reduzido de interesses, emoções e afetos, além de dificuldades para iniciar ou responder a interações sociais; déficits nos comportamentos comunicativos não verbais, como comunicação verbal e não verbal pouco integradas, anormalidade no contato visual, déficits na compreensão e no uso de gestos, ausência de expressões faciais e comunicação não verbal; déficits para desenvolver, manter e compreender relacionamentos, incluindo dificuldades em compartilhar brincadeiras imaginativas e fazer amigos e ausência de interesse por pares.

b) Padrões restritos e repetitivos de comportamento, interesses ou atividades, como movimentos motores, uso de objetos ou fala estereotipada ou repetitiva, ecolalia, alinhar ou girar objetos; insistência e adesão inflexível a rotinas e rituais; interesses fixos e muito restritos, com intensidade ou foco incomuns; hiper ou hiporreatividade a estímulos sensoriais, como indiferença aparente à dor e à temperatura, reação contrária a sons e texturas, ou fascinação visual por luzes, movimento, cheirar ou tocar objetos de forma excessiva.

Quando os prejuízos são apenas na área sociocomunicativa, porém sem comportamentos repetitivos, o DSM-5 considera como distúrbio de comunicação social, anteriormente denominado de "síndrome semântico pragmática", e não o inclui no grupo dos TEA.[1]

▸ Etiologia, fatores de risco e prevalência

A etiologia dos TEA é multifatorial, com componentes genéticos ao lado de componentes ambientais. Distúrbios de etiologia multifatorial, como os TEA, provavelmente emergem quando fatores distintos incidem, em diferentes graus, sobre um mesmo indivíduo. Assim, consideram-se em risco maior para apresentar TEA indivíduos com vulnerabilidade genética, expostos a agente estressor externo em período crítico do desenvolvimento.[2]

Fatores de risco para componentes genéticos incluem familiar de 1º grau com TEA e presença de defeitos congênitos. Admite-se que haja múltiplos genes envolvidos. Acredita-se que se pode identificar uma causa genética em cerca de 40% dos casos.[3] No momento, considera-se que o risco de recorrência para outro filho afetado é da ordem de 10% e, no caso de gemelares entre 64% e 91%, para dizigóticos ou monozigóticos.[2]

Entre os fatores de risco ambiental, destacam-se idade parental, complicações durante a gravidez e parto como obesidade materna, diabetes, infecções maternas, pré-eclâmpsia, diabetes, uso de certas drogas (como o ácido valproico) durante a gestação, complicações no parto associados com isquemia e hipóxia, prematuridade (nascimento com menos de 37 semanas de gestação) e baixo peso ao nascimento (< 2.500 g).[3,4]

Neste capítulo, discutiremos a relação entre prematuridade e TEA, já que este é um fator ambiental que reconhecidamente aumenta o risco de TEA.O maior risco para TEA entre prematuros pode ser explicado por morbidade materna, características do parto e complicações neonatais, já que processos como pré-eclâmpsia, hemorragias e edema cerebral, além de convulsões neonatais, podem influenciar negativamente o desenvolvimento cerebral e são mais frequentes nesta população.[5]

A taxa de prevalência dos TEA na população em geral é considerada ao redor de 1,5% de acordo com o Centers for Disease Control and Prevention (CDC), 2014, sendo que, na população de prematuros, estudos apontam para uma taxa bastante superior, entre 3% e 7%.[6,7] Ainda é importante destacar que há forte associação entre idade gestacional e risco de TEA, sendo que, quanto menor a idade gestacional do prematuro, maior o risco de desenvolver TEA.[8] Aparentemente, o risco de TEA em meninas prematuras é ainda mais evidente quanto menor a idade gestacional, enquanto nos meninos o alto risco se mantém na prematuridade mesmo naqueles nascidos próximos de 37 semanas de idade gestacional, sendo clara a correlação entre prematuridade e aumento de risco de TEA, em qualquer grau de prematuridade.[7]

▸ Neuropatologia

A prematuridade é considerada uma das causas mais frequentes de sequelas como paralisia cerebral, transtorno do déficit de atenção e hiperatividade (TDAH), TEA, quadros de ansiedade e prejuízos nas funções executivas e que possivelmente decorrem tanto de alterações estruturais comode problemas de conectividade.[9]

Os processos que fazem parte do desenvolvimento do sistema nervoso são complexos e apresentam uma sequência bem definida e tempo-dependente. O desenvolvimento do sistema nervosos e dá por conta de processos aditivos e regressivos como proliferação e migração neuronal, mielinização, apoptose, retração e degeneração sináptica.[10] O sistema nervoso do prematuro é exposto muito cedo a um ambiente diverso daquele para o qual está preparado e sujeito a várias intercorrências como hipóxia, alterações metabólicas, problemas respiratórios e insultos cerebrais, que por si só podem estar relacionados às sequelas futuras.

Vale a pena recordar os processos envolvidos na formação e no amadurecimento de algumas das fases do desenvolvimento normal do sistema nervoso central (SNC), por exemplo, a fase de proliferação neuronal com início por volta dos 2 aos 4 meses de gestação, principalmente nas áreas periventriculares. Na fase seguinte, por volta dos 3 aos 5 meses de gestação, há migração dessas células para as várias regiões do SNC onde deverão se fixar e, aos 5 meses de gestação, inicia-se a organização das colunas corticais. Ainda, segundo os mesmos autores, esta fase de organização persiste até alguns anos após o nascimento. Já no 2º semestre da gestação, inicia-se o processo da mielinização que persistirá até a idade adulta.[11]

Alterações volumétricas já foram descritas em prematuros, incluindo a diminuição global do encéfalo com predomínio na região pré-motora, sensório-motora, mesotemporal e parieto-occipital, nos núcleos da base, amígdala e hipocampo, afilamento do corpo caloso.[12]

O cerebelo é outra estrutura encefálica que estaria comprometida em crianças prematuras com bastante frequência, sendo os achados mais frequentes a diminuição dos hemisférios e, particularmente, a região do neovermis e do vermis posterior. Nos casos estudados, a ressonância nuclear magnética (RNM) não demonstrou lesões nestas estruturas.[13] Não deve ser ignorado o fato de ser o cerebelo uma das estruturas de maturação mais tardia, ocorrendo de forma mais evidente no 3º trimestre, o que poderia indicar por que ele seria frequentemente afetado nos nascimentos prematuros.

Trabalho publicado em 1995 mostrava alterações similares às descritas anteriormente em crianças prematuras e também em crianças com autismo, o que sugere uma possível alteração comum na prematuridade e nos casos com diagnóstico clínico de TEA. Desta forma, parece provável esta associação da prematuridade, TEA e alterações cerebelares.[14] Apesar do fato de que reduções volumétricas do encéfalo ou de partes dele já terem sido descritas, sabe-se, desde o trabalho original de Kanner, que algumas crianças apresentam macrocrania, uma das alterações físicas mais presentes.

Em conclusão, chamamos a atenção para a possibilidade de que a prematuridade e as intercorrências que são frequentes nesses grupos e associem a quadros neuropsiquiátricos, inclusive o TEA, em decorrência de alterações anatômicas e funcionais de várias estruturas encefálicas que podem ser observadas tanto nos prematuros, de modo geral, como em prematuros com TEA e pessoas com TEA.

▸ Rastreamento e diagnóstico

O diagnóstico de TEA é necessariamente clínico, feito a partir de observações diretas do comportamento do paciente e de entrevistas com seus pais ou responsáveis; por vezes, os sinais são observados desde o nascimento, tornando-se mais evidentes com o passar do tempo. O diagnóstico clínico se baseia no achado de prejuízos, mais ou menos característicos, presentes nas áreas de relação interpessoal, comunicação e comportamento. Além da anamnese e da avaliação direta, a possibilidade de avaliação neuropsicológica, a avaliação multidisciplinar e os exames complementares, como pesquisa de X-frágil nos meninos, complementam e enriquecem a avaliação diagnóstica.[15] No Brasil, o diagnóstico se pauta pela 11ª edição da *Classificação Internacional de Doenças* (CID-11) e, para efeitos de pesquisa, no DSM-5.[1]

Na maioria dos casos, a manifestação dos sintomas ocorre nos primeiros 3 anos de vida, podendo estar associados com algum grau de deficiência intelectual em aproximadamente 30% dos casos. Por sua vez, no chamado "autismo regressivo", que acomete cerca de 30% dos afetados, há um padrão de desenvolvimento aparentemente normal até os 24 meses, antes de surgirem os sinais e sintomas mais indicativos de TEA.[3]

A identificação precoce de sinais sugestivos da presença de TEA é de extrema importância, pois a identificação de uma criança com sinais de risco contribui para o aconselhamento familiar e para o encaminhamento para programas de intervenção, havendo consenso no sentido de se iniciarem prontamente programas de intervenção mesmo antes de um diagnóstico definitivo. O diagnóstico é geralmente feito a partir dos 3 anos de idade, especialmente no caso de prematuros, cujos atrasos no desenvolvimento podem mascarar ou confundir-se com sinais de TEA nos primeiros anos de vida. Entretanto, a identificação e rastreamento dos sinais compatíveis com TEA podem e devem ser feitos desde os primeiros meses de vida; e as intervenções, iniciadas assim que possível, mesmo que o diagnóstico venha a ser feito posteriormente.

Alguns dos sinais precoces frequentes em crianças nascidas a termo diagnosticadas posteriormente com TEA aos 36 meses de idade estavam presentes desde os 6 meses de idade como dificuldade em engajar-se socialmente, pouco contato visual, nenhum ou pouco sorriso social e muito pouco interesse ou prazer em interagir com os demais; também apresentavam falha de atenção compartilhada cerca dos 12 meses de idade, o interesse em explorar brinquedos era mínimo e a fixação visual foi atípica, além da presença de comportamentos motores repetitivos. Concomitantemente às alterações de comportamento, aos 18 meses se percebeu uma tendência crescente à irritabilidade, intolerância às intromissões, dificuldades acentuadas em autorregulação e em serem confortados por terceiros.[16]

Nas últimas décadas, a melhoria das condições pré, peri e neonatais resultou no crescente aumento na taxa de sobrevivência de prematuros menores e mais imaturos. Os riscos da prematuridade vão além dos prejuízos motores e cognitivos – como paralisia cerebral e deficiência intelectual grave, sendo que outros domínios importantes do neurodesenvolvimento também podem ser prejudicados como linguagem e comportamento, sendo comum o comprometimento em múltiplos domínios. Considera-se hoje que entre 15% e 45% dos prematuros apresentem prejuízos na percepção, aspectos cognitivos e de coordenação, além da comunicação social, emocional e atenção compartilhada, sendo estas últimas características compatíveis com sinais deTEA.[5]

Frequentemente, os sinais sugestivos de TEA passam despercebidos na população de prematuros em razão da presença de atrasos no desenvolvimento ou outras sequelas. Em outros casos, prejuízos motores e sensoriais presentes influenciam os resultados de rastreios para sinais de TEA, quando, na verdade, trata-se de outros atrasos ou transtornos. Assim, o rastreio específico desta população para sinais compatíveis com TEA é de extrema relevância e aconselha-se que se siga um protocolo específico de múltiplo rastreio em diferentes faixas etárias. É importante sempre considerar que a prematuridade é um fator de risco significativo para o desencadeamento do TEA, e devem-se incluir o rastreamento e seguimento dos prematuros até os 3 anos de idade.[7]

O rastreio para sinais sugestivos de TEA é recomendado para a população, em geral, nascida a termo, aos 18 meses de idade, com instrumentos como M-CHAT. Esse instrumento, traduzido e validado no Brasil, permite de forma rápida e eficiente a identificação de sinais sugestivos de TEA. É composto por 23 questões a serem respondidas pelos pais ou cuidadores da criança, sendo que crianças que pontuam positivamente três questões gerais ou duas críticas são consideradas positivas para rastreio de sinais de TEA, sendo aconselháveis o início de intervenções e o seguimento para posterior diagnóstico. O M-CHAT pode ser aplicado por qualquer profissional da área de saúde, educação ou assistência social.[17] Entretanto, o M-CHAT pressupõe ausência de comprometimentos motores graves, auditivos e visuais. Prejuízos nestas áreas podem levar a falso-positivos, uma vez que não configuram em si sinais de TEA, porém alteram a pontuação no instrumento. Como prematuros estão propensos a atrasos motores e a prejuízos sensoriais, o rastreamento utilizando-se M-CHAT pode não ser suficiente. É importante realizar entrevistas de seguimento, acompanhar e suplementar esse rastreio com outros instrumentos e ferramentas em vários momentos do desenvolvimento do prematuro, uma vez que ainda não se dispõe de instrumentos de rastreamento específicos para prematuros.[6,18] No Brasil, além do M-CHAT, conta-se com outros instrumentos de rastreamento e mesmo de diagnóstico traduzidos e validados que podem complementar o rastreamento com M-CHAT[19,20] e permitem reavaliar os atrasos de desenvolvimento bem como sinais compatíveis com TEA ao longo do tempo. O mais relevante é identificar os atrasos por meio de instrumentos de rastreamento, encaminhar o prematuro para intervenções que o ajudem a superar ou minimizar esses atrasos e continuar acompanhando a criança ao menos até os 3 anos de idade, quando o diagnóstico de TEA poderá ser feito.

Ainda buscando identificar sinais compatíveis com TEA numa população em que os atrasos de desenvolvimento são comuns e podem ser fator de falso-positivos ou, ao contrário, produzir falso-negativos, a varredura visual, ainda pouco conhecida no Brasil, pode ser uma ferramenta complementar. A varredura visual, também conhecida como "rastreamento visual", busca registrar e avaliar onde a pessoa foca seu olhar, a trajetória percorrida pelo olhar, quanto tempo o olhar se demora em cada imagem, entre outros parâmetros. É realizada com equipamento específico acoplado a um computador, fornecendo informações relevantes sobre o padrão e preferências visuais do avaliado. Estudos desenvolvidos com crianças e bebês nascidos a termo apontam que crianças típicas têm preferência visual por figuras sociais em detrimento de objetos ou figuras geométricas. Já crianças posteriormente diagnosticadas com TEA apresentam preferência visual por objetos em detrimento de faces, mesmo desde os primeiros meses de vida.[16] Poucos são os estudos com varredura visual em prematuros, embora já tenha sido demonstrado que é possível avaliá-los desde os 6 meses de idade corrigida, e que prematuros sem diagnóstico de TEA tendem a apresentar preferência visual por figuras sociais, semelhante às crianças típicas nascidas a termo, embora possam apresentar diferenças quanto a certos parâmetros da varredura visual.[21,22] Embora o uso da varredura visual ainda seja incipiente no Brasil e limitado ao universo da pesquisa, esta poderá ser mais uma ferramenta a somar-se aos instrumentos de avaliação de prematuros na busca de diferenciar sinais compatíveis com TEA de outros prejuízos ou transtornos nesta população.

Uma vez rastreados sinais compatíveis com TEA, a intervenção precoce tem demonstrado surtir impacto significativo no prognóstico e funcionalidade da criança com TEA. O quanto antes for iniciada a intervenção, maior o impacto em sua funcionalidade.[7] A avaliação dos atrasos ou de sinais compatíveis com TEA que o prematuro apresenta é fundamental para indicar a intervenção adequada, em geral conduzida por fonoaudiólogos ou psicólogos. Entre as intervenções precoces com efetividade científica comprovada para TEA, destacam-se a análise do comportamento aplicada e o método Denver. Em ambas intervenções, busca-se melhorar a qualidade de vida por meio do ensinamento e do treinamento de comportamentos mais adaptativos, buscando diminuir ou mesmo extinguir comportamentos repetitivos e disruptivos. É importante avaliar a criança e as relações familiares, a rotina e o estilo de vida para propor uma intervenção adequada. A intervenção costuma ser particular e desenhada para cada situação familiar, contando com a família como reforçador positivo das intervenções feitas pelo profissional. É importante ressaltar que o envolvimento familiar e de cuidadores da criança com TEA é fundamental para o bom desenvolvimento das intervenções, sendo que sempre devem alinhar os prejuízos e atrasos avaliados clinicamente, com as expectativas e condições familiares.

▶ Sugestões de protocolo de avaliação de transtornos do espectro autista em prematuros e conclusões

Deve ter ficado claro, pelo que foi exposto, que crianças nascidas prematuramente fazem parte de um grupo de risco para a presença de sequelas neuropsiquiátricas como a deficiência intelectual, paralisia cerebral, TDAH e TEA, entre outras. No que se refere especificamente ao TEA, chamamos a atenção para a importância da identificação o mais precoce possível dos sinais de risco para a sua presença. Reconhecemos a dificuldade da identificação desses sinais uma vez que podem ser facilmente confundidos com sinais e sintomas que fazem parte da prematuridade em si. No entanto, quando observados sinais como prejuízo acentuado na resposta a estímulos sociais, falta de contato visual, falta de resposta quando chamados pelo nome a partir de determinada idade, ausência do apontar para compartilhar alguma coisa e no atraso significativo no desenvolvimento da fala expressiva, deve-se observar esta criança com extremo cuidado. Claro que não será possível em crianças muito novas, abaixo dos 3 anos, estabelecer o diagnóstico de TEA, porém, mesmo na falta de um diagnóstico definitivo, a melhor conduta nestes casos será o imediato encaminhamento para alguma forma de intervenção.

Sugere-se, portanto, como protocolo, que crianças prematuras sejam rastreadas para sinais de TEA aos 18 meses de idade corrigida, por meio do questionário M-CHAT,[17] disponível em português,[23] e que aquelas que apresentam rastreio positivo sejam encaminhadas para intervenção, mesmo ainda sem diagnóstico. Idealmente, todos os prematuros deveriam passar por um segundo momento de rastreamento para sinais de TEA, próximos aos 36 meses de idade com instrumentos próprios para a idade, e aqueles que rastrearem positivamente devem ser encaminhados para o diagnóstico com especialista. Entre os instrumentos de rastreio disponíveis no Brasil, encontra-se o Autism Behavior Checklist (ABC),[24] ou Inventário de Comportamentos Autísticos (IAC)[25] em português. Esse questionário pode ser utilizado em crianças a partir dos 24 meses de idade e pode complementar um rastreio feito com M-CHAT ou ser utilizado como rastreio inicial para aquelas crianças cuja idade é superior aos 18 meses e, portanto, sem indicação para o M-CHAT. Outros instrumentos de rastreio são indicados para crianças mais velhas, como o ASQ[26] (*Autism Screening Questionnaire* ou Questionário de Triagem para Autismo), usado para crianças entre 4 e 5 anos de idade, lembrando que a partir dessa idade já é possível passar para a avaliação diagnóstica com bastante segurança. O duplo rastreamento, em momentos diferentes da primeira infância, é especialmente recomendado em prematuros, uma vez que os atrasos do desenvolvimento presentes nessa população podem mascarar sinais de TEA nos primeiros anos de vida (Figura 19.2.1).

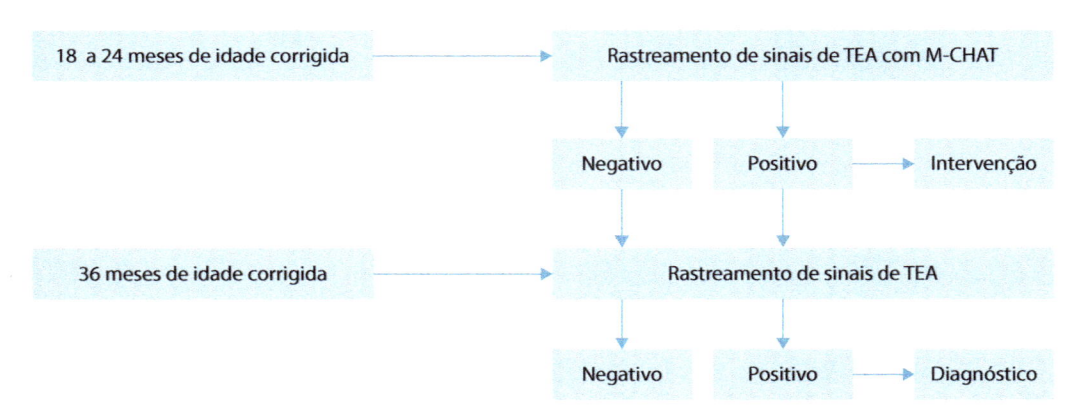

▶ **Figura 19.2.1. Sugestão de fluxograma de rastreamento de sinais de TEA em prematuros.**
Fonte: Desenvolvida pela autoria.

Terminamos enfatizando a importância de o médico de crianças conhecer e reconhecer os sinais e sintomas mencionados, uma vez que o pediatra será o profissional que verá inicialmente a criança e que terá a chance de observar o seu desenvolvimento de forma prospectiva e repetida. É ele também o primeiro profissional de saúde procurado para esclarecer eventuais dúvidas e preocupações dos pais com relação ao desenvolvimento de seus filhos.

▶ Referências bibliográficas

1. APA – American Psychiatric Association. Diagnostic of mental disorders. 5. ed. Arlington: American Psychiatric Association. 2013.
2. Tick B, Bolton P, Happe F, Rutter M, Rijsdijk F. Heritability of autism spectrum disorders: a meta-analysis of twin studies. J Child Psychol Psychiatry Allied Disciple. 2016; 57(5):585-95.
3. Lyall K, Croen L, Daniels J, Fallin D, Ladd-Acosta, Lee BK, et al. The Changing Epidemiology of Autism Spectrum Disorders. Annu Rev Public Health. 2017;20;38:81-102. doi:10.1146/annurev-publhealth-031816-0443.
4. Modabbernia A, Velthorst E, Reichenberg A. Environmental risk factors for autism: an evidence-based review of systematic reviews and meta-analyses. Molecular Autism. 2017;8(13):1-16.
5. Johnson S, Hollis C, Kochhar P, Hennessy E, Wake D, Marlow N. Autism spectrum disorders in extremely preterm children. J. Pediatr 2010;156(94):525-31. doi: 10.1016/j.jpeds.2009.
6. Lederman VRG, Goulart AL, dos Santos AM, Schwartzman JS. Screening for ASD signs in very low preterm infants. Psicologia: teoria e prática. 2018;20(3):72-85.
7. Allen L, Leon-Attia O, Shaham M, Shefer S, Gabis LV. Autism risk linked to prematurity is more accentuated in girls. Plos One. 2020;27;15(8):e0236994. [2022 Out. 09]. Disponível em:<https://doi.org/10.1371/journal.pone.0236994>.
8. Joseph RM, O'Shea TM, Allred EN, et al. Prevalence and associated features of autism spectrum disorder in extremely low gestational age newborns at age 10 years. Autism Res. 2017;10(2):224-32. doi:10.1002/aur.1644.
9. Rogers CE, Lean RE, Wheelock MD, Smyser CD. Aberrant structural and functional connectivity and neurodevelopmental impairment in preterm children. J Neurodev Disord. 2018;13;10(1):38. [2022 Out. 09]. Disponível em: <https://doi.org/10.1186/s11689-018-9253-x>.
10. Reed UC. O desenvolvimento normal do sistema nervoso central. In: Nitrini R, Bacheschi LA. A neurologia que todo médico deve saber. 2. ed. São Paulo: Atheneu, 2005; p.395-9.
11. Zomignani AP, Zambelli HJL, Antonio MARGM. Desenvolvimento cerebral em recém-nascidos prematuros. Rev Paul Pediatr. 2009;27(2):198-203.
12. Peterson BS, Vohr B, Staib LH, Cannistraci CJ, Dolberg A, Schneider KC, et al. Regional brain volume abnormalities and long-term cognitive outcome in preterm infants. JAMA 2000;284:1939-47.
13. Brossard-Racine M, McCarter R, Murnick J, Tinkleman L, Vezina G, LimperopoulosC.Early extra-uterine exposure alters regional cerebellar growth in infants born preterm. Neuroimage Clin.2019;21:101646. [2022 Out. 09]. Disponível em: <https://doi.org/10.1016/j.nicl.2018.101646>.
14. Courchesne, E. New evidence of cerebellar and brainstem hypoplasia in autistic infants, children and adolescents: the MR imaging study by Hashimoto and colleagues. Journal of Autism and Developmental Disorders.1995;25(1):19-22.
15. Schwartzman JS. Transtornos do espectro do autismo: conceito e generalidades. In: Schwartzman JS, Araujo CA. Transtornos do espectro do autismo. São Paulo: Memnon; 2011(3):37-42.
16. Klin A, Klaiman C, Jones W. Reducing age of autism diagnosis: developmental social neuroscience meets public health challenge. Rev Neurol. 2015;25(60):S3-S11.
17. Robins DL, Fein D, Barton ML, Green JA. The Modified Checklist for Autism in Toddlers: an initial study investigating the early detection of autism and pervasive developmental disorders. J Autism Dev Disord.2001;31(2):131-44. doi.org/10.1023/A:1010738829569.
18. Kim SH, Joseph RM, Frazier JA, et al. Extremely low gestational age newborn (elgan) study investigators: predictive validity of the modified checklist for autism in toddlers (M-CHAT) born very preterm. J Pediatr. 2016;178:101-7.e2.
19. Pacífico MC, de Paula CS, Namur VS, Lowenthal R, Bosa CA, Teixeira MCTV. Preliminary evidence of the validity process of the autism diagnostic observation schedule (ADOS): translation,

cross-cultural adaptation and semantic equivalence of the Brazilian Portuguese version. Trends Psychiatry Psychother.2019;41(3):218-26.

20. Ribeiro AAG, Murad CRRO. Revisão de literatura sobre instrumentos de avaliação para rastreamento de sinais precoces de autismo: tipos e resultados alcançados. Rev Iniciação & Formação Docente. 2020;7(3):466-77.

21. Sekiwaga-Hosozawa M, Tanaka K, Shimizui T, Nakano T, Kitazana S. A group of very preterm children characterized by atypicalgaze patterns. Brain Dev. 2017;39:218-24.

22. Lederman VRG, Goulart AL, Negrão JG, Cunha DHF, dos Santos AMN, Schwartzman JS. Visual scanning preferences of low-birth-weight preterm. Trends Psychiatry Psychoter. 2019;41(4):334-9.

23. Losapio MF, Pondé MP. Tradução para o português da escala M-CHAT para rastreamento precoce de autismo. Rev. Psiquiatr. Rio Grande Sul. 2008;30(3):221-9.

24. Krug DA, Arick JR, Almond P. Behavior checklist for identifying severely handicapped individuals with high levels of autistic behavior. J Child Psychol Psychiatry. 1980;21(3):221-9.

25. Marteleto MRF, Pedromônico MRM. Validity of autism behavior checklist (ABC): preliminary study. Braz. J. Psychiatry. 2005;27(4):295-301.

26. Sato FP, Paula SC, Lowenthal R, Nakano EY, Brunoni D, Schwartzman JS, et al. Instrumento para rastreamento dos casos de transtorno invasivo do desenvolvimento: estudo preliminar de validação. Rev. Bras. Psiquiatr. 2009;31(1):30-3.

19.3 Repercussões Psiquiátricas

Fabrícia Signorelli Galeti
Laura Martins Feitosa
Sheila C. Caetano

A literatura atual já nos fornece dados suficientes para afirmar que prematuros são mais vulneráveis a apresentar prejuízos funcionais no desenvolvimento motor, cognitivo e comportamental, e que esses prejuízos podem persistir ao longo da vida.[1] Na idade escolar, com média de idade de 8,8 anos, crianças nascidas muito prematuras apresentavam 15% de resultados anormais em funções cognitivas múltiplas em comparação com 3% das crianças do grupo controle.[1] Uma das consequências mais importantes do nascimento prematuro é a alteração do desenvolvimento cerebral nos campos estrutural, funcional e metabólico.[2] Atualmente, com o avanço de intervenções precoces, as sequelas neurológicas motoras e os déficits sensoriais têm diminuído em frequência nessa população. No entanto, problemas psicológicos emocionais e comportamentais vêm sendo diagnosticados com maior frequência.[3]

Assim, a prematuridade apresenta alta comorbidade com transtornos emocionais e comportamentais, transtorno do déficit de atenção e hiperatividade (TDAH), transtornos de ansiedade e transtornos do espectro autista (TEA).[4] A alta prevalência desses problemas, aliada ao pior desempenho em habilidades acadêmicas e funções executivas, aumenta a probabilidade de essas crianças apresentarem dificuldades escolares.[5] Os riscos da prematuridade vão além dos prejuízos motores e cognitivos – como paralisia cerebral (PC), deficiência intelectual (DI) grave e comorbidades com transtornos psiquiátricos; outros domínios importantes do neurodesenvolvimento também são prejudicados, como linguagem, sendo comum o comprometimento comórbido em múltiplos domínios, que, juntamente com o funcionamento cognitivo e motor, serão posteriormente responsáveis pelo desempenho social, acadêmico e comportamental.[4]

Tendo em vista a trajetória do desenvolvimento desses indivíduos mais vulneráveis, fica clara a necessidade de um monitoramento dessas crianças ao longo dos anos, no intuito de identificar os comportamentos disfuncionais, obter informações precisas sobre os potenciais desafios, elaborar diagnósticos precoces e, a partir disso, criar estratégias de intervenções com o objetivo de melhorar a evolução e prognóstico desses prematuros.

▶ Relação entre idade gestacional e transtornos psiquiátricos

A idade gestacional é uma variável importante que impacta nas taxas de morbidades e mortalidade. Ao longo da vida do prematuro, as repercussões da prematuridade não ocorrem de maneira uniforme, vários domínios são afetados causando comprometimento funcional em diferentes fases da vida do indivíduo, e os estudos apontam uma associação entre a idade gestacional e o risco de desenvolvimento de transtornos psiquiátricos.

- **Prematuros extremos (< 28 semanas):** vários estudos se propuseram a investigar trajetórias de comportamento, problemas de atenção, sociais e emocionais até o início da idade adulta em sobreviventes nascidos prematuros extremos em comparação com um grupo de nascidos a termo e relataram achados similares aos dessa investigação longitudinal de uma coorte de base populacional: os problemas de atenção e relacionamento com os pares persistem até o início da idade adulta e os sintomas emocionais aumentam à medida que esses indivíduos entram na adolescência; e o risco aumentado de problemas comportamentais clinicamente significativos continua a ter um impacto substancial em suas vidas cotidianas até a idade adulta.[6]
- **Muito prematuros (de 28 a 31 semanas e 6 dias):** também apresentam risco maior de desenvolver transtornos mentais. Estudo que avaliou crianças nascidas muito prematuras aos 13 anos de idade mostrou que eram mais propensas a atender aos critérios para qualquer transtorno psiquiátrico, comparadas com pares a termo. Os transtornos de ansiedade foram os diagnósticos mais comuns aos 7 anos, mas as taxas não foram substancialmente diferentes no grupo de crianças nascidas muito prematuras (11%) e no grupo-controle (8%). No entanto, as crianças nascidas muito prematuras apresentaram 5,5 vezes mais chances de preencher critérios para o diagnóstico de transtorno de déficit de atenção e hiperatividade do que seus pares nascidos a termo. As taxas gerais dos transtornos permaneceram estáveis entre 7 e 13 anos, embora em um nível individual, muitos participantes mudaram para dentro ou para fora das categorias de diagnóstico ao longo do tempo. Dessa forma, foi possível concluir que crianças nascidas muito prematuras apresentam taxas mais altas de transtornos do que seus pares a termo, com trajetórias variáveis ao longo do tempo.[7]
- **Prematuros moderados (de 32 a 33 semanas e 6 dias) e tardios (de 34 a 36 semanas e 6 dias):** a prematuridade tardia e moderada também cursam com maiores taxas de problemas emocionais e comportamentais. Em estudo que incluiu crianças prematuras tardias tratadas em unidade de terapia intensiva (UTI) neonatal, crianças prematuras tardias não tratadas em UTI e crianças a termo tratadas em UTI; as crianças prematuras tardias (de 6 até 12 anos) tiveram um risco quase 5 vezes maior de problemas de internalização (depressão e ansiedade) em comparação com crianças nascidas a termo que também permaneceram internadas em UTI neonatal; e também tiveram um risco maior de problemas de externalização (TDAH) e um risco consideravelmente aumentado para menor qualidade de vida.[8]

◗ Alterações neurobiológicas nos prematuros

O nascimento prematuro tem um impacto negativo na integridade estrutural e funcional do cérebro.[2] Estudos seriados de ressonância magnética (RM) demonstraram claramente uma redução nos volumes de substância cinzenta e branca, em particular dos volumes corticais e dos gânglios basais, e ventriculomegalia, que são atribuíveis à lesão hipóxica crônica sustentada como consequência do desenvolvimento pulmonar imaturo.[9] A lesão difusa da substância branca e a diminuição de substância cinzenta e anormalidades do hipocampo são os tipos mais comuns de anormalidades cerebrais associadas à prematuridade, uma vez que lesões necróticas focais características de leucomalácia periventricular cística são raramente observadas em prematuros.[9] Também foi identificado comprometimento da organização microestrutural e da integridade da substância branca, alteração está na organização estrutural que está correlacionada com a idade gestacional e associa-se a um amplo espectro de déficits cognitivos e neurológicos. Esses déficits celulares se correlacionam com déficits duradouros de aprendizagem e memória, aumento da ansiedade e diminuição das habilidades motoras finas até a idade adulta.[9]

O cerebelo apresenta um extenso desenvolvimento durante o 3º trimestre da gestação, durante esse período ele supera a taxa de crescimento dos hemisférios cerebrais. Para o recém-nascido muito prematuro, o desenvolvimento extenso do cerebelo ocorre em um ambiente extrauterino, em que problemas respiratórios, infecções e desafios nutricionais podem influenciar o desenvolvimento cerebelar. Lesões cerebelares, como hemorragia, isquemia ou subdesenvolvimento após o nascimento prematuro, ocorrem com mais frequência do que se conhecia anteriormente. O envolvimento cerebelar pode desempenhar um papel central nos déficits cognitivos, na saúde mental e na socialização encontrados mais tarde nessa população.[10] Na população em geral, o cerebelo tem sido associado a problemas psiquiátricos como transtornos de humor, problemas de ansiedade, esquizofrenia, TEA e problemas de atenção. Projeções do cerebelo para o córtex cerebral constituem a via cerebelo-tálamo-cortical (CTC) e a interrupção precoce do desenvolvimento do circuito cerebelar foi positivamente correlacionada com TEA, déficit de atenção e problemas emocionais. A lesão do cerebelo imaturo pode afetar a função neurológica por meio de mecanismos que interferem no desenvolvimento posterior de regiões remotas do córtex cerebral.[10] Em um estudo de caso-controle retrospectivo, crianças prematuras que tiveram hemorragia cerebelar perinatal apresentaram maior prevalência de déficits na cognição, comunicação e função social e comportamental aos 2 ou 3 anos de idade do que seus pares prematuros sem patologia cerebelar.[10] Estudos de neuroimagem em adolescentes que nasceram prematuramente apontam que, além das assimetrias cerebrais anormais, também estão presentes alterações de conectividade cerebral e alterações de funções cerebrais precoces que tornam o cérebro prematuro vulnerável a transtornos doneurodesenvolvimento.[11]

Com relação a prejuízos no desenvolvimento socioemocional, os sintomas de TDAH, ansiedade e TEA, que compreendem o fenótipo comportamental do prematuro, também foram associados à conectividade estrutural e funcional neonatal alterada em regiões cerebrais essenciais.[2] Medidas de ressonância magnética (RM) mostraram a inter-relação entre conectividade estrutural e funcional inicial e os efeitos deletérios do nascimento prematuro no desenvolvimento do cérebro. As alterações de conectividade em regiões da substância branca, circuitos frontoestriatal, regiões fronto límbicas, incluindo o cíngulo e fascículo uncinado, estão associadas ao comprometimento do neurodesenvolvimento e a prejuízos em diferentes domínios.[11] Evidências recentes sugerem que o nascimento prematuro pode predispor as crianças a taxas mais altas de desregulação emocional e de distúrbios socioemocionais em consequência do estresse experimentado durante a internação na UTI neonatal por meio de alterações na função do eixo hipotálamo-hipófise-adrenal e conectividade cerebral, como alterações na conectividade da amígdala, que tem um papel proeminente no processamento emocional.[11]

"Funções executivas" (FE) é o termo que se refere a uma gama de habilidades cognitivas de alto nível necessárias para a resolução de problemas e para comportamentos direcionados a objetivos e comportamentos adaptativos. As habilidades de FE surgem ao longo do desenvolvimento e não podem ser totalmente avaliadas nos primeiros anos, o que significa que é vital monitorar crianças nascidas prematuras e/ou com baixo peso ao nascimento até a idade escolar. Um estudo teve como objetivo avaliar as funções executivas de crianças nascidas prematuras extremas (< 28 semanas de gestação) e/ou extremo baixo peso (EBP) ao nascer (peso < 1.000g) e comparar com seus pares nascidos a termo e com peso adequado para a idade gestacional. Os resultados indicaram uma tendência preocupante de aumento das disfunções executivas (tanto na avaliação objetiva como de acordo com as avaliações dos pais sobre o funcionamento na vida cotidiana) para crianças nascidas prematuros extremos ou com EBP ao nascimento, isso pode ter implicações adversas para outros domínios funcionais, como desempenho acadêmico e socioemocional.[12]

▶ Principais transtornos psiquiátricos em nascidos prematuros ao longo da vida

O nascimento prematuro está associado a um risco significativamente aumentado de psicopatologia na infância e adolescência em relação ao nascimento a termo (Figura 19.3.1), com uma relação inversa entre a idade gestacional ao nascer e o risco posterior de psicopatologia.[13] A manifestação dos perfis de sintomas e problemas de ajustamento emocional e comportamental neste grupo de alto risco mostraram-se distintos;

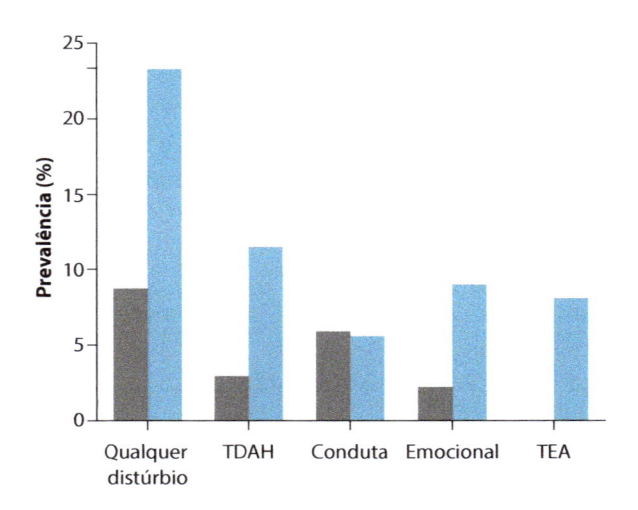

Categoria de transtorno psiquiátrico

▶ **Figura 19.3.1. Prevalência de transtornos psiquiátricos aos 11 anos em amostra populacional de 219 prematuros extremos (colunas azuis) e 152 crianças nascidas a termo (colunas cinza) no *EPI Cure Study*.**

TDAH: transtorno de déficit de atenção e hiperatividade; TEA: transtornos do espectro do autismo.

Fonte: Adaptada de Johnson S, Marlow N, 2011.

contudo, foi identificado um padrão único e consistente de dificuldades comportamentais e emocionais com características presentes no TDAH, no TEA e transtornos de ansiedade, conceituado como o "fenótipo comportamental do prematuro". Além do maior risco para essas dificuldades, a conceituação desse fenótipo também destaca diferenças na etiologia e na apresentação dos sintomas.[14]

Os indivíduos nascidos com EBP constituem o grupo de prematuros mais vulneráveis a apresentarem problemas de saúde mental ao longo da vida. Uma revisão sistemática e metanálise verificou se o risco de problemas de saúde mental na infância, na adolescência ou na vida adulta, é maior para sobreviventes de EBP do que para seus pares com peso normal ao nascer. Os 41 estudos incluídos nessa metanálise mostraram os seguintes resultados: crianças nascidas prematuras estavam em risco significativamente maior de sintomas de TDAH dos subtipos desatentos, hiperativos-impulsivos e combinados, comportamento de internalização e externalização, problemas de conduta, problemas sociais e sintomas sugestivos de TEA, dos 5 a 13 anos de idade. Já os adolescentes (14 a 18 anos) corriam risco significativo para os três subtipos de TDAH e problemas sociais, enquanto adultos (≥ 19 anos) corriam risco apenas de sintomas relacionados à ansiedade, incluindo comportamento de internalização e timidez.[15]

O risco para desenvolver um diagnóstico categórico de TDAH ou sintomatologia dimensional em comparação com controles com peso normal e/ou nascidos a termo foi avaliado em prematuros nascidos muito prematuros ou prematuros extremos e com muito baixo peso e EBP, por meio de revisão sistemática e metanálise. A partir da análise dos resultados de 12 estudos (N = 1.787), os pesquisadores puderam concluir que nascidos muito prematuros e com muito baixo peso têm um risco aumentado de diagnóstico de TDAH e sintomatologia em comparação com os controles, e esses achados são ainda mais fortes no grupo de prematuros extremos e de extremo baixo peso.[16]

A prematuridade está associada a uma alta prevalência de problemas de internalização. No entanto, não há consenso sobre o risco de depressão e sobre perfis diagnósticos específicos. Uma metanálise investigou as probabilidades agrupadas independentes de transtornos de ansiedade e depressão em crianças e adolescentes entre 3 e 19 anos de idade nascidos prematuros em comparação com seus pares nascidos a termo e concluiu que crianças nascidas prematuras tinham chances significativamente maiores de ansiedade, transtorno de ansiedade generalizada e fobia específica em relação aos seus pares nascidos a termo.[17] O risco de depressão em crianças que nasceram prematuramente foi avaliado em uma coorte nacional em Taiwan, totalizando 21.478 crianças prematuras e 85.903 crianças a termo. O estudo demonstrou que crianças prematuras tiveram um risco 2,75 vezes maior de depressão do que crianças a termo.[18] Adultos nascidos prematuros com peso inferior a 1.500 g relataram mais sintomas internalizantes, problemas de personalidade evitativa em comparação aos adultos do grupo-controle nascidos a termo. Esses resultados apoiam a visão de que o nascimento prematuro constitui um fator de vulnerabilidade precoce com consequências along prazo para o indivíduo na idade adulta.[19]

❯ Avaliação do comportamento e saúde mental – triagem e diagnóstico

A avaliação da saúde mental infantil é realizada por meio de anamnese e observação clínica do desenvolvimento infantil, da presença de psicopatologia e da funcionalidade de suas faculdades mentais e adaptativas (Figura 19.3.2).

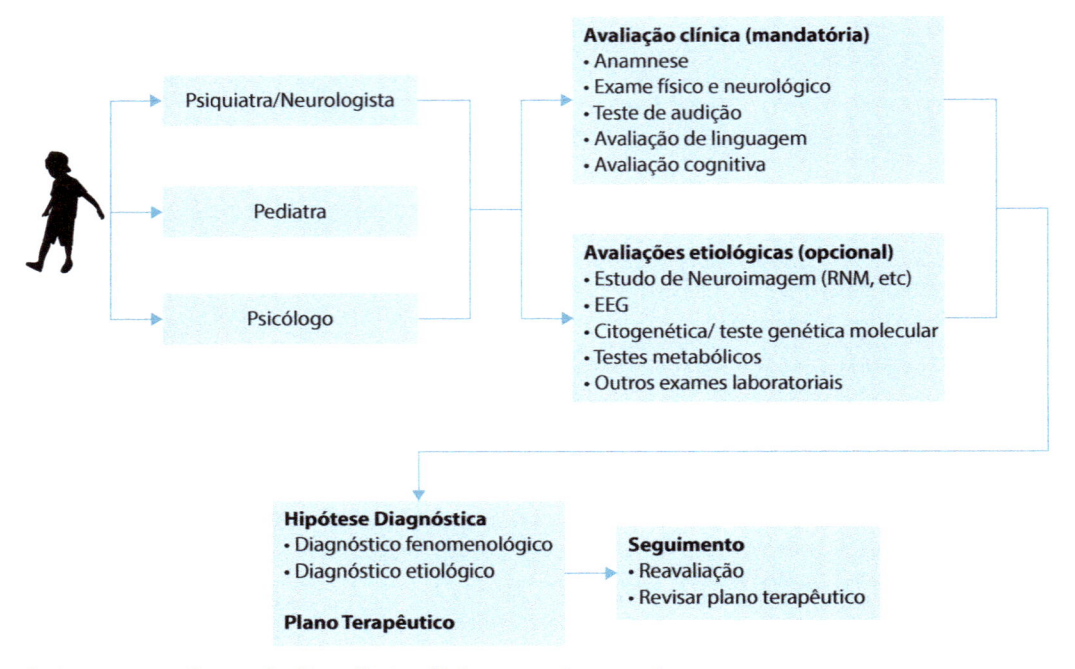

❯ **Figura 19.3.2. Protocolo de avaliação clínica para crianças pré-termo.**

EEG: eletroencefalograma; RM: ressonância magnética.

Fonte: Adaptada de Kim SW, Jeon HR, Jung HJ *et al.*, 2020.

Essa avaliação clínica pode ser complementada a partir de exames e do uso de diferentes instrumentos capazes de identificar presença de sintomas internalizantes (depressão e ansiedade) e/ou externalizantes (agressividade, impulsividade e problemas de conduta) e presença/ausência de transtornos psiquiátricos, e podem ser divididos em dois grupos:[21]

- **Rastreamento:** CBCL (ChildBehavior Checklist) – Inventário de Comportamentos da Infância e Adolescência– e SDQ (*Strenghts and Difficulties Questionnaire*) Questionário de Capacidades e Dificuldades.
- **Diagnóstico:** K-SADS (*Schedule for Affective Disorders and Schizophrenia for School-Age Children*) e DAWBA (Development and Well-Being Assessment).

Para a realização do rastreamento de saúde mental em crianças e adolescentes, o instrumento mais utilizado mundialmente para identificar problemas de saúde mental em crianças e adolescentes a partir de informações dos pais é o *ChildBehavior Checklist*

(CBCL), a primeira versão traduzida e validada para o Brasil foi o CBCL 6 a 18, denominada "Inventário de Comportamentos da Infância e Adolescência". As informações são fornecidas pelos pais, com relação aos comportamentos presentes nos últimos 6 meses. O questionário pode ser autoadministrado ou aplicado por um entrevistador. No Brasil, é necessária a compra dos exemplares e do software de sistematização e pontuação dos dados. O inventário apresenta duas versões:

- **CBCL/1,5 a 5 anos:** a versão para crianças de idades entre 1 e meio e 5 anos é composta por 99 itens a serem respondidos pelos cuidadores primários das crianças avaliadas. Utilizado para avaliar os sintomas de psicopatologia em crianças em idade pré-escolar e para fornecer uma perspectiva dimensional com base em sete escalas a partir do comportamento da criança: emocionalmente reativo; ansiedade/depressão; queixas somáticas; retirada; comportamento agressivo; problemas de atenção; e problemas do sono. As escalas podem ser agrupadas em duas grandes síndromes– internalizante e externalizante –, sendo que problemas do sono constituem um item separado.
- **CBCL/6-18 anos:** composta por 138 itens, dos quais 20 destinados à avaliação da competência social da criança ou do adolescente e 118 são relativos à avaliação de seus problemas de comportamento e emocional.[21,22]

Também está disponível no Brasil o Questionário de Capacidades e Dificuldades (SDQ), versão brasileira do *Strenghts and Difficulties Questionnaire*. A versão original do SDQ tem propriedades psicométricas adequadas e comparáveis às do CBCL e tem a vantagem de ser composta por apenas 25 questões, para avaliar crianças e adolescentes dos 4 aos 16 anos de idade, sendo de fácil aplicação, sem custos e dirigida para avaliação da população geral. Disponível em: https://www.sdqinfo.org/py/sdqinfo/b3.py?language=Portugueseqz (Brazil). As áreas examinadas foram definidas conceitualmente com base no DSM-IV e só posteriormente a testagem empírica foi conduzida. Nas subescalas hiperatividade, problemas emocionais, de conduta e de relacionamento, quanto maior a pontuação, maior o número de queixas. Ao contrário, na subescala comportamento pró-social, quanto maior a pontuação, menor é a quantidade de queixas.[21,22]

Já com relação aos instrumentos de avaliação diagnóstica, são muitos os instrumentos padronizados existentes. Um importante instrumento de avaliação diagnóstica é o *Schedule for Affective Disorders and Schizophrenia for School-Age Children* (K-SADS), que são entrevistas semiestruturadas dirigidas aos pais e à criança, cuja aplicação deve ser realizada por psiquiatra experiente na área da infância e da adolescência e treinado nesse instrumento, pois o julgamento clínico é também utilizado para gerar os resultados.[22]

Outra entrevista para diagnóstico psiquiátrico que merece destaque é o *Development and Well-Being Assessment* (DAWBA), que tem a característica especial de ser aplicada por leigos e revisada por psiquiatra da infância e da adolescência, para que o julgamento clínico determine a existência ou não de diagnósticos identificados por computador. Com base nessas informações, o clínico decide se os diagnósticos obtidos com o programa de computador são adequados ou não.[22]

No Quadro 19.3.1 são apresentadas as recomendações e faixas etárias para aplicação desses instrumentos.

Rastreio geral	Instrumento	Idade
Pré-escolares a adolescentes	CBCL – Child Behavior Checklist	1,5 a 5 anos
		6 a 18 anos
Pré-escolares a adolescentes	SDQ – Strenghts and Difficulties Questionnaire	04 a 17 anos
Rastreio de transtornos específicos	Instrumento	Idade
Depressão	MFQ – Mood and Feelings Questionnaire	07 a 18 anos
Ansiedade	Screen for Child Anxiety Related Disorders (SCARED)	08 a 18 anos
TDAH	SNAP – IV	06 a 18 anos
Uso de substâncias	CAGE – AID	12 a 18 anos
Diagnóstico	Instrumento	Idade
Escolares a adolescentes	K-SADS – Schedule for Affective Disorders and Schizophrenia for School-Age Children	06 a 18 anos
Pré-escolares a adolescentes	DAWBA – Development and Well-Being Assessment	02 a 18 anos

Fonte: Adaptado de Weitzman C, Wegner L, 2015.

De acordo com a Academia Americana de Pediatria, as crianças devem ser examinadas em intervalos regulares para problemas comportamentais e emocionais com medidas padronizadas e bem validadas começando na infância até a adolescência, como acontece com a avaliação de diferentes domínios do desenvolvimento.[23] A triagem para problemas de saúde mental e dos principais transtornos psiquiátricos associados à prematuridade deve compor a rotina de acompanhamento dessas crianças, para que seja possível identificar problemas em áreas incluindo regulação socioemocional, humor e afeto, atenção e habilidades interpessoais.[23]

Há uma sobreposição significativa, mas incompleta, entre o desenvolvimento em diferentes domínios e os problemas de comportamento. Estudos revelaram que crianças com déficits em habilidades cognitivas, de linguagem, sociais e em outros domínios, em geral, são muito mais propensas a apresentar problemas comportamentais e emocionais.[23]

A partir do início da adolescência, a triagem para uso de substâncias deve ser implementada. Os pediatras podem também utilizar instrumentos de triagem para avaliação de comportamentos suicidas, se houver preocupações levantadas pelo informante, ou verbalizadas pela criança ou adolescente.[23]

▶ Princípios gerais do tratamento dos transtornos psiquiátricos na infância e na adolescência

É importante salientar que a partir do momento que qualquer transtorno psiquiátrico é diagnosticado, a intervenção deve ser realizada o mais breve possível, evitando, dessa forma, a cronicidade e a piora do quadro e o surgimento de comorbidades psiquiátricas, piorando o prognóstico e aumentando os prejuízos no desenvolvimento interpessoal, pedagógico e outros domínios da vida da criança e adolescente.

O tratamento dependerá do diagnóstico em questão, da gravidade dos sintomas, dos prejuízos já instalados e da presença de comorbidades. Intervenções psicoterápicas costumam fazer parte da intervenção multidisciplinar, como a terapia cognitiva comportamental que é uma linha de psicoterapia que se mostra eficaz para vários transtornos psiquiátricos na infância e adolescência, além da psicoterapia individual e, às vezes, a terapia familiar pode beneficiar muitos pacientes. Orientação parental e psicoeducação são necessárias para a melhor compreensão do paciente e de sua família e assim melhorar o prognóstico no tratamento dos transtornos psiquiátricos.

Em crianças em idade escolar, frequentemente a intervenção farmacológica é necessária e já contamos com estudos que mostram a eficácia e tolerabilidade para diferentes classes farmacológicas utilizadas em diferentes transtornos psiquiátricos na infância e adolescência. As diretrizes para o tratamento específico de cada um dos transtornos psiquiátricos mais prevalentes na prematuridade vão além do escopo deste capítulo, mas podem ser encontrados em literatura específica.

▸ Repercussões para a vida adulta

Até que ponto e de que forma os problemas comportamentais e os transtornos psiquiátricos identificados entre as crianças nascidas prematuras persistem na idade adulta são questões ainda incertas. Resultados de coortes de crianças nascidas na década de 1990 estão apenas sendo finalizados e, portanto, os relatos existentes se concentram nas crianças prematuras tardias nascidas num período anterior ao uso do esteroide antenatal e do surfactante.

Dada a ligação entre adversidade perinatal e esquizofrenia, pode-se esperar encontrar taxas mais altas de transtornos psicóticos em populações prematuras na idade adulta.[24]

Um estudo sueco analisou o efeito do nascimento prematuro e sua relação com o risco de transtornos psiquiátricos, a partir da avaliação de internações hospitalares por transtornos psiquiátricos e abuso de álcool e drogas ilícitas na adolescência e no início da idade adulta. A pesquisa mostrou um aumento gradual nas internações em hospitais psiquiátricos relacionadas à prematuridade e esse risco aumenta com o grau de prematuridade, ou seja, um total de 5,2% das crianças nascidas entre 24 e 28 semanas de gestação e 3,5% das crianças nascidas com 29 a 32 semanas de gestação foram hospitalizadas em virtude de um transtorno psiquiátrico.[25]

Ainda existe escassez de dados com relação à saúde mental de indivíduos nascidos com muito baixo peso (peso < 1.500 g) no início da idade adulta. Um estudo examinou evidências de psicopatologia e alterações comportamentais em jovens nascidos com muito baixo peso, e os resultados mostraram que pais de indivíduos do gênero masculino nascidos com muito baixo peso relataram apresentar mais preocupações com os comportamentos dos seus filhos e maiores pontuações em escala de avaliação de sintomas de desatenção do que os pais de jovens que nasceram com peso adequado para a idade gestacional. Já pais de jovens do gênero feminino relataram pontuações significativamente mais altas para suas filhas em escalas de avaliação de ansiedade/depressão, retraimento e problemas desatencionais quando comparadas com o grupo controle.[26]

Em suma, a prevalência de transtornos psiquiátricos na infância em crianças prematuras apresenta taxas elevadas em relação a crianças a termo e a cronicidade desses transtornos pode acarretar prejuízos na vida adulta. Deve-se enfatizar que a maioria dos transtornos psiquiátricos é encontrada associada a outras morbidades, principalmente ao déficit cognitivo. Os transtornos mais prevalentes são TDAH (subtipo desatento), ansiedade e TEA, e esses transtornos formam o "fenótipo comportamental do prematuro" por formar um padrão único e consistente de dificuldades comportamentais e emocionais nessa população.[14] As altas taxas de psicopatologia observadas, a presença de um espectro fenotípico e os possíveis prejuízos funcionais ao longo da vida sugerem a importância e benefício da vigilância em saúde mental para essas crianças.

▶ Referências bibliográficas

1. Roze E, Reijneveld SA, Stewart RE, Bos AF. Multi-domain cognitive impairments at school age in very preterm-born children compared to term-born peers. BMC Pediatr. 2021;21(1):1-9.

2. Ment LR, Vohr BR. Preterm birth and the developing brain. Lancet Neurol. 2008;7(5):378-9. [2022 Out. 08]. Disponível em: <https://doi.org/10.1016/S1474-4422(08)70073-5>.<N>

3. Schweinhart LJ, Montie J, Xiang Z, Barnett WS, Belfield CR, Nores M, et al. Lifetime effects: the high/scope perry preschool study through age 40. High/Scope Press, 2005.

4. Hornman J, de Winter AF, Kerstjens JM, Bos AF, Reijneveld SA. Emotional and behavioral problems of preterm and full-term children at school entry. Pediatrics. 2016;137(5):e20152255. doi: https://doi.org/10.1542/peds.2015-2255.

5. Alcántara-Canabal L, Fernández-Baizán C, Solís-Sánchez G, Arias JL, Méndez M. Identification of behavioural and emotional problems in premature children in the primary care setting. Aten primaria. 2019;52(2):104-11.

6. Linsell L, Johnson S, Wolke D, Morris J, Kurinczuk JJ, Marlow N. Trajectories of behavior, attention, social and emotional problems from childhood to early adulthood following extremely preterm birth: a prospective cohort study. Eur Child Adolesc Psychiatry. 2019;28(4):531-42.

7. Yates R, Treyvaud K, Doyle LW, Ure A, Cheong JLY, Lee KJ, et al. Rates and stability of mental health disorders in children born very preterm at 7 and 13 years. Pediatrics. 2020;145(5).

8. Polić B, Bubić A, Meštrović J, Markić J, Kovačević T, Antončić Furlan I, et al. Emotional and behavioral outcomes and quality of life in school-age children born as late preterm: retrospective cohort study. Croat Med J. 2017;58(5):332-41.

9. Salmaso N, Jablonska B, Scafidi J, Vaccarino FM, Gallo V. Neurobiology of premature brain injury. Nat Neurosci. 2014;17(3):341-6.

10. Botellero VL, Skranes J, Bjuland KJ, Løhaugen GC, Håberg AK, Lydersen S, et al. Mental health and cerebellar volume during adolescence in very-low-birth-weight infants: a longitudinal study. Child Adolesc Psychiatry Ment Health. 2016;10(1):1-15.

11. Rogers CE, Lean RE, Wheelock MD, Smyser CD. Aberrant structural and functional connectivity and neurodevelopmental impairment in preterm children. J Neurodev Disord. 2018;10(1):1-13.

12. Burnett AC, Anderson PJ, Lee KJ, Roberts G, Doyle LW, Cheong JLY, et al. Trends in executive functioning in extremely preterm children across 3 birth eras. Pediatrics. 2018;141(1).

13. Johnson S, Marlow N. Preterm Birth and Childhood Psychiatric Disorders. Pediatr Res. 2011;69:11-18. [2022 Out. 08]. Disponível em: <https://doi.org/10.1203/PDR.0b013e318212faa0>.<N>

14. Fitzallen GC, Taylor HG, Bora S. What do we know about the Preterm Behavioral Phenotype? A narrative review. Front psychiatry. 2020;25;11:154.

15. Mathewson KJ, Chow CHT, Dobson KG, Pope EI, Schmidt LA, Van Lieshout RJ. Mental health of extremely low birth weight survivors: a systematic review and meta-analysis. Psychol Bull. 2017;143(4):347.

16. Franz AP, Bolat GU, Bolat H, Matijasevich A, Santos IS, Silveira RC, et al. Attention-deficit/hyperactivity disorder and very preterm/very low birth weight: a meta-analysis. Pediatrics. 2018;141(1):e20171645.

17. Fitzallen GC, Sagar YK, Taylor HG, Bora S. Anxiety and depressive disorders in children born preterm: a meta-analysis. J Dev Behav Pediatr. 2021;42(2):154-62.

18. Chiu T-F, Yu T-M, Chuang Y-W, Sun K-T, Li C-Y, Su Y-C, et al. Sequential risk of depression in children born prematurely: a nationwide population-based analysis. J Affect Disord. 2019;243:42-7.

19. Pyhälä R, Wolford E, Kautiainen H, Andersson S, Bartmann P, Baumann N, et al. Self-reported mental health problems among adults born preterm: a meta-analysis. Pediatrics. 2017;139(4):e20162690.

20. Kim SW, Jeon HR, Jung HJ. et al. Clinical characteristics of developmentally delayed children based on interdisciplinary evaluation. Sci Rep. 2020;10(1):8148. [2022 Out. 07]. Disponível em: <https://doi.org/10.1038/s41598-020-64875-8>.<N>

21. Gorenstein C, Wang Y-P. Fundamentos da mensuração em saúde mental. In: Instrumentos de avaliação em saúde mental. Porto Alegre: Artmed Editora, 2016; p.4-12.

22. Duarte CS & Bordin IAS. Instrumentos de avaliação. Rev Bras Psiquiatr. 2000;22(2):55-8.

23. Weitzman C, Wegner L. Promoting optimal development: screening for behavioral and emotional problems. Pediatrics. 2015;135(2):384-95.

24. Elgen I, Sommerfelt K, Markestad T. Population based, controlled study of behavioural problems and psychiatric disorders in low birthweight children at 11 years of age. Arch Dis Child Fetal Neonatal Ed. 2002;87(2): F128-32.

25. Lindström K, Lindblad F, Hjern A. Psychiatric morbidity in adolescents and young adults born preterm: a Swedish national cohort study. Pediatrics. 2009;123: e47-e53.

26. Hack M, Youngstrom EA, Cartar L, Schluchter M, Taylor HG, Flannery D, et al. Behavioral outcomes and evidence of psychopathology among very low birth weight infants at age 20 years. Pediatrics. 2004;114(4): 932-40.

19.4 Repercussões Psíquicas

Rozane Lapolli Sanz Casseb
Emília Aparecida Calixto Afrange

> *Para que os bebês se convertam, finalmente, em adultos saudáveis, em indivíduos independentes, mas socialmente preocupados, dependem totalmente de que lhes seja dado um bom princípio, o qual está assegurado, na natureza, pela existência de um vínculo entre a mãe e seu bebê...*
>
> **D. W. Winnicott (1975)[1]**

Neste capítulo, apresentaremos observações decorrentes do trabalho realizado no Ambulatório de Prematuros do Departamento de Pediatria da Disciplina de Pediatria Neonatal da Escola Paulista de Medicina da Universidade Federal de São Paulo (EPM/Unifesp). Discutiremos o efêmero que ocorre na relação da mãe[i] com seu filho que nasceu prematuro, com ênfase nas relações emocionais que são fundantes do psiquismo.

Inquestionavelmente, a chegada de um filho é um momento de imensas demandas biológicas, psíquicas e sociais. Constituir um lugar psíquico para que essa experiência possa viabilizar realizações implica inúmeras tarefas de ordem pessoal que são pouco racionais. Implica revisar a si mesmo como genitor, gerador de uma nova condição, em que as forças que definem o campo situacional assumem invariavelmente novas configurações.

Darwin chamou de "instinto de preservação da espécie"[ii,2] e Freud[3] assinalou que a transmissão dos genes para outras gerações é a única experiência possível de imortalidade que o homem pode realizar, sugerindo que ter filhos é também uma tentativa de vir a lidar com a insignificância existencial.

Sendo esse um plano de importância simbólica, podemos inferir que qualquer alteração no andamento desse processo atinge profundamente *o grande projeto humano de preservação e imortalidade* e, vista por esse ângulo, a prematuridade pode vir a ser um fator frustrador.

---

i   Quando a palavra "mãe" é utilizada neste trabalho refere-se à função da maternidade, ou seja, à pessoa real que está com o bebê. Considera que qualquer adulto significativo para a criança pode exercer o papel de figura materna visto que há famílias nas quais não é a mãe quem assume os cuidados maternos.

ii Darwin concluiu em suas observações que os instintos e os hábitos podem ser comparáveis, embora possuam origem diversa. A semelhança entre um conceito e outro pode dificultar a distinção. O instinto é um estímulo natural involuntário, uma ação que não demanda de prática e raciocínio para ser realizada. É uma aptidão inata. São padrões herdados, respostas adaptativas complexas a determinadas situações. Pode-se tratar como uma tendência natural ou uma atividade automática e espontânea. O hábito é uma forma de reação adquirida, relativamente invariável, visível em regras sociais ou aptidões, que surge pela disposição.

Os progressos em neonatologia vêm permitindo melhoria considerável na assistência a bebês nascidos prematuros, cada vez mais imaturos, promovendo uma "gestação extraútero". Um útero artificial – que exige muito dos cuidadores do bebê – proporcionando maior sobrevida, apesar das condições neonatais menos favorecidas. Os procedimentos médicos, sem dúvida, trazem essa perspectiva fantástica para com a vida, porém evidenciam novos desafios.

> (...) A prematuridade de uma criança não constitui
> em si uma condição necessariamente prejudicial.
> (...) Os riscos ligados à prematuridade propriamente dita
> e aos fatores médicos são certamente importantes;
> mas o meio familiar e os cuidados recebidos pelo bebê
> vão desempenhar um papel fundamental.
>
> **Mazet, Stoleru (1990)[4]**

Generalizações apressadas quanto aos efeitos da prematuridade sobre o desenvolvimento físico ou mental ulterior da criança podem, muitas vezes, não ser úteis para entender o quanto e como a prematuridade pode afetar a vida da criança e, tampouco, ajudam a compreender a fundamental importância da relação mãe-filho neste contexto.

Tentaremos descrever brevemente e identificar esses potenciais novos cenários que afetam de modo significativo as relações primordiais do nascimento de um bebê, levando em consideração que para a sobrevivência e também para o desenvolvimento ulterior do bebê que nasce prematuro, é imprescindível o cuidado biológico, com o ambiente e com as relações primárias da criança.

As situações individuais são variáveis e, a longo prazo, os efeitos da prematuridade nessas relações dependem de inúmeros fatores. A prematuridade pode apresentar várias intercorrências médicas após o nascimento, como infecções, hemorragia peri-intraventricular, leucomalácia, pneumopatia, retinopatia e internações prolongadas.[5] Essas ocorrências comprometem, indubitavelmente, o desenvolvimento. Quando associadas a fatores ambientais, como a dificuldade de estabelecimento de vínculo mãe-filho, podem comprometer o desenvolvimento emocional e interferir na qualidade de vida do bebê nascido prematuro,[6] assim como na resposta adequada aos tratamentos dessas intercorrências.

Entre os fatores emocionais, destacamos a privação, obstrução ou inconstância dos cuidados maternos primários; o caráter invasivo e potencialmente traumático dos tratamentos aplicados, quando em litígio com a família; aspectos da personalidade da mãe relacionados ao manejo com seu bebê; o contexto familiar e social no qual a criança está inserida, em que o ambiente necessita conter um senso protetor.

Em um nascimento no qual o corpo não está preparado para irromper nas condições extraútero, tanto o bebê como sua mãe terão de enfrentar dificuldades não usuais, já que não só a gravidez física foi interrompida, mas também a maturação necessária na esfera psíquica.

Nascer para o meio ambiente coloca o bebê em uma nova realidade, na qual se faz necessário construir uma linguagem, na qual os proto-pensamentos[7] e protoantasias[iii] serão checadas com o encontro emocional inicial com a mãe/ambiente.[7] Esse encontro se forma em uma tempestade emocional e ao mesmo tempo é uma condição de grande importância para a formação do psiquismo do bebê que passa a depender do vínculo mãe/mundo.[8]

Nascemos incompletos e com um instrumental mamífero, reconhecemos pelo cheiro, pela forma como somos aconchegados e como recebemos a comunicação subjetiva de proteção e sobrevivência frente aos perigos do mundo extrauterino. Podemos reconhecer a genitora/cuidadora pela forma como somos acolhidos, resgatados do nosso despreparo, em nosso desamparo biológico. Nascemos dependentes de auxílio nos cuidados iniciais, auxílio este que também se desdobra no desenvolvimento da linguagem, da comunicação. Condição essencial para a sobrevivência de forma que o bebê pode, de sua maneira, solicitar e a mãe, suficientemente presente, decodificar o embrião de comunicação entre eles. Havendo comunicação, acontece a vida, a dependência absoluta do ser humano é suprida pela mãe,[9] ambos gerarão vida e equipar-se para enfrentar as demandas que o mundo extrauterino apresenta. Pode-se mesmo dizer que a mãe é, desde a fecundação, o agente de fundamental importância para a sobrevivência do indivíduo até que este se torne suficientemente instrumentado para lidar com suas necessidades básicas.[10]

Segundo Winnicott afirma,[11] um bebê sozinho não existe. Ou seja, o desenvolvimento psíquico humano depende do estabelecimento de uma relação de intimidade entre a mãe e o seu bebê, na qual o recém-nascido se enraíze, fortaleça-se e, progressivamente, ganhe autonomia. Esse pediatra psicanalista chama de "preocupação materna primária" ao estado de empatia da mãe, capaz de se colocar no lugar de seu bebê e em sintonia com as necessidades básicas do recém-nascido.

A separação precoce pode emprestar à mãe uma sensação de não estar preparada para proteger seu bebê e, ao mesmo tempo, gerar um estado emocional de abandono no bebê. Diante dessa situação, as mães podem se sentir desorganizadas e confusas, sendo, muitas vezes, incapazes de aceitar o que está acontecendo e de responder adequadamente às solicitações mais complexas que essas condições exigem. Desse potencial desencontro propiciado pela prematuridade, pode ocorrer o agravamento das necessidades não satisfeitas da mãe e ou do bebê e, assim, fazer surgir sequelas psíquicas que dificultarão a vida de ambos, mãe e bebê.

A inclusão de cuidados emocionais, quando da assistência ao parto, favorece o desenvolvimento natural da relação mãe-filho desde os primeiros minutos de vida, possibilitando o fortalecimento dos vínculos[iv] e facilitando o atendimento às demandas

---

iii Francis Tustin, desde Bion, evidenciou a ausência destes conteúdos pré-natais ao estudar o autismo, o que não nos autoriza a pensar que o prematuro seja autista, mas que nasce em uma configuração de linguagem com essa impossibilidade: disponibilizar essas protofantasias e protopensamentos para a busca do objeto, sempre parcial, no período que segue o parto.

iv Vínculo afetivo ou vinculação primária (*imprinting*) é um conceito que foca o crescimento de uma criança como resultado da relação precoce que ela mantém com os pais. Partilhamos da mesma ideia de Bowlby (1990) e preconizamos que essa relação inicial que o bebê estabelece com a mãe é decisiva para o seu desenvolvimento tanto físico como psíquico.

filogenéticas. Não separar o bebê recém-nascido do contato direto com a mãe é colocar em prática o conhecimento sobre as necessidades emocionais fundantes do psiquismo humano.[12]

Se tratarmos a noção de prematuridade relacionada à incompletude biológica que, muitas vezes, coloca o bebê na linha fronteiriça entre a vida e a morte – em que os cuidados essenciais para a sobrevivência expressam certa "agressividade não programada" – podemos abstrair como esse mundo subjetivo se constitui dentro de estados de ansiedade e de terror frente à fragilidade dos recursos que mantêm a vida.

Observando a internação da criança na unidade de terapia intensiva neonatal (UTIN), verificamos que, em geral, se organiza um estado de privação e de potencial ausência de cuidados da mãe para fins psíquicos.[13] A equipe se esforça para compensar a situação emocional sentida, mas nem sempre discriminada. Acadêmicos, residentes, enfermeiros tendem a buscar a complementação dessas carências, entretanto apenas as relações estáveis, que nomeiam a segurança e a proteção que o bebê solicita, é que podem dar conta dessa demanda[v].

Podemos observar as diferenças psíquicas em quem recebeu precocemente "toques de pele", linguagem compreensiva por meio da "repetição de gestos", dos "ruídos sonoros domésticos" produzidos por ambos (o grunhir do bebê e o som do andar da mãe, a musicalidade de suas palavras etc.), da possibilidade de localização familiar por meio da constante localização e disposição do "lugar onde o bebê dorme", enfim, a diferença de quem teve acesso a esses componentes para aqueles que não tiveram se evidencia na qualidade mental da relação que o indivíduo faz com o mundo. Certamente são estímulos organizadores para a integração do sistema aferente com o córtex, o proprioceptivo, o enteroceptivo, o cinestésico, o álgico (desconfortos) etc., elementos que tratamos como parte da linguagem em construção e que constituem parte importante da construção de um psiquismo emocional.

> *Antes de uma criança falar, podemos imaginar tudo.*
> *É isso que torna as crianças tão fáceis de amar.*
> *Diante da doença, as mães perdem a imaginação.*
> *É preciso, então, trabalhar com essas mulheres*
> *em sofrimento, dando-lhes tempo para que*
> *descubram seus bebês.*
>
> **Mathelin (1999)[14]**

Diante de seus bebês que nascem prematuros, algumas mães frequentemente relatam experimentar sensações de culpa, fracasso e incompetência, dificultando o processo

---

v   Spitz (1935) publicou diversos artigos sobre a observação direta de crianças em instituições de saúde. Considera essa situação uma espécie de privação emocional, da mesma forma que se poderia proceder a dita "lavagem cerebral". Com o auxílio dos métodos da psicologia experimental, Spitz destacou o papel vital da relação mãe-filho, descrevendo como a privação do contato materno poderia causar debilidade física e um enorme empobrecimento psíquico dos bebês. Quando a instituição de saúde substituía de forma importante esses cuidados, o paciente desenvolvia uma dependência doentia em relação à instituição. Spitz chama isso de "hospitalismo".

de vinculação. Outro aspecto importante que notamos ao acompanhar essas duplas diz respeito aos processos depressivos que acompanham as "experiências de separação". A separação é por si só um processo complexo que deixa significativas marcas. Não existe separação sem perda. Considerando a prematuridade, muitas vezes, observamos registros confusionais de uma experiência de quase morte, a vivência de estar em uma tênue linha entre vida e morte. Frequentemente, essa experiência subjetiva marca o curso de desenvolvimento da relação materno-filial.

Focando a personalidade da mãe, costumamos observar sua atitude, que pode expressar sua intuição, seu envolvimento com o bebê ou apenas automatismos reativos. Com algumas mães, podemos observar a instalação de sentimentos ambivalentes diante das vivências da prematuridade, indicando, com frequência, o temor dessas mulheres de ter algo interno, responsável pelo nascimento precoce, uma espécie de entidade que, ao concentrar os sentimentos de repulsa à gravidez, à maternidade e ou à perda do corpo erótico, passa a ser sentido como perigoso para seu bebê. O estado depressivo puerperal, que é esperado nas mulheres em geral, apresenta com frequência outra perspectiva na prematuridade. Não são incomuns reações maníacas repletas de ações desorganizadas e desorganizadoras dessas mães confusas e depressivas.

É nesse contexto, em que muitas vezes nos deparamos com conflitos e considerável fragilidade psíquica, que recebemos os nossos pacientes. Atendemos no ambulatório as crianças nascidas prematuras desde o momento que recebem alta hospitalar até o fim da adolescência e também suas mães. Com relação às crianças, buscamos promover seu crescimento e desenvolvimento global. Para as mães, o trabalho psicológico tenta auxiliar na construção de uma mente mais integrada e capaz de dar conta dos processos de elaboração das frustrações e dos lutos. Essas aquisições integrativas podem favorecer, para a mãe, uma melhor concepção da situação adversa sobre o parto prematuro. Podem trazer-lhe uma melhor concepção da situação adversa. A mãe pode, inclusive, vir a perceber que o bebê é um vencedor, mais do que apenas um sobrevivente. Constituindo um lugar psíquico que componha o mal-estar da mãe e as necessidades neonatais do prematuro, tendo espaço para que isso aconteça, o desenvolvimento do bebê que nasce prematuro se assemelha ao de um bebê que nasce a termo.

O tipo de intervenção que desenvolvemos apoia-se basicamente no atendimento em grupos operativos com crianças de zero a 10 anos. Baseado no modelo de Pichon-Riviere,[15] o grupo operativo pode ser definido como um conjunto de pessoas com um objetivo em comum que tentam abordar um tema em equipe. A partir de 10 anos, atendemos o paciente individualmente. Os grupos são separados por idade da seguinte maneira:

1. Grupo de crianças de zero a 3 anos e mães. As crianças e suas mães são atendidas no mesmo grupo.
2. Grupo de crianças de 4 a 6 anos e mães. As crianças se reúnem em um grupo e as mães, em outro.
3. Grupo de crianças de 7 a 10 anos e mães. Como no grupo anterior, as crianças se reúnem em um grupo e as mães em outro.

No grupo de crianças de zero a 3 anos e mães, é imprescindível o atendimento da dupla mãe-bebê que, por vezes, demanda intervenções que consigam equacionar o tempo exato de agir com as necessidades de saúde do par. Numa tentativa de resgatar o que se adiou e que não pôde ser vivido pela dupla nesse início tão fundamental para a importante construção do vínculo mãe-bebê.

No grupo de crianças entre 4 e 10 anos, o trabalho está ancorado nas técnicas lúdicas,[16] associado ao brincar em grupo, perspectiva interessante para buscar intermediar o mundo simbólico e real da criança. Na técnica lúdica, oferece-se às crianças a caixa lúdica com materiais utilizados como ferramentas para expressar seus conflitos, medos e anseios por meio do brincar. A composição dessa caixa lúdica varia conforme a idade da criança e pode incluir materiais diversos como bonecos, animais, carros, material gráfico, massa de modelar, tesoura, cola, jogos e sucata em geral.

No grupo de mães, a proposta é oferecer um campo que possibilite a construção de um espaço para troca de experiências relativas às angústias específicas dessa condição. Tentando criar um espaço propício para lidar com o psíquico para que as mães/cuidadores possam recuperar lembranças que, sob uma nova luz, podem ser vistas com um olhar menos culpado e acusatório. Nesse grupo, os participantes encontram a possibilidade de construir um espaço para conversar, pensar e reconstruir sua própria história, escutar a si próprio e aos seus pares, reconhecendo as vivências semelhantes entre os participantes, a partir das dificuldades encontradas nos sentimentos que normalmente fazem parte da relação mãe-bebê, mas que são agravadas, frente à prematuridade, pela fragilidade e, em muitos casos, pela vivência de terem estado em uma zona fronteiriça na qual viram seu filho entre a vida e a morte.

Não há dúvidas sobre a importância de desenvolver, instrumentar e integrar o ego de quem sofre com as precariedades humanas relacionadas à prematuridade. Para que isso aconteça, é fundamental criar condições que estimulem seu pensamento e tendência à reflexão. Observamos que é possível criar um estado de mente um pouco mais organizado onde antes predominava apenas a confusão. Trabalhar o mundo afetivo ajuda a conter as emoções e a processar a ansiedade, a angústia e a aflição que são tão presentes na vida dessas pessoas.

Entendemos que a intervenção psicoterapêutica começa com o nosso posicionamento frente ao sofrimento que o(s) paciente(s) traz(em), ao apreender e compreender sua singularidade. Sendo assim, colocamo-nos como agentes facilitadores, como produtores de uma peça em que proporcionamos o palco e deixamos que os pacientes tragam o material que desejam expressar. Esse material faz referência à realidade interna (ou psíquica) da dupla mãe-filho, suas fantasias inconscientes, e não apenas à realidade externa.

A alimentação psíquica que fundamenta o desenvolvimento e a vida de uma criança, na condição de prematuridade, muitas vezes, é um ato carregado de procedimentos dolorosos e invasivos. A dor e a satisfação, a morte e a vida ficam muito emaranhadas e é difícil discriminar o que é bom e prazeroso do que é agressivo e doloroso.

Para o mundo psíquico, o tempo lógico não conta, essa situação real, em que o relacionamento mãe-filho ficou no hiato entre a vida e a morte, pode permanecer viva e, muitas vezes, impedir as mães de exercerem sua função, aumentando a angústia e o sentimento ambivalente entre cuidar adequadamente do bebê e as "certezas" autoacusatórias de inadequação.

As duplas mãe-filho que chegam ao ambulatório já ultrapassaram a situação de morte vivenciada na UTIN. Sobreviveram à experiência de hospitalização e tentam prosseguir como podem.

Esse fato revela-se desafiador para a equipe envolvida na assistência à criança nascida prematura, quando nosso trabalho é tentar ajudar o desenvolvimento não só da criança, mas também da relação mãe-criança, por acreditar que esta relação é fundamental para o desenvolvimento global da criança.

▶ Referências bibliográficas

1. Winnicott DW. A criança e o seu mundo. 3. ed. Rio de Janeiro: Zahar, 1975.
2. Darwin C. The origen of species. Londres: Collectors Library, 2004.
3. Freud S. Sobre o Narcisismo: uma introdução. Rio de Janeiro: Imago, 1914.
4. Mazet P, Stoleru S. Manual de psicopatologia do recém-nascido. Porto Alegre: Artes Médicas, 1990.
5. Ancel PY. Severe sensorineural impairment in very premature infants: epidemiological aspects. J Gynecol Obstet Biol Reprod.2004;33:461-74.
6. Jarjour IT. Neurodevelopmental outcome after extreme prematurity: a review of the literature. Pediatr Neurol. 2015;52(2):143-52.
7. Tustin F. Autismo e psicose infantil. Rio de Janeiro: Imago, 1975.
8. Bion W R. Making the Best of a Bad Job. In: Clinical Seminars and others Works.London: Karnac Boocs; 1979/1994.
9. Winnicott, DW. Da dependência à independência no desenvolvimento do indivíduo. Porto Alegre: Artes Médicas, 1982. (Trabalho original publicado em 1963a.)
10. Brazelton TB. Cramer BG. As primeiras relações. São Paulo: Martins Fontes, 1992.
11. Winnicott DW. O brincar e a realidade. Rio de Janeiro: Imago, 1975. (Trabalho original publicado em 1971)
12. Bowlby J. Apego: a natureza do vínculo. In: Apego e perda. São Paulo: Martins Fontes, 1990;(1).
13. Spitz RA. O primeiro ano de vida. 5. ed. São Paulo: Martins Fontes, 1988.
14. MathelinC. O sorriso da Gioconda: clínica psicanalítica com bebês prematuros. Rio de Janeiro: Companhia de Freud, 1999.
15. Pichon-Rivière E. O processo grupal. São Paulo: Martins Fontes, 1996.
16. Aberastury A. El niño y sus juegos. Buenos Aires: Paidos, 1990.

Capítulo 20

Dificuldade Escolar

Glaura César Pedroso
Maria Wany Louzada Strufaldi

O sucesso escolar está relacionado a inúmeros fatores de ordem biológica, psicológica, familiar, social, pedagógica, educacional e política. Segundo o Fundo das Nações Unidas para a Infância (Unicef), o acesso à escola e ao aprendizado continua bastante desigual no Brasil, com diferentes taxas de repetência, evasão escolar e defasagem idade-série conforme a região, raça, presença de deficiências e outras variáveis.[1]

A pandemia de covid-19 trouxe novos desafios para as redes escolares e também explicitou as desigualdades quanto aos recursos para seu enfrentamento; os dados permitem estimar que mais de 5,5 milhões de crianças e adolescentes foram atingidos no seu direito à educação em 2020. Esses efeitos permanecerão por muito tempo, em que pesem os esforços dos profissionais da educação e das famílias para criar condições de escolarização e aprendizagem num contexto tão adverso.[1]

Assim, é preciso reconhecer que o sucesso escolar depende não apenas das potencialidades individuais e familiares, mas também dos recursos e oportunidades que puderem ser criados e aproveitados em cada grupo social. No caso das crianças com problemas de saúde ou riscos ao desenvolvimento, a vulnerabilidade social pode potencializar as dificuldades individuais.[2]

▶ Conceito de dificuldades escolares

Utilizamos o termo "dificuldades escolares" para designar um conjunto de problemas, com causas múltiplas e variadas, que "se produz no contato da criança, membro de uma família, com uma instituição social, a escola". Trata-se de uma queixa que é "resultado final, aparente, de inúmeros fatores, numa interação complexa".[3] Trata-se de um problema a ser avaliado nos contextos individual, familiar e social.

A abordagem das queixas escolares torna necessária a compreensão de situações como a falta de adaptação à escola; problemas na relação família-escola; compreensão e expectativas dos pais em relação ao desenvolvimento, desempenho e comportamento da criança; busca de um diagnóstico que justifique o "fracasso" ou a exclusão escolar da criança ou do adolescente; falta de informação ou de apoio para inclusão de crianças com necessidades educacionais especiais. O profissional de saúde tem a responsabilidade de buscar eventuais diagnósticos e, ao mesmo tempo, resgatar a responsabilidade da família, da escola, do serviço de saúde e de outras instituições sociais na proteção à criança e na promoção do seu pleno desenvolvimento.[4]

A avaliação abrangente, criteriosa e, muitas vezes, interdisciplinar, permite um diagnóstico adequado e, ao mesmo tempo, evita a "patologização" de questões sociais e da própria vida escolar. É importante conhecer o desenvolvimento do pré-escolar, escolar e adolescente, além de sua inserção cultural. Assim, a avaliação das dificuldades escolares é realizada em várias consultas, não apenas em razão de sua complexidade, mas também para possibilitar o estabelecimento de vínculo entre o pediatra, a criança e a família, principalmente em situações em que o contato profissional teve início recente.[4,5]

O acompanhamento desde a primeira infância oferece possibilidades de observação e promoção do desenvolvimento, contato precoce com a leitura e contação de histórias, proteção à criança e identificação precoce de problemas que podem resultar em baixo rendimento escolar. Isso inclui os fatores individuais, mas também a prontidão da escola para as crianças e a capacidade da família e da comunidade para apoiar e promover o desenvolvimento infantil.[6]

◗ Dificuldades escolares e transtornos específicos de aprendizagem

Entre os diagnósticos possíveis na situação de dificuldades escolares, encontram-se os transtornos específicos de aprendizagem. Esses transtornos são classificados, segundo a 5ª edição do *Manual de Diagnóstico e Estatístico de Transtornos Mentais* (*Diagnostic and Statistical Manual of Mental Disorders* – DSMV), como parte dos transtornos do neurodesenvolvimento; podem ser relacionados à leitura, à expressão escrita ou à matemática e devem ter as seguintes características:[7]

a) "Dificuldades na aprendizagem e no uso de habilidades acadêmicas, conforme indicado pela presença de ao menos um dos sintomas (leitura de palavras de forma imprecisa ou lenta e com esforço; dificuldade para compreender o sentido do que é lido; dificuldades para escrever ortograficamente; dificuldades com a expressão escrita; dificuldades para dominar o senso numérico, fatos numéricos ou cálculo; dificuldades no raciocínio matemático) que tenha persistido por pelo menos seis meses, apesar da provisão de intervenções dirigidas a essas dificuldades."

b) "As habilidades acadêmicas estão substancial e quantitativamente abaixo do esperado para a idade cronológica do indivíduo, causando interferência significativa no desempenho acadêmico ou profissional ou nas atividades cotidianas, confirmada por meio de medidas de desempenho padronizadas administradas individualmente e por avaliação clínica abrangente."

c) "As dificuldades de aprendizagem iniciam-se durante os anos escolares, mas podem não se manifestar completamente até que as exigências pelas habilidades acadêmicas afetadas excedam as capacidades limitadas do indivíduo."

d) "As dificuldades de aprendizagem não podem ser explicadas por deficiências intelectuais, déficits visuais ou auditivos não corrigidos, outros transtornos neurológicos ou mentais, adversidade psicossocial, baixa proficiência na língua utilizada para o aprendizado acadêmico ou instrução educacional inadequada".

Desta forma, salienta-se a importância da avaliação abrangente e das intervenções necessárias como parte do diagnóstico interdisciplinar, além do diagnóstico adequado de deficiências, de outros problemas de saúde ou mesmo de alterações sutis que possam interferir no rendimento escolar.

▶ Prematuridade e rendimento escolar

Nos últimos anos, muitas pesquisas vêm sendo publicadas sobre a evolução e a trajetória acadêmica de crianças e adolescentes nascidos prematuros. É consenso que, quanto menor a idade gestacional, maior a probabilidade de alterações no desenvolvimento, deficiências sensoriais, transtornos do neurodesenvolvimento (p. ex., transtornos específicos de aprendizagem, transtornos da comunicação, transtornos do espectro autista e outros) e também problemas de comportamento, tornando necessária a intervenção precoce/oportuna para atenuar ou superar esses efeitos e garantir o pleno desenvolvimento das capacidades da criança.[8,9]

Quanto ao desempenho acadêmico, também têm sido publicadas observações com maiores índices de repetência e de uso de recursos de educação especial, mesmo na ausência de deficiência intelectual.[10] As alterações descritas são, muitas vezes, sutis e relacionadas à atenção, ao processamento, à memória de trabalho e às funções executivas; essas dificuldades podem ser transitórias ou persistentes e também foram descritas em indivíduos nascidos pré-termos limítrofes.[11-13]

São também relatados em crianças nascidas com idade gestacional menor que 32 semanas, um pior desempenho em matemática (cálculo, resolução de problemas) e em leitura, assim como na inteligência e nas funções executivas associadas com a menor idade gestacional e peso ao nascer, por meio do seu efeito negativo na memória de trabalho visoespacial, na atenção sustentada e na velocidade de processamento. No entanto, os autores ressaltam que diferenças em fatores socioeconômicos e as práticas no atendimento neonatal e no sistema educacional podem limitar o potencial dos achados.[11,14,15]

Desta forma, a importância do acompanhamento da vida escolar e o provimento dos apoios necessários têm merecido destaque, sobretudo para crianças nascidas com menos de 32 semanas de gestação.[9,10] O melhor ganho de peso e de perímetro cefálico foi associado a um desfecho mais favorável.[16] Por sua vez, a ocorrência de displasia broncopulmonar esteve associada a pior desempenho acadêmico.[17] A fertilização *in vitro* não se associou com pior *performance* escolar, nem com déficits motores em estudo que comparou crianças nascidas com idade gestacional inferior a 32 semanas.[18]

À medida que a experiência e os dados se acumulam, é observada a necessidade de se levarem em conta outras características, como a presença de restrição de crescimento intrauterino e a evolução clínica, como marcadores associados a diferentes desfechos quanto ao neurodesenvolvimento aos 2 anos de idade.[19] Em que pese a necessidade de se considerarem os fatores ambientais pós-natais, esses dados constituem indicadores de risco e justificam um olhar mais atento ao desenvolvimento desses indivíduos, inclusive com o uso de instrumentos de rastreamento associados ao seguimento clínico.

A idade de entrada na escola, normalmente determinada pela idade cronológica, tem sido apontada como agravante da desvantagem em alguns países, já que o nascimento prematuro pode antecipar até em 1 ano a entrada da criança na escola em relação ao que deveria ocorrer se ela tivesse nascido a termo, dependendo do mês de nascimento e dos critérios adotados pelos diferentes sistemas escolares.[20,21] Não há trabalhos semelhantes em nosso país, mas esses achados sugerem que a escolarização inicial deve ser acompanhada cuidadosamente pelas famílias, escolas e equipes de atendimento.

◗ Avaliação da criança com dificuldades escolares

A construção de vínculos permite ao profissional conhecer realmente a criança ou adolescente, sua vida e seu modo de ver a escola e seus problemas. Isso pressupõe a participação ativa da criança como sujeito de sua avaliação, quer seja por meio da comunicação verbal, quer seja por meio de atividades lúdicas. É fundamental que a criança possa comunicar suas percepções e desejos.[4,5]

Para essa observação, que pode ser realizada inicialmente pelo pediatra ou já pelos profissionais da equipe, podem ser usados recursos como desenhos; tarefas compatíveis com a idade e escolaridade da criança (operações matemáticas, ditado, reconto de histórias); jogos. Essas atividades permitem obter informações sobre: compreensão oral; organização para realizar tarefas; coordenação motora; aspectos emocionais; uso do espaço do papel e das cores; relação com a instituição escolar e com professores; vocabulário; noções de tempo e espaço, de grandeza, lateralidade; percepção visual; memória e introjeção de regras.

A comunicação com a escola por meio de relatórios pode fornecer informações sobre comportamento, socialização e desempenho. Em determinadas situações, o contato com a equipe de saúde pode mudar o olhar dos educadores, possibilitando melhor observação do estudante e chamando a atenção para seus pontos fortes.

A compreensão adequada do caso e de seus desdobramentos, em geral, necessita de várias etapas e da observação ao longo do tempo, incluindo a resposta a intervenções individualizadas, uma vez que os problemas de aprendizagem, com muita frequência, confundem-se com os problemas da entrada na escola, das questões pedagógicas e das relações que se estabelecem entre escola, criança e família.

Por esse motivo, propõe-se uma avaliação clínica abrangente, descrita nos tópicos a seguir, que deve ser adaptada às realidades locais, às características dos serviços e à disponibilidade de equipes interdisciplinares, procurando-se evitar a "patologização" e seus reflexos sobre a autoestima e o desenvolvimento socioemocional.[4,5]

- A anamnese precisa descrever as dificuldades, sua duração e seus impactos na família e na escola; a origem da queixa e as expectativas da família, bem como as tentativas anteriores de se enfrentar o problema. É importante conhecer a composição e a organização familiar (idade, profissão e escolaridade dos familiares e de quem convive com a criança; identificar quem acompanha e quem pode auxiliá-la na vida escolar).

- A pesquisa dos antecedentes familiares inclui: antecedentes patológicos relevantes; problemas visuais e auditivos; atrasos de linguagem; dificuldades escolares na família e desempenho escolar dos irmãos (pensar nos fatores genéticos, mas principalmente sociais).
- Com relação aos antecedentes pessoais da criança, buscam-se caracterizar antecedentes pré e perinatais, doenças crônicas, alterações neurológicas, obstrução nasal crônica, otites de repetição, roncos noturnos, cinetose e quadros vestibulares, internações e doenças anteriores; histórico de avaliações e acompanhamento por outros profissionais.
- A história escolar traz informações como: idade de início, mudanças de escola e professores, faltas, repetência, tempo na escola atual; problemas relatados, relações família-escola.
- A rotina da criança também é importante, incluindo horário e local de refeições e de execução das tarefas; atividades e brincadeiras preferidas; obrigações domiciliares; atividades extracurriculares. Essa avaliação deve ser ampliada para incluir também o estresse familiar: identificar possíveis situações de risco, estresse tóxico e trabalho infantil; doenças graves na família; abuso de álcool e drogas; transtornos mentais; problemas socioeconômicos; violência (na família, escola e vizinhança); luto e perdas; impactos da pandemia por covid-19 sobre a criança (ou adolescente) e a família.
- Como em todas as consultas pediátricas, pesquisam-se a alimentação e as imunizações, com atenção às vacinas recomendadas para a faixa etária.
- A avaliação do desenvolvimento inclui o desenvolvimento anterior e atual; desempenho nas atividades diárias; opiniões e preocupações dos familiares em relação ao desenvolvimento da criança ou adolescente.
- Destaca-se também a anamnese relacionada ao sono: características; horários; rotina; sono agitado; sonolência diurna; distúrbios do sono.
- É importante caracterizar o tempo e tipo de exposição às telas; acesso à internet (se existe, tipo de atividade, interação e supervisão dos adultos, tempo de uso).
- Como parte da avaliação pediátrica, também são abordados os aspectos socioemocionais: relações familiares; relações com educadores e com outras crianças; *bullying*; situações de vulnerabilidade e resiliência.

Quanto às alterações sensoriais, motoras e da comunicação, é importante indagar os seguintes aspectos:

- **Visão:** sinais e sintomas visuais; avaliações anteriores (datas e resultados).
- **Audição:** ouve bem? Localiza o som? Ouve TV e outros aparelhos com volume muito alto? Compreende bem o que lhe é falado? Tem dificuldade em compreender a fala quando está em ambiente com ruído? Demora a responder às solicitações? Se sim, responde certo? Avaliações auditivas realizadas, inclusive triagem neonatal (datas e resultados).
- **Fala e linguagem:** fala corretamente? A fala é compreensível? Com que idade começou a falar? Conta algum acontecimento com fluência e coerência?

- **Leitura e escrita:** lê bem? Entende o que lê? Demorou para aprender a ler? Consegue escrever? Comunica-se pela escrita? Troca letras ao escrever?
- **Desempenho motor e equilíbrio:** movimenta-se bem? Corre, pula, anda de bicicleta? Fica num pé só? Como é o desempenho nas aulas de educação física?

O exame físico deve ser abrangente, incluindo: antropometria e cálculo do IMC; aferição da pressão arterial; avaliação da boca, orofaringe e otoscopia; exame por órgãos e sistemas visando identificar alterações; avaliação postural e da coluna vertebral; desenvolvimento puberal; e busca de desvios fenotípicos, sinais neurológicos e de violência.

Não podemos deixar de mencionar também os efeitos da pandemia por covid-19 na vida escolar e incluir informações como: as atividades foram suspensas? Houve atividade remota? Como ficou a relação com a escola e os professores no período de isolamento e suspensão das aulas? E o retorno, como foi?

Conforme a organização do serviço e a composição da equipe, programa-se a observação da criança para melhor compreensão de seu desenvolvimento (em geral, em consulta subsequente ou em equipe interdisciplinar): propor tarefas compatíveis com a idade e ano escolar; observar a organização, a coordenação motora e os aspectos emocionais; usar desenho ou brinquedos para abordar esses aspectos, sem que a criança se sinta "testada". A observação de cadernos e tarefas pode ser útil para a compreensão do caso.

As avaliações complementares devem ser realizadas conforme as hipóteses formuladas no atendimento. Em prematuros, a avaliação auditiva é feita de rotina e a avaliação da linguagem, para o prematuro com dificuldades escolares, também é fundamental. Deve-se considerar realizar avaliação do processamento auditivo, sobretudo se houver queixas auditivas ou de compreensão oral. A avaliação oftalmológica também é importante e faz parte da rotina de acompanhamento do prematuro.

É fundamental estabelecer contatos com a escola, solicitar relatórios sobre desempenho, faltas, comportamento e condutas adotadas para lidar com as dificuldades da criança ou adolescente.

Em todos os casos, o pediatra pode orientar: organização da rotina e do local de estudo; valorização das habilidades e autoestima; prevenção de violência como castigo; apoio emocional (identificar necessidade de acompanhamento psicológico); intervenção pedagógica visando identificar potencialidades e desenvolver as habilidades escolares. A intervenção pedagógica e familiar não deve aguardar o final do processo diagnóstico.[4,5]

É fundamental acompanhar a evolução do caso e as respostas às intervenções realizadas. A melhora importante após 3 a 6 meses de intervenção ou terapia torna o diagnóstico de transtorno específico de aprendizagem (ou seja, condição neurológica afetando a aprendizagem e o processamento da informação, como parte dos transtornos do neurodesenvolvimento, que podem ser relacionados à leitura, à expressão escrita ou à matemática) menos provável.[7] Se não houver uma boa resposta, sugere-se aprofundar a investigação interdisciplinar.

A identificação de alterações orgânicas não descarta a necessidade de abordar outros aspectos que possam estar contribuindo para a gênese ou agravamento dos problemas. É preciso envolver família, escola e comunidade como responsáveis pelo sucesso escolar. O relatório do profissional ou da equipe de saúde é importante e pode contribuir para mudar o olhar sobre o estudante e desfazer visões estereotipadas. Entretanto, essa comunicação deve usar linguagem apropriada, obedecer aos princípios éticos e visar o benefício da criança. O objetivo deve ser a inclusão no grupo social e nos processos de aprendizagem, identificando as potencialidades de cada um e promovendo o desenvolvimento de maneira global. A verdadeira educação inclusiva deve garantir a participação social para todos, com ou sem deficiências, respeitando-se as diferenças e as necessidades dos educandos; combater os preconceitos e a discriminação; buscar o pleno desenvolvimento e a construção da cidadania.

▶ Promoção do desenvolvimento e prevenção de dificuldades

O acompanhamento da criança e o vínculo com a família oferecem ao profissional de saúde uma oportunidade valiosa de atuar na promoção do desenvolvimento, em especial durante a primeira infância. Além da identificação e do tratamento de condições patológicas, são partes importantes da puericultura: promoção de estilos de vida ativos e em contato com a natureza;[22] menor exposição às telas, com atenção ao contexto, às interações e à qualidade; exposição precoce à leitura e à contação de histórias;[23] promoção do convívio familiar rico em interações e qualidade; intervenção para prevenir e solucionar dificuldades; prevenção da violência, inclusive dos castigos físicos; e redução do estresse tóxico.

A exposição a experiências diversas e enriquecedoras (arte, música, esportes, e mesmo lazer não estruturado) amplia o autoconhecimento e o conhecimento da criança sobre o mundo, permitindo reconhecer e desenvolver suas potencialidades e contribuindo para maior qualidade de vida. Assim, o profissional de saúde assume seu papel como membro da rede de cuidado que garante à criança a proteção e o pleno exercício de seus direitos.

▶ Referências bibliográficas

1. Fundo das Nações Unidas para a Infância (UNICEF). Enfrentamento da cultura do fracasso escolar: reprovação, abandono e distorção idade-série. 2021. [2022 Out. 07]. Disponível em: <https://www.unicef.org/brazil/media/12566/file/enfrentamento-da-cultura-do-fracasso-escolar.pdf>.
2. Eickmann SH, Emond AM, Lima M. Evaluation of child development: beyond the neuromotor aspect. J Pediatr (Rio J.) 2016;92(3 Suppl 1):S71-83.
3. Moysés MAA, Sucupira ACSL. Dificuldades escolares. In: Sucupira ACSL, et al. (coord.). Pediatria em consultório. 3. ed. São Paulo: Sarvier, 1996;515-22.
4. Strufaldi MWL, Pedroso GC. O calendário de consultas do escolar: dúvidas e queixas mais comuns. In: Fonseca CRB, Fernandes TF. Puericultura: passo a passo. Rio de Janeiro: Atheneu; 2018;51-3.
5. Lahterman B. Ambulatório de dificuldades escolares e o papel na formação do residente de 1º ano em pediatria. [Tese Mestrado]. São Paulo: Escola Paulista de Medicina – Universidade Federal de São Paulo (EPM/Unifesp); 2010.
6. Williams PG, Lerner MA, Council on Early Childhood, Council on School Health. School Readiness. Pediatrics. 2019;144(2):e20191766
7. Mousinho R, Alves LM, Navas AL, Salgado-Azoni CA, Celeste LC, Capellini AS, et al. Leitura, escrita e matemática: do desenvolvimento aos transtornos específicos da aprendizagem. [Ebook] São Paulo: Instituto ABCD; 2020;154.
8. Allotey J, Zamora J, Cheong-See F, Kalidindi M, Arroyo-Manzano D, Asztalos E, et al. Cognitive, motor, behavioural and academic performances of children born preterm: a meta-analysis and systematic review involving 64 061 children. BJOG 2018;125:16-25.

9. Jansen L, Peeters-Scholte C, Wiggers-de Bruine S, Berg-Huysmans A, Klink J, Steenis A, et al. Classroom-evaluated school performance at nine Years of age after very preterm birth. Early Hum Dev. 2019;140:104834.

10. Nyman A, Korhonen T, Lehtonen L, Haataja L. School performance is age appropriate with support services in very preterm children at 11 years of age. Acta Paediatr. 2019;108:1669-76.

11. Brydges CR, Landes JK, Reid CL, Campbell C, French N, Anderson M. Cognitive outcomes in children and adolescents born very preterm: a meta-analysis. Developmental Medicine & Child Neurology. 2018;60:452-68.

12. Chan E, Leong P, Malouf R, Quigley MA. Long-term cognitive and school outcomes of latepreterm and early-term births: a systematic review. Child Care Health Dev. 2016;42(3):297-312.

13. Martínez-Nadal S, Bosch L. Cognitive and learning outcomes in late preterm infants at school age: a systematic review. Int. J. Environ. Res. Public Health. 2020;24;18(1):74.

14. McBryde M, Fitzallen GC, Liley HG, Taylor HG, Bora S. Academic outcomes of school-aged children born preterm: a systematic review and meta-analysis. JAMA Netw Open. 2020;1;3(4):e202027.

15. Twilhaar ES, De Kieviet JF, Van Elburg RM, Oosterlaan J. Neurocognitive processes underlying academic difficulties in very preterm born adolescents. Child Neuropsychol. 2020;26(2):274-87.

16. Hickey L, Burnett A, Spittle AJ, Roberts G, Anderson P, Lee K, et al. Extreme prematurity, growth and neurodevelopment at 8 years: a cohort study. Arch Dis Child. 2021;106(2): 160-6.

17. Twilhaar ES, Kieviet JF, Aarnoudse-Moens CSH, van Elburg RM, et al. Academic performance of children born preterm: a meta-analysis and meta-regression. Arch Dis Child Fetal Neonatal Ed. 2018;103(4):F322-F330.

18. Al-Hathlol K, Al-Obaid OM, Al-Gholaiqa TS, Al-Hathlol B, Abdulaal AE, Al-Hajress RI, et al. School performance and long-term outcomes of very preterm children conceived via in vitro fertilization. JBRA AssistReprod. 2020;30;24(1):61-5.

19. Villar J, Restrepo-Méndez MC, McGready R, Barros FC, Victora CG, Munim S et al. Association Between Preterm-Birth Phenotypes and Differential Morbidity, Growth, and Neurodevelopment at Age 2 Years Results From the INTERBIO-21st Newborn Study. JAMA Pediatr. 2021;175(5):483-93.

20. Odd D, Evans D, Emond A. Preterm birth, age at school entry and educational performance. PLoS ONE 2013;8(10): e76615.

21. Pettinger KJ, Kelly B, Sheldon TA, Mon-Williams M, Wright J, Hill LJB. Starting school: educational development as afunction of age of entry and prematurity. Arch Dis Child 2020;105:160-165.

22. Becker D, Solé D, Ting E, Eisenstein E, Martins Filho J, Fleury L, et al. Benefícios da Natureza no Desenvolvimento de Crianças e Adolescentes. Grupo de trabalho em Saúde e Natureza. Sociedade brasileira de pediatria, 2019. [2022 Out. 07]. Disponível em: <https://criancaenatureza.org.br/wp-content/uploads/2019/05/manual_orientacao_sbp_cen.pdf>.

23. Sociedade Brasileira de Pediatria. Receite um livro: fortalecendo o desenvolvimento e o vínculo: a importância de recomendar a leitura para crianças de 0 a 6 anos. São Paulo: Sociedade Brasileira de Pediatria, 2015. [2022 Out. 07]. Disponível em: <https://www.sbp.com.br/fileadmin/user_upload/AF357-15FIS_CampanhaPrescrevaum_LIVRO_19x23_V12.pdf>.

Índice Remissivo